国医大师李今庸医学全集

黄帝内经索引

李今庸 著

学苑出版社

图书在版编目（CIP）数据

黄帝内经索引/李今庸著. —北京：学苑出版社，2020.9
（国医大师李今庸医学全集）
ISBN 978 – 7 – 5077 – 5984 – 6

Ⅰ.①黄…　Ⅱ.①李…　Ⅲ.①《内经》– 专书索引　Ⅳ.①R221
中国版本图书馆 CIP 数据核字（2020）第 151669 号

责任编辑：黄小龙
出版发行：学苑出版社
社　　址：北京市丰台区南方庄 2 号院 1 号楼
邮政编码：100079
网　　址：www.book001.com
电子邮箱：xueyuanpress@ 163.com
销售电话：010 – 67601101（销售部）、010 – 67603091（总编室）
印 刷 厂：北京兰星球彩色印刷有限公司
开本尺寸：787 × 1092　1/16
印　　张：32.5
字　　数：474 千字
版　　次：2020 年 9 月第 1 版
印　　次：2020 年 9 月第 1 次印刷
定　　价：168.00 元

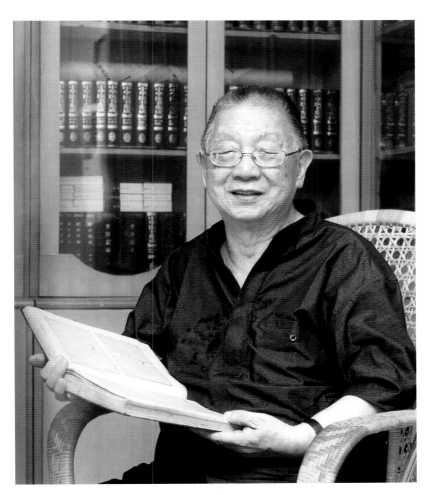

　　李今庸，男，1925年出生，湖北枣阳市人，当代著名中医学家，中医教育学家，湖北中医药大学终身教授，国医大师，国家中医药管理局评定的第一批全国老中医药专家学术经验继承工作指导老师。

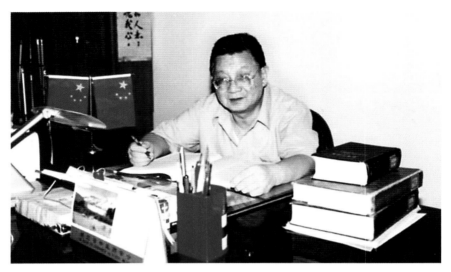

李今庸教授主持湖北省中医药学会工作 20 余年

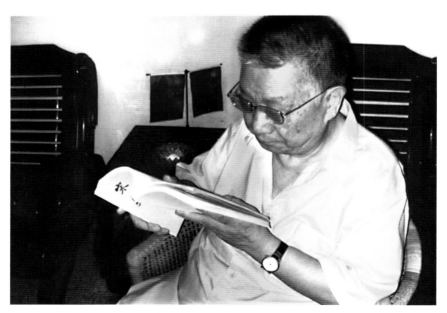

李今庸教授在研读史书

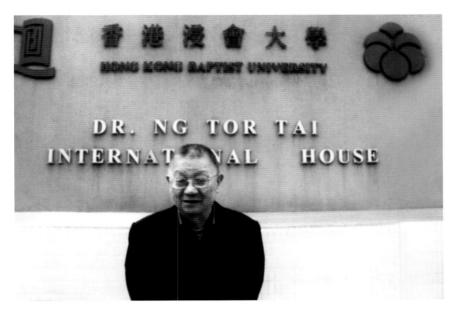

李今庸教授在香港浸会大学讲学期间留影

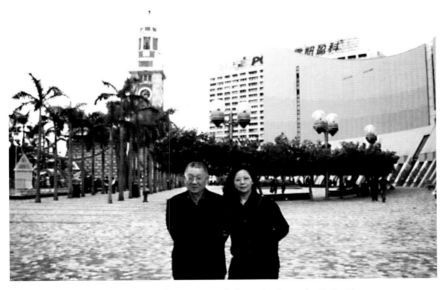

李今庸教授在香港讲学期间与女儿李琳合影

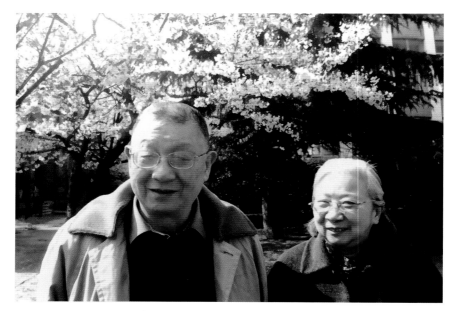

李今庸教授与夫人齐立秀合影

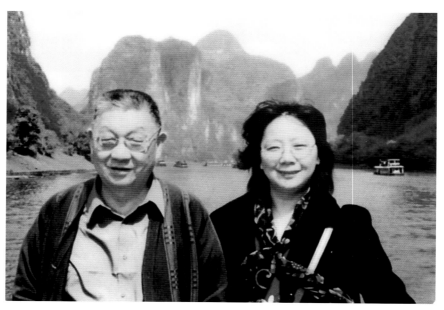

李今庸教授与女儿李琳合影

中国的长期封建社会中，创造了灿烂的古代文化。清理古代文化的发展过程，剔除其封建性的糟粕，吸收其民主性的精华，是发展民族新文化提高民族自信心的必要条件；但是决不能无批判地兼收并蓄。

摘自《新民主主义论》

李今庸教授书法（一）

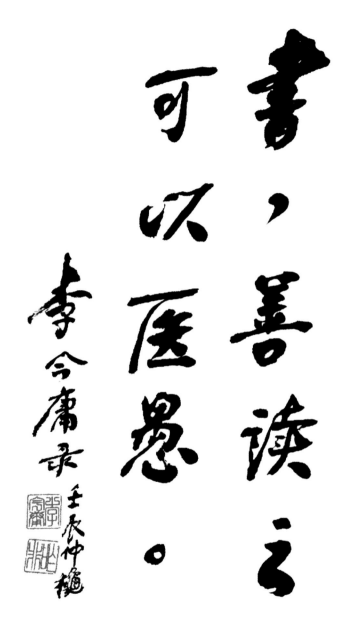

書，善讀之可以醫愚。

李今庸錄 壬辰仲槐

李今庸教授书法（二）

富於筆墨窮於命

老去聲眉 壯士心

李今庸書
乙酉初冬

李今庸教授书法（三）

鞠躬厥职，岂能尽如人意；渴诛斯任，但求无愧我心。

李今庸教授书法（四）

通古博今研岐黄　精勤不倦育桃李

（代总序）

　　李今庸先生，字昨非，1925 年出生于湖北省枣阳市唐家店镇一个世医之家。今庸之名取自《三字经》："中不偏，庸不易。"意为立定志向，矢志不移，永不改易。昨非，语出陶渊明《归去来兮辞》："实迷途其未远，觉今是而昨非。"含有不断修正自己错误认识的意思。书斋曰莲花书屋，义出周敦颐《爱莲说》："出淤泥而不染，濯清涟而不妖。"李今庸先生平生行止，诚如斯言。《孟子·滕文公章句上》说："舜何人也，予何人也，有为者亦若是。"他把这句话作为座右铭。

　　李今庸先生从医 80 载，执教 62 年，在漫长的医教研生涯中积累了宝贵的治学经验。其治学之道，建造了弟子成才的阶梯，是后学登堂入室的通途。听其教、守其道、恭其行者，多能登堂入室，攀登高峰。

博学强志　医教研优

　　李今庸先生 7 岁入私塾读书，开始攻读《论语》《孟子》《大学》《中庸》《礼记》等儒家经典，他博闻强志，日记千言，常过目成诵。1938 年随父学医，兼修文学，先后研读《黄帝内经》《针灸甲乙经》《难经》《伤寒论》《金匮要略》《脉经》《诸病源候论》《千金要方》《千金翼方》《外台秘要》《神农本草经》等，随后其父又命其继续攻读历代各家论著和各科著作，并指导他阅读《毛诗序》《周易》《尚书》等书。对于《黄帝内经》，他大约只用了一年的时间，即将其内容烂熟于心。现在只要提到《黄帝内经》的某一内容，他都能不假思索明确无误地给你指出，本段内容是在《素问》或《灵枢》的某一篇，所以被人们誉为"《内经》王""活字典"。

　　1961 年，时任湖北中医学院副院长的蒋立庵先生，将一本《江汉论坛》杂志给了李今庸先生。他认真阅读后，敏锐地意识到蒋老是希望他掌握校勘训诂学的知识，以便有效地研究整理古典医籍。从 20 世纪 60 年代初开始，他先后阅读了大量有关古代小学类书籍。通过认真阅读《说文解字》《说文解字注》《说文通训定声》《说文解字义证》《说文解字注笺》等，他对许学相当熟悉。又广泛阅读了雅学、韵书以及与小学有关的书籍。从此，他掌握了治学之道，并以此助推医教之道。

一般而言，做学问应具备三个条件：一为深厚的家学，二为名师指点，三为个人勤奋。这三点李今庸先生都具备了，所以先生才有了今天的成就。

李今庸先生在 1987 年到 1999 年间，先后被中国中医研究院（现中国中医科学院）研究生部、张仲景国医大学、长春中医学院（现长春中医药大学）等单位聘为客座教授和临床教授，为这些单位的中医药人才培养做出了贡献。1991 年 5 月被确认为第一批全国老中医药专家学术经验继承工作指导老师，同年获国务院政府特殊津贴；1999 年被中华中医药学会授予全国十大"国医楷模"称号；2002 年获"中医药学术最高成就奖"；2006 年获中华中医药学会"中医药传承特别贡献奖"；2011 年被国家中医药管理局确定为全国名老中医药专家传承工作室建设项目专家；2013 年 1 月被国家中医药管理局确定为首批中医药传承博士后合作导师，为国家培养中医药高层次人才。

校勘医典　著作等身

李今庸先生在治学上锲而不舍，勇攀高峰，正所谓"路漫漫其修远兮，吾将上下而求索"。他在 20 世纪 60 年代就步入了校勘医典这条漫长而又崎岖的治学之路。在这方面他着力最勤，费神最深，几乎是举毕生之力。他曾说道：首先要善于发现古书中的问题，然后对所发现的问题进行深入研究考证，并搜集大量的古代文献加以证实。当写成文章时，又必须考虑所选用文献的排列先后，使层次分明，说明透彻，让人易于读懂。如此每写一篇文章，头痛数日不已，然而他仍乐此不疲。虽是辛苦，然也获得了丰硕的成果。经一番整理后，不仅使这些古籍中的文字义理畅达，而且其医学理论也明白易晓，从而使千百年的疑窦涣然冰释，实有功于后学。

李今庸先生首创以治经学方法研究古典医籍。他将清朝乾嘉时期所兴起的治经学方法，引入到古医籍的研究整理之中。他依据训诂学、校勘学、音韵学、古文字学的基本原理，以及方言学、历史学、古文献学、考古学和历代避讳规律等相关知识，对古医书中的疑难问题进行了深入研究。对古医书中有问题的内容，则采用多者刘之、脱者补之、隐者彰之、错者正之、难者考之、疑者存之的方法，细心疏爬。他治学态度严谨，一言之取舍必有据，一说之弃留必合理。其研究所涉及的范围相当广泛，如《素问》《灵枢》《难经》《甲乙经》《太素》《伤寒论》《金匮要略》《神农本草经》《肘后方》《新修本草》《千金要方》《千金翼方》《马王堆汉墓帛书》以及周秦两汉典籍中有关医学的内容。每有得则笔之以文，其研究的千古疑难问题多达数百处。从 20 世纪 50 年代末至现在，他发表了诸如"析疑""揭疑""考释""考义"类文章 200 多篇。2008 年，他在外地休养的时候，凭记忆又搜集了古医书中疑问之处 88 条，其中部分内容现已整理成文。由此可见先生对古医籍爬疏之勤。

设帐杏坛　传道授业

李今庸先生执教已 62 个春秋，在中医教育学上，开创和建立了两门中医经典学科（《黄帝内经》《金匮要略》）。他先后给师资班、西学中班、本科生、研究生等各类不同层次学生讲授《金匮要略》《黄帝内经》《难经》及《中医学基础》等课程。自 1978 年开始，又在全国中医界率先开展《内经》专业研究生教育。同时，李今庸先生还先后赴辽宁、广西、上海等地的中医药院校讲授《黄帝内经》《金匮要略》等经典课程。

李今庸先生非常重视教材建设。1958—1959 年，他首先在湖北中医学院筹建金匮教研组，并担任组长，其间编写了《金匮讲义》，作为本院本科专业使用。1963 年独立编写了全国中医学院第二版试用教材《金匮要略讲义》，从而将金匮这一学科推向了全国；1973 年，为适应社会上的需求，对该书稍作润色，作为全国中医学院第三版试用教材再版发行。1960 年，独立编写了《医经选讲义》，供湖北中医学院本科专业使用；1974 年协编全国中医学院教材《中医学基础》；1978 年，主编《内经选读》，供中医本科专业使用，该教材受到全国《内经》教师的好评；1978 年，参与编著高等中医药院校教学参考丛书《内经》；1982 年主编高等中医药院校本科生、研究生两用教材《黄帝内经选读》。1987 年为光明中医函授大学编写出版了《金匮要略讲解》。几十年来，李今庸先生为中医药院校教材建设，倾注了满腔心血。

李今庸先生注重师资队伍建设。先生在主持原湖北中医学院内经教研室工作时，非常重视对教师的培养。1981年，他在教研室提出了"知识非博不能反约，非深不能至精"的思想。他要求教师养成"读书习惯和写作习惯"。为配合教师读书方便，他在教研室创建了图书资料室，收藏各类图书800余册。并随时对教师的学习情况进行督促检查。1983年，他组织主持教研室教师编写刊印了《黄帝内经索引》；同时，他又组织主持教研室教师编写了《新编黄帝内经纲目》。通过编辑书籍及教学参考资料，提高教师的专业水平。在对教师的使用上，尽量做到人尽其才，才尽其用。通过十几年坚持不懈努力，现已培养出一批较高素质的中医药教师队伍。

在半个多世纪的中医药教学生涯中，先生主张择人而教、因材施教，注重传授真知和问答教学。他要求学生学习中医时必须树立辩证唯物主义和历史唯物主义思维方式，将不同时代形成的医学著作和理论体系置于特定历史时代背景中研究，重视经典著作教学和学生临床实践。1962年，先生辅导高级西医离职学习中医班集体写作《从藏府学说看祖国医学的理论体系》一文，全文刊登于《光明日报》，并被《人民日报》摘要登载、《中医杂志》全文收载，在全国产生很大影响。

扎根一线　累起沉疴

李今庸先生在80年的医疗实践中，形成了独特的医疗风格、完整的临床医学思想，积累了大量的临床经验。其一，形成了完整的临床医学指导思想，即坚持辩证历史唯物主义思想指导下的"辨证论治"；其二，独创个人的临床医疗经验病证证型治疗分类约580余种。著有《李今庸临床经验辑要》《中国百年百名中医临床家丛书·李今庸》《李今庸医案医论精华》等临床著作。

李今庸先生通晓中医内外妇儿及五官各科，尤长于治疗内科和妇科疾病。在80年的临床实践中，他在内伤杂病的补泻运用上形成了自己独特的风格，即泻重痰瘀，补主脾肾。脾肾两藏，一为后天之本，一为先天之本，是人体精气的主要来源。二藏荣则一身俱荣，二藏损则一身俱损。因此，在治虚损证时，补主脾肾。在临床运用中，具体又有所侧重，小儿重脾胃，老人重脾肾，妇女重肝肾。慢性久病，津血易滞，痰瘀易生，痰瘀互结互病，易成窠囊。他对于此类病证的治疗是泻重痰瘀，或治其痰，或泻其瘀，或痰瘀同治。他临床经验丰富，辨证准确，用药精良，常出奇兵以制胜，其经验可见于《国医大师李今庸医学全集》中。

李今庸先生非常强调临床实践对理论的依赖性，他常说："治病如同打仗一样，没有一定的医学理论做指导，就不可能进行正确的医疗活动。"如一壮年男子，突发前阴上缩，疼痛难忍，呼叫不已，李今庸先生据《素问·厥论》"前阴者，宗筋之所聚"，《素问·痿论》"阳明者，五藏六府之海，主润宗筋"的理论，为之针刺足阳明经之归来穴，留针10分钟，病愈，后数十年未再发。此案正印证了其善于以经典理论对临床的指导运用。李老常言："方不在大，对证则效；药不在贵，中病即灵。"

从1976年起，李老应邀赴北京、上海、南京、南宁、福州、香港、韩国大田等多地讲学，传授临床经验，深入开展中外学术交流。

振兴中医　奔走疾呼

李今庸先生作为一代中医药思想家，从未停止过对中医药学理论、临床、教育的反复深入思考。1982年、1984年，他两次同全国十余名中医药专家联名上书党中央、国务院，建议成立国家中医药管理总局，加强党对中医药事业的领导，受到中央领导重视和采纳。1986年，国家中医药管理局成立。其后，又积极支持组建中医药专业出版社。1989年，中国中医药出版社成立。2003年，向党中央和国务院领导写信陈述中医药学优越性和东方医学特色，建议制定保护和发展中医药的法规，同年，国务院颁布《中华人民共和国中医药条例》。

李老在担任湖北省政协常委及教科文卫体委员会副主任期间，深入基层考察调研，写了大量提案及信函建议。在湖北省第五届政协会议上，提出"请求省委、省政府批准和积极筹建'湖北省中医管理局'，以振兴我省中医药事业"等提案。2006年，湖北省中医药管理局成立。

1986年李老当选为湖北省中医药学会理事长。此后，主持湖北省中医药学会工作长达二十余年。组织举行"鄂港澳台国际学术交流大会""国际传统医学大会"等各种大型中医药学术研讨会和国际学术交流会议。其间，向省委、省政府致信建议召开李时珍学术会议，成立李时珍研究会，开展相关研究，为在全国范围内形成纪念李时珍学术活动氛围奠定了坚实根基。主编《湖北中医药信息》《中医药文化有关资料选编》等。

近年来，李老对中医药学术发展方向继续进行深入思考与研究。认为中西医学不能互相取代，只能在发展的基础上取长补短，必须努力促使西医中国化、中医现代化，先后撰写和发表了《论中医药学理论体系的构成和意义》《发扬中医药学特色和优势提高民族自信心和自豪感》《试论我国"天人合一"思想的产生及中医药文化的思想特征》《中医药学应以东方文化的面貌走向现代化》《关于中西医结合与中医药现代化的思考》《略论中医学史和发展前景》等文章。

今将李今庸先生历年写作刊印出版和未出版的各种学术著作，集中起来编辑整理，勒成一部总集，定名为《国医大师李今庸医学全集》，予以出版，一则是彰显李老半个多世纪以来，在中医药学术上所取得的具有系统性和创造性的重要成就，二则是为中医药学的传承留下一份丰厚的学术遗产。

李今庸先生历年写作并刊印和出版的各种著作数十部，附列如下（以年代先后为序）：

《金匮讲义》，李今庸编著，原湖北中医学院中医专业本科生用教材。1959 年，内部油印。

《医经选讲义》，李今庸编著，原湖北中医学院中医专业本科生用教材。1960 年，内部刊印。

《金匮要略讲义》，李今庸编著，全国中医学院中医专业本科生用第二版统一教材。1963 年 9 月，上海科学技术出版社出版。

《中医基础学》，李今庸编著，原湖北中医学院中医专业用教材。1971 年，内部铅印。

《金匮要略释义》，李今庸编著，中医临床参考丛书，全国中医学院西医学习中医者、中医专业用第三版统一教材。1973 年，上海科学技术出版社出版。

《内经选读》，李今庸主编，原湖北中医学院中医专业本科生用教材。1978 年，内部刊印。

《黄帝内经选读》，李今庸主编，原湖北中医学院中医专业本科生、研究生两用教材。1982 年，内部刊印。

《内经函授辅导资料》，李今庸主编，原湖北中医学院中医专业函授辅导教材。1983 年，内部刊印。

《读医心得》，李今庸著，研究中医古典著作中理论部分的学术专著。1982 年 4 月，上海科学技术出版社出版。

《中医学辩证法简论》，李今庸主编，全国中医院校教学参考用书。1983 年 1 月，山西人民出版社出版。

《黄帝内经索引》，李今庸主编，原湖北中医学院中医《内经》专业教学参考用书。1983 年 12 月，内部刊印。

《读古医书随笔》，李今庸著，运用考据学知识和方法研究古典医籍的学术专著。1984 年 6 月，人民卫生出版社出版。

《金匮要略讲解》，李今庸著，全国高等中医函授教材。1987 年 5 月，光明日报出版社出版，后由人民卫生出版社于 2008 年更名为《李今庸金匮要略讲稿》再版。

《新编黄帝内经纲目》，李今庸主编，中医内经专业、西医学习中医者教学参考用书。1988 年 11 月，上海科学技术出版社出版。

《奇治外用方》，李今庸编著，运用现代思想和通俗语言，对中医药古今奇治外用方治给予整理的专著。1993 年 1 月，中国中医药出版社出版。

《湖北医学史稿》，李今庸主编，是整理和反映湖北地方医学史事的专门著作。1993 年 5 月，湖北科学技术出版社出版。

《李今庸临床经验辑要》，李今庸著，作者集数十年临床医疗实践之学术思想和临证经验的总结专著。1998 年 1 月，中国医药科技出版社出版。

《古代医事编注》，李今庸编著，选录了古代著名典籍笔记中关于中医药医事史料文献而编注的人文著作。1999 年，内部手稿。

《中华自然疗法图解》，李今庸主编，刮痧疗法、按摩疗法、针灸疗法和天然药食疗法等中医自然疗法治病图解的专著。2001 年 1 月，湖北科学技术出版社出版。

《中国百年百名中医临床家丛书·李今庸》，李今庸著，作者集多年临床学术经验之专著。2002 年 4 月，中国中医药出版社出版。

《中医药学发展方向研究》，李今庸著，研究中医药学发展方向的专著。2002 年 9 月，内部刊印。

《古医书研究》，李今庸著，继《读古医书随笔》之后，再以校勘学、训诂学、音韵学、古文字学、方言学、历史学以及古代避讳知识等，研究考证中医古典著作的学术专著。2003 年 4 月，中国中医药出版社出版。

《中医药治疗非典型传染性肺炎》，李今庸编著，选用报刊上有关中医药治疗"非典"（严重急性呼吸综合征）的内容，集而成册。2003 年 8 月，内部刊印。

《汉字、教育、中医药文化资料选编》（1—6 编），李今庸编著，选用报刊上发表的有关文字文化、教育和中医药文化资料而汇编的专门集册。2003—2009 年，内部刊印。

《舌耕余话》，李今庸著，作者在兼任政协等多项社会职务期间，从事中医药事业的医政医事专门著作。2004 年 10 月，中国中医药出版社出版。

《古籍录语》，李今庸编著，选录古代典籍中关于启迪思想，予人智慧，为人道德之锦句名言而编著的人文专著。2006 年 8 月，内部刊印。

《李今庸医案医论精华》，李今庸，作者临床验案精选和中医学术问题研究的专著。2009 年 4 月，北京科学技术出版社出版。

《李今庸中医科学理论研究》，李今庸著，中医科学基础理论体系和基本学术思想研究的专著。2015 年 1 月，中国中医药出版社出版。

《李今庸黄帝内经考义》，李今庸著，作者历半个世纪对《黄帝内经》疑难问题研究的学术专著。2015 年 1 月，中国中医药出版社出版。

《李今庸读古医书札记》，李今庸著，辑作者历年来在全国各地刊物上发表的关于古典医籍和古典文献的考释、考义、揭疑、析疑类文章的学术著作。2015 年 4 月，科学出版社出版。

《李今庸特色疗法》，李今庸主编，整理和总结了具有中医学特色的穴敷疗法、艾灸疗法、拔罐疗法、耳穴贴压法等治疗病证的专著。2015 年 4 月，科学出版社出版。

《李今庸经典医教与临床研究》，李今庸著，作者集中医经典教学和经典性临床研究的教研专著。2016 年 1 月，科学出版社出版。

《李今庸医惑辨识与经典讲析》，李今庸著，对有关经典医籍、医学疑问的解疑辨惑及经典著作课堂讲解分析的学术专著。2016 年 1 月，科学出版社出版。

《李今庸临床医论医话》，李今庸著，作者关于中医临床的医学论述和医语医话的学术专著。2017 年 3 月，中国中医药出版社出版。

《李今庸中医思考·读医心得》，李今庸著，作者独立思考中医药学实质和中医药学术发展方向性研究的学术专著。2018 年 3 月，学苑出版社出版。

《续古医书研究》，李今庸著，为《古医书研究》续笔，再以开创性的中医治经学方法继续研究中医古典著作之学术力作。

另有待出版著作（略）。

李琳　湖北中医药大学

2018 年 5 月 1 日

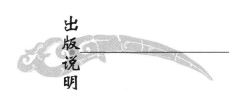

出版说明

　　《黄帝内经》一书，系《素问》《灵枢》两部组成，其篇幅浩大，篇目繁多，给从事中医教学、科研、临床工作者学习、研究、查证《内经》文句带来一定困难。为此，特编写了这部《黄帝内经索引》，以方便从事中医工作者和学习《黄帝内经》者之用。

　　由于在做这项工作时经验不足，加之时间仓促，故本书亦或存在着一定问题，希望读者提出宝贵意见，以利于今后改进提高。

编者
一九八三年十二月

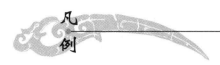

凡例

　　一、此书以人民出版社 1963 年一版一次（梅花本）《黄帝内经素问》《灵枢经》为蓝本。其中个别明显错误字，径予改正。

　　二、书中所用字体，是以《辞海》为准的简体，少数字《辞海》未有，则保留其原体。

　　三、各条首字为检索对象。首字相同的条句，按字数少者在前，多者在后为序排列；字数等同条句；凡条句前面的字相同者罗列一起，又以《素问》在前，《灵枢》在后及各书篇目顺序排列。

　　四、各条下所注书、篇名皆用简称。《素问》注为"素"，《灵枢》注为"灵"；本书内之篇名只用中文数字缩记其篇次，如《素问·异法方宜论篇第十二》，注为"素一二"。

　　五、每条所在该书页码，用阿拉伯数字注在其篇次之后。岐黄问答之辞所在书之页码从略。

　　六、一语重见于两书者，仅注某书某篇次，如"一阳者素 七九 563；灵九 28"。一语并见于一书之数篇者，次注则省去书名，如"十日死素七 57、五二 276"。一语并见于一篇之数处者，次注更省去篇次，只于篇次数目的右上角用阿拉伯数字外套圆圈注明其并见之次数，如"二盛而躁 灵九② 25"。

笔画检字表

【说明】

一、本表收入《黄帝内经索引》条首不同单字，单字后注明所在页码。

二、单字按画数分别排列。同画数内，单字少的按第一笔，单字多的按第一二笔形一、丨、丿、丶、乛的顺序归类。如"大"字第一笔为一，即在三画（一）类，"其"字第一二笔为一丨，即在八画（一丨）类。

三、起笔部位从习惯。起笔笔形以新字形为依据，一、丨、丿、丶、乛以外的笔形做如下处理：

1. 趯（乀）作横（一），如"ㄋ"为乛一，但趯和点（丶）相连的作点，如"冫"为丶丶。

2. 捺（乀）作点（丶），如"人"为丿丶，"又"为乛丶。短撇（ノ）和点对称并列的也作（丶），如"少"的第一二笔为丨丶，"羊"的第一二笔为丶丶。

3. 笔形带钩或曲折的作折（乛），如"纟"的第一二笔为乛乛，"心"的第一二笔为丶乛，"扌"的第一二笔为一乛。

检 字 表

一 画		万	25	义	39	比	69
一	1	土	26	之	39	木	70
乙	3	工	26	门	39	云	70
二 画		寸	27	【一】		巨	70
【一】		于	27	小	39	切	71
二	3	干	27	卫	40	开	71
十	4	丈	27	已	41	支	71
七	5	士	27	巳	42	专	71
丁	6	【丨】		子	42	互	72
【丿】		上	27	女	42	犬	72
人	6	口	35	己	42	历	72
乃	10	山	35	也	43	王	72
入	12	【丿】		飞	43	尤	72
八	13	凡	35	刃	43	【丨】	
九	14	久	37	马	43	少	72
【一】		及	38	四 画		中	76
又	15	夕	38	【一】		内	78
三 画		千	38	不	43	日	80
【一】		川	38	五	51	曰	81
大	15	丸	39	夫	56	见	82
三	18	【丶】		太	60	止	83
下	21	广	39	天	64	【丿】	
与	24	亡	39	无	67	气	83

从 88　　　　亢 106　　　示 125　　　代 137
风 90　　　　【一】　　　 世 125　　　乐 137
手 92　　　　以 107　　　世 125　　　犯 137
长 94　　　　水 114　　　击 125　　　包 137
今 95　　　　尺 116　　　末 125　　　处 137
反 96　　　　引 116　　　古 125　　　务 137
毛 97　　　　予 117　　　【丨】　　　 禾 137
化 97　　　　丑 117　　　四 125　　　斥 137
分 97　　　　毋 117　　　出 126　　　丘 137
月 98　　　　允 117　　　目 128　　　【丶】
勿 98　　　　孔 117　　　且 129　　　必 138
介 99　　　　　　　　　　甲 129　　　主 140
壬 99　　　　五　画　　　北 129　　　头 141
爪 99　　　　【一】　　　 占 129　　　立 142
升 99　　　　可 117　　　旦 130　　　玄 142
夭 99　　　　左 119　　　归 130　　　半 142
丹 99　　　　右 120　　　由 130　　　穴 142
公 99　　　　正 120　　　田 130　　　冯 143
欠 99　　　　去 121　　　叩 130　　　汁 143
乌 99　　　　未 122　　　申 130　　　【一】
午 99　　　　平 122　　　【丿】　　　 皮 143
牛 99　　　　甘 123　　　令 130　　　发 144
【丶】　　　 本 123　　　冬 132　　　民 145
心 99　　　　东 123　　　外 133　　　司 146
为 102　　　 丙 124　　　用 134　　　弗 147
六 104　　　 戊 124　　　生 135　　　加 147
火 105　　　 石 124　　　白 136　　　圣 147
方 106　　　 节 124　　　失 136　　　尻 147
斗 106　　　 布 124　　　乍 137　　　召 147
计 106　　　 玉 124　　　饥 137　　　幼 147
　　　　　　 厉 125　　　卯 137

对 147

六 画

【一一】

动 148

【一丨】

地 148

耳 150

西 151

老 151

再 151

机 151

权 151

考 151

芒 151

共 151

【一丿】

有 151

在 154

而 158

死 161

百 161

成 162

夺 162

厌 162

戌 162

列 162

【一﹁】

邪 162

至 164

臣 166

过 166

扬 167

扪 167

扞 167

毕 167

扣 167

匠 167

【丨一】

此 167

贞 173

【丨丿】

师 173

【丨、】

当 173

尖 174

光 174

尘 174

【丨﹁】

则 174

因 181

肉 182

岁 183

同 183

虫 184

曲 184

早 184

回 184

刚 184

吸 184

吐 184

【丿一】

先 185

舌 187

年 187

乔 187

【丿丨】

血 188

传 191

伤 192

伏 192

自 192

任 192

似 192

华 193

仲 193

仰 193

伥 193

伐 193

凶 193

伛 193

伍 193

【丿丿】

行 193

后 194

【丿、】

合 195

众 196

会 196

杀 197

【丿﹁】

名 197

各 199

多 200

色 201

肌 202

杂 202

肋 203

争 203

【、一】

亦 203

交 204

妄 204

充 204

衣 204

齐 204

亥 204

【、丨】

闭 204

问 204

【、丿】

州 205

【、、】

汗 205

并 206

冲 206

关 207

决 207

安 207

次 207

壮 207

汤	207	七 画		豆	227	男	234
守	208	【一一】		【一丿】		岐	234
污	208	形	223	还	227	听	235
汝	208	远	224	辰	228	员	235
冰	208	运	224	否	228	鸣	235
羊	208	麦	224	奇	228	【丿一】	
【、一】		寿	224	【一、】		针	235
论	208	戒	224	来	228	乱	236
讽	208	违	224	【一一】		每	236
【一一】		【一丨】		连	228	秀	236
尽	208	两	225	求	228	利	236
异	209	赤	225	报	228	告	236
导	209	志	226	折	228	【丿丨】	
【一丨】		更	226	医	228	何	237
阴	209	却	226	扶	229	身	239
阳	214	劳	226	扰	229	佐	240
收	219	苍	227	抑	229	伯	241
【一丿】		极	227	把	229	体	241
如	219	坏	227	抓	229	伸	241
好	221	吾	227	抟	229	但	241
妇	221	材	227	拟	229	位	241
【一、】		声	227	【丨丨】		作	241
观	222	攻	227	坚	229	伺	241
羽	222	束	227	【丨、】		低	241
【一一】		走	227	肖	229	兵	241
系	222	芳	227	【丨一】		住	241
孙	222	延	227	足	229	【丿丿】	
约	222	酉	227	别	232	近	242
驰	222	李	227	时	233	彻	242
		杏	227	呕	234	【丿、】	

黄帝内经索引

余 242
谷 244
坐 245
【丿一】
肝 245
肠 247
饮 248
犹 248
灸 249
狂 249
肘 249
迎 249
鸠 249
角 249
【丶一】
言 250
辛 251
应 251
弃 251
肓 251
【丶丨】
间 252
忧 252
闵 252
闷 252
快 252
闰 252
【丶丶】
灾 253
沉 253

况 253
冷 253
判 253
究 253
汩 253
泛 253
沙 253
完 253
冻 253
穷 253
没 253
状 253
【丶一】
补 253
诊 254
初 255
良 255
评 255
证 255
【一一】
君 256
即 256
迟 256
灵 256
张 256
附 256
【一丿】
妙 256
妨 256
妊 256

【一丶】
鸡 257
劲 257
【一一】
纵 257
纽 257
纷 257
八　画
【一一】
青 257
环 257
奉 257
表 257
【一丨】
其 258
刺 280
取 286
或 289
若 291
雨 292
苦 293
直 293
枝 293
枢 293
事 293
枣 293
苛 293
昔 293
枕 293
林 293

松 293
苟 293
苑 293
茎 293
【一丿】
奇 294
奈 294
郁 294
殁 294
【一一】
转 294
卧 294
抵 294
拘 294
斩 295
披 295
【丨一】
齿 295
虎 295
【丨丨】
肾 295
非 297
【丨丶】
尚 298
【丨一】
明 298
易 299
味 299
固 300
呼 300

炅 300
果 300
败 300
鸣 300
咕 300
昌 300
具 300
岩 300
昆 300
国 300
【丿一】
知 301
物 302
和 302
制 302
委 303
钦 303
季 303
迭 303
垂 303
【丿丨】
使 303
侠 304
迫 304
卑 304
侧 304
【丿丿】
所 304
径 308
往 308

征 308
彼 308
质 308
【丿、】
命 308
金 309
受 310
舍 310
乳 310
籴 310
贪 310
忿 310
念 310
【丿一】
肺 310
胁 312
周 312
肤 312
鱼 313
服 313
股 313
胀 313
肥 313
肿 313
饱 313
络 313
肢 313
狐 313
忽 313
备 313

昏 313
【、一】
卒 314
疟 314
夜 314
变 315
庚 315
府 315
疡 315
疠 315
京 315
刻 315
放 315
废 315
【、丨】
怫 316
怯 316
性 316
怵 316
【、丿】
炎 316
炊 316
【、、】
治 316
注 318
泻 319
实 320
审 320
宜 321
泄 321

浅 321
法 321
宗 322
泣 322
空 322
官 322
定 322
泝 322
泽 322
泌 322
卷 322
宛 322
宝 322
波 322
学 322
河 322
沫 322
【、一】
视 323
肩 324
诛 324
试 324
房 324
【一一】
屈 324
居 324
弦 325
肃 325
弛 325
【一丨】

降 325

【一丿】
始 325

【一、】
参 326

【一一】
经 326
终 327
贯 328
细 328
承 328
孤 328
绌 328
亟 328
孟 328
驹 328

九 画
【一一】
春 328
毒 330

【一｜】
故 330
甚 342
草 344
荣 344
药 345
相 345
项 345
标 346
南 346

政 346
要 346
柱 346
荥 346
带 346
革 346
枯 346
封 346
贲 346
巷 346

【一丿】
面 347
咸 347
厚 347
奎 347
耐 347

【一一】
皆 348
按 350
持 350
挟 351
轻 351
指 351

【｜一】
背 351

【｜｜】
临 352
韭 352

【｜、】
尝 352

省 352
削 352

【｜一】
是 352
胃 358
骨 359
咳 360
虽 360
昭 361
思 361
咽 361
畏 361
贵 361
幽 361
星 361
哕 361
响 362
品 362
显 362
骂 362
昂 362

【丿一】
复 362
秋 362
重 364
适 364
钩 364
秔 364
钟 364

【丿｜】

便 364
顺 365
鬼 365
追 365
侮 365
泉 365
侵 365

【丿丿】
须 365
待 365
徇 365
律 365

【丿、】
食 365
俞 366
刽 366

【丿一】
脉 366
急 369
胜 370
独 370
胆 371
胞 371
胫 371
胕 371
胠 371
盈 371
狭 371
匍 371

【、一】

帝	372	宣	376	怠	379	破	386
音	372	宦	376	【一一】		原	386
施	372	迷	376	结	379	顾	386
度	372	浑	376	络	380	【一一】	
疮	372	洁	376	绝	381	热	386
庭	372	洞	376	绕	381	致	388
亲	372	济	376	骄	381	振	388
瘵	372	姜	376	十 画		损	388
亭	372	涎	376	【一一】		【丨一】	
【丶丨】		窃	376	素	381	虑	389
闻	373	【丶一】		【一丨】		【丨丨丨】	
恢	373	神	377	起	381	紧	389
恬	373	语	378	真	382	【丨一】	
恍	373	扁	378	恶	383	贼	389
恒	373	诵	378	莫	383	哭	389
间	373	说	378	恐	384	唏	389
浓	373	【一一】		索	384	眩	389
【丶丶】		昼	378	鬲	384	罢	389
逆	373	屋	378	根	384	眠	389
客	374	退	378	埃	384	圆	389
浊	375	【一丨】		桎	384	【丿一】	
津	375	除	378	盐	384	积	389
前	375	眉	378	格	384	乘	390
举	375	【一丿】		配	384	缺	390
洒	376	怒	378	桂	384	眚	390
将	376	【一丶】		栗	384	铍	390
养	376	癸	379	桃	384	【丿丨】	
美	376	柔	379	【一丿】		候	390
首	376	勇	379	夏	384	倮	391
差	376	垒	379	唇	385	俱	391

黄帝内经索引

虾 391
蚍 391
俯 391
息 391
倾 391
倚 391
【丿丿】
徐 391
徒 392
【丿丶】
脊 392
颂 392
豹 392
【丿一】
留 392
藏 393
胸 393
逢 394
脑 394
脓 394
脂 394
脐 394
脆 394
胻 394
【丶一】
病 395
疾 400
高 400
痈 401
衰 401

畜 401
离 401
部 401
颅 401
挛 401
效 401
旁 401
疽 401
【丶丨】
悗 402
阅 402
悔 402
【丶丿】
烦 402
烟 402
【丶丶】
涩 402
流 403
浮 403
海 403
资 403
凉 403
消 403
酒 404
益 404
涕 404
窍 404
凄 404
涌 404
宵 404

害 404
容 404
浆 404
凌 404
窈 404
涂 404
【丶一】
诸 404
请 405
调 406
冥 407
被 407
谁 407
【一一】
弱 407
【一丨】
陷 407
【一丶】
能 408
通 408
难 409
【一一】
验 409
十一画
【一一】
理 409
【一丨】
黄 409
营 411
著 411

焉 411
救 411
萧 411
菀 411
副 412
基 412
桴 412
【一丿】
盛 412
聋 412
【一一】
推 413
辅 413
掖 413
排 413
掉 413
辄 413
接 413
捷 413
【丨一】
虚 413
颅 415
【丨丶】
常 415
【丨一】
唯 416
悬 416
唾 416
婴 416
眦 416

眼 416　　庶 419　　密 423　　敬 426

累 416　　毫 419　　淳 423　　斯 426

啮 416　　痔 420　　淋 423　　森 426

崇 416　　商 420　　渎 423　　堤 426

野 416　　痤 420　　渐 423　　葵 426

【丿一】　　章 420　　减 423　　葱 426

移 416　　痒 420　　【丶一】　　募 426

【丿丨】　　麻 420　　谓 423　　趋 426

偏 417　　【丶丨】　　谋 423　　惑 426

偶 417　　惊 420　　【一一】　　【一丿】

假 417　　惟 420　　敢 423　　厥 426

偃 417　　惋 420　　弹 424　　【一丶】

蛾 417　　惕 420　　【一丨】　　颏 428

【丿丿】　　惨 420　　随 424　　【一一】

得 417　　阈 420　　隐 424　　蛰 429

【丿丶】　　【丶丶】　　【一丿】　　揆 429

欲 418　　清 420　　颇 424　　提 429

悉 419　　粗 421　　婉 424　　揑 429

斜 419　　深 421　　【一丶】　　援 429

【丿一】　　淫 422　　颈 424　　揩 429

脱 419　　液 422　　【一一】　　揄 429

象 419　　渗 422　　绵 424　　揭 429

脚 419　　寅 422　　维 425　　揣 429

逸 419　　盖 422　　十二画　　【丨一】

脘 419　　淖 422　　【一丨】　　斯 429

脖 419　　渐 422　　散 425　　【丨丨】

猪 419　　淡 422　　喜 426　　悲 429

猛 419　　渍 423　　期 426　　【丨丶】

【丶一】　　涸 423　　博 426　　掌 429

埶 419　　宿 423　　朝 426　　赏 430

【｜一】

喘 430
黑 430
遇 431
喉 431
暑 431
遗 431
最 431
喝 431
跗 431

【丿一】

筋 431
稀 432
锐 432
稍 432
智 432
锋 432
短 433
犊 433
答 433
掣 433

【丿｜】

傍 433
焦 433
集 433

【丿丿】

循 433
御 434

【丿丶】

释 435

【丿一】

脾 435
然 436
腘 437
腋 438
飧 438
腕 438
腓 438
腊 438

【丶一】

痛 438
痫 439
痞 439
痛 439
敦 439

【丶｜】

愠 439
愦 439
阔 439
愉 439
愤 439

【丶丿】

焠 439
焰 439

【丶丶】

寒 439
善 443
湿 444
滑 445
道 445

温 446
渴 446
窘 446
游 446
割 446
溲 446
窗 446
溃 446
遂 446
湖 446
富 446
尊 446

【一一】

属 446
强 447

【一｜】

隔 447

【一丶】

登 447

【一一】

缓 447

十三画

【一一】

魂 448

【一｜】

鼓 448
禁 448
蒸 448
榆 448
蒙 448

剽 448

【一丿】

感 448

【一丶】

雷 449
雾 449

【｜一】

输 449
搏 449
摇 450
搐 450

【｜一】

督 450

【一一】

嗌 450
跻 450
愚 450
跟 451
置 451
署 451
睹 451
嗜 451
蜀 451
暖 451

【丿一】

歃 451
愁 451
筲 451
简 451

【丿｜】

鼠 451
【丿丿】
微 451
【丿丶】
愈 452
遥 453
【丿一】
腹 453
腰 454
膝 455
解 455
触 455
腨 455
【丶一】
新 455
痹 455
意 456
瘅 456
痿 456
廉 456
痱 456
瘃 456
【丶丨】
慎 456
阙 456
【丶丶】
数 456
溜 457
满 457
溺 457

溢 457
溪 457
溏 458
溽 458
塞 458
寝 458
粳 458
溶 458
漠 458
【丶一】
谨 458
谬 458
【一一】
辟 458
群 458
十四画
【一一】
静 459
【一丨】
酸 459
聚 459
暮 459
墙 459
蔓 459
赫 459
蔽 459
【一丿】
愿 460
【丨一】
雌 462

【丨一】
踈 463
噉 463
骷 463
【丿一】
熏 463
锭 463
【丿丨】
魄 463
鼻 463
【丿一】
膀 464
膈 464
膜 464
【丶一】
膏 464
竭 464
裹 464
瘦 464
瘠 464
端 464
瘐 464
膂 465
旗 465
【丶丨】
慢 465
熛 465
【丶丿】
熇 465
【丶丶】

精 465
察 466
漏 467
寡 467
漳 467
漯 467
【丶一】
肇 467
谭 467
【一丶】
瞀 467
【一一】
缪 467
缩 467
十五画
【一】
横 468
颙 468
蕃 468
飘 468
黔 468
慧 468
醉 468
赘 468
敷 468
聪 468
【丨】
暴 468
踝 469
骸 469

12

骼 469
影 469
颟 469
【丿】
膝 469
德 469
稽 470
稻 470
僵 470
稷 470
【丶】
瘛 470
熟 470
摩 470
额 470
澄 470
颜 470
瘝 470
谵 470
【一】
熨 470
毅 470
十六画
【一】
薄 470
颠 471
霍 471
蓮 471
【丨】

踵 471
噫 471
黔 471
踽 471
器 471
踹 471
曦 471
【丿】
氆 471
衡 471
膨 471
赞 471
膲 471
鮈 471
【丶】
凝 472
壅 472
懈 472
癀 472
辨 472
凛 472
燔 472
燠 472
弹 472
【一】
避 472
颡 472
十七画
【一】

藏 472
霜 473
戴 473
霞 473
【丨】
髀 473
噬 473
瞳 473
【丿】
膻 473
【丶】
燥 474
膺 474
濡 474
麇 474
蹇 475
濯 475
【一】
臂 475
十八画
【一】
醪 475
【丨】
髑 475
髃 475
蹩 476
【丿】
臑 476
【丶】

癖 476
十九画
【一】
藿 476
【丨】
巅 476
髋 476
曝 476
廿画
【丨】
躁 477
蠕 477
【丿】
鳞 477
【丶】
懿 477
灌 477
【一】
譬 477
廿一画
霹 478
髓 478
癫 478
廿二画
囊 479
镶 479
廿三画
颧 479

一　画

一

一　灵二 7

一吸　灵一五 48

一曰　灵二三 61

一者　素二十 130

一阴至　素二一 141

一剂知　素四十 223

一日死　素五二 276;灵二三 60

一日已　素六三 348

一阳者　素七九 563;灵九 29

一其形　灵一 3、三 10、一九 55

一刺前　灵七 23

一刺后　灵七 23

一刺知　灵七十 126

一方虚　灵九 28

一岁死　灵七十 126

一逆一从　素四 29

一阳发病　素七 54

一阳独啸　素二一 140

一阳藏者　素二一 141

一阳为纪　素七九 564

一阴俱搏　素七 57

一阴独至　素七九 563

一名曰蛊　素一九 124

一名曰厥　素一九 123

一曰治神　素二五 160、161

一曰镵针　灵一 2

一曰岂刺　灵七 24

一曰偶刺　灵七 23

一曰半刺　灵七 24

一曰输刺　灵七 22

一曰振埃　灵七五 137

一刺则衰　素三六 210

一刺不已　素六三 351

一刺阳也　灵九 29

一日半死　素五二 276

一日数过　素五五 287

一日腹胀　素六五 359

一日而胀　素六五 358

一日而咳　素六五 357

一日一夜　灵七六 144

一实一虚　素六二 339

一州之气　素七十 445

一人之气　素七六 551

一上不下　素八十 568

一藏无气　灵五 18

一言两毕　灵五 17

一言而终 素七一 488、七四 508；
　　灵一 3
一盛而躁 灵九 26
一周于身 灵一五 49
一域之中 灵三五 76
一时遇风 灵四六 89
一倍而躁 灵四八② 96
一岁半死 灵七十 126
一者天也 灵七八 147
一以法天 灵七八 147
一而九之 灵七八 147
一日而主外 素三 19
一日数十溲 素四七 262
一日身体痛 素六五 360
一日半而死 灵二三 60
一日中五升 灵三二 73
一日而之肺 灵四二 85
一日而之脾 灵四二 85
一日而之胃 灵四二 85
一日而之心 灵四二 85
一吸脉一动 素一八 109
一候后则病 素二十 134
一阳之过也 素二一 140
一阳为游部 素七九 562
一者因得之 素一三 86
一在断基下 素六十 323

一阴为独使 素七九 564
一阴不能止 素七九 564
一曰眉上也 灵二八 68
一曰镵针者 灵七八 148
一吸脉亦再动 素一八 109；灵六
　　二 113
一息十至以上 素四八 267
一日身重体痛 素六五 358
一日而之小肠 灵四二 85
一日则气少矣 灵五六 105
一阴一阳代绝 素七九 565
一日补眉本也 灵二八 68
一病而治各不同 素一二 80
一吸脉三动而躁 素一八 109
一日一夜五分之 素一九 122
一日一夜五十营 灵五 18
一曰取之出鼻外 灵二一 57
一水不能胜二火 素三四② 198
一阴至绝作朔晦 素七九 562
一万三千五百息 灵一五 49
一在项后中复骨下 素六十 323
一曰足外踝下留之 灵二八 69
一阴一阳结谓之喉痹 素七 56
一日一夜五十周于身 灵七六 142
一在脊骨上空在风府上 素六十 323
一经上实下虚而不通者 灵七五 140

一

乙丑岁　素六八 394

乙庚之岁　素六六 368

乙丑乙未岁　素七一 478

乙酉乙卯岁　素七一 485

乙亥乙巳岁　素七一 482

乙主左手之太阳　灵四一 83

乙卯天符乙酉岁会　素七一 462

乙巳乙亥其运凉热寒　素七一 474

乙丑乙未其运凉热寒　素七一 468

乙卯乙酉少商上临阳明　素七
　　一 476

二　画

一

二　灵二 7

二八　素一 5

二地　素五四 284

二曰　灵二三 61

二者地　素二十 130

二剂已　素四十 223

二针肉　素五四 284

二之气　素六八④ 393、394、395、
　　七一⑥　460、464、467、469、
　　472、474

二十岁　灵五四 104

二岁死　灵七十 126

二阴俱搏　素七 56

二阴搏至　素二一 141

二阴至肺　素七九 563

二阴独至　素七九 567

二阴二阳　素七九 565

二阴为里　素七九 562

二阴为雌　素七九 564

二阴一阳　素七九 565；灵九 29

二阳俱搏　素七 57

二阳三阴　素七九 565

二阳为维　素七九 562

二阳为卫　素七九 564

二阳一阴　素七九 564；灵九 29

二刺则知　素三六 211

二刺阴也　灵九 29

二者相遇　素四十 226

二者皆在　素七四　543

二者地也　灵七八　147

二盛太阳　素四十　227

二盛而躁　灵九②　26

二不足者　素四七　263

二日二痛　素六三②　346、348

二日不已　灵四二②　85

二曰员针　灵一　2、七八　148

二曰报刺　灵七　23

二曰发蒙　灵七五　137

二藏无气　灵五　18

二泻一补　灵九③　26、27

二补一泻　灵九③　27

二五一尺　灵一七②　51

二四八尺　灵一七　51

二倍而躁　灵四八②　96

二十五岁　灵六四　117

二岁半死　灵七十　126

二以法地　灵七八　147

二十一日已　素一五　89

二十五人者　灵六四　118

二十五刻者　灵七六　143

二曰知养身　素二五　161

二曰远道刺　灵七　22

二曰豹文刺　灵七　24

二三岁不已　素四七　260

二阳急为惊　素四八　265

二日不已死　素六五　360

二日而之肾　灵四二　85

二日一取之　灵九②　27

二百七十息　灵一五②　49

二月丑不风　灵七九　153

二七而天癸至　素一　4

二七一丈四尺　灵一七　51

二阴一阳发病　素七　54

二阴急为痫厥　素四八　265

二阳结谓之消　素七　56

二阳一阴发病　素七　54

二十日夜半死　素七　56

二十七气所行　灵一　3

二十动一代者　灵五　18

二十已上为壮　灵五九　109

二盛病在少阴　素九　69

二盛病在太阳　素九　69

二候后则病甚　素二十　134

二日阳明受之　素三一　184

二阳之病发心脾　素七　53

二藏同病者可治　素四八　266

二阴二阳皆交至　素七九　565

二十二日入脊内　灵七九　151

二十五日下至骶骨　素三五　201

二十六日入子脊内　素三五　201

二十一日下至尾底　灵七九
　150～151

二者其气急疾坚劲　素四十　225

二日少腹腰脊痛胫酸　素六五　359

二日则阳明与太阴俱病　素三
　一　185

十二节　素三　14

十日死　素七　57、五二　276

十日已 素一五 89

十六岁 灵六四 117

十岁死 灵八一 156

十八日死 素七 53

十二日死 素七 53

十二疟者 素三六 210

十二原者 灵一 3

十二经脉 灵四 11

十二月者 灵三四 75

十日不已 素一三 84；灵四二② 85

十去其六 素七十 455

十去其七 素七十 455

十去其八 素七十 455

十去其九 素七十 455

十刺而已 灵六 20

十日阴刺 灵七 23

十死一生 灵六十 110～111

十有三也 灵七九 152

十月之内死 素一九 125

十月申不寒 灵七九 153

十日不已死 素六五② 358、359

十日而当死 灵八一 156

十动一代者 灵五 18

十二曰赞刺 灵七 23

十三日夕时死 素七 56

十一月十二月 素一六 91

十一曰傍针刺 灵七 23

十日太阴病衰 素三一 185

十五日十五痏 素六三② 346、348

十六日十四痏 素六三② 346、348

十息气行六尺 灵一五 44

十二经之海也 灵六二 112～113

十八已上为少 灵五九 109

十二从应十二月 素七 52

十二经脉之长也 素三一 186

十二日厥阴病衰 素三一 185

十二原出于四关 灵一 3

十二原各有所出 灵一 3

十二月应十二脉 素七 52

十二月阴气下衰 素四九 271

十一日少阴病衰 素三一 185

十月万物阳气皆伤 素四九 271

十月十一月十二月 灵四一 84

十二经之多血少气 灵一二 42

十二经脉阴阳之病也 灵二七 67

十一月万物气皆藏于中 素四九 271

七七 素一 5

七八 素一 5

七星 素五四 284

七日 灵二三 61

七日死 素七 53

七十岁 灵五四 104

七月八月 素一六 91

七诊虽见 素二十 136

七节之傍 素五二 276

七针益精 素五四 284

七曜周旋 素六六 364

七曜纬虚 素六七 372

二画

七曰毫针 灵一 2、七八 148

七曰毛刺 灵七 22

七曰输刺 灵七 23

七尺五寸 灵一七 51

七以法星 灵七八 147

七者星也 灵七八 148

七日死矣 灵八一 156

七日巨阳病衰 素三一 184

七日而死何也 灵三二 73

七月之生阴也 灵四一 83

七月八月九月 灵四一 84

七椎下间主肾热 素三二 194

七日五七三斗五升 灵三二 73

丁卯岁 素六八 395

丁壬之岁 素六六 368

丁丑丁未岁 素七一 483

丁卯丁酉岁 素七一 479

丁亥丁巳岁 素七一 486

丁主右手之阳明 灵四一 83

丁丑丁未其运风清热 素七一 468

丁巳丁亥少角上临厥阴 素七
　一 476

丁卯岁会丁酉其运风清热 素七
　一 462

丁巳天符丁亥天符其运风清热 素
　七一 473

丿

人迎 灵二一 57

人病 灵七四 136

人之神 素二六 168

人之情 灵二九 70

人事也 素六九 403

人乃舒 素七一 474

人始生 灵十 31

人有热 灵一八 53

人饮酒 灵一八 53

人有五藏 素五 34、六六 361；灵
　四四 87、七一 128

人有虚实 素二五② 160、162

人有经脉 素二七 169

人有身寒 素三四 198

人有重身 素四七 259

人有髓海 灵三三 74

人有两目 灵七一 127

人有九窍 灵七一 127

人有喜怒 灵七一 127

人有音声 灵七一 127

人有四肢 灵七一 127

人有六府 灵七一 128

人有寒热 灵七一 128

人有夫妻 灵七一 128

人有肩膝 灵七一 128

人有腋腘 灵七一 128

人有卫气 灵七一 128

人有毫毛 灵七一 128

人有卧起 灵七一 128

人有牙齿 灵七一 128

人有小节 灵七一 128

人有高骨 灵七一 128

人有募筋 灵七一 128

人有䐃肉 灵七一 128

人有无子 灵七一 128

人有八虚 灵七一 129

人亦应之 素六 48；灵四四 86、六
四 115、七二 130

人气在肝 素一六 91

人气在脾 素一六 91

人气在肺 素一六 91

人气在心 素一六 91

人气在肾 素一六 92

人气在头 素一六 91

人气在右 灵四一② 84

人气在左 灵四一② 84

人气在外 灵七五 139

人气在中 灵七五 139

人气应天 素五四 284

人气从之 素六八 397

人气血虚 灵七九 151

人以候心 素二十 131

人以候人 素二七 173

人生有形 素二五 160

人生十岁 灵五四 104

人迎躁盛 素四七 262

人迎各一 素五九 308

人迎一盛 灵九② 26

人迎二盛 灵九② 26、27

人迎三盛 灵九② 26、27

人迎四盛 灵九 26

人迎二倍 灵四八 96

人迎三倍 灵四八 96

人迎大者 灵七四 136

人皮应天 素五四 284

人肉应地 素五四 284

人脉应人 素五四 284

人筋应时 素五四 284

人声应音 素五四 284

人之居也 素六八 397

人之寿夭 素七十 446

人之过乎 灵八 24

人之欠者 灵二八 67

人之哕者 灵二八 67

人之唏者 灵二八 67

人之噫者 灵二八 67

人之嚏者 灵二八 67

人之亸者 灵二八 67

人之血气 灵四十 82

人之胜毒 灵五三 103

人之阳也 灵七八 147

人事不殷 素七五 549

人病自具 素八十 569

人经不同 灵十 40

人经亦然 灵一二 43

人焉受气 灵一八 52

人参天地 灵七五 139

人血气积 灵七九 151

人多死矣 灵七九 152
人多死亡 灵七九 153
人将失之邪 素一 3
人有此三者 素二五 159
人有四肢热 素三四 198
人有所堕坠 素六三 347
人有手十指 灵七一 128
人有十二节 素二五 160；灵七
　一 128
人之肉苛者 素三四 198
人之振寒者 灵二八 67
人之太息者 灵二八 68
人之涎下者 灵二八 68
人之善忘者 灵八十 154
人之多卧者 灵八十 154
人之所有者 素六二 339
人之所以生 灵一一 40
人之所以治 灵一一 40
人事不明也 素七七 557
人气行一周 灵一五 49
人气在太阳 灵七六⑧ 143
人气在少阳 灵七六⑥ 143
人气在阳明 灵七六⑥ 143
人气在阴分 灵七六⑥ 143
人受气于谷 灵一八 52
人迎候阳也 灵一九 55
人迎四倍者 灵四八 96
人不病卒死 灵四九 98
人脉犹是也 灵七五 139
人以九九制会 素九 60

人以水谷为本 素一八 115
人一呼脉一动 素一八 109
人一呼脉再动 素一八 109
人一呼脉三动 素一八 109
人无胃气曰逆 素一八 110
人能应四时者 素二五 159~160
人所以汗出者 素三三 194
人身非常温也 素三四 197
人身非衣寒也 素三四 198
人与天地相参 素三八 215
人迎一盛少阳 素四十 227
人迎者胃脉也 素四六 256
人迎沉而滑者 灵四九 97
人病胃脘痈者 素四六 256
人有尺脉数甚 素四七 260
人有精气津液 素六二 334
人有十二经脉 灵七一 128
人齿面目应星 素五四 284
人出入气应风 素五四 284
人心意应八风 素五四 284
人肝目应之九 素五四 284
人中之阴阳也 素六七 370
人中满则唇反 灵一十 37
人神之通应也 素七四 503
人之形体所从 素八一 572
人之伤于寒也 素三一 183
人之耳中鸣者 灵二八 68
人之自啮舌者 灵二八 68
人之血气若一 灵四十 82
人之有常病也 灵四六 89

8

人之所苦常病 灵四七 92

人之所受气者 灵六十 112

人食则虫上食 灵六八 125

人卒然无音者 灵六九 126

人年老而无子者 素一 4

人有四经十二从 素七 52

人有大谷十二分 素一十 73

人有客气有同气 素六五 357

人有肥有膏有肉 灵五九 109

人有三百六十节 灵七一 128

人以候耳目之气 素二十 131

人以候脾胃之气 素二十 131

人以天地之气生 素二五 158

人身与志不相有 素三四 199

人瘦则外泄而寒 素四二 236

人阴阳合气应律 素五四 284

人长七尺五寸者 灵一四 48

人之善病消瘅者 灵四六 89

人之善病寒热者 灵四六 90

人之血气精神者 灵四七 90

人之寿夭各不同 灵五四 103

人之寿百岁而死 灵五四 103

人之管以趋翔也 灵七五 138

人气行于身九周 灵七六 142

人与天地相参也 灵七九 151

人之居处动静勇怯 素二一 138

人之哀而泣涕出者 灵二八 68

人之肥瘦大小寒温 灵五九 109

人生而有病颠疾者 素四七 263

人阴阳脉血气应地 素五四 284

人迎大一倍于寸口 灵四八 96

人迎气大紧以浮者 灵四九 97

人年五十已上为老 灵五九 109

人头圆足方以应之 灵七一 127

人有身体髀股胻皆肿 素四十 225、四七 260

人有病头痛以数岁不已 素四 七 261

人之不得偃卧者何也 素四六 256

人之善病风厥漉汗者 灵四六 89

人之善病肠中积聚者 灵四六 90

人之善饥而不嗜食者 灵八十 154

人之所以应土者肉也 灵七八 147

人亦有四海十二经水 灵三三 74

人气行三阳行与阴分 灵七六 143

人一呼脉四动以上曰死 素一 八 109

人有足十指茎垂以应之 灵七 一 128

人之所以成生者血脉也 灵七 八 147

人有卧而有所不安者何也 素四 六 256

人九窍三百六十五络应野 素五 四 284

人迎与脉口俱盛三倍以上 灵 九 27

人之卒然忧恚而言无音者 灵六 九 125

人气行一周与十分身之八 灵七

六 142

人有逆气不得卧而息有音者 素三
四 199

人发齿耳目五声应五音六律 素五
四 284

人迎与太阴脉口俱盛四倍以上 灵
九 26

人经脉上下左右前后二十八脉 灵
一五 49

人气行三周于身与十分身之六 灵
七六 142

人气行于身五周与十分身之四 灵
七六 142

人气行于身十周与十分身之八 灵
七六 142

人气行于身七周与十分身之二 灵
七六 142

人迎与寸口俱盛四倍已上为关格
素九 69

人之骨强筋弱肉缓皮肤厚者耐痛
灵五三 103

人气行于阴藏一周与十分藏之八
灵七六 142

人气行于身十二周在身与十分身
之六 灵七六 142

人气二十五周于身有奇分与十分
身之二 灵七六 142

人一以观动静天二以候五色七
星应之以候发毋泽五音一以候
宫商角徵羽六律有余不足应之

二地一以候高下有余九野一节
俞应之以候闭节三人变一分人
候齿泄多血少十分角之变五分
以候缓急六分不足三分寒关节
第九分四时人寒温燥湿四时一
应之以候相反一四方各作解 素五
四 285

乃死 素一九⑤ 126

乃病 灵五十 100

乃能泻 素一 6

乃死矣 素一六 95

乃刺之 素四一 228、六三 346;灵
九 29、二十 56

乃去之 灵一 3

乃病藏 灵六 20

乃应形 灵六 20

乃出干 灵六 21

乃益虚 灵七五 139

乃生痤痱 素三 17

乃生大偻 素三 18

乃生大寒 素七十 434

乃生痈肿 素三 18

乃生寒热 素三 21

乃生百病 素六二 334

乃为洞泄 素三 21

乃为㿗中 素六二 339

乃为雷霆 素七十 429

乃为霜杀 素七一 491

乃得真人 素一三 85

乃得稟也 素二九 180

黄帝内经索引

乃得天和 灵三五 77

乃失其机 素一五 89、一九 121

乃失其常 灵二八 67

乃以为真 素二十 130

乃可治也 素四十 226

乃可刺也 素六五 360；灵四二 85

乃可复也 灵二三 60

乃去针也 素五四 282

乃折荣美 素六九 409

乃消脑髓 灵九 29

乃之于肺 灵一六 50

乃出针也 灵二四 63

乃疾解之 灵二六 65

乃立明堂 灵三七 78

乃知新故 灵四九 99

乃知可治 灵七三 133

乃其腧也 灵五一 101

乃成为人 灵五四 103

乃化糟粕 灵五六 105

乃化为脓 灵六十 110

乃能持之 灵六四 119

乃能行气 灵六八 125

乃能病人 灵七七 146

乃客其形 灵六六 122

乃反愠怒 灵七二 130

乃言针意 灵七三 134

乃朝八风 灵七七 145

乃予之期日 素一九③ 125

乃去其所苦 素二四 155

乃移于六府 素三八 216

乃洒淅恶寒 素七四 520

乃可以治也 灵一 3

乃调其虚实 灵十 38

乃化而为血 灵一八 53

乃治其它病 素六五 357；灵二五 64

乃合为胀也 灵三五 77

乃后可传焉 灵三八 79

乃刺而予之 灵五二 102

乃发为痈疽 灵六十 110

乃救其萌芽 灵七三 134

乃下留于睾 灵七五 138

乃能伤人乎 灵七九 151

乃石之者生 灵八一 156

乃注于络脉 灵八一 155

乃注于经脉 灵八一 155

乃问于天师曰 素一 1

乃从单布上刺 素一六 95

乃举以度其背 素二四 155

乃能入于脉也 素四三 245

乃长乃化乃成 素七一 460

乃不致邪僻也 灵二九 71

乃可传于大数 灵四八 96

乃欲微针治其外 素一三 85

乃致于手太阴也 素一九 127

乃治之无后其时 素一九 127

乃可言间甚之时 素二二 146

乃膜胀而头痛也 素四十 227

乃藏之金兰之室 素五八 302

乃出针复刺之也 灵七 23

乃后取之而下之 灵七五 140

乃零冰雹霜雪杀物 素六九 411

乃斋宿三日而请曰 灵四八 95

乃复候其方吸而转针 素二六 167

乃择良兆而藏之灵室 素六九 419

乃可以知人之形气矣 素七十 446

乃复候其方呼而徐引针 素二
六 167

乃可以言盈虚病生之绪也 素
七四 506

入腋 灵一三 47

入则瘖 素四十 226

入则逆 灵三 10

入阴也 素四十 227

入实者 素五三 281

入虚者 素五三 281

入络脑 素六十 321;灵六二 113

入寸口 灵一十 31

入循臂 灵一十 34

入肺中 灵一十 35

入肘中 灵一十 35

入贯膂 灵一十 40

入腘中 灵一十 34、三八 80

入掌中 灵一十 35、一六 50、七
六 142

入胸中 灵一一 41

入走肺 灵一一 41

入耳中 灵一三 46

入腋下 灵一三② 44、47、七
一 128

入脐中 灵一六 50

入缺盆 灵一十③ 32、35、36 一一
41、一六 50

入足下 灵六二 114

入足心 灵七六 142

入通于肝 素四 25

入通于心 素四 26

入通于脾 素四 27

入通于肺 素四 27

入通于肾 素四 28

入淫骨髓 素一六 92

入则病作 素三五 202

入则阳虚 素三五 206

入则抵深 灵六六 122

入房太甚 素四四 247

入脑立死 素五二 277

入脑乃别 灵二一 57

入而复出 素七四 520

入而复之 灵一九 54

入络膀胱 灵二 7

入络肠胃 灵一十 39

入于尺泽 灵二 5

入于阴谷 灵二 5

入于委中 灵二 6

入于天井 灵二 6

入于小海 灵二 7

入于下陵 灵二 6

入于曲池 灵二 7

入于曲泽 灵二 5

入于曲泉 灵二 5

入于腹里 灵一一 41

入于中者 灵七三 133

入安连过 灵四 14

入肘外廉 灵一十 32

入下齿中 灵一十 32

入上齿中 灵一十 32

入气街中 灵一十 32

入大指间 灵一十 32

入腋走心 灵一一 41

入柱骨下 灵一一 41

入国问俗 灵二九 70

入家问讳 灵二九 70

入则伤五藏 素二六 166

入一傍四处 素五五 285

入循膂络肾 素六十 321

入舍于络脉 素六三 344

入舍于经脉 素六三 344

入舍于孙脉 素六三 344

入舍于孙络 素六三 344

入孙络受血 素六四 354

入中指内间 灵一十 32

入掌内后廉 灵一十 33

入缺盆络心 灵一十 34

入大指之间 灵六二 114、七六 142

入季胁之间 灵一一 41

入结于腋下 灵一三 46

入颃颡之窍 灵一六 50

入五指之间 灵七六 142

入房汗出中风 素四二 237~238

入于阴之陵泉 灵二 5

入于阳之陵泉 灵二 6

入于大筋之下 灵七一 128

入于小筋之下 灵七一 128

入于脑则脑转 灵八十 153

入腹属脾络胃 灵一十 33

入复合于皮中 灵一十 38

入耳合于宗脉 灵一十 38

入颃属目内眦 灵一七 51

入门而刺之者 灵六十 112

入发至项三寸半 素五九 303

入于人迎丰隆也 灵五 18

入于扶突偏历也 灵五 18

入于肠胃则䐜胀 灵六六 123

入于天柱飞扬也 灵五 18

入于天容光明也 灵五 18

入于天窗支正也 灵五 18

入于天牖外关也 灵五 18

入小指次指之间 灵一十 36

入五藏则䐜满闭塞 素二九 180

入六府则身热不时卧 素二九 180

八八 素一 6

八风 素五四 284

八尺 灵一七 51

八日 灵二三 61

八正者 素二六 165

八十岁 灵五四 104

八风发邪 素四 23

八风菀熟 素七六 551

八风伤人 灵七八 148

八针除风 素五四 284

八间各一 素五九 306

八正九候 素七七 557

八曰长针 灵一 2、七八 148

八曰巨刺 灵七 22

八曰短刺 灵七 23

八以法风 灵七八 147

八者风也 灵七八 148

八风之变也 素一七 106

八正之虚风 灵七八 148

八日阳明病衰 素三一 185

八风四时之胜 素一五 91

八正之虚邪气也 素二六 167

八髎在腰尻分间 素六十 319

八正神明论篇第二十六 素二
　六 163

九野 素五四 284

九者 灵二七 67

九曰 灵二三 61

九日死 素七 53

九十岁 灵五四 104

九针者 灵七八 147

九窍不通 素三 20

九窍不利 素五 43、二八 179

九窍皆塞 素七五 548

九窍皆沉 素七九 564

九月十月 素一六 91

九月而瘖 素四七 259

九候之脉 素二十 135

九候虽调 素二十 136

九候已备 素二五 162

九候若一 素六二 340

九候莫病 素六二 343

九针之名 素五四 282；灵一 2

九针之玄 灵五 17

九针之宜 灵七 22

九针最妙 灵一 1

九针毕矣 灵一 2

九气不同 素三九 221

九星悬朗 素六六 364

九曰大针 灵一 2、七八 148

九曰焠刺 灵七 22

九曰浮刺 灵七 23

九以法野 灵七八 147

九而九之 灵七八 147

九者野也 灵七八 148

九九制会者 素九 60

九九八十一 灵七八 147

九分为九野 素九 63、二十 132

九野为九藏 素九 63、二十 132

九针最妙者 素五四 282

九针通九窍 素五四 284

九候之相应也 素二十 134

九九八十一篇 素二七 169

九日少阳病衰 素三一 185

九月万物尽衰 素四九 270

九窍为水注之气 素五 45

九窍三百六十五 素五四 285

九候皆从者不死 素二十 136

九针十二原第一 灵一 1

九针论第七十八 灵七八 147

九针之论不必存也 素二六 168

九日出于缺盆之中 素三五 202

九宫八风第七十七 灵七七 144

九月阳气尽而阴气盛 素四九 270

一

又且哭 素一六 93

又且善梦 素一六 93

又且少气 素一六 92

又埤其墙 灵三七 79

又卑基墙 灵五四 104

又且欲言语 素一六 93

又非虚风也 灵七五 140

又不可近席 灵七五 138

又失四时之从 素一三 83

又凡三十度也 素七四 536

又安足以明之 素七六 550

又无怵惕之恐 灵四七 93

又毋怵惕之所志 灵五八 108

又刺中膂以去其热 灵七五 138

又刺项已下侠脊者必已 素三
六 211

力化有浅深 素七四 507

三　画

一

大杼 素六一 330～331

大矣 素八一② 572、573

大陵 灵二 5

大都 灵二 5

大头 灵六四② 116、117

大腹 灵六西② 116、117

大肠者 素八 58;灵二 8、四七 93

大肠也 灵四九 98

大而虚 素一十 76、一九 126

大便难 素三六 209、四一 233、七
四 513;灵二十 56、三五 76

大雨至 素六九 407

大火流 素七十 441

大火正 素七一 469

大火行 素七一 472

大要曰 素七一 500、七四② 534、
535;灵一 1

大暑至 素七一 492

大如牦 灵一 2　　　　　大如弹丸 素三三 196

大针者 灵一 2　　　　　大肠咳状 素三八 216

大陵二 灵一 4　　　　　大肠小肠 灵二 6

大敦者 灵二 5　　　　　大肠属上 灵二 6

大者泻 灵七 22　　　　大肠病者 灵四 15

大惊之 灵二六 65　　　大肠胀者 灵三五 76

大四寸 灵三一 73　　　大如小豆 素四十 223

大八寸 灵三一 73　　　大如母指 灵四九 98

大愁忧 灵四七 93　　　大如鸡卵 灵五七 107

大数曰 灵四八 96　　　大经空虚 素四四 247

大豆咸 灵五六 105　　　大经乃代 灵六六 122

大肩背 灵六四 116　　　大迎二穴 素五八 298

大筋软短 素三 16　　　大风汗出 素六十 318

大骨气劳 素三 22　　　大风迅至 素七十 440

大圣之业 素八 60、六九 418　大风时起 素七一 469

大神灵问 素九 66　　　大风数举 素七四 517

大病必死 素一三 83　　　大风乃至 素七一 491

大病乃成 灵六六 122　　大风在身 灵七五 138

大骨枯槁 素一九⑤ 125、126　大逆之病 素六四 355

大肉陷下 素一九⑤ 125、126　大雨且至 素六九 410、七四 512

大则病进 素一七 98　　大雨时降 素七十 443

大则邪至 素二七 170　　大雨时行 素七十 439、七一 472、

大则数少 素七四 530　　　七四 521

大气皆出 素二七 170　　大常之二 素六九 416

大气皆去 素三一 185　　大者大异 素七十 446

大气已过 素二七 172　　大者如筋 灵三九 81

大气留止 素二七 171　　大者必去 灵七五 139

大气乃屈 素六二 342　　大暑以行 素七十 446

大气入藏 灵四二 84　　大暑流行 素七十 448

大气逆上 灵七五 137　　大寒且至 素七十 448

大寒乃至　素七一　491

大寒在外　灵七三　133

大热消烁　素七十　447

大热将至　素七四　521

大热遍身　灵七五　140

大热不止　灵八一　157

大热在上　灵七三　133

大毒治病　素七十　455

大凉反至　素七一　460

大凉乃举　素七一　490

大凉革候　素七四　513

大凉肃杀　素七四　518

大明不彰　素七一　492

大积大聚　素七一　501

大筋之下　灵二　5

大泻刺者　灵七　22

大惊大恐　灵九　29

大惊卒恐　灵二八　67

大腹水肿　灵一十　32

大痹为恶　灵二四　63

大小便利　灵二五　64

大小无极　灵四八　95

大便不利　灵二六③　64、65

大容五合　灵三一　72

大二寸半　灵三一　73

大聚乃起　灵四六　90

大泄之后　灵六一　113

大角之人　灵六四　116

大羽之人　灵六四　117

大痈乃溃　灵六八　125

大以涩者　灵七一　129

大腹小腹痛　素二二　148

大禁二十五　素五八　301

大风颈项痛　素六十　318

大气举之也　素六七　373

大关节不利　素七一　491

大筋之上也　灵二　5

大甚为喉吤　灵四　13

大甚为胻肿　灵四　13

大甚为内痛　灵四　13

大甚为击仆　灵四　13

大甚为阴痿　灵四　14

大富于谷气　灵九　27

大针不可刺　灵二四　63

大小便不利　灵二五　64

大一尺五寸　灵三一　72

大之则无外　灵四五　88

大如母指者　灵四九　98

大如赤小豆　灵八一　156

大夺血之后　灵六一　113

大汗出之后　灵六一　113

大徵与少徵　灵六五　120

大怒则形气绝　素三　17

大肠小肠为泄　素二三　150　灵七
　八　149

大肠移热于胃　素三七　213～214

大迎骨空各一　素五九　311

大者多气少血　灵四　14

大杖重履而步　灵十　35

大容三斗五升　灵三一　72

大气入藏奈何 灵四二 85

大与肤胀等也 灵五七 107

大忌常加七岁 灵六四 117

大宫与上角同 灵六五 120

大羽与大角同 灵六五 120

大便赤瓣飧泄 灵七四 136

大惑论第八十 灵八十 153

大肠上合手阳明 灵二 7

大肠手阳明之脉 灵一十 31

大指次指痛不用 灵一十 32

大指次指之端也 灵二 7

大椎上两傍各一 素五八 297

大寒留于溪谷也 素五八 302

大迎之骨空各一 素五九 308

大颧发赤哕者死 灵二三 61

大气入于藏府者 灵四九 98

大肉麻李韭皆酸 灵五六 106

大病死者十有六 灵七九 152

大豆豕肉栗藿皆咸 素二二 148；
　　灵五六 106

大奇论篇第四十八 素四八 264

大复其胜则主胜之 素七四 525

大肠合入于巨虚上廉 灵四 14

大络在太阳少阳之间 灵四 15

大小月三百六十日成一岁 素
　　六 48

大椎以下至尻尾及傍十五穴 素五
　　九 313

大要曰常以日之加于宿上也 灵七
　　六 143

大禁太一所在之日及诸戊己 灵七
　　八 147

三 灵二 7

三七 素一 4

三八 素一 5

三人 素五四 284

三里 素六一 331

三曰 灵二三 60

三经者 素六② 50、51

三日死 素七 57、四五 254、五
　　二 276

三焦者 素八 59；灵二③ 6、8

三者人 素二十 130

三候者 素二十 130

三部者 素二十 131

三阴也 素二一 140

三阴者 素七九 563

三阴微 素八十 568

三岁起 素四八 266

三岁死 素四八 266

三针脉 素五四 284

三之气 素六八④ 393、394、395、
　　396、七一⑥ 460、464、467、469、
　　472、474

三阳者 素七五 548

三阳绝 素八十 568

三刺者 灵七 23

三十岁 灵五四 104

三虚者 灵七九 152

三阳在头 素七 53

18

三阳莫当　素七五　548

三阳之病　素七五　549

三阳一阴　素七九　564

三阳俱起　素七九　567

三阳独至　素七九　567

三阳为经　素七九　562

三阳为表　素七九　562

三阳为父　素七九　564

三阴在手　素七　53

三阴在下　素七四　508

三阴在上　素七四　508

三阴在泉　素七四　508

三阴俱搏　素七　56

三阴俱逆　素四五　254

三阴三阳　素三一　184

三阴为母　素七九　564

三结三升　素七　56

三结交者　灵二一　57

三而成天　素九　63、二十　132

三而成地　素九　63、二十　132

三而成人　素九　63、二十　132

三而三之　素九　63、二十　132

三而不下　灵三五　77

三月四月　素一六　91

三三者九　素二十　130

三部九候　素二七　170

三部之气　灵六六　122

三周而已　素三二　189

三刺则已　素三六　211

三刺而已　灵六　20、七十　126

三焦咳状　素三八　216

三焦下腧　灵二　6

三焦病者　灵四　15

三焦乃约　灵二九　71

三焦胀者　灵三五　76

三焦不泻　灵三六　78

三焦理横　灵五十　100

三盛阳明　素四十　227

三盛而躁　灵九②　26

三十日起　素四八　266

三十日死　灵八一　156

三十四岁　灵六四　117

三日一刺　素五五　287

三日腹胀　素六五　359

三日不汗　灵二三　60

三日而已　灵八一　156

三日不已　灵四二③　85

三合为治　素六六　365

三气之纪　素七十　420

三品何谓　素七四　545

三曰锓针　灵一　2、七八　148

三藏无气　灵五　18

三曰经刺　灵七　22

三曰恢刺　灵七　23

三曰关刺　灵七　24

三曰去爪　灵七五　137

三尺五寸　灵一七　50

三里而泻　灵三五　76

三合而得　灵三五　77

三倍而躁　灵四八②　96

三岁而死 灵七十 126
三虚相搏 灵七七 146
三以法人 灵七八 147
三者人也 灵七八 147
三四日起 灵八一 156
三候谓之气 素九 64
三阳急为瘕 素四八 265
三阳独至者 素七五 548
三阴急为疝 素四八 265
三四日自已 素四八 267
三日不已死 素六五③ 358、359
三日胁支痛 素六五 357
三日而之肾 灵四二 85
三日而之脾 灵四二 85
三日而之肝 灵四二② 85
三寸之中也 灵二 5
三十遍而止 灵六 21
三十二曲也 灵三一 73
三十日死矣 灵八一② 156
三刺至谷气 灵九 27
三者皆存焉 灵三五 76
三焦膀胱者 灵四七 93
三部三里起 灵五四 104
三饮而已也 灵七一 127
三月戌不温 灵七九 153
三阳脉衰于上 素一 5
三阳三阴发病 素七 54
三阳结谓之隔 素七 56
三阳俱搏且鼓 素七 57
三阴结谓之水 素七 56

三阴三阳俱搏 素七 57
三盛病在阳明 素九 69
三盛病在太阴 素九 69
三候后则病危 素二十 134
三日少阳受之 素三一 184
三日乃死何也 素三一 186
三日其气乃尽 素三一 186
三日体重身痛 素六五 358
三日两胁支痛 素六五 359
三日而上之心 灵四二 85
三日而之小肠 灵四二 85
三月阳中之阴 素四九 272
三月一振荣华 素四九 272
三百六十五节 素六二 334
三百六十五会 灵一 3
三百六十五络 灵四 11
三十动一代者 灵五 18
三刺则谷气至 灵九 27
三六一丈八尺 灵一七 50
三阳为病发寒热 素七 54
三阳脉至手太阴 素七九 562
三百六十日法也 素九 62
三部九候为之原 素二六 168
三部之气各不同 灵六六 122
三日而胁支满痛 素六五 358
三曰知毒药为真 素二五 161
三日而之脊膀胱 灵四二③ 85
三阴三阳上奉之 素六六 366
三焦合入于委阳 灵四 14
三焦手少阳之脉 灵一十 35

三阳经络皆受其病　素三一　184

三阳俱虚则阴气胜　素三五　200

三椎下间主胸中热　素三二　193～194

三部九候论篇第二十　素二十　129

三部九候皆相失者死　素二十　133

三阴之所交结于脚也　素六一　327

三日腰脊少腹痛胫酸　素六五　358

三日背膂筋痛小便闭　素六五③　359

三脉动于足大指之间　灵九　28

三者之气血多少何如　灵五九　109

三焦之道皆闭而不通　灵六三　115

三日则少阳与厥阴俱病　素三一　185～186

三里以下至足中指各八俞　素五九　309

下陵　灵二　6

下膈　灵一十②　35

下者　灵四九　98

下工　灵五五　105

下为从　素一五　90

下为首　灵四九　99

下部天　素二十　131

下部地　素二十　131

下部人　素二十　131

下晡甚　素二二　143

下晡慧　素二二　145

下晡静　素二二②　144、145

下经曰　素三四　199

下经者　素四六　258

下泄清　素四五　253

下廉者　素五四　283

下唇一　素五九　315～316

下苦热　素七一　481

下苦温　素七一　482

下辛温　素七一　479

下辛凉　素七一④　481、485、487

下酸热　素七一　478

下酸温　素七一④　480、482、484、486

下甘温　素七一②　479、488

下甘热　素七一⑤　478、482、484、485、486、487

下咸寒　素七一⑩　479、480、481、482、484、485、486、488

下肘中　灵一十　31

下肘内　灵一十　33

下挟脐　灵一十　32

下足跗　灵一十　32

下耳后　灵一十　36

下大迎　灵一十　36

下鸠尾　灵一十　40

下焦者　灵一八　53

下极者　灵四九　98

下取之　灵五九　108

下尻长　灵六四　117

下膈者　灵六八　125

下内屈　灵七一　128

下入腹　灵八一　156

下走颔 灵一三 44

下右颔 灵一三 47

下虚上实 素五 43、一十 74 四
　　九 269

下虚则厥 灵五二 102

下为痈肿 素七 54

下为气泄 素一九 119

下为飧泄 素二九 180

下为鹜溏 素七四 527

下为漏病 素七五 548

下为肘网 灵一三 47

下为内眦 灵二二 58

下为卵痛 灵四九 99

下实上虚 素一十 74

下厥上冒 素一十 74

下竟下者 素一七 107

下而不上 素一七 108

下闻病音 素一九 120

下体再生 素六九 409

下引少腹 素六九 410

下输膀胱 素二一 140

下先受之 素二九 180

下气上争 素四五 251

下气疾也 素四六 258

下气有余 灵八十 154

下霜而死 素四八 267

下关二穴 素五八 298

下关各一 素五九 306

下阴别一 素五九 315

下毕地纪 素六六 368

下以治身 素六六 368；灵二九 70

下者左行 素六七 372

下者举之 素六九 414、七四 527

下者气热 素七十 443

下知地理 素六九 402、七五 547

下沃赤白 素七四 518

下至阴阳 素七九 566

下合冥冥 素七九 566

下嗌还出 灵四 14

下络大肠 灵一十 31

下络喉嗌 灵一十 39

下络足跗 灵一十 39

下循鼻外 灵一十 32

下循臑内 灵一十② 31、35

下循腹里 灵一十 32

下交承浆 灵一十 32

下膝膑中 灵一十 32

下出腋下 灵一十 33

下腋三寸 灵一十 35

下加颊车 灵一十 36

下走三焦 灵一一 41

下结胸里 灵一三 47

下结于颃 灵一三 44

下结于鼻 灵一三 45

下结于颔 灵一三 46

下系于脐 灵一三 47

下水二刻 灵一五 49

下水四刻 灵一五 49

下注肺中 灵一六 50

下注于经 灵四十 82

黄帝内经索引

下足阳明 灵一八 53

下足少阳 灵七六 142

下焦如渎 灵一八 53

下气不足 灵二八 69、七三 134

下在风府 灵三三 74

下合于地 灵三八 79

下锐下向 灵四九 99

下盛则热 灵五二 102

下度地纪 灵六十 111

下八焉伏 灵六二 113

下客主人 灵六二 113

下齐湛湛 灵七二 130

下陵三里 灵七三 134

下司八正 灵七三 134

下有渐洳 灵七五 139

下手太阳 灵七六 142

下应经数 灵八一 155

下陷肌肤 灵八一 157

下盛则气胀 素一七 98

下盛则梦堕 素一七 102；灵四

三 85

下焦溢为水 素二三 150；灵七

八 149

下膝三寸也 素五四 283

下而近则大 素六九 416

下之则胀已 素七十 443

下者其气夭 素七十 446

下者不以偶 素七四 529

下工十全六 灵四 13

下不胜其上 灵四 13

下膈属大肠 灵一十 32

下膈络小肠 灵一十 33

下循胫外廉 灵一十 32

下外贯腰脊 灵一十 39

下合髀厌中 灵一十 36

下水二十刻 灵一五 49

下行至跗上 灵一六② 50

下齿龋取之 灵二一 57

下过度则虚 灵三六 78

下合之于地 灵六十 110

下至缺盆中 灵七五 140

下象地以养足 素五 45

下则两胁胠满 素一九 118

下副四时五行 素二十 129

下工救其已成 素二六 167

下工绝气危生 灵五 19

下工守其已成 灵七三 134

下牙车为腹满 素三二 194

下虚则腹胀满 素四五 251

下纪者关元也 素五八 292

下完骨后各一 素五九 312

下伤少阴之络 素六三 347

下合冥冥奈何 素七四 503

下陷者之中也 灵二 5

下入缺盆络肺 灵一十 32

下入中指外间 灵一十 32

下入内踝之后 灵六二 114

下膈属胃络脾 灵一十 32

下廉三寸而别 灵一十 32

下循臑内后廉 灵一十 33

下外辅骨之前 灵一十 36

下出外踝之前 灵一十 36

下当肩胛左右 灵一十 40

下引脐两胁痛 灵一三 45

下散前后挟胁 灵一三 47

下焦下溉诸肠 灵三二 73

下虚则阳气走之 素六二 340

下甚血溢泄不已 素六九 405

下胜而上俱病者 素七四 524

下至气街中而合 灵一十 32

下臂行两筋之间 灵一十 35

下行注小指之端 灵一六 50

下循跗入大指间 灵三八 80～81

下脐二寸侠之各三 素五九
308～309

下连少腹而作寒中 素七一 473

下胜则地气迁而上 素七一 500

下管虚则邪气胜之 灵六八 125

下颈合缺盆以下胸中 灵一十 36

下出于巨虚之上下廉 灵三三 74

下至内踝之后属而别 灵三八 80

下至手小指之间外侧 灵七六 142

下加于大肠则藏苦受邪 灵四
七 92

与鸡俱兴 素二 10

与道相失 素二 13

与道合同 素六八 401

与天地终 素五 44

与天合同 灵八一 155

与天同度 灵八一 155

与疝同法 素一十 76

与其病也 素一一 78

与其身形 灵六六② 122

与脉为期 素一七 101

与病相益 素四三 245

与阳始争 素四九 270

与刺之要 素五五 285

与法相同 素五八 302

与女子等 素六十 321

与精相薄 素六四 355

与众齐同 素七十 456

与经相明 素七七 557

与胃同候 灵四 15

与时相应 灵六 19

与时变化 灵七二 131

与别俱行 灵一一② 41

与太阴合 灵一六 50

与背相控 灵二四 63

与地合纪 灵八一 155

与忌日名 灵八一 155

与天地如一 素一七 102

与天地同纪 灵一八 52

与天地相应 灵七五 139

与卫气并居 素三五 201

与卫气相干 素四二 237

与卫气相搏 灵五七 107、七
五 141

与邪气相合 素三五 202

与阴维之会 素四一 231

与此病失矣 素七六 552

黄帝内经索引

与其真相搏 灵四 15

与其未可刺 灵五五 104

与营卫俱行 灵四三 85

与勇士同类 灵五十 101

与故邪相袭 灵五八 108

与四时相副 灵七五 139

与今之所方病 素二十 136

与督脉会于巅 灵一十 37

与其少血多气 灵一二 42

与其方衰如何 灵四九 97

与其皆多血气 灵一二 42

与其皆少血气 灵一二 42

与足少阴分间 灵五九 109

与少阴之大络 灵六二 114

与十分藏之二 灵七六 142

与日月相应也 灵七九 151

与众藏相失者死 素二十 133

与厥阴脉争见者 素三二 193

与少阴脉争见者 素三二 193

与阳明合于宗筋 素四四 249

与气开合相合也 素五四 282

与肉交者各一痏 素六三④
346、348

与其化衰盛异也 素七四 535

与其已不可刺也 灵五五 104

与其形之盛者也 灵五五 105

与足太阳之筋合 灵一三 46

与太阴之筋并行 灵一三 47

与季胁之下一寸 灵五九 108

与承山踝上以下 灵五二 102

与炅气相薄则脉满 素三九 219

与太阳起于目内眦 素六十 320

与胭中并上结于臀 灵一三 44

与阴诸络会于鱼际 灵七一 128

与谷气并而充身也 灵七五 140

与其病之与脉相逆者也 灵五
五 105

与冲脉于脐左右之动脉者 灵五
二 102

与背腧以手按之立快者是也 灵二
二 59

与太阳之筋合而上结于内辅之下
灵一三 45

与人迎之脉小大等及其浮沉等者
灵七四 136

万物以荣 素二 8、七十 436

万物华实 素二 9

万物不失 素二 13

万物方生 素六 48

万物之外 素一七 101

万物悉备 素二五 158

万物尽然 素二五 160

万物资始 素六六 364

万物由之 素六八 397

万物反生 素七一 467

万物应荣 素七一 472

万举万全 素七四 545

万举万当 素六五 356;灵四九 98

万世不殆 素八十 570

万民皆卧 灵一八 52

万刺不殆 灵七三 133

万物之纲纪 素五 31、六六 361

万物之上下 素六七 371

万物命故不施 素二 12

万物之根本也 素二 13

万物之终始也 素二 14

万物之能始也 素五 42

万物之上下也 素五 42、六六 363

万之大不可胜数 素六 48

万物乃生乃长荣 素七一 472

万物之所以始生也 素一九 118

万物之所以盛长也 素一九 119

万物之所以收成也 素一九 119

万物之所以合藏也 素一九 120

万物一俯而不仰也 素四九 272

万民皆卧而弗犯也 灵七九 152

万民又皆中于虚风 灵七九 152

万物阴阳不定未有主也 素四九 272

万民懈惰而皆中于虚风 灵七九 152

土生甘 素五 39、六七 379

土崩溃 素六九 405

土疏泄 素七十 436

土用革 素七十 447

土乃眚 素七十 447

土乃暑 素七十 447

土乃润 素七十 447

土之利 素七一 469

土恶木也 素三十 181

土运统之 素六六 368

土运之岁 素六八 391

土主甲己 素六七 370

土气治之 素六八 389

土气承之 素六八 390

土位之下 素六八 390

土位之主 素七四 528

土曰备化 素七十 419

土曰卑监 素七十 420

土曰敦阜 素七十 420

土郁之发 素七一 489

土郁夺之 素七一 502

土凝霜卤 素七一 490

土浮霜卤 素七一 492

土之胜也 素七四 531

土湿受邪 素七四 531

土胜水也 灵一十 37

土形之人 灵六四 116

土者脾也 灵二三 61

土得木而达 素二五 160

土运临四季 素六八 391

土润水泉减 素七十 434

土发而飘骤 素七一 493

土常以生也 素七一 489

土者生万物而法天地 素二九 180

工为标 素一四 87

工候救之 素二六 166

工巧神圣 素七四 538

工不能知 素七七 556

工之所知 素八一 572

工在疾泻 灵三五② 76、77

工反为粗 灵七九 152

工不能禁也 素九 66、二七 173

工常先见之 素二六 166

工勿失其法 素五四 282

工之所疑也 素七四 503

工之所止也 灵一一 40

工独有之者 灵三 9

工之所循用也 素七八 558

工不察此者而刺之 灵六十 111

工人不能置规而为圆 灵三八 79

寸口二倍 灵四八 96

寸口三倍 灵四八 96

寸口四倍者 灵四八 96

寸口脉沉而喘 素一八 112

寸口脉沉而横 素一八 112

寸口脉沉而弱 素一八 112

寸口脉中手长者 素一八 111

寸口脉沉而坚者 素一八 112

寸口脉浮而盛者 素一八 112

寸口一盛病在厥阴 素九 69

寸口之脉中手短者 素一八 111

寸口大于人迎一倍 灵四八 96

寸口脉中手促上击者 素一八
　111～112

于四逆 灵二三 61

于此有人 素七六② 551

于火焫亦然 灵五三 103

于夏使人煎厥 素三 16

于春夏而脉沉涩 素一九 128

于其腧及下诸指间 灵二三 61

干 灵六 21

干复渍 灵六 21

干嗌喉塞 素七五 548

干姜一斤 灵六 21

干唇口嗌 灵二三 60

丈夫八岁 素一 5

丈夫㿉疝 素七四 513；灵一十 37

士之才力 灵四八 95

士人有伤于阴 灵六五 121

士卒无白刃之难者 灵六十 110

上热 素四一② 233

上渍 素四二 240

上鱼 灵一十 31

上肩 灵一十 32

上膈 灵一十 33

上项 灵一十 35

上颈 灵一三 45

上腹 灵一三 45

上颔 灵一三 46

上臑 灵一三 47

上颊 灵一三 47

上工 灵五五 105

上为逆 素一五 90

上附上 素一七 107

上部天 素二十 130

上部地 素二十 130

上部人 素二十 130

上经者 素四六 258

上经曰 素六九 402

上冲心 素七四 522；灵一九 54

上守神 灵一 1

上守机 灵一 1

上下行 灵四 13

上下辟 灵三一 73

上贯肘 灵一十 35

上贯膈 灵一十 37

上出额 灵一十 37

上出腋 灵一三 44

上抵腋 灵一十 35

上走肘 灵一十 39

上走髀 灵一三 44

上走胃 灵二六 65

上循臂 灵一十 39、一三② 47

上循跟 灵一三 44

上循胁 灵一三 45

上循骬 灵一三 45

上循胫 灵一三 46

上耳前 灵一十 32

上踹内 灵一十 33

上注肺 灵一十 37

上至肾 灵一一 41

上至髀 灵一一② 41

上至项 灵一三 45

上至舌 灵一八 53

上娅頔 灵一一 41

上额角 灵一三 44

上曲牙 灵一三② 46、47

上挟口 灵一三 45

上乘颔 灵一三 47

上左角 灵一三 47

上臂阴 灵一三 47

上入腋 灵一三 47

上气喘 灵二十 56

上取之 灵五九 108

上焦者 灵六三 115

上二寸 灵七一 128

上古之人 素一 2

上逆而咳 素三 21

上下不并 素三 18

上下不通 素二八 178

上下不同 素六八 393

上下同法 素一六 92、五六⑥ 289、290

上下若一 素二十 134

上下周纪 素六六 367

上下有位 素六八 387

上下之位 素六八 397

上下交互 素七一 475

上下所主 素七四 537

上下左右 灵四 11

28

29

上下行者　灵七　23

上下求之　灵二六　65

上下三等　灵二九　71

上下取之　灵五九　108

上下容大　灵五九　110

上下中外　灵六六　122

上下气门　灵七三　133

上下和亲　素六六　368；灵二九　70

上下周纪　素六六　367

上下相临　素六六　367

上下相遘　素六七　371

上下相会　灵四　11

上下相贯　灵六二　114

上下相称　灵六四　116

上下无常　素七五　548、七九　565

上为辰星　素四　28

上为岁星　素四　26

上为镇星　素四　27

上为喘呼　素二九　180、六一　327

上为口糜　素三七　213

上为大塞　素四三　242

上为清涕　素四三　242

上为巅疾　素七五　548

上为外眦　灵二二　58

上坚而大　素一十　76

上虚下实　素一十　76、一七　107

上虚则眩　灵五二　102

上实下虚　素二十　137

上竟上者　素一七　107

上而不下　素一七　108

上见咳唾　素一九　119

上气见血　素一九　120

上气喘渴　灵一十　31

上气不足　灵七三　134、八十　154

上输于脾　素二一　139

上归于肺　素二一　140

上先受之　素二九　180

上迫肺也　素三三　197

上郄数寸　素四一　230

上关二穴　素五八　298

上颐环唇　素六十　321

上焦不通　素六二　341

上焦不行　素六二　341

上焦开发　灵三十　72

上焦泄气　灵三二　73

上焦出气　灵八一　155

上络左角　素六三　351

上络头项　灵一十　39

上络任脉　灵六九　126

上终天气　素六六　368

上以治民　素六六　368；灵二九　70

上见太阴　素六六　369、六八　391

上见少阳　素六六　369

上见少阴　素六六　369

上见阳明　素六六　369、六八　391

上见太阳　素六六　369、六八　392

上见厥阴　素六六　369、六八　391

上者右行　素六七　372

上应天期　素六九　402

上应辰星　素六九⑤　404、406、

409、411

上应镇星 素六九④ 405、407、412

上应岁星 素六九⑤ 403、405、410、411、412

上应星宿 灵八一 155

上知天文 素六九 402

上临太阳 素六九 407

上临阳明 素六九 408

上临厥阴 素六九 411

上临太阴 素六九 412

上胜肺金 素六九 409

上取下取 素七十 454

上支两胁 素七一 491、七四② 512、517；灵四 15

上淫于下 素七四 507

上冲心痛 素七四 510

上冲胸中 素七四 527

上冲肠胃 灵一九 54

上行于右 素七四 520

上行抵髀 灵一六 50

上行注肾 灵一六 50

上行至肝 灵一六 50

上之下之 素七四 541

上之两焦 灵六三 114

上之所失 灵六七 125

上通神农 素七五 547

上通于心 灵一一 41

上经下经 素七七 557

上连人迎 素七九 563

上空志心 素七九 563

上合昭昭 素七九 566

上合肘中 灵一十 38

上合于天 灵三八 79

上观下观 素八十 571

上腕三寸 灵二 6

上腕五寸 灵一十 39

上踝五寸 灵二 7

上踝八寸 灵一十 36

上守神者 灵三 8

上守机者 灵三 8

上至冒脘 灵四 14

上至毛际 灵一一 41

上至别阳 灵五二 102

上膈属肺 灵一十 31

上挟鼻孔 灵一十 32

上额交巅 灵一十 34

上抵头角 灵一十 36

上腘内廉 灵一十 36

上入颃颡 灵一十 37

上结于咽 灵一一 41

上结于頄 灵一三 44

上结于髀 灵一三 45

上结外踝 灵一三 44

上结缺盆 灵一三 47

上走喉咙 灵一一 41

上走空窍 灵六二 113

上循喉咙 灵一一 41、一六 50

上循伏兔 灵一三 45

上循阴股 灵一三② 45、46

上循腹里 灵一六 50

30

上循背里 灵六五 121

上出缺盆 灵一一 41、一三 44

上出于咽 灵四十 82

上出于口 灵四十 82

上头下颜 灵一三 44

上过右角 灵一三 44

上过毛中 灵一六 50

上腹而布 灵一三 45

上绕肩胛 灵一三 46

上肩走颈 灵一三 46

上臑内廉 灵一三 47

上巅下项 灵一六 50

上堂问礼 灵二九 70

上越中肉 灵三五 77

上数天文 灵六十 111

上十焉息 灵六二 113

上系于舌 灵六九 126

上视天光 灵七三 134

上生苇蒲 灵七五 139

上寒下热 灵七五 140

上热下寒 灵七五 140

上属于脑 灵八十 153

上注谿谷 灵八一 155

上为荧惑星 素四 26~27

上为太白星 素四 28

上为引如怀 素四三 241~242

上盛则气高 素一七 98

上盛则梦飞 素一七 102；灵四
　三 85

上盛则热痛 灵五二 102

上则迫胃脘 素四十 224

上则下脉虚 素四四 246

上踝二寸所 素四一 232

上寒不可顾 素四一 233

上肩加天突 素五八 293

上额交巅上 素六十 321

上贯心入喉 素六十 321

上逆则下虚 素六二 340

上焦不通利 素六二 341

上应荧惑星 素六九④ 404 405、
　406、411

上应太白星 素六九⑥ 403 406、
　408、411

上怫肿色变 素七一 466

上内踝二寸 灵二 5

上内踝前廉 灵一十 33

上内踝之上 灵一七 51

上合手少阳 灵二 6

上合手太阳 灵二 7

上合于太阳 灵一三 45

上工十全九 灵四 12

上工治未病 灵五五 105

上臑外前廉 灵一十 32

上股内后廉 灵一十 34

上曲颊偏齿 灵一十 39

上之所难也 灵一一 40

上之所息也 灵一一 40

上腘中内廉 灵一三 44

上挟脊上项 灵一三 44

上乘䏚季胁 灵一三 44

上循胫外廉　灵一三　44

上循臂内廉　灵一三　46

上走腋前廉　灵一三　44

上属目外眦　灵一三　46

上绕臑外廉　灵一三　46

上结肘内廉　灵一三　47

上结于完骨　灵一三　44

上结于内踝　灵一三　45

上结于肘外　灵一三　47

上行注膻中　灵一六　50

上注于肺脉　灵一八　53

上齿龋取之　灵二一　57

上下无常处　灵二六　65、三九　81

上下皆满者　灵五九②　108

上下有数乎　灵六十　112

上下贯瞳子　灵七十　126

上液之道也　灵二八　68

上连于缓筋　灵六六　123

上至肘内廉　灵七一　128

上入于胸中　灵七一　129

上满于胸中　灵七五　137

上使五色修明　素九　67

上帝之所贵也　素一三　83

上古使僦贷季　素一三　83

上部以何候之　素二十　131

上工救其萌芽　素二六　167

上下和之出血　素四一　228

上下溢于皮肤　素六一　326

上下相召奈何　素六六　366

上下移徙随脉　灵二七　66

上纪者胃脘也　素五八　292

上气短气偏痛　素五八　293

上颐循面入目　素六十　319

上见少阳少阴　素六八　391

上临少阴少阳　素六九　404

上应荧惑辰星　素六九②　407、410

上应荧惑太白　素六九　409、七一　472

上应荧惑岁星　素七一　466

上应岁星镇星　素六九　410

上应岁星荧惑　素七一　474

上应太白镇星　素六九　408

上应太白岁星　素六九　411

上应太白荧惑　素七一　464

上应镇星辰星　素六九　410、七一　469

上应辰星镇星　素七一　460

上商与正商同　素七十③　428、430

上商与右商同　灵六五　120

上角与正角同　素七十③　428、432、433

上角与大角同　灵六五　120

上宫与正宫同　素七十③　428　432、435

上宫与大宫同　灵六五　120

上徵则其气逆　素七十　437

上徵与正商同　素七十　441

上徵与右徵同　灵六五　120

上羽与正徵同　素七十　438

上羽与大羽同　灵六五　120

上为口糜呕逆 素七四 521

上合于手者也 灵二 7

上加完骨之上 灵二 8

上入两筋之中 灵一十 32

上膝股内前廉 灵一十 33

上出两指之间 灵一十 35

上出人迎之前 灵一七 51

上循臑外后廉 灵一十 34

上循足跗上廉 灵一十 36

上循咽出于口 灵一一 41

上结于膝外廉 灵一三 45

上结内辅之下 灵一三 46

上行注足阳明 灵一六 50

上于鱼以反衰 灵六二 113

上膈第六十八 灵六八 125

上至于肘内廉 灵七一 128

上膲闭而不通 灵八十 154

上之皮夭以坚 灵八一 157

上如牛领之皮 灵八一 157

上去踝五寸按之 素二十 134

上踝五寸刺三针 素二八 178

上下左右皆有根 素四十 224

上下往来不以期 灵七六 142

上下不通而终矣 素一六 96；灵
　九 30

上无伤骨肉及皮 素五五 285

上天窗四寸各一 素五九 310

上应荧惑太白星 素六九 409

上征而收气后也 素七十 438

上引缺盆膺乳颈 灵一三 44

上结于内踝之前 灵一三 46

上出手太阳之前 灵一三 47

上节长一寸四分 灵一四 49

上行乘腋出頔内 灵一六 50

上额循巅下项中 灵一六 50

上循胸里入缺盆 灵一七 51

上焦出干胃上口 灵一八 53

上古天真论篇第一 素一 1

上应天光星辰历纪 素二十 129

上应天地四时阴阳 素五四 283

上则邪客于藏府间 素四九 270

上系两目之下中央 素六十 321

上下左右与经相干 素六三 344

上羽而长气不化也 素七十 443

上出于柱骨之会上 灵一十 32

上古圣人作汤液醪醴 素一四 86

上者则其孙络太阴也 素四九 271

上下相召而损益彰矣 素六六 363

上下相应而俱往来也 灵九 26

上不传于志而志独悲 素八一 573

上行一寸半陷者中也 灵二 6

上冲阳一寸半陷者中也 灵二 6

上下左右相失不可数者死 素二
　十 133

上中指内间上行二寸陷者中也 灵
　二 6

上下不通则面黑皮毛燋而终矣 灵
　九 30

上下左右之脉相应如参春者病甚
　素二十 133

上太阳水中太征火运下太阴土寒
　　化六　素七一　479

上太阳水中太宫土运下太阴土寒
　　化六　素七一　481

上太阳水中太羽水运下太阴土寒
　　化六　素七一　486

上太阳水中太商金运下太阴土寒
　　化一　素七一　484

上太阳水中太角木运下太阴土寒
　　化六　素七一　488

上少阴火中太商金运下阳明金热
　　化七　素七一　480

上少阴火中太羽水运下阳明金热
　　化二　素七一　482

上少阴火中太征火运下阳明金热
　　化七　素七一　486

上少阴火中太角木运下阳明金热
　　化二　素七一　484

上少阴火中太宫土运下阳明金热
　　化二　素七一　478

上少阳相火中太羽水运下厥阴木
　　火化二　素七一　479

上少阳相火中太角木运下厥阴木
　　火化二　素七一　481

上少阳相火中太征火运下厥阴木
　　火化七　素七一　483

上少阳相火中太宫土运下厥阴木
　　火化二　素七一　485

上少阳相火中太商金运下阴厥木
　　火化七　素七一　487

上太阴土中少商金运下太阳水热
　　化寒化胜复同　素七一　478

上太阴土中少羽水运下太阳水雨
　　化风化胜复同　素七一　480

上太阴土中少角木运下太阳水清
　　化热化胜复同　素七一　483

上太阴土中少征火运下太阳水寒
　　化雨化胜复同　素七一　485

上太阴土中少宫土运下太阳水风
　　化清化胜复同　素七一　487

上阳明金中少角木运下少阴火清
　　化热化胜复同　素七一　479

上阳明金中少征火运下少阴火寒
　　化雨化胜复同　素七一　481

上阳明金中少羽水运下少阴火风
　　化清化胜复同　素七一　483

上阳明金中少宫土运下少阴火　雨
　　化风化胜复同　素七一　487

上阳明金中少商金运下少阳相火
　　热化寒化胜复同　素七一　485

上厥阴木中少宫土运下少阳相火
　　风化清化胜复同　素七一　480

上厥阴木中少商金运下少阴火热
　　化寒化胜复同　素七一　482

上厥阴木中少角木运下少阳相火
　　清化热化胜复同　素七一　486

上厥阴木中少征火运下少阳相火
　　寒化雨化胜复同　素七一　488

上厥阴木中少羽水运下少阳相火
　　雨化风化胜复同　素七一　484

口苦 灵四 15

口干 灵二三 61

口鼻者 灵二八 68

口中干 素四二 240；灵二三② 60

口中苦 灵三五 77

口唇者 灵三七 79、六九 126

口目动作 素一六 95；灵九 29

口弗能言 素二六 168

口干苦渴 素三三 196

口干善渴 素四二 240

口干心烦 素六三 345

口喎唇胗 灵一十 32

口热舌干 灵一十 35

口说书卷 灵七五 137

口中热如胶 灵二六 64

口广二寸半 灵三一 72

口问第二十八 灵二八 67

口弗能遍明也 灵七二 130

口嗜而欲食之 灵七八 150

口苦者病名为何 素四七 262

山川冰雪 素七一 492

山泽燔燎 素七一 492

山泽焦枯 素七一 490

山泽埃昏 素七一 490

丿

凡治病 素一九 127

凡十穴 素五八 297

凡十痹 灵二三 62

凡二穴 素五八 297

凡六刺 素六三 349

凡六痹 灵二三② 62

凡诊者 素七七 556

凡四种 灵六 21

凡八痹 灵二三 62

凡阳有五 素七 52

凡十一藏 素九 69

凡十二痹 灵二三 62

凡刺之法 素二六 164；灵八 24、
　九 29

凡刺之真 素二五 162

凡刺之数 素六三 352

凡刺之方 素六五 356

凡刺之道 灵二 4、九② 26、27

凡刺之要 灵七 22

凡刺之属 灵九 27

凡刺之禁 灵九 29

凡刺之理 灵一十 31、四八 95

凡刺之害 灵二一 58

凡刺有九 灵七 22

凡刺有五 灵七 24

凡刺此者 灵九 28

凡此诸痛 素三九 219

凡此十者 素六二 334

凡此五者 素七七 557；灵四六
　89、五六 106

凡此变者 灵四 12

凡此十二盛者 灵四三 86

凡此四时 灵二一 58

凡此十五络者 灵一十 40

凡此四者 灵三三 74

凡此四时刺者 素六四 355

凡此九者 灵二三 61、七八 149

凡此定期之纪 素七一 488

凡此六者 灵六七 124

凡此二十五变者 灵四七 92

凡痹之类 素四三 246

凡治消瘅仆击 素二八 178

凡二百日 素五五 287

凡五十七穴者 素六一 327~328

凡三十岁 素六六 368

凡刺有十二节 灵七 23

凡六十岁 素六六 368

凡刺五邪之方 灵七五 139

凡用针者 灵一 1

凡相五色之奇脉 素一十 76

凡将用针 灵一 3

凡治病必察其下 素一一 78

凡诊络脉 灵一十 38

凡痹之客五藏者 素四三 241

凡候此者 灵五二 102

凡十二经络脉者 素五六 290

凡五人者 灵七二 130

凡三百六十五穴 素五八 301

凡阴阳之要 素三 20

凡当灸二十九处 素六十 326

凡刺胸腹者 素一六 94

凡此五十九穴者 素六一 332

凡治疟先发 素三六 210

凡此十五不足者 灵四三 86

凡未诊病者 素七七 554

凡此二十五变者 灵四七 92

凡欲诊病者 素七七 554

凡此四时之风者 灵五十 99

凡二十七气 灵一 3

凡五丈八尺四寸 灵三二 73

凡此四海者 灵三三 74

凡年忌下上之人 灵六四 117

凡此八虚者 灵七一 130

凡刺痈邪无迎陇 灵七五 139

凡此数气者 灵七五 141

凡刺大邪日以小 灵七五 139

凡此诸胀者 灵三五 77

凡刺小邪日以大 灵七五 139

凡此诸变者 灵四七 93

凡刺热邪越而苍 灵七五 139

凡此十二官者 素八 59

凡刺寒邪日以温 灵七五 139

凡此十二变者 素七一 499

凡持真脉之藏脉者 素七 53

凡此十二原者 灵一 4

凡治病必先去其血 素二四 155

凡此十二禁者 灵九 29

凡病伤寒而成温者 素三一 186

凡此十二邪者 灵二八 69

凡三百六十五穴也 素五九

316~317

凡此阳阴司天之政　素七一　463

凡此厥阴司天之政　素七一　474

凡此太阳司天之政　素七一　460

凡此太阴司天之政　素七一　469

凡此少阳司天之政　素七一　466

凡此少阴司天之政　素七一　472

凡行八百一十丈也　灵一五　50

凡人之惊恐恚劳动静　素二一　138

凡痹往来行无常处者　素六三　348

凡刺寒热者皆多血络　灵一十　38

凡都合一十六丈二尺　灵一七　51

凡此五藏六府十二经水者　灵一

　二　43

久矣　素九　60

久者　灵七一　127

久自已　素二八　176、四八　265

久持之　灵二四　63、七五　140

久以持　灵七一　129

久留之　灵七五　140

久视伤血　素二三　154；灵七

　八　149

久卧伤气　素二三　154；灵七

　八　149

久坐伤肉　素二三　154；灵七

　八　149

久立伤骨　素二三　154；灵七

　八　149

久行伤筋　素二三　154；灵七

　八　149

久为肠澼　素二九　180

久咳不已　素三八　216

久风入中　素四二　238

久留而视　素六二　337

久留而环　素六九　416

久留心下　灵六三　115

久而不绝　素六六　368、六八　387；

　灵一　1

久而增气　素七四　544

久而不易　素七一　458

久而不解　灵八十　153

久新同法　素七十　454

久寒不已　灵一九　54

久则目眩　灵二四　64

久则为肿　灵三九　81

久塞其空　灵三五　77

久曝大旱　灵四六　89

久阴淫雨　灵四六　89

久者简垢　灵四八　95

久者离岁　灵五七　107

久风为飧泄　素一七　105

久留而不去　灵五八　108

久留而内著　灵七五　141

久逆之所生也　素二八　179

久痹不去身者　灵六　20

久留而不泄者　灵三九　81

久大之而热者　灵七四　135

久者数岁乃成　灵七五　141

久之不以时上　灵八十　154

久病者邪气入深　灵九　29

久坐起则目䀮䀮无所见者 素四九 272

及其热 素三五 203

及为惊骇 素三 18

及为白淫 素四四 248

及为哕噫 素七四 522

及与分理 素一六 92

及与两卫 灵一 2

及其传化 素一九 125

及于比类 素七六 549

及欲候王 素七七 555

及新用力 灵四 11

及中风寒 灵二一 57

及有新积 灵五二 102

及有所慕 灵五八 108

及逢大寒 灵六二 114

及得之以浴 素三五 201

及䐃之大小 灵一二 43

及盛者见血 灵二二 59

及绝不至者 灵五九 108

及后下血衃 灵六一 113

及为痿厥腨痛 素七 54

及为丹熛疮疡 素七四 526

及至三四藏者 素六五 360

及绝骨之端也 灵二 6

及脉顺可汗者 灵二三 61

及腹皮急甚者 灵五九 108

及胜其主则可犯 素七一 477

及为肿隐曲之疾 素七四 527

及取足太阴阳明 灵二二 59

及居深地窅苑中 灵四三 86

及手小指次指之间热 灵四 15

及大络之血结而不通 灵二七 66

及虚而脉陷空者而调之 灵二七 66

及所过而结者皆痛及转筋 灵一三 46

及为心痛痈肿疮疡疟寒之疾 素七一 464

及足小指外廉及胫踝后皆热若脉陷 灵四 15

夕占旦死 灵一十 38

夕发旦死 灵二四 63

夕时北风 灵七九 152

夕加夜甚 灵四四 86

夕则人气始衰 灵四四 86

千八分 灵一五 49

千之万之 素八 60

千四百四十气 素六六 368

川流漫衍 素七一 489

川泽严凝 素七一 491

丸以雀卵 素四十 223

、

广朋 灵六四 116

广步于庭 素二 9

广明之下 素六 49

广厦腾烟 素七一 492

广二分半 灵一 2、七八 148

广二寸半 灵三一 72

广四寸半 灵一四 49

广一寸半 灵三一 72

广肠傅脊 灵三一 73

广肩腋项 灵三八 80

广肠大八寸 灵三二 73

广骸大颈张胸 灵二九 71

广胸反骸者肝高 灵四七 92

亡神失国 素一三 85

亡言妄期 素八十 571

义无邪下者 素五四 283

之温热者疮 素七十 443

门户已闭气不分 灵七五 139

亅

小海 灵二 7

小头 灵六四 116

小肩 灵六四 117

小肠者 素八 58；灵二 8 四七 93

小肠结 灵四七 93

小肠也 灵四九 98

小便变 素一九 120、七十 447

小便黄 素三三 196

小则平 素二七 170

小而大 素六五 356、七四 534

小腹鸣 灵四 13

小腹痛 灵四 15

小为逆 灵四九 97

小手足 灵六四③ 116

小筋弛长 素三 16

小便先黄 素三二 186

小便黄赤 素七一 464、七四 517；灵七四 136

小便遗数 灵一十 38

小便不利 灵二六 65

小肠咳状 素三八 216

小肠属下 灵二 6

小肠病者 灵四 15

小肠胀者 灵三五 76

小者深之 素五五 286

小者小异 素七十 446

小者逆也 灵三 9

三画

小者不移 灵七 22

小者如针 灵三九 81

小者益阳 灵七五 139

小常之一 素六九 416

小常之二 素六九 416

小毒治病 素七十 455

小则数多 素七四 530

小则不及 灵一四 48

小则无内 灵四八 95

小针之要 灵一 1

小甚为泄 灵四 13

小腹尤坚 灵四 15

小腹满大 灵二六 65

小腹痛胀 灵二九 70

小腹痛肿 灵一九 55

小指不用 灵一十 34

小其明堂 灵三七 79

小肠为之使 素一七 105

小肠后附脊 灵三一 72

小肠小而短 灵四七 93

小则祸福远 素六九 417

小针解第三 灵三 8

小筋之上也 灵二 5

小指之端也 灵二 7

小甚为善哕 灵四 13

小甚为多饮 灵四 13

小甚为寒热 灵四 13

小甚为洞泄 灵四 14

小便数而欠 灵一十 31

小之则无内 灵四五 88

小骨弱肉者 灵四六 90

小子闻风者 灵四九 98

小贪而贼心 灵七二 130

小胃而大肠 灵七二 131

小络急引故痛 素三九 219

小肠不得成聚 素三九 220

小肠大二寸半 灵三二 73

小大利治其本 素六五 357

小腹偏肿而痛 灵四 15

小者血气皆少 灵四 14

小者如指痂疥 灵一十 39

小指次指不用 灵一十② 36

小针能取之乎 灵六十 110

小便不利如癃状 素三六 208

小肠移热于大肠 素三七 213

小肠手太阳之脉 灵一十 34

小大不利治其本 素六五 357

小指次指之间也 灵二 6

小腹控睾引腰脊 灵一九 54

小豆犬肉李韭皆酸 素二二 148

小溪三百五十四名 素一十 73

小子未知其所谓也 灵四九 97

小肠合入于巨虚下廉 灵四 14

小头小肩背小腹小手足 灵六
　　四 117

卫者 素四三 245

卫气去 素二六 164、六二 340

卫气集 素三五 205

卫气者 素三五 201；灵四七 90、
　　七一 127

黄帝内经索引

卫气散解 素三 15
卫气始行 素二六 164
卫气实也 素三四 198
卫气相离 素三五 205
卫气得复 素六二 338
卫气走之 灵一八 53
卫气稽留 灵二八 67
卫气逆行 灵三四 75
卫气留之 灵七五 141
卫气不营 灵六八 124
卫气不行 灵七五 139
卫外者也 素三 16
卫散荣溢 素五八 301
卫于焉会 灵一八 52
卫在脉外 灵一八 52
卫气之所在 素三五 202
卫气之所发 素三五 202
卫气之所应 灵七九 151
卫气留于阴 灵八十 154
卫之生病也 灵六 21
卫出于下焦 灵一八 53
卫气虚则不用 素三四 198
卫气不得泄越 素六二 341
卫气先行皮肤 灵一十 38
卫气逆为脉胀 灵三五 76
卫气第五十二 灵五二 101
卫气一日一夜 灵七九 150
卫气之在身也 灵三五 77
卫气之行风府 灵七九 150
卫外而卫固也 素三 19

卫气昼日行于阳 灵二八 67
卫气行第七十六 灵七六 141
卫气每至于风府 灵七九 151
卫气不得入于阴 灵八十 154
卫气之留于腹中 灵五九 108
卫气之在于身也 灵七六 142
卫气有所凝而不行 素四二 237
卫气和则分肉解利 灵四七 91
卫气失常第五十九 灵五九 108
卫气之留于阳也久 灵八十 154
卫气行于阴二十五度 灵一八 52
卫气并脉循分为肤胀 灵三五 76
卫气留久于阴而不行 灵八十 154
卫气一日一夜大会于风府 素三
  五 201

已刺 灵一九 54
已见血 素一七 106
已发针 灵四 14
已言其过 灵七 22
已补而实 灵九 28
已泻而虚 灵九 28
已醉勿刺 灵九 29
已饱勿刺 灵九 29
已饥勿刺 灵九 29
已渴勿刺 灵九 29
已刺勿醉 灵九 29
已刺勿怒 灵九 29
已刺勿劳 灵九 29
已刺勿饱 灵九 29
已刺勿饥 灵九 29

已刺勿渴 灵九 29
已刺按之 灵二六② 65
已刺必熨 灵六八 125
已知之矣 灵四六 90
已有所结 灵七五 141
已食如肌者 素一八 114
已食若饮汤 灵八十 154
已刺而箪之 灵一九 54
已入分肉之间 灵七 23
已刺则熨项与肩胛 灵七五 140
巳亥之岁 素六六 369
巳亥之上 素六七 370
巳者四月 灵四一 83
巳亥之纪也 素七一 473
巳酉丑岁气会同 素六八 397
子孙无忧 素六六 368;灵二九 70
子午之岁 素六六 369
子午之上 素六七 370
子午为经 灵七六 139
子甲相合 素六八 393
子若受传 素七五 549
子务明之 素七六 550
子所能治 素七六 552
子所言贵 素七九 561
子门闭塞 灵五七 107
子听其理 灵七三 133
子午之纪也 素七一 470
子者十一月 灵四一 83
子若欲得之 灵四八 95
子能反之乎 灵六十 111

子知医之道乎 素七五 547
子言不明不别 素七五 549
子不闻阴阳传乎 素七五
　　547~548
子言上下篇以对 素七六 550
子年少智未及邪 素七八 558
子别试通五藏之过 素七六 550
女子七岁 素一 4
女子不月 素七 53
女子同法 素一十 76
女子发右 素四八 266
女子如怚 灵二三 62
女子右为逆 素一五 90
女子有顷已 素六三 345~346
女子数其阴 灵一七 52
女不过尽七七 素一 6
女子带下瘕聚 素六十 320
女子入系廷孔 素六十 320
女子在于面王 灵四九 99
女子不足二节 灵七一 128
女子手少阴脉动甚者 灵七四 136
己巳己亥岁 素七一 480
己卯己酉岁 素七一 483
己丑己未岁 素七一 487
己所胜轻而侮之 素六七 386
己主右手之少阳 灵四一 83
己巳己亥其运雨风清 素七一 473
己卯己酉其运雨风凉 素七一 462
己丑己未少宫上临太阴 素七
　　一 476

己丑太一天符己未太一天符其运
　　雨风清　素七一　468

也八正之虚邪　素二六　166

飞阳之脉令人腰痛　素四一　231

刃三隅　灵一　2

马刀侠瘿　灵一十　36

四　画

一

不治　素一五　90、一九　122；灵二
　　二③　58、59、七四　135、八一④
　　156、157

不仁　素一六　95

不然　素四六　257；灵三八　80、七
　　九　151

不言　素四八　267

不足　素六二②　336、337

不已　素六三⑨　345、346、347、
　　348、350、352；灵二二　59、二
　　六⑥　65

不及　素六九　417

不尽　素七十　455

不知　素七五　548；灵三四　75

不动　灵二二　58

不满　灵二二　59

不盛　灵二二　59

不雨　灵七九　152

不衰　灵八一　157

不死　灵八一②　154、157

不病也　素一八　109

不病者　灵九　26

不病矣　灵五十　100

不病乎　灵七一　129

不知人　素三一　186

不欲言　素三二　188

不欲食　素四五　253

不甚热　素三六　209

不嗜食　素三六　207、四二　239；灵
　　七四　136

不可治　素三七　213、四十　224

不可举　素四一　233

不可刺　素六五　360

不可伤　灵八　25

不可度　灵一二　42

不可量　灵一二　42

不可已　灵二四　63

不从外　素四五　250

不能复　素四五　251

不能食　素四七　263

不能卧 灵一十 33

不得卧 素四五 253、五八 293

不得汗 灵二一② 56

不得反 灵七五 141

不已者 素六十 326

不泣者 素八一 574

不下者 灵三四 75

不死矣 灵四九 97

不予遭 灵六十 110

不予见 灵六十 110

不敬畏 灵六四 117

不然也 灵八十 154

不急治 灵八一③ 156

不早治 灵八一 156

不赤黑 灵八一 157

不妄作劳 素一 2

不时御神 素一 2

不知持满 素一 2

不知用此 素五 43

不知则老 素五 43

不知其道 素一一 77

不知其谁 素二五 163

不知其情 素二六 168

不知其解 素三一 183、四二 236、
　七六 551

不知其要 素七一 488、七四 508；
　灵一 3

不知其极 灵六二 113

不知日月 素一三 85

不知日暮 素二七 171

不知标本 素六五 356

不知是者 素七四 534

不知病情 素七七② 554、555

不知病名 素七七 554

不知补泻 素七七 555

不知俞理 素七七 557

不知比类 素七八 559

不知阴阳 素七九 564

不知雌雄 素七九 564

不知并合 素八十 570

不知此道 素八十 571

不知机道 灵一 1

不知于身 灵四 12

不知根结 灵五 17

不知终始 灵五 17

不知是非 灵四九 99

不知避之 灵五十 101

不知所若 灵七三 134

不知东西 灵七五 138

不知南北 灵七五 138

不亦晚乎 素二 14

不亟正治 素三 19

不应阴阳 素六 48

不应数者 灵五 18

不敢受也 素八 60

不敢妄泄 素二十 129

不敢堕也 素五四 283

不敢复出 素五八② 292、302

不敢扬之 灵六四 145

不可胜视 素九 66～67

不可胜极 素九 67

不可胜数 素一七 105、二十 129；
　灵五 17

不可胜量 素二五 160

不可胜竭 素二五 160

不可胜穷 灵五九 109

不可胜论 灵六六 123

不可不察 素一七 102、五二 275、
　七一 488；灵一二 42

不可不通 灵一十 31

不可为期 素一九 126

不可为度 素二七 170

不可动之 素四十 225、四七 260

不可以顾 素四一② 227；灵一十
　34、二六 65

不可以咳 素四一 232

不可以仰 素四一 233～234

不可以行 素五五 287

不可复也 素四一 228

不可灸刺 素四七 260

不可按之 素六二 340

不可得屈 素六三 346

不可刺也 素六三 347；灵二三
　61、四二 85、五九 108

不可刺之 灵五 19

不可反侧 素七一 490、七四 513

不可复取 灵五 17

不可附席 灵二一 56

不可治也 灵二三 60、八一 156

不可及头 灵二三 62

不可近身 灵七五 138

不可多也 灵七八 150

不审逆从 素一三 85

不欲如赭 素一七 99

不欲如盐 素一七 99

不欲如蓝 素一七 99

不能久立 素一七 100、六十 322；
　灵四 15

不能食者 素三三 194

不能正偃 素三三 196

不能相得 素三五 205

不能劳事 素四二 240

不能深入 素六一 329

不能内唾 素六三 349

不能动神 素七七 556

不能大便 灵二六 65

不能左右 灵二七 66

不能常举 灵三六 78

不能疾行 灵四七 92

不能伤也 灵四七 93

不能移之 灵七二 131

不能往冰 灵七五 139

不能凿冻 灵七五 139

不能自去 灵七五 140

不能日作 灵七九 151

不足为消 素一七 100

不足为精 素一七 100

不足则补 素六十 318

不足则恐 素六二 337

不足则厥 素六二 338

四画

不足补之　素六二 334、七四 527

不足随之　素六六 365

不足而往　素六六 365

不足于内　灵四三 85

不足于外　灵四三 85

不足于血　灵六五 121

不上不下　素一八 116；灵七五 138

不得相失　素二十 134

不得相荣　灵一七 51

不得卧也　素三一 184

不得卧者　素六一 327

不得安卧　素三二 186

不得大息　素三二 188

不得皆出　素三五 202

不得前后　素四五 254、六十 321、六三 347；灵四 14

不得小便　素四八 264、七四 509；灵四 15、一九 55

不得屈伸　素五二 279；灵七一 130

不得其用　灵七 22

不得其人　灵七三 135

不得汗出　灵二一 58

不得定处　灵四三 85

不得虚邪　灵六六 122

不得以时　灵七九 151

不得休止　灵八一 155

不得复反　灵八一 155

不得泄泻　灵八一 155

不复可数　素一五 91

不复则害　素七四 525

不离其常　素一三 83

不离其空　灵一 1

不离于五　灵六四 115、七二 130

不离阴阳　素二五 160

不失四时　素二五 160

不失其宜　素七一 457

不失其影　灵四五 88

不失其形　灵四五 88

不失其常　灵五四 103、一八 52

不失人情　素八十 571

不象阴也　素二八 175

不见一生　素三三 195

不宜用针　素三六 210

不欲食饮　素三八 216

不欲坐卧　素四八 268

不欲饮食　灵二三 62

不痛何也　素四三 246

不盛不虚　素四五 253；灵一十 32、33、34、35、36、37、四八③ 96、七二 131

不瘛舌转　素四八 266

不治自已　素四八 265、七九 567

不治者死　素七一 460

不治已病　灵五五 105

不及肉也　素五一 275

不及脉也　素五一 275

不及太过　素六六 368

不及宜下　素七一 469

不及宜早 素七一 469

不及骨也 素五一 275

不及筋也 素五一 275

不及定治 灵二七 66

不幸为盲 素五二 277

不反则死 素六二 340

不合阴阳 素六七 370

不当位也 素六七 372

不当骨空 灵八一 155

不生不化 素六八 399

不生化乎 素六八 399

不速而至 素七十 435

不恒其德 素七十 443

不发不泄 素七一 470

不及者徐 素七一 489

不同其候 素七一 494

不司气化 素七四 504

不相得也 素七四 525

不中经纪 素七五 548

不中气穴 灵三五 77

不引比类 素七六 552

不衄则呕 素七六 552

不在法也 素七六 551

不在藏府 素七七 554

不在经者 素八一 572

不变躯形 素七七 554

不问所发 素七七 556

不先言此 素七八 559

不胜一阴 素七九 564

不察逆从 素八十 570

不必动藏 灵四 11

不待于寸 灵四 12

不待于色 灵四 12

不动则热 灵一十 38

不动则厥 灵三八 81

不与众同 灵一十 38

不解于心 灵一二 42

不饮酒者 灵一三 45

不荣六府 灵一七 51

不荣口唇 灵六五 121

不恶清饮 灵二六 65

不下复始 灵三五 77

不用功力 灵三八 79

不后其声 灵四五 88

不病喘喝 灵四七 91

不离于病 灵四七 93

不明不泽 灵四九 99

不从天下 灵六十 110

不从地出 灵六十 110

不寿暴死 灵六四 116

不喜权势 灵六四 116

不脱于血 灵六五 121

不务于时 灵七二 130

不之疾泻 灵七二 131

不过五章 灵七五 139

不害五藏 灵八一 156

不消辄益 灵八一 157

不则死矣 灵八一 157

不用地之理 素五 46

不得相失也 素六② 50、51 八

四
画

59;灵四 12

不得无常也 素九 69

不得主时也 素二九 180

不得入于经 素六三 344

不得息立已 素六三 348

不得伤肌肉 灵一 2

不得索之火 灵二三 60

不得索之木 灵二三 61

不得索之金 灵二三 61

不得索之土 灵二三 61

不得索之水 灵二三② 60、61

不得渗膀胱 灵三六 78

不得入于阴 灵七一② 127

不得行于阳 灵八十 154

不过十日死 素七 57

不知者反之 素一六 95

不知三部者 素二七 173

不知调者害 灵三三 74

不知其何由 灵五十 100、六
三 114

不知于其身 灵七三 134

不避亲疏者 素一七 100

不欲如黄土 素一七 99

不欲如地苍 素一七 99

不欲食谵言 素三一 185

不欲深刺也 灵三 9

不必治于传 素一九 124

不以次入者 素一九 124

不可不察也 素二十 137

不可不谨养 素二六 168

不可不从也 素六四 355

不可不通也 素六七 371

不可以俯仰 素四一② 230、233；
灵二六 65、四七③ 92

不可以仰息 素六三 349

不可以致生 灵四二 85

不可中骨也 素五五 287

不可挂以发 灵一 1

不可左右摇 灵一三 44

不可左右视 灵一三 47

不可远取也 灵二四 63

不可取于腧 灵二四 63

不约为遗溺 素二三 150

不精者七日 素三三 196

不当刺而刺 素三三 196

不出则伤肺 素三三 196

不能正偃者 素三三 197

不能相加也 素六九 418

不能相多也 素六九 418

不能相过也 素六九 418

不能相无也 素六九 418

不能起死者 灵六十 111

不能独伤人 灵六六 122

不能胜真气 灵七五 140

不能危之也 灵七九 152

不足者补之 素三五 203；灵五 19

不足亦有五 素六二② 334

不足病肺痹 素六四 353

不足病脾痹 素六四 353

不足病心痹 素六四 353

不足病肾痹　素六四　353

不足病肝痹　素六四　353

不足以言诊　素七四　534

不足以自明　素七八　559

不足治侯王　素七五　547

不鼓皆为瘕　素四八　265

不治月一发　素五五　287

不入于经俞　素六三　344

不形于诊也　素六七　373

不相得则病　素六七　371

不相得则甚　素六七　386

不相胜者病　素六九　418

不相任则夭　灵六　20

不相果则夭　灵六　20

不及者后天　素六九　403

不同其候也　素六九　414

不同其化也　素七十　452

不远热奈何　素七一　500

不下复始也　灵一　4

不胜形则夭　灵六　20

不胜收故僻　灵一三　45

不留不泻也　灵一二　43

不及则胃小　灵一四　48

不满则肺小　灵一四　48

不满则狭短　灵一四　48

不恶寒泻之　灵二一　57

不汗出则泻　灵二三　60

不失阴阳也　灵四五　88

不敢妄出也　灵七五　138

不治害入也　灵八一　156

不过三日而死　素七　55

不过四日而死　素七　55

不过一岁必死　素一六　94

不知其所谓也　素九　60、六七　372、六八　387

不知年之所加　素九　64、七十　451；灵七　23

不知三部九候　素二七　173

不知其何以生　素六二　339

不知其何由生　灵三六　77

不知水所从生　素八一　572

不可以为工矣　素九　64

不可以为工也　灵七　23

不可以为人平　灵四七　83

不可与言至德　素一一　78

不可与言至巧　素一一　79

不可挂以发者　素二七　172；灵三　9

不后饮以至剂　灵九　26

不可传于子孙　灵四二　84

不可不自安也　灵六四　117

不能入于脉也　素四三　245

不能饮者灌之　素六三　352

不能搏大深奥　灵四八　95

不能起死者也　灵六十　111

不动而动大疾　素四六　257

不及则生外壅　素五十　273

不及者其数生　素七一　489

不及者化后天　素七一　494

不治月四五发　素五五　287

不治五味属也 素七四 544

不泻则温气去 素六二 341

不调者经刺之 素六三 352

不足病生热痹 素六四 352

不足以言生化 素七十 451

不当其位者病 素六七 373~374

不当位者何也 素七一 493

不远热则热至 素七一 501

不远寒则寒至 素七一 501

不合其数何也 素七一 476

不合于数何也 灵四一 84

不相得者从之 素七四 528

不适饮食之宜 素七八 559

不别人之勇怯 素七八 559

不明尺寸之论 素七八 559

不至曲颊一寸 灵二 8

不满三十而死 灵六 21

不坚则陷且空 灵一十 38

不出三年死也 灵二四 64

不出空穴之中 灵五八 108

不行则为水胀 灵三六 77

不与其天同色 灵四六 90

不病而卒死矣 灵四九 98

不胜春之虚风 灵五十 100

不胜夏之虚风 灵五十 100

不胜秋之虚风 灵五十 100

不耐针石之痛 灵五三 103

不亦离道远乎 灵六十 110

不得其色何如 灵六四 117

不施则名木多死 素二 12

不治已乱治未乱 素二 14

不逆则上下不通 素一六 96；灵
　　九 30

不足者补之奈何 素二七 170

不足则息利少气 素六二 336

不足则四肢不用 素六二 338

不足则补其阳络 素六二 338

不足则补其复溜 素六二 338

不知其取如扣椎 素二七 172

不知其所由然也 素六二 341

不得独主于时也 素二九 180

不得尽期而死也 灵一七 51

不欲食故妄走也 素三十 182

不能与卫气俱行 素三五 202

不能渗营其经络 素四五 251

不能上至于上焦 灵六三 115

不能句积而止之 灵六六 123

不可以服此二者 素四十②
　　225、226

不可以为天下师 灵四八 95

不与风寒湿气合 素四三 245

不与而生大病也 素五六 291

不胜毒者以薄药 素七十 454

不胜冬之虚风也 灵五十 100

不闻五过与四德 素七七 554

不满十动一代者 灵五 18

不通者取之少阴 灵五 18

不通则卫气归之 灵八一 155

不及二十而死也 灵六 21

不及一时而死矣 灵六十 111

不精则不正当人 灵八 25

不已者因而泻之 灵九 26

不中而去则致气 灵二一 58

不仁者十日而知 灵二六 65

不离于营卫血气 灵三三 74

不出即留于胃中 灵六三 114

不如五态之人者 灵七二 131

不安处所乃散亡 灵七五 139

不能自致于手太阴 素一九 127

不知机者扣之不发 素二九 172

不从内外中风之病 素二八 178

不得卧而息有音者 素三四 199

不及日数则气不泻 素六三 348

不及而加同岁会也 素七一 476

不及者归其己胜也 素七一 494

不务其德则收气复 素七十 437

不可不敬畏而远之 素七一 477

不从标本从乎中也 素七四 533

不适贫富贵贱之居 素七八 559

不导之以小针治乎 灵六十 111

不过十五日而死矣 灵六十 111

不能极于天地之精气 素九
　　69～70

不已刺舌下两脉出血 素三六 211

不已刺郄中盛经出血 素三六 211

不可服高梁芳草石药 素四十 225

不以数推以象之渭也 素六七 370

不及而同天化者亦三 素七一 476

不及而同地化者亦三 素七一 476

不治王气而然者何也 素七四 544

不知合至道以惑师教　素七五 549

不得入于阴则阴气虚 灵八十 154

不得入于阳则阳气虚 灵八十 154

不分邪僻内生工不能禁　素九 65

不直手者按之不可得也　素四
　　八 268

不甚脱肉而血气不衰也　灵一
　　二 43

不行则卫气从之而不通　灵八
　　一 157

不通则面黑皮毛焦而终矣　素一
　　六 96

不发不攻而犯寒犯热何如　素七
　　一 500

五 灵二 7

五七 素一 5

五八 素一 5

五藏 素三 14；灵七八 150

五音 素五四 284

五曰 灵二三 61

五谷 灵五六 105

五果 灵五六 105

五畜 灵五六 105

五宜 灵五六 106

五禁 灵五六 106

五菜 灵五六 105

五色 灵五六 105

五味 灵七八 149

五并 灵七八 149

五恶 灵七八 149

五液 灵七八 149

五劳 灵七八 149

五走 灵七八 149

五裁 灵七八 149

五发 灵七八 150

五邪 灵七八 150

五主 灵七八 150

五日死 素七 57;五二 276

五脉也 素一十 74

五实死 素一九 128

五虚死 素一九 128

五藏者 素一七 99、六二 342;灵
　一二 42、四七③ 91、五二 101

五藏气 灵七八 149

五行者 素二二 141

五针骨 素五四 284

五刺已 素六三 351

五之气 素六八④ 394、395、396、
　七一⑥ 461、464、467、470、
　472、474

五十九 灵二三③ 60、61

五十岁 灵五四 104

五乱者 灵三四 75

五气者 灵三七 78

五官者 灵三七 78

五兵者 灵六十 110

五味出焉 素八 58

五味之美 素九 67

五味入口 素九 67、十一 78

五味所入 素二三 150

五味所禁 素二三 152

五治不分 素九 65

五气更立 素九 64、六七 385

五气入鼻 素九 67

五气所病 素二三 150

五气运行 素六六 363

五气倾移 素六九 402

五气不行 素七一 493

五气之发 素七一 493

五气交合 素七四 503

五气留连 素七七 554

五运之始 素九 64

五运之化 素六九 403

五运之气 素七一 488

五运相袭 素九 64

五运终天 素六六 364

五运更治 素六九 402

五运回薄 素七十 419

五运宣行 素七十 457

五决为纪 素一十 73

五藏相音 素一十 75

五藏相通 素一九 122

五藏之气 素一十 71;灵二九 71

五藏之道 素六二 335

五藏之象 素一十 75

五藏有病 素一九 122

五藏有俞 素四三 243

五藏有疾 灵一 3

五藏绝闭 素一九 126

五藏已败 素二十 132

五藏已定 素二五 162

五藏已成 灵五四 102

五藏化液 素二三 152

五藏不平 素二八 179

五藏不通 素三一 184

五藏已伤 素三一 186

五藏六府 素三七 212、七六 549、
七七 557;灵五 17、一八 52、
二九 71、三六 78、四七 93、七
三② 133

五藏菀熟 素四八 268、七七 557

五藏安定 素六二⑤ 335、336、
337、338

五藏乃伤 素六三 344

五藏所宜 素七四 506

五藏所恶 素二三 151

五藏所藏 素二三 153

五藏所主 素二三 154

五藏消烁 素七六 551

五藏漏泄 素七六 552

五藏空虚 素七七 556;灵五 19

五藏五腧 灵一 3

五藏无气 灵五 18

五藏为阴 灵六 19、九 26

五藏为纪 灵九 26

五藏不安 灵八② 25

五藏内伤 灵九 27

五藏安定 灵三二 73

五藏更始 灵三五 77

五藏波荡 灵四五 88

五藏坚固 灵五四 103

五藏始定 灵五四 104

五藏大定 灵五四 104

五藏皆虚 灵五四 104

五阳已布 素一四 88

五色脉变 素一五 89、一九 121

五色皆见 素五六 289

五色之变 素九 66

五色微诊 素一十 75

五色更出 灵三七 78

五色乃治 灵三七 78

五色安见 灵三七 79

五色不明 灵四五 88

五月六月 素一六 91

五经并行 素二一 140

五脉气少 素二一 140

五脉应象 素二三 154

五脉之应 灵五 19

五脉安出 灵三七 78

五果为助 素二二 149

五畜为益 素二二 149

五菜为充 素二二 149

五谷为养 素二二 149

五谷之府 灵二 8

五谷之气 灵六三 115

五谷乃容 灵二九 71

五谷乃化 灵三五 77

五谷不殖 灵八一 155

五精所并 素二三 151

五病所发 素二三 152

五劳所伤　素二三　154

五邪所乱　素二三　152

五邪所见　素二三　153

五胜更立　素二五　160

五法俱立　素二五　161

五虚勿近　素二五　162

五实勿远　素二五　162

五络俱竭　素六三　351

五日而胀　素六五②　358

五日五夜　灵六　21

五行迁复　素六七　372

五行丽地　素六七　372

五行有序　灵三四　75

五类衰盛　素七十　450

五化均衡　素七十　422

五化齐修　素七十　423

五化咸整　素七十　425

五化宣平　素七十　420

五化宣明　素七十　424

五常之气　素七一　489

五中所主　素七九　561

五曰铍针　灵一　2、七八　148

五曰分刺　灵七　22

五曰扬刺　灵七　23

五曰输刺　灵七　24

五日解惑　灵七五　137

五者音也　灵七八　147

五者以伤　灵八　25

五六三丈　灵一七　50

五六三尺　灵一七②　50、51

五十九刺　灵二三②　60、61

五十二岁　灵六四　117

五官已辨　灵三七　78

五官不辨　灵三七　79

五音不彰　灵四五　88

五至而已　灵六十　112

五态之人　灵七二　131

五以法音　灵七八　147

五藏应四时　素四　25

五藏之久咳　素三八　216

五藏之所生　灵四　12

五藏之腧四　灵二一　58

五藏之使也　灵三七　78

五藏之阅也　灵三七　78

五藏皆有合　素四三　241

五藏皆受气　灵五②　18

五藏皆小者　灵四七　93

五藏皆大者　灵四七　93

五藏皆高者　灵四七　93

五藏皆下者　灵四七　93

五藏皆坚者　灵四七　93

五藏皆脆者　灵四七　93

五藏俞傍五　素六一　332

五藏十六部　素六二　334

五藏五脉耳　素六二　342

五藏有六府　灵一　3

五藏有疾也　灵一　3

五藏有五变　灵四四　87

五藏六府者　灵二九　71

五藏不为伤　灵八一　157

黄帝内经索引

五日谓之候 素九 63

五日身体重 素六五 359

五日而之脾 灵四二 85

五日而之胃 灵四二② 85

五日而之肾 灵四二② 85

五色具见者 素五七 291

五五二十五 素五九 303

五岁为一周 素六六 367

五部隔无徵 素八十 568

五输之所留 灵二 4

五腧之禁也 灵二 8

五百四十息 灵一五 49

五邪第二十 灵二十 56

五指间各一 灵二三 62

五时之副也 灵三七 78

五变有五输 灵四四 87

五变之纪也 灵四六 90

五色之见也 灵四九 97

五五二十五阳 素七 52

五五二十五变 素一九 125

五五二十五穴 素五八 297

五五二十五腧 灵一 3、二 7

五色日见于目 素一四 87

五色先见黑白 素四八 268

五色第四十九 灵四九 97

五色各有藏部 灵四九 97

五色各见其部 灵四九 99

五藏阳以竭也 素一四 88

五藏六府之海 素四四 248

五藏之俞各五 素五九 304

五藏之专精也 素八一 572

五藏之所溜处 灵二 4

五藏之气相搏 灵一八 52

五藏皆柔弱者 灵四六 89

五藏皆端正者 灵四七 93

五藏皆偏倾者 灵四七 93

五藏不受邪矣 灵四七 91

五藏次于中央 灵四九 97

五藏安于胸中 灵四九 97

五日少阴受之 素三一 184

五日闭塞不通 素六五 357

五日而上之心 灵四二 85

五味五色所生 素七四 506

五味第五十六 灵五六 105

五味入于口也 灵六三 114

五十营第十五 灵一五 49

五十而复大会 灵一八 52

五十日而死矣 灵七三 135

五乱第三十四 灵三四 75

五变第四十六 灵四六 88

五官之辨奈何 灵四九 97

五禁第六十一 灵六一 112

五谷入于胃也 灵七一 127

五藏生成篇第十 素一十 70

五藏六府之海也 素二九 181；灵
　　一二 43、三八 80、五六 105

五藏六府皆受病 素三一 184

五藏六府皆禀焉 灵三八 80

五藏因肺热叶焦 素四四 247

五藏使人痿何也 素四四 246

五藏使五色循明 灵三 10

五藏之中风奈何 灵四 11

五藏之应天者肺 灵七八 147

五藏六府之主也 灵二八 68

五藏六府之精气 灵八十 153

五藏六府之精也 灵八十 153

五色精微象见矣 素一七 99

五色之见于明堂 灵三七 79

五椎下间主肝热 素三二 194

五病之气有余也 素四七 263

五月盛阳之阴也 素四九 270

五官恶得无辨乎 灵四九 97

五运行同天化者 素七一 476

五运六气之应见 素七一 494

五味各走其所喜 灵五六 105

五味论第六十三 灵六三 114

五藏别论篇第十一 素一一 77

五藏受气于其所生 素一九 121

五藏者皆禀气于胃 素一九 127

五藏各以其时受病 素三八 214

五藏六府皆令人咳 素三八 214

五藏六府固尽有部 素三九 221

五藏六府十二经脉 灵五四 104

五藏之气已绝于内 灵一 3

五藏之气已绝于外 灵一 3

五藏六府之大络也 灵六十 112

五藏六府之大主也 灵七一 129

五运气行主岁之纪 素七一 477

五味阴阳之用何如 素七四 540

五十动而不一代者 灵五 18

五阅五使第三十七 灵三七 78

五色独决于明堂乎 灵三七 78、四
九 97

五往而藏之气尽矣 灵六十 112

五音五味第六十五 灵六五 120

五曰知府藏血气之诊 素二五 161

五日少腹胀腰脊痛骱痠 素六
五② 359

五常政大论篇第七十 素七十 419

五阴气俱绝则目系转 灵一十 37

五藏不和则七窍不通 灵一七 51

五藏六府皆禀气于胃 灵五六 105

五癃津液别第三十六 灵三六 77

五藏风之形状不同者何 素四
二 238

五藏常内阅于上七窍也 灵一
七 51

五运行大论篇第六十七 素六
七 369

五六相合而七百二十气 素六六
367～368

五谷之津液和合而为膏者 灵三
六 78

五行以东方为甲乙木王春 灵四
一 84

五藏之所以禀三百六十五节气味
也 灵一 3

五藏六府之高下小大受谷之多少
亦不等 灵一二 42

夫精者 素四 24

黄帝内经索引

夫脉者 素一七 98

夫肝者 素四七 262

夫实者 素五三 281

夫一天 素五四 284

夫道者 素六九 402

夫心者 素八一 572

夫胀者 灵三五 76

夫胸腹 灵三五 76

夫精明者 素一七 99

夫五藏者 素一七 100

夫虚实者 素二八 174

夫疟气者 素三五 204

夫心藏神 素六二 334

夫心胀者 灵三五 76

夫病传者 素六五 357

夫子之言 素六六 368

夫阴阳者 素六七 370

夫六气者 素七一 475

夫气之生 素七四 535

夫所胜者 素七四 535

夫所复者 素七四 535

夫伤肺者 素七六 552

夫臂与胕 灵四 11

夫经水者 灵一二 42

夫冲脉者 灵三八 80

夫一人者 灵四十 82

夫百病者 灵四四 86

夫治国者 灵四五 88

夫惟道焉 灵四五 88

夫九针者 灵四五② 88

夫柔弱者 灵四六 89

夫约方者 灵四八 95

夫病变化 灵五九 109

夫治民者 灵六十 110

夫子之言 灵六四 117

夫发蒙者 灵七五 137

夫卫气者 灵八十 154

夫六六之节 素九 60

夫六气之用 素七一 499

夫六气正纪 素七一 494

夫色之变化 素一三 83

夫平心脉来 素一八 115

夫人之常数 素二四 154；灵六
　　五 121

夫人生于地 素二五 159

夫疟者之寒 素三五 203

夫热气慓悍 素四十 226

夫阳入于阴 素四十 227

夫痹之为病 素四三 246

夫食入于阴 素四六 258

夫生铁洛者 素四六 258

夫邪之生也 素六二 340

夫候之所始 素六七 371

夫变化之用 素六七 372

夫子之所言 素六七 370；灵三
　　三 74

夫五运之政 素六九 414

夫五运之化 素七一 457

夫气之动乱 素六九 414

夫气之动变 素六九 414

四
画

夫经络以通　素七十　456

夫气之胜也　素七四　525

夫标本之道　素七四　534

夫阴阳之气　素七四　536

夫五味入胃　素七四　544

夫浮而弦者　素七六　551

夫经脉十二　素七八　558

夫泣不出者　素八一　574

夫志悲者惋　素八一　574

夫善用针者　灵一　4

夫王公大人　灵五　18

夫血之与气　灵一八　53

夫血脉营卫　灵八一　155

夫四时之气　灵一九　54

夫心系与肺　灵三六　78

夫治国亦然　灵四五　88

夫日月之明　灵四五　88

夫同时得病　灵四六　88

夫一木之中　灵四六　89

夫大则无外　灵四八　95

夫大于针者　灵六十　110

夫百病变化　灵五九　109

夫痈疽之生　灵六十　110

夫子言五节　灵七五　137

夫子言痈疽　灵八一　157

夫四时阴阳者　素二　13

夫言人之阴阳　素四　24

夫自古通天者　素九　62

夫上古作汤液　素一四　86

夫病之始生也　素一四　87

夫精明五色者　素一七　99

夫盐之味咸者　素二五　158

夫风之与疟也　素三五　203

夫寒者阴气也　素三五　203

夫疟之始发也　素三五　204

夫疟之未发也　素三五　204

夫热中消中者　素四十　225

夫芳草之气美　素四十　225

夫痛气之息者　素四六　257

夫气盛血聚者　素四六　257

夫络脉之见也　素五七　291

夫十二经脉者　素六二　342；灵一
　　一　40、三三　74

夫十二经水者　灵一二　42

夫邪客大络者　素六三　344

夫五运阴阳者　素六六　361

夫数之可数者　素六七　370

夫子之言岁候　素六九　415

夫气之所至也　素七一　494

夫气之在脉也　灵一　2

夫百病之生也　素七四　537

夫三阳天为业　素七五　548

夫脾虚浮似肺　素七六　550

夫从容之谓也　素七六　551

夫圣人之治病　素七六　552

夫水之精为志　素八一　573

夫涕之与泣者　素八一　573

夫风之中目也　素八一　574

夫风之与疟也　灵七九　151

夫经脉之小大　灵一二　43

夫治民与自治 灵二九 70

夫惟顺而已矣 灵二九 70

夫阴清而阳浊 灵四十 82

夫天之生风者 灵四六 89

夫针之与五兵 灵六十 110

夫五态之人者 灵七二 131

夫道者年皆百数 素一 6

夫子言积气盈闰 素九 63

夫子言不离色脉 素一三 86

夫子言脾为孤藏 素一九 121

夫子言用寒远寒 素七一 476

夫子乃因而九之 素二七 169

夫子之开余道也 素五八 292

夫子之道应若失 灵三八 79

夫子之问学熟乎 灵三八 79

夫子之言针甚骏 灵六十 111

夫子乃言刺外经 灵七五 137

夫子乃言刺府输 灵七五 137

夫圣人之起度数 素二七 169

夫邪之入于脉也 素二七 169

夫邪之客于形也 素六三 344

夫邪气之客人也 灵七一 127

夫痎疟皆生于风 素三五 200

夫酒气盛而慓悍 素四五 251

夫寒盛则生热也 素六一 333

夫变化之为用也 素六六 362

夫物之生从于化 素六八 398

夫德化政令灾变 素六九 418

夫二火不胜三水 素七六 552

夫一水不胜五火 素八一 574

夫百病之始生也 灵二八 67、六
    六 122

夫气之令人胀也 灵三五 76

夫怯士之忍痛者 灵五十 100

夫勇士之忍痛者 灵五十 100

夫病已成而后药之 素二 14

夫邪气之客于身也 素二二 145

夫邪去络入于经也 素二七 171

夫不得卧卧则喘者 素三四 199

夫经言有余者泻之 素三五 203

夫经水之应经脉也 灵一二 43

夫子数言热中消中 素四十 225

夫子数言谨奉天道 素六八
    386～387

夫子言皮之十二部 素五六
    290～291

夫子言虚实者有十 素六二 342

夫子之言五气之变 素六九 414

夫子之言可谓悉矣 素七一 475

夫阴与阳皆有俞会 素六二 340

夫年长则求之于府 素七六 551

夫火疾风生乃能雨 素八一 574

夫如其故而不坚者 灵九 27

夫中热消瘅则便寒 灵二九 70

夫百病之所始生者 灵四四 86

夫勇士之不忍痛者 灵五十 100

夫怯士之不忍痛者 灵五十 100

夫忍痛与不忍痛者 灵五十 100

夫四末阴阳之会者 灵六二 114

夫上古圣人之教下也 素一 3

夫道者能却老而全形 素一 6

夫自古通天者生之本 素三 14

夫脉之小大滑涩浮沉 素一十 75

夫水者循津液而流也 素三四 199

夫十二经脉皆生其病 素六二 342

夫子言春秋气始于前 素七四 537

夫子乃合之于四海乎 灵三三 74

夫子乃言上合之于天 灵六十 110

夫子乃言刺关节肢络 灵七五 138

夫子乃言尽知调阴阳 灵七五 136

夫人厥则阳气并于上 素八一 574

夫色脉与尺之相应也 灵四 12

夫木之早花先生叶者 灵四六 89

夫至使身被痈疽之病 灵六十 110

夫胃大肠小肠三焦膀胱 素一
一 77

夫起居如故而息有音者 素三
四 199

夫子言卫气每至于风府 素三
五 202

夫子言治热病五十九俞 素六
一 330

夫子所通书受事众多矣 素七
八 558

夫子之合人天地四海也 灵三
三 74

夫人涕泣俱出而相从者 素八
一 573

夫人之忍痛与不忍痛者 灵五
十 100

夫气之在脉也邪气在上者 灵三 9

夫圣人之起天地之数也 灵七
八 147

夫病温疟与寒疟而皆安舍 素三
五 205

夫阴阳逆从标本之为道也 素六
五 356

夫子言察阴阳所在而调之 素七
四 507

夫子言贼风邪气之伤人也 灵五
八 107

夫子乃言尽刺诸阳之奇输 灵七
五 138

太息 素三六 209；灵二八 69

太渊 灵二 4

太冲 灵二 5

太白 灵二 5

太溪 灵二 5

太溪绝 素七四② 513、521

太溪二 灵一 4

太冲绝 素七四② 514、522

太冲二 灵一 4

太渊二 灵一 3

太白二 灵一 4

太仓也 灵三五 76

太阳病 灵七四 136

太冲脉盛 素一 4

太冲之地 素六 49

太阳为开 素六 50；灵五 17

太阳之脉 素一六 95

黄帝内经索引

太阳脉至 素一八 115

太阳脉胜 素七九 564

太阳气衰 素三四 198

太阳厥逆 素四五 254

太阳之阳 素五六 289

太阳之右 素六八 387

太阳之客 素七四 528

太阳之主 素七四 537

太阳之上 素六六 369、六八 387

太阳之胜 素七四② 518、519

大阳之复 素七四② 522、523

太阳之人 灵七二④ 130、131

太阳主之 素六七 370

太阳治之 素六八 387

太阳在泉 素七十 452、七四 527

太阳司天 素七十② 450 447、七
四③ 503、514、526

太阳寒化 素七一 499

太阳为经 素七九 562

太阳主胃 灵九 26

太阳主外 灵一八 51

太阴为开 素六 51;灵五 16

太阴之前 素六 49

太阴之后 素六 51

太阴之厥 素四五 252

太阴之阴 素五六 290

太阴之右 素六八 387

太阴之上 素六六 369、六八 388

太阴之客 素七四 528

太阴之主 素七四 537

太阴之胜 素七四② 518、519

太阴之复 素七四② 521、522

太阴之人 灵七二③ 130、131

太阴终者 素一六 96

太阴横流 素七一 466

太阴厥逆 素四五 253

太阴子也 素四九 271

太阴主之 素六七 370

太阴治之 素六八 387

太阴在泉 素七十 453、七四②
508、527

太阴司天 素七十② 448、449、七
四④ 503、508、513、526

太阴终者 灵九 30

太虚寥廓 素六六 364、七十 419

太虚深玄 素七一 491

太虚埃昏 素七一 491

太虚苍埃 素七一 491

太虚肿翳 素七一 491~492

太过不及 素六九 402、七一③
476、489

太过何如 素六九 403

太过何谓 素七十 420

太过者暴 素七一 489

太一天符 素七一 462

太一日游 灵七七 145

太一移日 灵七七 145

太少异也 素七一 500

太宫之人 灵六四 116

太冲脉衰少 素一 5

太阴藏搏者　素二一　140

太阳藏独至　素二一　140

太阳藏何象　素二一　141

太阳之别也　灵二　7

太少之异也　素七十　443

太少之异耳　素七十　444

太过不及奈何　素九　64

太过者其数成　素七一　489

太过者当其时　素七一　494

太阳正经出血　素四一　227

太阳之政奈何　素七一　458

太阳根于至阴　灵五　17

太阳为目上网　灵一三　45

太阳多血少气　灵七八　150

太虚之中者也　素六七　372~373

太角与上商同　素七十　437

太阴之政奈何　素七一　468

太阴根于隐白　灵五　17

太阳多血少气　灵七八　150

太阳根起于至阴　素六　49

太阳常多血少气　素二四　154；灵
　　六五　121

太阳气予不足也　素四八　267

太阳所至为藏化　素七一　497

太阳所至为腰痛　素七一　498

太阳所至为鳞化　素七一　497

太阳所至为寒雾　素七一　495

太阳所至为寒生　素七一　496

太阳之至大而长　素七四　532

太阳之下惵惵然　灵六四　116

太阳之下纡纡然　灵六四　117

太阳之下洁洁然　灵六四　117

太阳之上肌肌然　灵六四　116

太阳之上鲛鲛然　灵六四　116

太阳之上颓颓然　灵六四　117

太阳之上安安然　灵六四　117

太阳司天为寒化　素七四　505

太阳少阴为表里　灵七八②　150

太阴根起于隐白　素六　51

太阴常多气少血　素二四　155

太阴常多血少气　灵六五　121

太阴阳明为表里　素二九　179

太阴所谓病胀者　素四九　271

太阴所至为埃溽　素七一　495

太阴所至为湿生　素七一　496

太阴所至为倮化　素七一　496

太阴所至为濡化　素七一　497

太阴所至为稸满　素七一　498

太阴司天为湿化　素七四　504

太阴之至其脉沉　素七四　532

太一天符之会也　素六八　392

太一天符为贵人　素六八　392

太一居五宫之日　灵七七　145

太一居天留之宫　灵七九　152

太渊绝者死不治　素六九　405

太冲绝者死不治　素六九　406

太者之至徐而常　素七一　500

太过而加同天符　素七一　476

太过则令人善忘　素一九　118

太过则令人解㑊　素一九　120

太阴阳明少阴血者 素二二 147

太阴阳明之所合也 素四五 250

太阴脉微细如发者 素四七
　　262～263

太阴所至为重胕肿 素七一 499

太阳所至为寝汗痉 素七一 498

太过而同天化者三 素七一 476

太过而同地化者三 素七一 476

太一常以冬至之日 灵七七 144

太一立于叶蛰之宫 灵七九 152

太过则令人四支不举 素一九 121

太阴脉布胃中络于嗌 素三一 184

太阴有余病肉痹寒中 素六四 353

太阴在上则太阳在下 素六七 371

太阴所至为化为云雨 素七一 495

太阴所至为积饮否隔 素七一 498

太阳所谓肿腰脽痛者 素四九 268

太阳有余病骨痹身重 素六四 353

太阳在上则太阴在下 素六七 371

太阳所至为藏为周密 素七一 495

太阳所至为屈伸不利 素七一 498

太阳所至为流泄禁止 素七一 499

太阳之下支支颐颐然 灵六四 116

太一在冬至之日有变 灵七七 145

太一在春分之日有变 灵七七 145

太一在中宫之日有变 灵七七 145

太一在秋分之日有变 灵七七 145

太一在夏至之日有变 灵七七 145

太过则令人身热而肤痛 素一
　　九 119

太过则令人逆气而背痛 素一
　　九 119

太阴阳明论篇第二十九 素二
　　九 179

太阴所至为雨府为员盈 素七
　　一 495

太宫少商太羽太角少征 素七一②
　　459、465、471

太征少宫太商少羽少角 素七一②
　　458、465、471

太商少羽少角太征少宫 素七一②
　　459、466、471

太羽太角少征太宫少商 素七一②
　　459、466、472

太阳所至为寒府为归藏 素七
　　一 495

太阳所至为寒雪冰雹白埃 素七
　　一 497

太阴少角太阳清热胜复同 素七
　　一 468

太阴少徵太阳寒雨胜复同 素七
　　一 468

太阴少宫太阳风清胜复同 素七
　　一 468

太阴少商太阳热寒胜复同 素七
　　一 468

太阴少羽太阳雨风胜复同 素七
　　一 468

太阴所至为雷霆骤注烈风 素七
　　一 497

太阴所至为中满霍乱吐下 素七
　一 498

太阴者行气温于皮毛者也 灵一
　十 37

太阴足太阳之外厥阴内血者 素二
　二 147

太阳所至为刚固为坚芒为立 素七
　一 498

太阴所至为沉阴为白埃为晦暝 素
　七一 497

太阳太角太阴壬辰壬戌其运风 素
　七一 458

太阳太徵太阴戊辰戊戌同正徵 素
　七一 458

太阳太商太阴庚辰庚戌其运凉 素
　七一 459

太角初正少徵太宫少商太羽终 素
　七一③ 458、465、471

太阳太羽太阴丙辰天符丙戌天符
　素七一 459

太阳太宫太阴甲辰岁会同天符甲
　戌岁会同天符其运阴埃 素七一
　458～459

天气 素二 12

天井 灵二 6

天癸至 素一 5

天癸竭 素一② 5、6

天之阳 素四② 24

天之阴 素四② 24

天地者 素五 42

天度者 素九 61

天为阳 素九 61

天气盛 素一六 91

天气也 素二九 179

天气洁 素七十 440

天气肃 素七一 460

天气急 素七一 463

天气正 素七一 466

天气明 素七一 472

天气扰 素七一 474

天气绝 素八十 570

天垂象 素六七 372

天文也 素六九 403

天制色 素七十 450

天政布 素七一⑥ 460、464、467、
　469、472、474

天府绝 素七四② 513、521

天至高 灵一二 42

天柱二 灵二三 62

天下也 灵六十 112

天癸尽矣 素一 6

天地气交 素二 9

天地俱生 素二 8

天地之间 素三 14；灵六四 115、
　七二 130

天地之运 素九 66

天地之变 素一七 101、六七 373

天地之气 素六七② 373、七一
　500、七四 508

天地之数 素七一 475

黄帝内经索引

天地之盖 灵四五 88

天地合气 素二五② 159、160、七四 506

天地温和 素二七 169

天地不分 素二七 173

天地动静 素六七 372

天地严凝 素七十 442

天地升降 素七一 457

天地相感 灵五 17

天气以急 素二 10

天气始方 素一六 91

天气始开 素六四 353

天气始收 素六四 354

天气正方 素一六 91

天气下降 素六八 398、七一 469

天气主之 素六八 397、七一 475、七四② 523、525

天气制之 素七十 446

天气反时 素七一 477

天气不足 素七一 500

天气从之 素七一 500

天气否隔 素七一 470

天有八风 素四 22

天有八纪 素五 44

天有十日 素九 62；灵七一 128

天有阴阳 素二五 160、六六 366；灵七一 128

天有寒暑 素二五 160

天有五行 素六六 361

天有五音 灵七一 128

天有日月 灵七一 127

天有风雨 灵七一 127

天有雷电 灵七一 127

天有四时 员七一 127

天有六律 灵七一 128

天有冬夏 灵七一 128

天有昼夜 灵七一 128

天有列星 灵七一 128

天复地载 素六 48、二五 158

天下至数 素一九 121

天下之众 灵四十 82

天以候肺 素二十 131

天以候天 素二七 173

天温无凝 素二六 165

天寒日阴 素二六 164

天寒地冻 素二七 169

天寒而风 灵七九 153

天暑地热 素二七 169

天柱二穴 素五八 299

天突一穴 素五八 299

天府二穴 素五八 299

天牖二穴 素五八 299

天窗二穴 素五八 299

天枢之上 素六八 397

天枢之下 素六八 397

天之数也 素六八④ 394、395、396

天之道也 素六八 386、七四 526

天之气也 素七四 506

天之分也 素七四 523

天之常也 素七四 535

天之罪与　灵八 24

天洁地明　素七一 490

天山一色　素七一 491

天道毕矣　灵九 26

天将厌之　灵六四 115

天圆地方　灵七一 127

天者阳也　灵七八 147

天不足西北　素五 44

天气下为雨　素五 32

天气通于肺　素五 45

天气始于甲　素六八 393

天气制胜己　素七十 450

天地之道也　素五 31、六六 361

天地之至数　素二十 130

天地之动静　素六九 414

天地之大纪　素七四 503

天地之精气　灵五六 105

天地之镇也　灵六十 110

天地所长养　素一二 81

天地阴阳者　素六七 370

天之阴阳也　素六六 366

天之与会也　素六八 392

天之道毕矣　素七四 534

天以六为节　素六六 367

天符为执法　素六八 392

天不足西北　素七十 443

天与地同纪　灵七六 143

天和温不风　灵七九 153

天有四时五行　素五 34

天至广不可度　素九 66

天食人以五气　素九 67

天以六六为节　素九 62

天以阳生阴长　素六六 366

天气之所生也　素一一 77

天气之变何如　素七四 511

天气始于一刻　素六八 396

天地为之父母　素二五 160

天地之更用也　素六八 398

天地之专精也　素七四 506

天地之大数也　灵七八 147

天符岁会何如　素六八 392

天周二十八宿　灵一五 49、七
　六 141

天寒则腠理闭　灵三六 78

天年第五十四　灵五四 103

天明则日月不明　素二 12

天地四时不相保　素二 12～13

天地之所始生也　素一二 80

天地之所收引也　素一二 80

天以候头角之气　素二十 131

天忌不可不知也　素二六 166

天之道可得闻乎　素六八 387

天之在我者德也　灵八 24

天气复始于一刻　素六八 396

天寒则裂地凌冰　灵四 11

天热衣厚则为汗　灵三六 77

天必应之以风雨　灵七七 145

天地所闭藏之域也　素一二 81

天地大化运行之节　素七一 502

天数始于水下一刻　素六八 393

天数始于二十六刻 素六八 394

天数始于五十一刻 素六八 395

天数始于七十六刻 素六八 395

天气始于七十六刻 素六八 396

天气始于二十六刻 素六八 396

天气始于五十一刻 素六八 396

天暑衣厚则腠理开 灵三六 78

天地所以生万物也众 素一二 82

天寒衣薄则为溺与气 灵三六 77

天必应之以风雨者矣 灵七九 152

天元纪大论篇第六十六 素六
六 361

天枢以下至横骨长六寸半 灵一
四 48

无休 灵二六 65

无病 灵四七 93

无常方 素四二 238

无治也 素四七 259

无髓孔 素六十 324

无积者 素六三 345

无盛盛 素七十 455

无虚虚 素七十 455

无致邪 素七十 456

无代化 素七十 456

无违时 素七十 456

无失正 素七十 456

无失之 素七五 547

无有常 灵四 10

无见风 灵六 21

无刺头 灵六一 112

无食酸 灵七八 149

无食辛 灵七八 149

无食咸 灵七八 149

无食苦 灵七八 150

无食甘 灵七八 150

无有终时 素一 7、六六 368；灵二
九 70

无有恒常 灵四 11

无厌于日 素二 9

无外其志 素二 10

无泄皮肤 素二 11

无扰乎阳 素二 11

无扰筋骨 素三 19

无见雾露 素三 19

无过以诊 素五 47

无过者也 素九 64

无过其道 素五十 273

无过则止 灵二 5

无过一里 灵七五 137

无与众谋 素七 53

无与肉果 灵七一 129

无失色脉 素一三 85

无失天信 素七一 477

无失病机 素七四 506

无失气宜 素七四 538

无失俞理 素七七 557

无问其病 素二十 132

无问所会 素五八 302

无问虚实 灵三五 76

无令多食 素二三 152

无令气忾 素二七 170

无令邪布 素二七 170

无令血泄 素六二 337

无令精出 灵七 23

无令得移 灵二四 63

无以形先 素二五 162

无以脉诊 素六七 373

无以度之 灵六 21

无损不足 素四七 259

无所依从 素四九 271

无所休息 素六二 337

无伤肉也 素五一 275

无伤筋骨 素五五 287

无伤其经 素六二 336

无伤其络 素六二 338

无刺大醉 素五二 278

无刺大怒 素五二 278

无刺足胫 灵六一 112

无中其经 素六二 339

无出其气 素六二 336

无出其血 素六二② 336;灵四 14

无泄其气 素六二② 336

无者为虚 素六二 339

无者生之 素七一 501

无者求之 素七四 539

无故善怒 素六三 349

无道行私 素六六 368;灵九 26

无不升降 素六八 400

无不应也 素六九 415

无器不有 素六八 400

无形无患 素六八 400

无毒治病 素七十 455

无伐天和 素七十 455

无使过之 素七十 455

无使倾移 素七十 456

无使受邪 素七一 464

无使邪胜 素七一② 470、474

无相夺伦 素七一 457

无妄犯之 素七一 475

无逆气宜 素七一 477

无翼其胜 素七一 477

无赞其复 素七一 477

无胜则否 素七四 525

无常数也 素七四 525

无问其数 素七四 525;灵一 3

无犯温凉 素七四 523

无犯其害 灵三三 74

无犯其邪 灵七三 134

无实无虚 灵一 2

无用砭石 灵一 1

无用燔针 灵一三 48

无针左右 灵一 2

无针伤肉 灵七 24

无中肉节 灵四 15

无中其经 素六二 338

无攻其阳 灵六 20

无攻其阴 灵六 20

无食他食 灵一九② 54

无守司也 灵四七 91

无左无右 灵五九 109

无为奸事 灵六四 117

无为惧惧 灵七二 130

无为欣欣 灵七二 130

无血气乎 灵六五 121

无脱其阴 灵七二 131

无忘其神 灵七三 134

无恚嗔之心 素一 7

无用镵石也 素四七 259～260

无刺新饱人 素五二 278

无刺大劳人 素五二 278

无刺大饥人 素五二 278

无刺大渴人 素五二 278

无刺大惊人 素五二 278

无左右视也 素五四 283

无中其大经 素六二 335

无益于治也 素八一 572

无令其血出 灵四 14

无所止息者 灵五 17

无所隐故也 灵一十 38

无形而痛者 灵六② 20

无气则死矣 灵八 25

无失常数也 灵三八 80

无以相倚也 灵四七 91

无怵惕之恐 灵四七 91

无胁下之病 灵四七 91

无有终时者 灵六十 111

无能而虚脱 灵七二 130

无刺浑浑之脉 素三五 203；灵五
　五 104

无刺漉漉之汗 素三五 204；灵五
　五 104

无刺右足之阳 灵四一 84

无刺右足之阴 灵四一 84

无刺左足之阳 灵四一 84

无刺左足之阴 灵四一 84

无刺熇熇之热 灵五五 103

无益其有余者 素四七 260

无积者求其藏 素七十 454

无越其制度也 素七四 530

无使邪气得入 灵九 28

无愚智贤不肖 灵四七 91

无髑骬者心高 灵四七 92

无迎逢逢之气 灵五五 104

无击堂堂之阵 灵五五 104

无发蒙于耳内 灵六一 111

无热则为肉疽 灵七五 141

无逢其冲而泻之 素二七 172

无息而疾迎引之 灵二六 65

无刺腹去爪泻水 灵六一 112

无刺关节于股膝 灵六一 112

无令恶血得入于经 素六二 337

无使暴过而生其疾 素七一 461

无刺病与脉相逆者 灵五五 105

无泻其不可夺者也 灵六一 112

无振埃于肩喉廉泉 灵六一 112

无使暴过而生其病也 素七一 473

无以其所直之日溃治之 灵七
　八 149

比类形名 素七七 554

比于上角 灵六四 116

比于上徵 灵六四 116

比于上宫 灵六四 116

比于上商 灵六四 117

比于上羽 灵六四 117

比于左足少阳 灵六四② 116

比于左足阳明 灵六四② 116

比于左足太阳 灵六四② 117

比于左手太阳 灵六四② 116

比于左手阳明 灵六四② 117

比于右足少阳 灵六四② 116

比于右足阳明 灵六四② 116

比于右足太阳 灵六四② 117

比于右手太阳 灵六四② 116

比于右手阳明 灵六四② 117

木生酸 素五 36、六七 374~375

木敷者 素二五 158

木不及 素六九 413

木有变 素七一 491

木乃津 素七四 518

木运统之 素六六 368

木运临卯 素六八 391

木运之岁 素六八 391

木主丁壬 素六七 370

木气治之 素六八 390

木曰发生 素七十 420

木曰敷和 素七十 419

木曰委和 素七十 420

木德周行 素七十 420

木伐草萎 素七十 447

木偃沙飞 素七一 466

木发无时 素七一 492

木郁之发 素七一 491

木郁达之 素七一 501

木位之主 素七四 528

木之胜也 素七四 531

木之阴阳 灵四六 89

木胜土也 灵一十 37

木者肝也 灵二三 61

木形之人 灵六四 116

木得金而伐 素二五 160

木叶落而死 素四八 267

木发而毁折 素七一 493

木之所伤也 灵四六 89

木火土金水火 素六六②
　　336~367

云门 素六一 332

云雾不精 素二 12

云出天气 素五 32

云物飞动 素六九 403

云物摇动 素七十 447

云物沸腾 素七一 466

云物以扰 素七一 491、七四 511

云奔南极 素七一 469

云奔雨府 素七一 490

云趋雨府 素七一③ 463、467、474

云驰雨府 素七一 472

云朝北极 素七一 460

云横天山 素七一 490

云雨昏瞑埃长夏化同 素七一 476

巨阳者 素三一 183

巨虚者 素五四 283
巨刺之 素六二 343
巨刺者 灵七 22
巨分者 灵四九 98
巨屈者 灵四九 98
巨气乃平 素一四 88
巨阳受之 素三一 184
巨阳主气 素三三 195
巨阳之厥 素四五 252
巨阳伏沉 素六一 330
巨针取之 灵二三 60
巨肩陷咽 灵二九 71
巨骨穴各一 素五九 310
巨虚上下廉 素六一 331
巨阳少阳不动 素四六 257
巨阳引精者三日 素三三 196
巨虚上下廉四穴 素五八 299
巨阳虚则腰背头项痛 素三五 200
巨肩反膺陷喉者肺高 灵四七 92
切胁悗 灵四七 91
切而从之 素二十 137、六三 352
切而散之 素二七 170
切而验之 灵三八 81、四五 88
切而转之 灵七三 134
切而循之 灵七五 140
切而调之 灵八一 155
切度之也 素四六 258～259
切之石坚 素七六 551
切之独坚 灵一 2
切脉问名 素七七 556

切其脉大紧 素四七 263
切脉浮大而紧 素七六 552
切脉动静而视精明 素一七 98
切循其经络之凝涩 灵六四 119
切其脉口滑小紧以沉者 灵四
    九 97
开鬼门 素一四 88
开腠理 素二二 142、五六 290
开其空 素三六 209
开阖不得 素三 18
开窍于目 素四 25
开窍于耳 素四 26
开窍于口 素四 27
开窍于鼻 素四 27
开发腠理 素七四 528
开之发之 素七四 541
开合而走 灵五 17
开窍于二阴 素四 28
开之以其所苦 灵二九 70
开则入客于络脉 素五六 290
开则邪从毛发入 灵六六 122
开则邪入客于络脉 素五六 291
支沟 灵二 6
支者 灵一三 44
支为大脓 灵七 22
支膈胠胁 素一十 74
支而横者为络 灵一七 51
专胜兼并 素六九 402
专阴则死 素七九 563
专意一神 灵九 29

互引眉间 素七四 518

互引阴股 素七四 519

犬酸 灵五六 105

犬所啮之处灸之三壮 素六十 326

丨

少泽 灵二 7

少病 灵四七 93

少力 灵六四 116

少信 灵六四 116

少阴 灵七一 129

少气 灵二二 60、七四 135

少腹肿 素七 56

少腹满 素一九 120、四一 233、七
四 518

少腹痛 素六九 408、七十 448、七
四② 517、518

少气味 素四八 267

少气者 灵九 26

少气也 灵一十 38

少而多 素六五 356

少阳也 素七九 563

少从下 素八十 567

少商者 灵二 4

少益深 灵七 23

少俞曰 灵四六② 88、89、五十⑧
99、100、五三④ 103、六三③
114、115

少师曰 灵七二⑤ 130、131、七九⑤
151、152

少阳病 灵七四 136

少火生气 素五 33

少阳为枢 素六 50、灵五 17

少阳终者 素一六 95；灵九 29

少阳脉至 素一八 115

少阳厥也 素二一 140

少阳厥逆 素四五 254

少阳主胆 素三一 184

少阳主之 素六七 370

少阳之脉 素三二 193

少阳之厥 素四五 252

少阳之阳 素五六 289

少阳之上 素六六 369、六八 387

少阳之客 素七四 528

少阳之主 素七四 537

少阳之胜 素七四② 518、519

少阳之复 素七四② 521、522

少阳之后 灵二 6

少阳之人 灵七二④ 130、131

少阳治之 素六八 387

少阳司天 素七十② 446、449、七
四③ 503、513、526

少阳临上 素七一 467

少阳中治 素七一 460

少阳在泉 素七四 527

少阳属肾 灵二 8

少阴为枢 素六 51、灵五 17

少阴之前 素六 51、四一 231

少阴之厥 素四五 253

少阴之脉 素四七 259

少阴之阴 素五六 290

少阴之上 素六 49、六六 369、六
　八 387

少阴之右 素六八 387～388

少阴之客 素七四 528

少阴之主 素七四 537

少阴之复 素七四② 520、522

少阴之胜 素七四② 518、519

少阴之别 灵一七 51

少阴之人 灵七二④ 130、131

少阴终者 素一六 96;灵九 30

少阴厥也 素一七 107

少阴厥逆 素四五 253

少阴太阳 素二二 146～147

少阴主之 素六七 370

少阴治之 素六八 387

少阴在泉 素七十 453、七四②
　508、527

少阴在下 灵九 28

少阴司天 素七十② 448、449、七
　四④ 503、508、512、526

少阴热化 素七一 499

少阴同候 素七四② 510、527

少阴同法 素七四 523

少阴脉沉 素七九 565

少则二之 素七四 530

少十二俞 素一十 73

少气咳喘 素六九 404

少气骨痿 素七四 520

少气脉痿 素七四 521

少腹痛肿 素七四 509

少腹坚满 素七四 520

少腹绞痛 素七四 520

少腹控睾 素七四 522

少腹生寒 素七四 527

少腹䐜胀 灵三五 76

少师答曰 灵六 19、六九 125、七
　二 131、七九④ 151、152

少卧不饥 灵二二 59

少俞答曰 灵四六⑫ 89、90、五三
　103、六三 114

少徵之人 灵六四 116

少宫之人 灵六四 116

少商之人 灵六四 117

少羽之人 灵六四 117

少火之气壮 素五 33

少阳独至者 素二一 140

少阳藏独至 素二一 140

少阳藏何象 素二一 141

少阴不至者 素四九 269

少阴者肾也 素四九 271

少者暴而亡 素七一 500

四
画

少多其判也 素七一 470

少腹痛溺赤 素七四 510

少者秋冬死 素八十 568

少徵与大宫 灵六五 120

少商与右商 灵六五 120

少宫与大宫 灵六五 120

少气善咳善泄 素七 54

少气嗌干引饮 素七一 464

少气而脉又躁 灵九 29

少气不足以息 灵一十 31

少气之所生也 灵二二 59

少腹当有形也 素一七 105

少腹冤热而痛 素一九 124

少腹中有热也 素三三 197

少腹中痛腹大 素七四 509

少腹满而气癃 灵三五 76

少阴太阳血者 素二二 148

少阴何以主肾 素六一 326

少阴者冬脉也 素六一 326；灵一
　　十 37

少阴所谓标也 素六六 369

少阴所至为暄 素七一 495

少阴之政奈何 素七一 470

少阴根于涌泉 灵五 17

少阴独无腧者 灵七一 129

少阴多气少血 灵七八 150

少阳之脉色也 素三二 193

少阳之政奈何 素七一 465

少阳令人腰痛 素四一 227

少阳绝骨之后 素四一 232

少阳太阴从本 素七四 533

少阳根于窍阴 灵五 17

少阳多气少血 灵七八 150

少羽与少宫同 素七十 435

少羽与大羽同 灵六五 120

少角与判商同 素七十 428

少徵与少羽同 素七十 430

少宫与少角同 素七十 431

少商与少徵同 素七十 433

少序别离之处 灵七一 128

少阴根起于涌泉 素六 51

少阴常少血多气 素二四 154

少阴常多血少气 灵六五 121

少阴脉贯肾络肺 素四六 257

少阴所谓腰痛者 素四九 271

少阴所至为热生 素七一 496

少阴所至为羽化 素七一 496

少阴所至为荣化 素七一 497

少阴所至为语笑 素七一 499

少阴司天为热化 素七四 504

少阴之至其脉钩 素七四 531

少阴气至则啮舌 灵二八 68

少阳根起于窍阴 素六 50

少阳常少血多气 素二四 154

少阳常多气少血 灵六五 121

少阳所至为炎暑 素七一 495

少阳所至为火生 素七一 496

少阳所至为羽化 素七一 496

少阳所至为茂化 素七一 497

少阳之至大而浮 素七四 532

少阳之上遗遗然 灵六四 116

少阳之上推推然 灵六四 116

少阳之下随随然 灵六四 116

少阳之下栝栝然 灵六四 116

少阳司天为火化 素七四 505

少阳气至则啮颊 灵二八 68

少阳厥阴为表里 灵七八 150

少阳心主为表里 灵七八 150

少水不能灭盛火 素三四 198

少气不足以息者危 素二十 132

少阳与厥阴为表里 素二四 155

少阳与心主为表里 素二四 155

少阳所谓心胁痛者 素四九 269

少阴脉贯肾络于肺 素三一 184

少阴与其为表里也 素三三 195

少阴所至为大暄寒 素七一 497

少阴太阳从本从标 素七四 533

少腹膀胱按之内痛 素四三 242

少腹坚满而数便泻 素七四 527

少壮之人不昼瞑者 灵一八 52

少阴锐骨之端各一痏 素六三 352

少阴有余病皮痹隐轸 素六四 353

少阴在上则阳明在下 素六七 371

少阴所至为荣为形见 素七一 495

少阴所至为悲妄衄衊 素七一 498

少阴所至为疡胗身热 素七一 498

少阴之脉独下行何也 灵三八 80

少阳有余病筋痹胁满 素六四 353

少阳在上则厥阴在下 素六七 371

少阳所至为长为番鲜 素七一 495

少腹腰股膝胫足中事也 素一
七 107

少阴俞去脊椎三寸傍五 素二
八 177

少阴所至为火府为舒荣 素七
一 495

少阴所至为高明焰为曛 素七
一 497

少阳所至为热府为行出 素七
一 495

少阳所至为嚏呕为疮疡 素七
一 498

少徵太宫少商太羽太角 素七
一 468

少徵太宫少商太羽太角 素七一②
462、473

少宫太商少羽少角太徵 素七一③
462、468、473

少商太羽太角少徵太宫 素七一③
463、468、474

少羽少角太徵少宫太商 素七一③
463、469、474

少角太徵少宫太商少羽 素七一③
462、468、473

少阳所至为飘风燔燎霜凝 素七
一 497

少阳所至为惊躁瞀昧暴病 素七
一 498

少阳所至为喉痹耳鸣呕涌 素七
一 498

四
画

少阳所至为暴注䐜瘛暴死 素七
　一 499

少宫上宫大宫加宫左角宫 灵六
　五 121

少阳所至为光显为丹云为曛 素七
　一 497~498

少阴所至为惊惑恶寒战慄谵妄 素
　七一 498

少阳太宫厥阴甲寅甲申其运阴雨
　素七一 465

少阳太羽厥阴丙寅丙申其运寒肃
　素七一 466

少阴太角阳明壬子壬午其运风鼓
　素七一 470

少阴太宫阳明甲子甲午其运阴雨
　素七一 471

少阳太角厥阴壬寅壬申其运风鼓
　素七一 465

少阴太羽阳明丙子岁会丙午其运
　寒 素七一 471

少阳太商厥阴庚寅庚申同正商其
　运凉 素七一 466

少阳太徵厥阴戊寅天符戊申天符
　其运暑 素七一 465

少阴太商阳明庚子庚午同正商其
　运凉劲 素七一 471

少阴太徵阳明戊子天符戊午太一
　天符其运炎暑 素七一 471

中冲 灵二 5

中封 灵二 5

中渚 灵二 6

中满者 素五 47

中央者 素一二 81~82；灵四
　九② 98

中鬲者 素一六 94

中外急 素一九 126

中部天 素二十 130

中部地 素二十 130

中部人 素二十 130

中折之 素二四 155

中乳房 素五二 277

中为寒 素七一 496

中为温 素七一 496

中酸凉 素七一 484

中酸和 素七一④ 478、481、
　482、488

中苦温 素七一 482

中苦热 素七一 478

中苦和 素七一④ 481、484、
　485、488

中甘寒 素七一 486

中甘和 素七一⑤ 479、480、483、
　484、487

中辛和 素七一② 479、486

中辛温 素七一④ 480、483、
　484、487

中咸热 素七一 482

中咸温 素七一④ 479、481、
　485、486

中咸和 素七一② 485、488

黄帝内经索引

中主肝 素七九 561

中寒厥 灵七 23

中有寒 灵二三 62

中于肉 灵七五 141

中古之时 素一 7

中古之世 素一四 86

中央为土 素四 23

中央黄色 素四 27

中央生湿 素五 39、六七 379、六九 415

中身而上 素六 49

中身微大 灵一 2、七八 148

中正之官 素八 58

中热嗌干 素一六 96;灵九 30

中热而喘 素四一^② 233;灵二六 65

中之守也 素一七 99

中之将也 素四七 262

中之见也 素六八 388

中盛藏满 素一七 99

中于背者 素三五 202

中于阴者 灵四 11

中气喘争 素四三 242

中气同法 素六八 397

中气乃实 灵一 2

中有父母 素五二 275~276

中有小心 素五二 276

中有盛聚 灵二四 63

中有著血 灵四八 96

中见少阴 素六八 387

中见少阳 素六八 387

中见太阴 素六八 387

中见太阳 素六八 388

中见阳明 素六八 388

中见厥阴 素六八 387

中执法者 素六八 392

中行令者 素六八 392

中贵人者 素六八 392

中知人事 素六九 403、七五 547

中满不食 素七十 447

中外疮疡 素七一 472

中外皆伤 灵四 11

中精之府 灵二 8

中工乱脉 灵五 19

中脉为故 灵七 24

中指不用 灵一十 32

中焦如沤 灵一八 53

中气不足 灵二八 69、七二 131

中道而止 灵六十 112

中其眸子 灵七五 137

中阶而顾 灵八十 153

中古之治病 素一三 84

中心者环死 素一六 94

中年者五日 素三三 196

中于腰脊者 素三五 202

中于手足者 素三五 202

中心一日死 素六四 355

中肝五日死 素六四 355

中肺三日死 素六四 355

中肾六日死 素六四 355

中脾十日死　素六四　355

中者天气也　素六八　397

中热肩背热　素六九　404

中外不相及　素七四　543

中渎之府也　灵二　8

中工十全七　灵四　12

中筋则筋缓　灵四　15

中合于人事　灵三八　79

中合之于人　灵六十　110

中焦之道也　灵六三　114

中脾者五日死　素一六　94

中肾者七日死　素一六　94

中肺者五日死　素一六　94

中部之候奈何　素二十　131

中非有寒气也　素三四　198

中胛两傍各五　素五八　297

中阴则溜于府　灵四　11

中焦亦并胃中　灵一八　53

中焦受气取汁　灵三十　72

中焦出气如露　灵八一　155

中循臂结于肘　灵一三　46

中央土以灌四傍　素一九　121

中手浑浑然者病　素二十　134

中手徐徐然者病　素二十　134

中部之候虽独调　素二十　133

中气实而不外泄　素三五　206

中人也方乘虚时　灵四　11

中肉节即皮肤痛　灵四　15

中于阴则溜于府　灵四　10

中于阳则溜于经　灵四　10～11

中于面则下阳明　灵四　11

中于项则下太阳　灵四　11

中于颊则下少阳　灵四　11

中而不去则精泄　灵二一　58

中热胃缓则为唾　灵三六　77

中热则胃中消谷　灵三六　78

中傍人事以养五藏　素五　45

中部之候相减者死　素二十　133

中部乍疎乍数者死　素二十　134

中气穴则针染于巷　灵四　15

内庭　灵二　6

内为阴　素四　24

内不便　素七四　518

内无正　素七五　548

内辅痛　灵一三　46

内踝痛　灵一三　45

内关者　灵四八　96

内伤骨　灵七五　141

内而不外　素一七　108

内以候膈　素一七　107

内以候脾　素一七　107

内外相薄　素三五　201

内薄于阴　素三五　201

内不得通　素四二　236

内舍于肾　素四三　241；灵七

　七　145

内舍于肝　素四三　241；灵七

　七　145

内舍于心　素四三　241；灵七

　七　145

黄帝内经索引

内舍于脾 素四三 241；灵七七 145

内舍于肺 素四三 241；灵七七 145

内舍于胃 灵七七 146

内舍于胁 素七一 473

内至骨髓 素四七 261

内至于经 素六一 330

内夺而厥 素四九 269

内动五藏 素五十 273

内销骨髓 素五八 302

内为少气 素五八 302

内为骨痹 素五八 302

内为泄满 素七一 466

内为嗌塞 素七四 518

内为瘛疭 素七四 526

内连骨髓 素六二 335

内连五藏 素六三 344；灵八一 157

内溢肌中 素六四 354

内著骨髓 素六四 354

内气外泄 素六四 355

内外分离 素六九 402

内取外取 素七十 454

内者内治 素七四 545

内者为阴 素六 50

内踝之下 灵二 5

内踝之后 灵二 5

内伤良肉 灵七 22

内次五藏 灵一十 31

内注少阴 灵一十 39

内有五藏 灵一一 40

内属小肠 灵一二 42

内属膀胱 灵一二 42

内属于胆 灵一二 42

内属于胃 灵一二 42

内属于脾 灵一二 42

内属于肾 灵一二 42

内属于肝 灵一二 42

内属于肺 灵一二 43

内属于心 灵一二 43

内谷为宝 灵一六 50

内溉藏府 灵一七 51

内开腠理 灵一八 53

内积于海 灵四十 82

内刺五藏 灵四八 95

内别五藏 灵六十 111

内针之理 灵七一 128

内屈走肺 灵七一 128

内热相搏 灵七五 138

内居荣卫 灵七五 141

内搏于骨 灵七五 141

内夺于荣 素七七 554

内乱五藏 素七九 564

内熏肝肺 灵八一 156

内以候胸中 素一七 107

内以候膻中 素一七 107

内痛引肩项 素一九② 125

内气暴薄也 素二八 178

内得二不足 素四七 263

内属于三焦 灵一二 42

内属于心包 灵一二 43

内属于大肠 灵一二 41～43

内属于府藏 灵三三 74

内踝之前痛 灵一三 46

内闭不得溲 灵二二 59

内药而呕者 灵六十 111

内络于心脉 灵七一 129

内舍于小肠 灵七七 145

内舍于大肠 灵七七 146

内无思想之患 素一 8

内无眷慕之累 素一三 82

内至五藏骨髓 素一三 83

内舍五藏六府 素四三 241

内舍于其合也 素四三 241

内淫而病何如 素七四 508

内为痉强拘瘛 素七四 526～527

内渗入于骨空 灵三六 78

内注五藏六府 灵七一 127

内屈循白肉际 灵七一 128

内屈上行臑阴 灵七一 128

内伤骨为骨蚀 灵七五 141

内伐则热舍于肾 素四四 248

内不得入于藏府 素六一 327

内踝之前一寸半 灵二 5

内合于五藏六府 灵六 19

内关不通死不治 灵九 26

内解泻于中者十脉 素五八 302～303

内踝以下至地长三寸 灵一四 48

内舍于骨解腰脊节腠理之间 灵七八 148

内辅下廉下至内踝长一尺三寸 灵一四 48

内屈循中指内廉以上留于掌中 灵七一 128

内辅之上廉以下至下廉长三寸半 灵一四 48

日二 灵二六 65

日为阳 素六 48、九 61；灵四一 83

日昳慧 素二二 144

日出甚 素二二 144

日中慧 素二二 143

日中甚 素二二 145

日作者 灵二四 62

日主火 灵四一 82

日行一度 素九 61

日行一周 素六八 396

日行再周 素六八 396

日行三周 素六八 396

日行四周 素六八 396

日行五周 素六八 396

日行二分 灵一五 49

日行二舍 灵七六 142

日行三舍 灵七六 142

日行四舍 灵七六 142

日行五舍 灵七六 142

日行六舍 灵七六 142

日行七舍 灵七六 142

黄帝内经索引

日行半度 灵七六 143

日有短长 素二五 160

日有长短 灵七六 143

日以益衰 素二九 181

日以成积 灵六六 123

日下一节 素三五 201；灵七

　　九 150

日一取之 灵九② 26～27

日二取之 灵九② 27

日夜不休 灵二二 59

日再可也 灵三八 80

日中为夏 灵四四 86

日中北风 灵七九 152

日入为秋 灵四四 86

日入而止 灵七六 143

日与月焉 灵四五 88

日以益大 灵五七 107、七五 141

日使热内 灵六八 125

日三稍益 灵七一 127

日大不休 灵七五 138

日从一处 灵七七 145

日月薄蚀 灵八一 155

日中至黄昏 素四 24

日中为阳陇 灵一八 52

日中人气长 灵四四 86

日乘四季死 素二十 135～136

日西而阳衰 灵一八 52

日行四十分 灵一五 49

日有十二辰 灵七六 141

日行十四舍 灵七六 142

日中而阳气隆 素三 19

日六竟而周甲 素九 62

日行二十五分 灵一五 49

日行二十八宿 灵一五② 49

日西而阳气已虚 素三 19

日行五宿二十分 灵一五 49

日中而阳隆为重阳 灵一八 52

日入阳尽而阴受气矣 灵一八 52

曰 素七③ 53～54、七五② 548；灵

　　四八 95

曰水 素一八② 113～114

曰死 素三四 199

曰痓 素七十 446

曰少气 素一八 109

曰头痛 素一八 111

曰寒热 素一八 112

曰难已 素一八 113

曰脱血 素一八 113

曰心平 素一八 115～116

曰心病 素一八 116

曰心死 素一八 116

曰肺平 素一八 116

曰肺病 素一八 116

曰肺死 素一八 116

曰肝平 素一八 116

曰肝病 素一八 116

曰肝死 素一八 116

曰脾平 素一八 116

曰脾病 素一八 117

曰脾死 素一八 117

四
画

曰肾平　素一八　117

曰肾病　素一八　117

曰肾死　素一八　117

曰阳杀　素七九　566

曰病在中　素一八　112

曰病无他　素一八　112

曰病在外　素一八②　112

曰足胫痛　素一八　111

曰肩背痛　素一八　112

曰阴曰阳　素六六　364

曰柔曰刚　素六六　364

曰冬至矣　灵七七　145

曰胁下有积　素一八　112

曰今且得汗　素三二②　193

曰我将深之　素六二　337

曰疝瘕少腹痛　素一八　112

曰寒热及疝瘕少腹痛　素一八　112

曰阴亦盛而脉胀不通　素四九　272

见少阴　素六七　371

见少阳　素六七　371

见太阳　素六七　371

见太阴　素六七　371

见阳明　素六七　371

见之下　素六八　388

见其色　灵四　12

见此者　灵三七　79

见事明　灵六四　116

见一脉　灵七十　126

见二脉　灵七十　126

见三脉　灵七十　126

见微得过　素五　46

见则为败　素七　52

见血而止　素一六　92

见血立已　素六三　347

见其真藏　素一九　125

见其乌乌　素二五　163

见其稷稷　素二五　163

见而泻之　素五八　302

见而得之　灵四五　88

见而取之　灵七五　138

见于厚土　素七十　439

见开而出　灵一八　53

见痛则止　灵五十　100

见难则前　灵五十　100

见难不恐　灵五十　100

见难与痛　灵五十　100

见一脉半　灵七十　126

见二脉半　灵七十　126

见人有亡　灵七二　130

见人有荣　灵七二　130

见真藏曰死　素一九　126

见赤血而已　素四一　229

见赤色者刺之　素三二　189

见人心惕惕然　素三六　207

见人斩血借借　素八十　569

见金铁之奇物　灵四三　85

见一脉一岁死　灵七四　136

见二脉二岁死　灵七四　136

见三脉三岁死　灵七四　136

见其色而不得其脉　灵四　12

黄帝内经索引

见赤脉不下贯瞳子 灵七十 126

见一脉半一岁半死 灵七四 136

见二脉半二岁半死 灵七四 136

止有位 素七一 475

止而取之 素二七 172

止极雨散 素七一 460

止水乃减 素七一 492

止之于阳 灵二一 58

止之于阴 灵二一 58

止之于脑 灵五二 102

止之背腧 灵五二 102

止之于气街 灵五二 102

止之膺与背腧 灵五二 102

丿

气味 素五 33

气上 素一六 94

气少 素一九 129

气逆 素二二 146

气泄 素五二 277

气街 素六一 331

气归精 素五 33

气归之 素五二 279；灵七

　五② 141

气生形 素五 33

气大衰 素五 43

气伤精 素五 33

气伤痛 素五 34

气伤藏 灵六 20

气数者 素九 61

气之本 素九 67

气易行 素二六 164

气不行 素三九 222

气不足 灵三 10

气入也 素五三 281

气出也 素五三 281

气实者 素五三 281

气虚者 素五三 281

气有余 素六二 336、六七 386；灵

　六四 118

气反者 素七十 454

气始肃 素七一 464

气舍魄 灵八 25

气道通 灵一八 52

气道涩 灵一八 52

气下泄 灵二二③ 58、59

气逆上 灵二六 65

气脱者 灵三十 72

气上逆 灵五十 101

气滑少 灵五九 110

气血多 灵六四 118

气主热 灵七七 145

气脉常通 素一 6

气从以顺 素一 3

气立如故 素三 20

四画

气之削也　素三　15

气之数也　素九　60～61

气之不袭　素九　66

气之盛衰　素九　64；灵七　23

气之华也　素一七　99

气之标也　素六八　388

气之平也　素六八　391

气之升降　素六八　398

气之先后　素七十　446

气之同异　素七十　451

气之化也　素七一　469

气之常也　素七十　435、六九　414、
　　七一　475

气之复也　素七四　525

气之多少　素八十　567；灵一二
　　42、三十　72

气之所处　灵二　8

气之滑涩　灵五　18

气之大别　灵四十　82

气之清浊　灵五九　110

气血皆从　素三　20

气血以流　素三　22

气血以并　素六二　339

气血未乱　素一七　98

气血正平　素七四　545

气血留居　灵五九　109

气门乃闭　素三　19、七一　467

气食少火　素五　33

气穴所发　素五　35

气伤于味　素五　33

气伤形也　素五　34

气和而生　素九　67

气可与期　素九　65、六六　365、六
　　八　393

气耗于外　素一四　88

气不往来　素一九　126

气不外行　素六四　354

气不泄泻　灵七　22

气不能复　灵二八　68

气舍于肾　素一九　122

气舍于肝　素一九　122

气舍于心　素一九　122

气舍于脾　素一九　122

气舍于肺　素一九　122

气口成寸　素二一　139

气归于肾　素二一　141

气归于左　素七四　522

气不得出　素二七　171

气不得荣　灵五七　107

气不得通　灵五七　107

气热脉满　素二八　174

气满发逆　素二八　178

气日以衰　素二九　180

气竭肝伤　素四十　223

气竭血著　素五八　301

气因于中　素四五　251

气因于骨　灵七五　141

气实形实　素五三　279～280

气虚身热　素五三②　280

气虚形虚　素五三　280

黄帝内经索引

气虚无精 素七七 554

气盛身寒 素五三 280

气盛有余 灵一十 31

气盛热壮 灵一二 43

气泄腠理 素六二 337

气乱于卫 素六三 339

气入针出 素六二 342

气并于阴 素六二 339

气并于阳 素六二② 339

气并于下 素六二 339

气并于上 素六二 339

气并为虚 素六二 339

气并膈中 素六九 412

气并相逆 灵二八 67

气出针入 素六二 342

气出乃疾 灵七三 134

气有多少 素六六 363、七一 493、
七四② 528～529

气有初中 素六八 393

气有胜复 素六八 398

气有温凉 素七十 443

气有必乎 素七四 525

气有高下 素七四 529

气有盛衰 灵六 20

气有定舍 灵六六 122

气应异象 素六八 388

气流于地 素六八 398

气腾于天 素六八 398

气交之中 素六八 397

气交之分 素六八 397

气交主之 素七一 475

气客于脾 素六九 410～411

气协天休 素七十 423

气寒气凉 素七十 445

气温气热 素七十 445

气乃大温 素七一 460

气犹麻散 素七一 491

气高则高 素七一 499

气下则下 素七一 499

气后则后 素七一 499

气前则前 素七一 499

气中则中 素七一 499

气外则外 素七一 499

气上冲胸 素七四 509;灵一九 54

气可令调 素七四 534

气可令和 灵九 26

气游三焦 素七四 518

气动于左 素七四 520

气增而久 素七四 544

气内为宝 素七七 557

气浮不鼓 素七九 563

气上不下 素八十 568

气下乃止 灵一 4、二三 62、三五
77、七五② 140

气泻太甚 灵七 22

气无所行 灵九 27

气调而止 灵九 27

气至乃休 灵九 29

气噫善呕 灵九 30

气和乃止 灵九⑥ 27

四画

气行六寸 灵一五 49
气行三寸 灵一五② 49
气口候阴 灵一九 55
气满胸中 灵三三 74
气海不足 灵三三 74
气故不下 灵三五 77
气湿不行 灵三六 78
气淫于府 灵四三 85
气淫于藏 灵四三 85
气衰复下 灵五十 100
气衰则悔 灵五十 101
气在胸者 灵五二 102
气在腹者 灵五二 102
气在胫者 灵五二 102
气以度行 灵五四 103
气何由还 灵六二 114
气脱而疾 灵七二 131
气积于胃 灵七五 140
气往来行 灵七五 141
气厚者为阳 素五 33
气薄则发泄 素五 33
气胜伤恐者 素一七 99
气胜形者死 灵六 21
气归于权衡 素二一 139
气定乃刺之 素二六 164
气内藏于心 素三五 206
气至背而病 素三五 202
气至之时也 素九 65
气至之谓至 素七四 537
气至而有效 灵一 3

气至而去之 灵一 3
气与咳俱失 素三八 216
气聚于腹也 素四十 223
气上而不下 素四七 263；灵四 11
气实乃热也 素五四 281
气虚乃寒也 素五四 281
气复反则生 素六二 340
气上走贲上 素六三 349
气相得则和 素六七 371
气相得则微 素六七 386
气脉其应也 素六八 389
气之交变也 素六九 415
气相胜者和 素六九 418
气有所从也 素七十 446
气有从本者 素七四 532~533
气止则化绝 素七十 451
气始而生化 素七十 451
气散而有形 素七十 451
气布而蕃育 素七十 451
气终而象变 素七十 451
气用有多少 素七一 476
气化之常也 素七一 495
气变之常也 素七一 497
气味有薄厚 素七四 507
气分之谓分 素七四 537
气不得出也 灵一 2
气滑即出疾 灵五 18
气独行五藏 灵一七 51
气盛则厥逆 灵一九 54
气盛则泻之 灵五一 101

气口治筋脉 灵二一 58
气口盛坚者 灵四九 97
气之门户也 灵二八 68
气之逆顺者 灵五五 104
气之离藏也 灵六二 113
气之径路也 灵六二 114
气之所舍节 灵七九 151
气海有余者 灵三三 74
气在于心者 灵三四 75
气在于肺者 灵三四 75
气在于头者 灵三四 75
气在于臂足 灵三四 75
气合而有形 灵四四 86
气血俱不足 灵六四 118
气乃随其后 灵六七 124～125
气为上膈者 灵六八 125
气虚宜掣引之 素五 48
气虚者肺虚也 素二八 174
气虚不可泻也 灵三 9
气化则能出矣 素八 59
气化运行同天 素七一 474
气化运行先天 素七一③ 460、
    466、472
气化运行后天 素七一③ 463、
    469、474
气口亦太阴也 素一一 78
气舍于其所生 素一九 121
气味合而服之 素二二 149
气病无多食辛 素二三 152
气逆者足寒也 素二八 174

气逆则庚辛死 素三二 186
气逆则壬癸死 素三二 187
气逆则甲乙死 素三二 187
气逆则丙丁死 素三二 188
气逆则戊己死 素三二 188
气至头项而病 素三五 202
气至腰脊而病 素三五 202
气至手足而病 素三五 202
气至而去之者 灵三 10
气复反则生矣 素三九 220
气街动脉各一 素五九 309
气有余有不足 素六二 334
气有余于上者 灵六四 118
气郁于上而热 素七一 472
气相得者逆之 素七四 528
气之相守司也 素七四 536
气盛不可补也 灵三 9
气痛时来时去 灵六 21
气少当补之者 灵七 22
气少血多则瘦 灵六四 118
气闭塞而不行 灵八 25
气不足则善恐 灵一十 35
气不足于上者 灵六四 119
气不能满其胸 灵五十 100
气行交通于中 灵一五 49
气行再周于身 灵一五 49
气行十周于身 灵一五 49
气满胸中喘息 灵二三 62
气满于皮肤中 灵三五 76
气在于肠胃者 灵三四 75

气下而疾出之 灵七三 134

气盛而阳之下长 素四九 270

气至而先后者何 素七一 493

气之上下何谓也 素七四 523

气之不得无行也 灵一七 51

气之过于寸口也 灵六二 113

气调而得者何如 素七四 542

气虚则肩背痛寒 灵一十 31

气行十六丈二尺 灵一五 49

气行五十营于身 灵一五 49

气不荣则目不合 灵一七 51

气厥论篇第三十七 素三七 212

气聚于脾中不得散 素四五 251

气穴论篇第五十八 素五八 291

气府论篇第五十九 素五九 303

气有余则喘咳上气 素六二 336

气相得而病者何也 素六 七 371~372

气专则辛化而俱治 素七十 453

气口虚而当补之也 灵三 9

气口盛而当泻之也 灵三 9

气悍则针小而入浅 灵五 18

气涩则针大而入深 灵五 18

气盛则身以前皆热 灵一十 32

气留之则阳气盛矣 灵一七 51

气并相还则为濡目 灵一七 51

气血盛则通髯美长 灵六四 118

气上逆则六输不通 灵六六 123

气之所以上下者也 灵六九 126

气里形表而为相成也 素六 51

气口何以独为五藏主 素一一 78

气有非时而化者何也 素七一 494

气血皆少则手瘦以寒 灵六四 118

气少血多则瘦以多脉 灵六四 118

气交变大论篇第六十九 素六 九 402

气不足则身以前皆寒栗 灵一 十 33

气有余则当脉所过者热肿 灵一 十 32

气逆则取其太阴阳明厥阴 灵二 二 59

从则活 素一五 91

从者和 素七一 477

从之则治 素二 14

从阳引阴 素五 46

从阴引阳 素五 46

从阴阳始 素一七 102

从五行生 素一七 102

从见其飞 素二五 163

从而察之 素二七 170

从而逆之 素七四 542

从之有福 素五二 276

从风憎风 素六十 318

从金化也 素七十 428

从水化也 素七十 430

从木化也 素七十 431

从火化也 素七十 433

从土化也 素七十 435

从革之纪 素七十 432

从地之理 素七一 457
从逆奈何 素七一 457
从其类序 素七一 458
从气异同 素七一 470
从者反治 素七四 541
从少从多 素七四 541
从容不出 素七五 549
从容人事 素七七 557
从容之葆 素七八 559
从容形法 素八一 571
从左之右 灵一三 44
从肾注心 灵一六 50
从手至头 灵一七 50
从手走头 灵三八 80
从内眦始 灵二三 62
从藏走手 灵三八 80
从头走足 灵三八 80
从足走腹 灵三八 80
从上下也 灵六六 123
从下上者 灵七三 133、七四 136
从合泻之 灵七三 134
从外知内 灵七四 135
从一方来 灵七五 140
从西方来 灵七九 152
从虚去实 灵八一 155
从实去虚 灵八一 155
从八风之理 素一 7
从阴阳则生 素二 14
从之则厥也 素三三 195
从其气则愈 素四三 245

从其气则和 素六七 373
从内之外者 素七四 543
从外之内者 素七四 543
从外走内者 灵七四 136
从腰以上者 灵九 28
从腰以下者 灵九 28
从巅入络脑 灵一十 34
从髀内左右 灵一十 34
从肺出络心 灵一十 35
从缺盆下腋 灵一十 36
从腋后外廉 灵一三 44
从肩髃上颈 灵一三 47
从脾注心中 灵一六 50
从三焦注胆 灵一六 50
从肝上注肺 灵一六 50
从手至胸中 灵一七 50
从手循膺乳 灵一一 41
从足上至头 灵一七 51
从足至胸中 灵一七 51
从阳部注于经 素五六 290
从阴内注于骨 素五六 290
从耳后入耳中 灵一十[3] 35、36
从心系上挟咽 灵一十 33
从巅至耳上角 灵一十 34
从肾上贯肝膈 灵一十 34、35
从目系下颊里 灵一十 37
从脊上出于项 灵一一 40
从颊结于耳前 灵一三 45
从外知内何如 灵六四 115
从之则苛疾不起 素二 14

四
画

从口中若鼻中出 素三三 196

从缺盆上颈贯颊 灵一十 32

从缺盆下乳内廉 灵一十 32

从缺盆循颈上颊 灵一十 34

从肺系横出腋下 灵一十 31

从大迎前下人迎 灵一十 32

从膻中上出缺盆 灵一十 35

从耳下下手阳明 灵七六 142

从少腹上冲心而痛 素六十 321

从腰中下挟脊贯臀 灵一十 34

从房至毕一十四舍 灵七六 143

从其冲后来为虚风 灵七七 145

从欲快志于虚无之守 素五 44

从标本者有标本之化 素七四 533

从中者以中气为化也 素七四 533

从内之外而盛于外者 素七四 543

从外之内而盛于内者 素七四 543

从腕后直出次指内廉 灵一十 31

从肺脉上至于肺则肺寒 素三
八 214

风疟 素三六 211

风也 灵七四② 135

风伤筋 素五 37

风伤肝 素六七 376～377

风胜湿 素五 39、六七 381

风生木 素五 36、六七 374 六
九 414

风乃来 素七一 469

风乃行 素七一 472

风乃至 素七一② 467、472

风化三 素七一⑧ 479、480、483、
484、486、487

风化八 素七一⑥ 481、482、484、
485、488

风池二 灵二三 62

风痹也 灵七四 135

风雨不节 素二 12

风雨大至 素六九 405

风雨乃行 素七一 474

风雨袭虚 灵六六 122

风雨寒热 灵六六 122

风客淫气 素三 20

风胜则动 素五 34

风胜乃摇 素七一 466

风寒冰冽 素一二 81

风寒并兴 素七十 431

风寒伤形 灵六 20

风寒湿气 灵二七 66

风入系头 素四二 237

风从外入 素六十 318

风气主之 素六六 369

风气承之 素六八 390

风气治之 素六八 387

风气流行 素六九 403

风气下临 素七十 447

风气大来 素七四 531

风以动之 素六七 373

风位之下 素六八 390

风火相随 素六八 398

风火同德 素七一 474

风之来也 素六八 399

风所由生 素六八 399

风乃大行 素六九 410

风乃暴举 素七一 466

风乃时举 素七一 474

风行太虚 素七十 447

风行于地 素七十 446、七四 506

风行惑言 素七一 492

风云并兴 素七十 427

风燥火热 素七一 474

风燥横运 素七一 463

风不胜湿 素七一 467

风生高远 素七一 474

风清气切 素七一 490

风湿交争 素七一 460

风湿相薄 素七一 469

风化为雨 素七一 460

风化于天 素七四 517

风司于地 素七四 516

风木受邪 素七四 530

风淫于内 素七四 510

风淫所胜 素七四③ 508、511、515

风伤筋脉 灵六 20

风㾬肤胀 灵一九 54

风痹淫泺 灵二四 64

风痹不作 灵四七 91

风府无常 灵七九 151

风气通于肝 素五 45

风气留其处 素三五 203、灵七
　九 151

风成为寒热 素一七 105

风热而脉静 素一八 114

风者阳气也 素三五 203

风之伤人也 素四二 236

风府在上椎 素六十 318

风胜则地动 素六七 373

风病行于上 素七一 474

风温春化同 素七一 476

风痉身反折 灵二三 62

风雨则伤上 灵六六 122

风水肤胀也 灵七四 135

风从北方来 灵七七 145

风从南方来 灵七七 145、七
　九 152

风从西方来 灵七七 145、七
　九 152

风从东方来 灵七七 146、七
　九 153

风府两傍各一 素五九 304

风雨之伤人也 素六二 340

风逆暴四肢肿 灵二二 59

风从西南方来 灵七七 145

风从西北方来 灵七七 145

风从东北方来 灵七七 145

风从东南方来 灵七七 146

风从东南方行 灵七九 153

风寒之气不常也 素三五 204

风寒湿三气杂至 素四三 240

风寒湿气中其俞 素四三 243

风气循风府而上 素四二 237

四画

风气与阳明入胃　素四二　236

风气与太阳俱入　素四二　236

风论篇第四十二　素四二　236

风者善行而数变　素四二　236

风雨之伤人奈何　素六二　340

风雨从南方来者　灵七九　152

风燥胜复行于中　素七一　474

风化之行也何如　素七四　506

风寒舍于皮肤之内　素三五　206

风寒客于脉而不去　素四二　237

风寒客于肠胃之中　灵六　21

风气藏于皮肤之间　素四二　236

风中五藏六府之俞　素四二　237

风气之病及经月之病　素二十　136

风者人之股肱八节也　灵七八　148

风从其所居之乡来为实风　灵七
　　七　145

手热　素七四　526

手也　灵四九　98

手足寒　素二八　175、三六　209；灵
　　七四　134

手足躁　素三二② 186、189；灵二
　　三　61

手足清　灵二六　64

手足温　灵七四　136

手鱼也　灵二　4

手少阴　灵六五　120

手太阴　灵六五　120

手毒者　灵七三　135

手甘者　灵七三　135

手太阴也　素二十　130；灵二　7

手少阴也　素二十　130；灵二　5

手阳明也　素二十　130；灵二　7、二
　　一　57

手动若务　素二五　162

手如握虎　素二五　163

手足温也　素二八　176

手足寒也　素二八　176

手足懈惰　灵六二　114

手不及头　素六三　345

手心主也　灵二　7

手之阴阳　灵一二　43

手之阴者　灵四一　83

手之太阳　灵一三　48

手之六阳　灵一七　50

手之六阴　灵一七　50

手之三阴　灵三八　80

手之三阳　灵三八　80

手之十指　灵四一　83

手之阳者　灵四一　83

手足温则生　素二八　176

手足寒至节　灵二四　63

手足清至节　灵二四　63

手太阳厥逆　素四五　254

手太阳经也　灵二　7

手太阳病也　素四　15

手太阳之别　灵一十　39

手太阳之正　灵一一　41

手太阳之筋　灵一三　46

手太阳之本　灵五二　102

黄帝内经索引

手太阳之上 灵六四 118

手太阳之下 灵六四 118

手太阴厥逆 素四五 254

手太阴经也 灵二 5

手太阴之别 灵一十 38

手太阴之正 灵一一 41

手太阴之筋 灵一三 47

手太阴之本 灵五二 102

手太阴之脉 灵七一 128

手如握虎者 素五四 283

手少阴各一 素五九 316

手少阴之别 灵一十 38

手少阴之正 灵一一 41

手少阴之筋 灵一三 47

手少阴之本 灵五二 102

手少阳经也 灵二 6

手少阳之别 灵一十 39

手少阳之正 灵一一 41

手少阳之筋 灵一三 46

手少阳之本 灵五二 102

手少阳之上 灵六四 118

手少阳之下 灵六四 118

手厥阴少阳 素七十 438

手心主之别 灵一十 39

手心主之正 灵一一 41

手心主之筋 灵一三 47

手心主之本 灵五二 102

手阳明之别 灵一十 39

手阳明之正 灵一一 41

手阳明之筋 灵一三 47

手阳明之本 灵五二 102

手阳明之上 灵六四 118

手阳明之下 灵六四 118

手鱼肉以温 灵六四 118

手所独热者 灵七四 135

手足热而欲呕 素三五 203

手热肘挛掖肿 素七四 514

手少阳出耳后 灵二 8

手少阴核核然 灵六四 116

手太阳小肠者 灵二 7

手太阳当曲颊 灵二 8

手太阴敦敦然 灵六四 117

手中指之端也 灵二 5

手屈而不伸者 灵九 28

手少阴太阳主治 素二二 142

手少阳根于关冲 灵五 18

手太阴阳明主治 素二二 142

手太阳根于少泽 灵五 18

手太阳外合淮水 灵一二 42

手阳明少阳厥逆 素四五 254

手阳明根于商阳 灵五 18

手心主少阴厥逆 素四五 254

手大指端内侧也 灵二 4

手鱼之络多青矣 灵一十 38

手巧而心审谛者 灵七三 135

手阳明次在其腧外 灵二 8

手阳明外合于江水 灵一二 42

手阳明太阴为表里 灵七八 150

手小指次指之端也 灵二 6

手太阴阳明皆主之 灵九 28

四画

手太阴外合于河水 灵一二 43

手太阴独受阴之清 灵四十 82

手少阴外合于济水 灵一二 43

手太阳独受阳之浊 灵四十 82

手少阴之脉独无腧 灵七一 129

手少阳外合于漯水 灵一二 42

手心主外合于漳水 灵一二 43

手太阳与少阴为表里 素二四 155

手太阴气绝则皮毛焦 灵一十 37

手少阴气绝则脉不通 灵一十 37

手足诸鱼际脉气所发者 素五
九 316

手指及手外踝上五指留针 素二
十 137

手大指次指爪甲上各一痏 素六
三 351

手大指爪甲上与肉交者也 灵二
八 68

手太阳脉气所发者三十六穴 素五
九 310

手阳明脉气所发者二十二穴 素五
九 311

手少阳脉气所发者三十二穴 素五
九 312

长面 灵六四 116

长因夏 素六 49

长夏者 素六四 354

长气整 素七十 430—431

长四寸 灵一② 2、七八 148

长针者 灵一 2

长五尺 灵一七 50

长太息 灵一九 54～55

长七寸 灵一 2、三一 72、七
八 148

长而敦敏 素一 1

长而勿罚 素七十 426

长有天命 素三 22、七四 546

长夏胜冬 素四 23、九 65

长夏不愈 素二二 143

长夏不死 素二二 145

长夏刺经 灵四四 87

长则气治 素一七 98

长则胜邪 灵四四 86

长气于阳 素四六 258

长气独明 素六九 404

长气专胜 素六九 411

长气反用 素六九 412

长气自平 素七十 427

长气不宣 素七十 429

长气宣布 素七十 434

长气斯救 素七十 441

长政不用 素六九 409

长化合德 素七十 432

长令不扬 素七十 442

长川草偃 素七一 491

长三寸半 灵一 2

长六七尺 灵六 21

长短大小 灵七 22

长生久视 灵八 24

长冲直扬 灵四六 89

长衡直扬 灵五十 100

长养万物 灵七七 145

长而左右弹 素一十 76

长夏得春脉 素二三 153

长三寸六分 灵一 2

长一寸六分 灵一④ 2、七八⑤ 146

长二尺六寸 灵三一 72、三二 73

长三丈二尺 灵三一 73、三二 73

长二丈一尺 灵三一 73、三二 73

长二尺八寸 灵三一 73、三二 73

长夏气在肌肉 素六四 353

长夏以胃气为本 素一八

116～117

长六丈四寸四分 灵三一 73

长夏至而有虚风 灵五十 100

长夏善病洞泄寒中 素四 23

长夏不病洞泄寒中 素四 24

长夏胃微软弱曰平 素一八 110

长夏至而有虚风者 灵五十 100

长虫多则梦相击毁伤 素一七 103

长刺节论篇第五十五 素五五 285

今时之人 素一 1

今世治病 素一三 82

今见三死 素三三 195

今禁高梁 素四十 225

今得肺脉 素四六 257

今日正阳 灵四八 95

今妇人之生 灵六五 121

今五藏皆衰 素一 6

今三阴三阳 素六 48

今精坏神去 素一四 87

今何法何则 素二六 164

今夫热病者 素三一 183

今气上迫肺 素三三 197

今逆而上行 素三四 199

今热为有余 素三五 203

今水不胜火 素四四 248

今寒气在外 素六二 341

今良工皆称曰 素一四 87

今风寒客于人 素一九 123

今末世之刺也 素二五 162

今余问于夫子 素三九 218

今外得五有余 素四七 263

今日发蒙解惑 素五八 302

今血与气相失 素六二 339

今邪客于皮毛 素六三 344

今子所言皆失 素七六 551

今夫德化政令 素六九 415

今夫王公大人 灵二九 71

今乃辨为六名 灵三十 72

今时之人不然也 素一 2

今良工皆得其法 素一四 87

今脉不与汗相应 素三三 195

今卫气日下一节 素三五 202

今夫子独言五藏 素六二 342

今夫子之所言者 灵五八 108

今夫脉浮大虚者 素七六 552

今有其不离屏蔽 灵五八 108

今之世不必已何也 素一四 87

今知手足阴阳所苦 素二四 155

今汗出而辄复热者 素三三 194

今疟不必应者何也 素三五 205

今余所访问者真数 素五八 292

今余已闻阴阳之要 灵四二 84

今夫五藏之有疾者 灵一 4

今有其三而不下者 灵三五 77

今有其卒然遇邪气 灵六二 114

今夫子乃言有余有五 素六二 334

今夫子乃言血并为虚 素六二 339

今夫子乃言下者左行 素六七 372

今有故寒气与新谷气 灵二八 67

今厥气客于五藏六府 灵七一 127

今乃以甲为左手之少阳 灵四一 84

今脾病不能为胃行其津液 素二九 180

今邪气交争于骨肉而得汗者 素三三 194

反之 素六四 355、八十 568

反寒多 素三六 209

反热中 素七一 460

反是者 素七一 465

反者死 素七四 536

反顺为逆 素二 14

反此三时 素三 19

反此者病 素一九④ 118、119、120、五三③ 280

反四时者 素一七 100

反四时也 素三五 205

反为气贼 素二七 173

反为大贼 素五十 273

反乱大经 素二七 173

反是者病 素七一② 461、475

反者反治 素七四 507

反者益其 灵二一 57

反者益甚 灵四九② 98

反治何谓 素七四 541

反论自章 素八十 570

反取四末 灵一 3

反还内著 灵四 15

反淫于藏 灵四三 85

反受其殃 灵四八 95、七三 134

反身折䐃 灵七二 131

反小其身 灵七八 148

反复言语也 灵四七 93

反其目视之 灵七十 126

反者孕乃死 素七一 461

反是者病也 素七一 470

反从其病也 素七四 530

反此者病益甚 灵九 28

反胁痛而吐甚 素六九 403

反是者病作矣 素七一 473

反其诊则见矣 素七四 508

反取其四末之输 灵三 10

反得其相胜之脉 灵四 12

反此者血气不行 灵九 27

反常则灾害至矣 素六八 400

反是者病之阶也 素七一 468

反下甚而太溪绝者死不治 素六九 405

反取其外之病处与阳经之合 灵
　　三 10

毛折 素一九⑤ 126

毛而微 素一九 119

毛虫静 素七十 448

毛虫耗 素七十 450

毛虫育 素七十② 449

毛刺者 灵七 22

毛发焦 灵二一 56

毛发坚 灵七九 151

毛发残 灵七九 151

毛脉合精 素二一 139

毛直而败 素五六 290

毛虫不成 素七十 449

毛虫不育 素七十 449

毛虫乃死 素七一 464

毛虫乃殃 素七四 518

毛虫乃厉 素七四 522

毛膝夭膲 灵五 19

毛悴色夭 灵八⑤ 25

毛蒸理泄 灵一八 53

毛起而面苍 灵五十 100

毛甚曰今病 素一八 110

毛而中央坚 素一九 119

毛际动脉灸之 素六十 325

毛发立则淅然 灵六六 122

毛折者则毛先死 灵一十 37

毛发焦而唇槁腊 灵二一 56

毛多胃少曰肺病 素一八 110

毛而有弦曰春病 素一八 111

化生精 素五 33

化生气 素六七 375

化五气 素五 34、六六 361

化生五味 素五 36、六六 362、六
　　七 375

化物出焉 素八 58

化有小大 素六八 400

化气不令 素六九 410、七十 430

化气不政 素六九 403

化气乃急 素六九 408

化气乃扬 素七十 427

化气乃昌 素七十 434

化气乃敷 素七一 489

化者应之 素六九 414

化而勿制 素七十 426

化而为热 素七四 517

化而为水 素七四 521

化令乃衡 素七十 429

化洽不终 素七十 440

化不可代 素七十 456

化为白气 素七一 489

化之冥冥 素七六 552

化其精微 灵一八 53

化以为血 灵七一 127

化气独治之 素六九 405

化淳则咸守 素七十 453

化治有盛衰 素七一 476

化五节者也 灵四七 91

化谷乃下矣 灵六八 125

分刺者 灵七 22

四
画

分别四时　素一　8

分别奈何　灵五六　105

分部逆从　素五　35

分之有期　素一七　101

分为四时　素二五　160、灵三四② 75

分为相输　素六一　327

分为三员　素六六　121

分为昼夜　灵一八② 52

分肉之间　素四三　245；灵五八　108

分肉二穴　素五八　300

分肉不解　灵八十　154

分肉解利　灵八十　154

分其部主　素七一　458

分注时止　素七四　520

分至何如　素七四　537

分则气异　素七四　537

分裂则痛　灵二七　66

分气失也　灵六九　126

分有多少　灵七六　143

分于子午　灵七八　147

分腠治肌肉　灵二一　58

分气之所泄也　灵六九　126

分肉之间而发　素三五　206

分之所在穴空　素五九　309

分之一奇分在下　灵一四　44

月为阴　素六　48、九　61；灵四一　83

月郭空　素二六　164

月郭满　素二六　164

月始生　素二六　164

月有小大　素二五　160

月生无泻　素二六　165

月生于水　灵四一　83

月满无补　素二六　165

月满而补　素二六　165

月之虚盛　素二六② 166

月事不来　素三三　196

月事以时下　素一　4；灵五七　107

月事不来者　素三三　197

月郭空无治　素二六　165

月郭空而治　素三六　165

月生一日一痏　素六三② 346、348

月事不以时下　灵五七　107

月行十三度而有奇焉　素九　61

勿止　素三一　186

勿石　灵八一　156

勿复针　灵一　3

勿使泄　灵六　21

勿刺也　灵二三　60

勿刺肤　灵二三　60

勿裹之　灵八一　156

勿动亟夺　素四十　225

勿变更也　素五四　283

勿乖其政　素七一　457

勿取以针　灵四　14

勿腠刺之　灵二三　60

勿令复起　灵二七　66

勿敢毁伤　灵五五　105

黄帝内经索引

勿满而约之 灵四八 95
介虫耗 素七十 449
介虫静 素七十 449
介虫育 素七十② 449
介虫不成 素七十② 449
介虫不复 素七四 520
介虫乃殃 素七一 464
介虫乃屈 素七四 518
介虫乃耗 素七四 521
介虫耗不育 素七十 449
壬癸甚 素三二 187
壬癸不死 素二二 143
壬癸不愈 素二二 145
壬癸大汗 素三二 188
壬笃癸死 灵一十 37
壬午壬子岁 素七一 484
壬申壬寅岁 素七一 481
壬辰壬戌岁 素七一 488
壬癸日自乘 灵六一 112
壬主左手之太阴 灵四一 83
壬寅壬申太角下加厥阴 素七一 476
爪苦手毒 灵七三 135
爪甲上黄 灵七四 136
爪厚色黄者胆厚 灵四七 93
爪薄色红者胆薄 灵四七 94
爪坚色青者胆急 灵四七 94
爪濡色赤者胆缓 灵四七 94
爪直色白无约者胆直 灵四七 94
爪恶色黑多纹者胆结也 灵四七 94
升明之纪 素七十 422
升已而降 素六八 398
升者谓地 素六八 398
升降相因 素六八 398
升降息则气立孤危 素六八 399
夭必死矣 素二十 132
夭之由也 素七四 544
夭然不泽 灵三十 72
丹谷不成 素六九 411
丹起金乃眚 素七十 447
丹天之气经于牛女戊分 素六七 370
公请问 素八一 572
公何年之长而问之少 素七六 550
欠不能呿 灵二 7
乌有殆者乎 灵三五 77
午者五月 灵四一 83
牛甘 灵五六 105

丶

心也 素四 25;灵一 3、四九 98
心者 素八 58、九 67;灵二八 68、七一 129、八十 153
心赤 素五七 291

心痛 素七一 467、七四 509；灵二六③ 65

心气抑 素三 22

心气热 素四四 246

心主舌 素五 37

心主夏 素二二 141～142

心主脉 素二三 154；灵七八 150

心主噫 灵七八 149

心主汗 灵七八 149

心生血 素五 37、六七 377

心腹满 素七 57

心苦缓 素二二 142

心欲耎 素二二 144

心欲动 灵一十 32

心色赤 素二二 148；灵五六 106

心病者 素二二③ 143、146；灵三七 79、五六 106

心为噫 素二三 150

心为汗 素二三 152

心恶热 素二三 151；灵七八 149

心脉钩 素二三 154

心脉也 灵七一 129

心藏神 素二三 153；灵七八 150

心藏脉 灵八 25

心疟者 素三六 209

心痹者 素四三 241

心热烦 素七十 447

心如悬 素七四 513

心痛间 灵二四 63

心痛甚 灵二四 63

心肠痛 灵二四 63

心应脉 灵四七 93

心先病 灵四九 99

心合脉 灵四九 99

心使也 灵八十 153

心气内洞 素二 13

心气喘满 素三 22

心气始长 素六一 330

心气晚治 素六九 409

心气上从 素七十 447

心气始衰 灵五四 104

心至悬绝 素七 53

心烦头痛 素一十 74～75

心肺有病 素一一 78

心为牡藏 素一七 105；灵四四 87

心为之主 灵二九 71、灵三六 78

心中不便 素一九 126

心中憺憺 灵一九 55

心之俞也 素二四 155

心之官也 灵三七 79

心私虑之 素二五 158

心私异之 素六八 387

心热病者 素三二 187

心热瞀闷 素七一 460

心热烦躁 素七四 521

心二阳也 素三四 198

心咳之状 素三八 215

心咳不已 素三八 216

心风之状 素四二 238

心痛引腹 素四五 253

心痛引喉 素四五 254

心痛暴瘖 素六九 410

心痛腰痛 素七一 472

心痛发热 素七四② 527

心痛肺膜 素七四 512

心痛支满 素七四 508

心痛否满 素七四 522

心痛甚者 灵二四 63

心脉满大 素四八 264

心脉小急 素四八 265

心部于表 素五二 275

心主之阴 素五六 290

心主之脉 灵七一 128

心其畏寒 素七十 422

心下否痛 素七十 448

心下淡淡 灵四 15

心下急痛 灵一十 33

心胁暴痛 素七四 513

心胃生寒 素七四 522

心鬲中热 素七四 526

心病生焉 素七四 531

心病禁咸 灵五六 106

心无所对 素七七 554

心承伏梁 灵一三 47

心疝暴痛 灵二三 62

心悲善泣 灵二四 62

心尤痛甚 灵二四 63

心合小肠 灵二 8、四七 93

心小则安 灵四七 91

心注于肺 灵七六 142

心有所喜 灵八十 154

心安而不惧 素一 3

心之合脉也 素一十 70

心见壬癸死 素一八 113

心受气于脾 素一九 122

心移寒于肺 素三七 212

心移热于肺 素三七 213

心脉小坚急 素四八 266

心烦惋善怒 素六二 339

心病先心痛 素六五 357

心痛胃脘痛 素七十 446

心痛引腰脊 灵二六 65

心下热善饥 素七四 518

心下则藏外 灵四七 91

心澹澹大动 素七四 514

心出于中冲 灵二 5

心气虚则悲 灵八 25

心气通于舌 灵一七 51

心伤则神去 灵七一 129

心主之脉也 灵七一 129

心和而不发 灵七二 130

心疾而无恩 灵七二 130

心脉博坚而长 素一七 103

心气不得下通 素三三 197

心主身之血脉 素四四 246

心主之宫城也 灵三五 76

心肝澼亦下血 素四八 266

心腹满热胕胀 素七一 470

心胁满引少腹 素七一 490

心悲名曰志悲 素八一 573

心慧然若无病 灵四 13
心手少阴之脉 灵一十 33
心如悬若饥状 灵一十 35
心中憺憺大动 灵一十 35
心痛不可刺者 灵二四 63
心痛引小腹满 灵二六 65
心系急则肺举 灵三六 78
心之肺谓之死阴 素七 55～56
心藏血脉之气也 素一八 110
心为之乱惑反甚 素二五 159
心热病者颜先赤 素三二 189
心动则夏病心痛 素五十 274
心胁痛不能反侧 素七四 510
心胁痛不能转侧 灵一十 36
心有所忆谓之意 灵八 24
心痛引背不得息 灵二六 65
心系急则气道约 灵二八 68
心为阳中之太阳 灵四一 83
心大则忧不能伤 灵四七 91
心高则满于肺中 灵四七 91
心坚则藏安守固 灵四七 91
心腧在五焦之间 灵五一 101
心肺之藏气有余 灵六七 124
心能备而行之乎 灵七二 130
心脉搏滑急为心疝 素四八 265
心脉急甚者为瘛疭 灵四 13
心怵惕思虑则伤神 灵八 25
心惕惕如人将捕之 灵一十 35
心悲气并则心系急 灵三六 78
心端正则和利难伤 灵四七 91

心偏倾则操持不一 灵四七 91
心即复反传而行之肺 素一九 124
心热者色赤而络脉溢 素四四 248
心气虚则梦救火阳物 素八十 569
心气盛则梦善笑恐畏 灵四三 86
心和则舌能知五味矣 灵一七 51
心动则五藏六府皆摇 灵二八 68
心脆则善病消瘅热中 灵四七 91
心主手厥阴心包络之脉 灵一
    十 35
为肿 素三 16、五二② 278～279
为沉 素三七 213
为伛 素五二 277
为跛 素五二 278
为原 灵二⑥ 6、7
为荥 灵二⑪ 4、5、6、7
为俞 灵二⑪ 4、5、6、7
为经 灵二⑪ 5、6、7
为合 灵二⑪ 5、6、7
为液 灵三六 78
为浸淫 素一九 119
为涌水 素三七 212
为虙瘕 素三七 213
为三疟 素四一 230
为冲疝 素六十 321
为一纪 素六六 368
为井木 灵二⑤ 4、5
为井金 灵二⑥ 5、6、7
为中工 灵四 12
为下工 灵四 12～13

为锐眦 灵二二 58

为其津 灵三六 78

为息贲 灵四七 91

为狐疝 灵四七 92

为卫气 灵五二 101

为营气 灵五二 101

为痛痹 灵七一 129

为昔瘤 灵七五 141

为虚风 灵七九 152

为热中也 素一七 107

为厥巅疾 素一七 107

为恶风也 素一七 107

为夏之暑 素一七 101、七四 535

为冬之怒 素一七 101、七四 535

为不可治 素一九 128

为不屈伸 素五二 279

为之奈何 素二十 130、二五② 158、159;灵四 12、六十 110、七 四 135

为之纲纪 素六六 368

为之经纪 灵一 1

为之终始 灵一 1

为肿鼠仆 素五二 277

为肿根蚀 素五二 277

为漏为盲 素五二 279

为藏针之 素五五 285

为世所怨 素七六 550

为万民式 素七四 534、七七 553

为万民副 素七七 553～554

为粗所穷 素七八 559

为虚与实 灵一 1

为六七巾 灵六 21

为此诸病 灵一十⑫ 31、32、33、 34、35、36、37

为目上纲 灵一三 44

为百病母 灵四八 95

为小腹痛 灵四九 99

为深痹也 灵七八 148

为冬病在阴 素四 25

为施针石也 素四 25

为偏枯痿易 素七 54

为其气逆也 素三五 204

为其病本也 素四三 243

为五十九刺 素三六 212

为五十九痏 灵一九 54

为五十七痏 灵一九 54

为心之盖也 素四四 247

为肠澼下血 素四八 265～266

为内漏为聋 素五二 278

为舌难以言 素五二 279

为喘逆仰息 素五二 279

为虚与实者 素五四 282

为暴食不洁 灵四九 99

为经络之海 灵六五 121

为事善伤者 灵七三 135

为瘤病者也 灵七八 147

为马刀挟瘿 灵八一 156

为阳中之太阳 素九 67

为阳中之太阴 素九 67

为阴中之少阴 素九 68

为而不用何也 素一四 86

为余言子所长 素七六 549

为工而不知道 素七七 555

为之三拊而已 灵一三 45

为其不予遭也 灵六十 111

为事如常自用 灵七二 130

为开通辟门户 灵七五 139

为其各有所宜也 素五四 282

为之邪不可留也 灵六十 110

为膀胱子处之病 灵四九 99

为之热而烦满者何也 素三四 197

为虚与实若得若失者 灵三 9

为五谷汤液及醪醴奈何 素一
　四 86

六 灵二 7

六七 素一 5

六八 素一 5

六律 素五四 284

六曰 灵二三 61

六府者 素一一 78；灵一二 42、二
　九 71、四七 91、五二 101

六府胀 灵三五 76

六府气 灵七八 149

六日死 素三一 186、五二 276

六日已 灵八一 156

六之气 素六八④ 394、395、396

六气者 灵三十③ 72

六十岁 灵五四 104

六合之内 素三 14、一七 101；灵
　一二 42、六四 115、七二 130

六经为川 素五 45

六经波荡 素六九 402

六经不通 灵六六 122

六经调者 灵七五 140

六府强弱 素一七 98

六府不通 素三一 186

六府有合 素四三 243

六府六腧 灵一 3

六府为阳 素六 19、九 26

六府化谷 灵五四 103

六府不调 灵七二 131

六气始终 素六八 393

六气五类 素七十 448

六气分治 素七四 503

六气之胜 素七四 530

六气标本 素七四 532

六化六变 素七一 457

六化之正 素七一 494

六阳气绝 灵一十 37～38

六尺五寸 灵一七 51

六十一岁 灵六四 117

六十日死 灵八一 156

六以法律 灵七八 147

六者律也 灵七八 147

六气谓之时 素九 64

六针调阴阳 素五四 284

六日不已死 素六五 359

六期为一备 素六六 367

六曰员利针 灵一 2、七八 148

六曰大泻刺 灵七 22

黄帝内经索引

六曰直针刺 灵七 23

六府之大源也 素一一 78

六府之咳奈何 素三八 215

六府之俞各六 素五九 304

六府之所不和 素七六 550

六府之所与合 灵二 4

六府亦各有俞 素四三 243

六府有十二原 灵一 3

六府挟其两侧 灵四九 97

六曰厥阴受之 素三一 184

六十度而有奇 素六八 393

六者高下异乎 素六九 418

六者或收或散 素七四 540

六气相胜奈何 素七四 517

六气之复何如 素七四 519

六变之纪何如 素七一 494

六经之所主也 素七九 563

六六三十六输 灵一 3

六六三丈六尺 灵一七 51

六八四丈八尺 灵一七 51

六岁已上为小 灵五九 109

六椎下间主脾热 素三二 194

六六三十六腧也 灵二 7

六府之输于身者 灵七一 128

六节藏象论篇第九 素九 60

六府闭塞之所生也 素二八 179

六府皆出足之三阳 灵二 7

六府不和则留为痈 灵十七 51

六位之气盈虚何如 素七一 500

六经之脉不结动也 灵九 26

六气应五行之变何如 素六八 393

六节分而万物化生矣 素七四 506

六府膈下三藏应中州 灵七八 149

六徽旨大论篇第六十八 素六
　　八 386

六元正纪大论篇第七十一 素七
　　一 457

六经络手阳明少阳之大络 灵一
　　十 38

六府亦有大小长短厚薄结直缓急
　　灵四七 91

六律建阴阳诸经而合之十二月十
　　二辰十二节十二经水十二 时十
　　二经脉者 灵一一 40

火生苦 素五 37、六七 377

火为阳 素五 32

火燔焫 素六九 404

火不及 素六九 413

火化二 素七一③ 479、481、485

火化七 素七一③ 480、483、484

火反郁 素七一 467

火热复 素七四 543

火运统之 素六六 369

火运临午 素六八 391

火运之岁 素六八 391

火主戊癸 素六七 370

火以温之 素六七 373

火气治之 素六八 387

火气承之 素六八 391

火气下临 素七十 446

火气高明　素七十　447

火气遂抑　素七一　460

火气内郁　素七四　518

火气内发　素七四　521

火气已通　灵七五　139～140

火行于熇　素七十　447

火行其政　素七四　512

火曰升明　素七十　419

火曰伏明　素七十　420

火曰赫曦　素七十　420

火见燔炳　素七十　446、七四　520

火政乃宣　素七十　432

火纵其暴　素七十　447

火木同德　素七一　466

火郁之发　素七一　491

火郁发之　素七一　501～502

火淫于内　素七四　511

火淫所胜　素七四③　509、513、516

火司于地　素七四　516

火化于天　素七四　517

火位之主　素七四　528

火之胜也　素七四　530

火热受邪　素七四　531

火胜金也　灵一十　37

火者心也　灵二三　60

火形之人　灵六四　116

火自当之　灵七三　134

火则当之　灵七三　134

火所治之　灵七三　134

火得水而灭　素二五　160

火游行其间　素六七　373

火发而曛昧　素七一　493

火之精为神　素八一　573

火胜则地固矣　素六七　373

方者　素二六　167

方上者　灵四九　98

方有大小　素七十　455、七四　529

方刺之时　灵一　2

方饮无食　灵一九　54

方食无饮　灵一九　54

方壁高基　灵三七　78

方成弗约　灵四八　95

方员左右　灵四九　99

方其盛也　灵五五　105

方乃可行　灵七三　135

方切求之也　素四六　259

方其盛时必毁　素三五　204

方实而疾出针　素六二　342

方制君臣何谓也　素七四　545

方刺之时徒饮之　灵一九　54

方病之时其脉盛　灵二一　57

方盛衰论篇第八十　素八十　567

斗而铸锥　素二　14

计人亦有三百六十五节以为天地　素九　60

亢则害　素六八　391

一

以书别 素七五 548

以上下 灵一 3

以毫针 灵三八 80

以酒为浆 素一 2

以妄为常 素一 2

以从其根 素二 13

以从其意 素一三 86

以从为逆 素二七 173、六四 355

以使志生 素二 9

以缓秋刑 素二 10

以为经风 素四 23

以为可攻 素一三 85

以为备耳 素一四 86

以为残贼 素二五 159

以为疴数 素六三 348

以为可知 素七四 534

以为至道 素七五 549

以为伤肺 素七六 552

以为常也 灵五 18

以为深浅 灵六八 125

以为伤者 灵六十 111

以为重宝 灵六十 112

以为刺禁 灵六十 112

以为一纪 灵七三 133

以我知彼 素五 46

以表知里 素五 46

以别柔刚 素五 48

以左治右 素五 46

以左调右 素二七 169

以左应右 灵二七 66

以右治左 素五 46

以右应左 灵二七 66

以传保焉 素八 60

以传与肺 灵一八 52

以养五气 素九 67

以生血气 素九 68

以成一岁 素九 60

以成其疹 素四七 259

以成其疾 素六二 337

以成秋令 素七一 470

以知其要 素一三 83

以知其气 素六七 374

以知其性 灵二九 71

以知其时 灵四六 90

以知其应 灵六六 124

以知死生 素二二 141、一七 102

以知吉凶 灵二九 71

以知浅深 灵四九 99

以知远近 灵四九 99

以知病处 灵四九 99

以知往今 灵四九 99

以知为度 灵七一 127

以知为数 灵十三② 44、45、46、47

四
画

以观其妙 素一三 83

以观五气 灵三七 79

以观成败 灵四九 99

以复其形 素一四 88

以太阴始 素一五 90

以长为短 素一七 99

以白为黑 素一七 99

以此参伍 素一七 98

以此观之 灵五 18

以此衰之 灵六 20

以属子孙 素二十 129

以处百病 素二十 130

以候奈何 素二十 132

以平旦死 素二十 135

以夜半死 素二十 135

以见通之 素二十 137

以应九野 素二十 130

以应九变 灵七 22

以应五藏 灵七 24

以应五时 灵三七 78、四四 87

以应六律 灵一一 40

以应十日 灵四一 83

以应其数 灵四四 87

以调虚实 素二十 130

以调阴阳 灵六四 119

以日中死 素二十 135

以日夕死 素二十 135

以决死生 素二十 130、二一 139

以决成败 素二二 141

以平为期 素二十 132、七一 477、

七四② 525、507

以胜相加 素二二 145

以时调之 素二六 166

以身之虚 素二六 166

以合《从容》素七九 564

以闭其神 素二七 170

以定三部 素二七 173

以邪为真 素二七 173

以上调下 素二七 169

以上毛际 素六十 319

以上踹内 灵一十 33

以上挟咽 灵一一 40

以藏期之 素二八 176

以救俯仰 素三三 196

以水为事 素三四 198、四四 248

以经取之 素四五 253、灵一十⑫

31、32、33、34、35、36、37、四八③

96、七二 131

以热为故 素五五 287

以渗于内 素五六 289

以通荣卫 素五八② 301、302；灵

七五 140

以通其经 素六二 336

以行荣卫 素五八 302

以行血气 素六二 335

以溢奇邪 素五八 301

以会大气 素五八 302

以充其形 素六二 340

以定其意 素六二 342

以出其疾 素六二 342

以出阳邪 灵七 23
以意调之 素六五 357；灵二五 64
以意和之 灵一 1
以下临上 素六七 372
以下谷气 灵七 23
以下髀关 灵一十 32
以道留久 素六九 416
以道而去 素六九 416
以求其过 素七十 454
以咸调下 素七一 475
以咸收之 素七四 528
以咸平之 素七四② 516、517
以咸补之 素七四② 528
以咸泻之 素七四④ 511、516、
　519、528
以咸软之 素七四③ 522、523、528
以其四气 素七一 490
以其畏也 素七一 502
以酸收之 素七一 473、七四⑥
　515、516、522、523
以酸复之 素七四 516
以酸平之 素七四 517
以酸泻之 素七四④ 515、519、
　522、528
以酸补之 素七四② 523、528
以名命气 素七四 524
以气命处 素七四 524
以地名之 素七四 524
以天名之 素七四 524
以苦补之 素七四 528

以苦燥之 素七四② 511、515
以苦平之 素七四② 516、517
以苦发之 素七四③ 511、516
以苦下之 素七四③ 511、516、523
以苦坚之 素七四③ 511、523、528
以苦泻之 素七四⑥ 519、522、
　523、528
以甘补之 素七四 528
以甘缓之 素七四⑤ 510、515、
　522、528
以甘泻之 素七四⑤ 519、522、528
以辛散之 素七四 510
以辛平之 素七四 516
以辛补之 素七四 528
以辛泻之 素七四 528
以辛润之 素七四② 511、528
以淡泄之 素七四② 511、515
以和为利 素七四 517
以和其脉 灵四 14
以彰经术 素七五 547
以教众庶 素七五 547
以子知之 素七六 553
以明经道 素七七 557
以在经脉 素八十 569
以转神明 素八十 571
以针为之 灵一 1
以泻分气 灵一 2
以发痼疾 灵一 2
以致其气 灵一 2、七八 147
以取暴气 灵一 2、七八 148

四画

以取大脓 灵一 2　　以候髃骱 灵二九 71
以取痛痹 灵一 2　　以候大肠 灵二九 71
以取皮气 灵七 24　　以候小肠 灵二九 71
以取筋痹 灵七 24　　以候五藏 灵三七 79、七一 130
以取肌痹 灵七 24　　以受回肠 灵三一 73
以取骨痹 灵七 24　　以温肌肉 灵三六 77
以去其热 灵四 14　　以温足胫 灵六二 114
以去其掣 灵二十 56　　以温分肉 灵八一 155
以手按之 灵四 15　　以官何候 灵三七 79
以养其脉 灵九② 28　　以起度数 灵三八 79
以火焠之 灵六 21　　以言导之 灵三八 81
以药熨之 灵六 21　　以言其病 灵七四 135
以尽其汁 灵六 21　　以经合之 灵四四 87
以治心痹 灵七 23　　以主五输 灵四四② 87
以治寒厥 灵七 23　　以火补者 灵五一 101
以血为盟 灵九 26　　以火泻者 灵五一 101
以指按之 灵九 28　　以母为基 灵五四 103
以泄其气 灵九 28　　以父为楯 灵五四 103
以收其精 灵九 29　　以至其死 灵五四 104
以移其神 灵九 29　　以次传下 灵五六 105
以心撩之 灵一二 43　　以溉五藏 灵五六 105
以痛为输 灵一三⑬ 44、45、46、47　　以配天地 灵六十 111
以分昼夜 灵一五 49　　以息往来 灵六二 113
以尽其疢 灵一九 54　　以除其内 灵六八 125
以法取之 灵二二 59　　以贯心脉 灵七一 127
以第一针 灵二三② 60　　以荣四末 灵七一 127
以第四针 灵二三③ 61　　以抱人形 灵七一 128
以第六针 灵二三 61　　以输异处 灵七三 133
以员利针 灵二四 63、二六 64　　以辟奇邪 灵七三 134
以草刺鼻 灵二六 65　　以奉生身 灵一八 53

以欲竭其精 素一 2

以耗散其真 素一 2

以恬愉为务 素一 8

以自得为功 素一 8

以生长收藏 素五 34

以为天下者 素八 59

以为诊法也 素二一 138

以春应中规 素一七 101

以春夏之齐 灵九 28

以左手足上 素二十 133

以补精益气 素二二 149

以月方满也 素二六 167

以身方定也 素二六 167

以日之寒温 素二六 166

以日方温也 素二六 167

以气方盛也 素二六 167

以气至为故 素二七 170

以得气为故 素二七 170

以年为壮数 素六十② 324

以浅而知深 素六五 356

以言其变耳 素七一 499

以言所病也 灵三 10

以所临藏位 素七四 503

以顺为逆也 灵四 15

以治筋痹也 灵七 23

以治之奈何 灵四一 84

以应十二经 灵七 23

以应十二月 灵三四 75、四一 83

以应四海也 灵三三 74

以应刻数焉 灵七一 127

以秋冬之齐 灵九 28

以下贯踹内 灵一十 34

以下循髀阳 灵一十 36

以白酒和桂 灵一三 45

以涂其缓者 灵一三 45

以桑钩钩之 灵一三 45

以膏熨急颊 灵一三 45

以铍针针之 灵一九 54

以手疾按之 灵二十 56

以手按其腹 灵五七 107

以手按之柔 灵七五 141

以手按之坚 灵七五 141

以补手太阴 灵二一 56

以大针刺之 灵二四 63

以数调之也 灵四十 82

以知其内藏 灵四七 94

以五色命藏 灵四九 99

以夜尽为始 灵七六 143

以针应数也 灵七八 147

以味发于气 灵七八 150

以冬至之日 灵七七 145

以占吉凶也 灵七七 145

以此养生则寿 素八 59

以此养生则殃 素八 59

以合于神明也 素一三 83~84

以应四时之脉 素一三 83

以应二十八宿 灵一五 49

以应天地奈何 灵七一 127

以知死生之期 素二十 134

以知其比类也 素七六 551

四
画

以知五藏之期　灵五 18
以知形气奈何　灵六四 117
以人应之奈何　素二十 129；灵三
　　三 74
以候气之浮沉　素二六 166
以春病者恶风　素三五 205
以夏病者多汗　素三五 205
以五丸为后饭　素四十 223
以三阳之动也　素四十 227
以针治之奈何　素四三 243、六
　　十 318
以四时度之也　素四六 259
以月死生为数　素六三③ 346、
　　348、350
以所不胜命之　素七四 507
以汗为故而止　素七四 515
以之化之变也　素七四 538
以所利而行之　素七四 540
以其外耗于卫　素七七 554
以其两寒相感　灵四 11
以其数脱血也　灵六五 121
以营五藏之精　灵五 18
以立寿夭奈何　灵六 21
以手直心若背　灵七 23
以上下摩骨也　灵七 23
以致阴气之邪　灵七 23
以极出其邪气　灵九 28
以屈下颊至顋　灵一十 35
以锐针针其处　灵一九 54
以观五脏之气　灵三七 79

以主五输奈何　灵四四 87
以人应木奈何　灵四六 89
以下行至跗上　灵七六 142
以起黄钟数焉　灵七八 147
以其德全不危也　素一 4
以其胜治之愈也　素一七 106
以其日风雨则吉　灵七七 145
以天地为之阴阳　素五 45
以天地之雨名之　素五 45
以生喜怒悲忧恐　素五 34
以生喜怒思忧恐　素六六 361
以生寒暑燥湿风　素五 34、六
　　六 361
以为天下则大昌　素八 59
以行荣卫阴阳也　素一八 111
以调其气之虚实　素二十 132
以上下逆从循之　素二十 136
以息方吸而内针　素二六 167
以冬病者寒不甚　素三五 205
以月生死为痏数　素四一 234
以月死生为痏数　素六三 349
以秋冬夺于所用　素四五 251
以泽泻术各十分　素四六 258
以泻胸中之热也　素六一 331
以泻胃中之热也　素六一 331
以泻四肢之热也　素六一 332
以泻五藏之热也　素六一 332
以竹管吹其两耳　素六三 352
以泻机关之水也　灵一 2
以治寒气小深者　灵七 23

以致其空脉气也 灵七 23

以取经络之血者 灵七 24

以知其气之虚实 灵八 25

以知病之存亡也 灵一九 55

以知其寒热痛痹 灵七一 129

以应十二经水者 灵四十 82

以一日分为四时 灵四四 86

以验其藏府之病 灵四八② 96

以大治大者多害 灵六十 111

以候虚实而刺之 灵七六 143

以天地之疾风名之 素五 45

以观过与不及之理 素五 46

以去八风五痹之病 素一三 84

以饮之寒水乃刺之 素三二 189

以此日作稍益晏也 素三五 201

以知其何脉之病也 素三六 210

以知阴阳有余不足 灵九 26

以知五藏而决死生 灵七一 129

以镵针针绝骨出血 素三六 211

以冬遇此者为骨痹 素四三 241

以春遇此者为筋痹 素四三 241

以夏遇此者为脉痹 素四三 241

以秋遇此者为皮痹 素四三 241

以越诸阳之热逆也 素六一 330

以温皮肤分肉之间 素六二 341

以开其门如利其户 素六二 342

以熨寒痹所刺之处 灵六 21

以治寒气之浅者也 灵七 23

以治气盛而热者也 灵七 23

以治肌急而寒者也 灵七 23

以治留痹久居者也 灵七 23

以左手随病所按之 灵七 23

以逐邪气而来血气 灵七 23

以泻其热而出其汗 灵二三 60

以手聚按而坚持之 灵二四 63

以其所胜时者起也 灵四四 87

以小治小者其功小 灵六十 111

以通其道而去其邪 灵七一 127

以上循手少阳之分 灵七六 142

以针应九之数奈何 灵七八 147

以水一斗六升煮之 灵八一 156

以至阴遇此者为肌痹 素四三 241

以寒热轻重少多其制 素七一 464

以泻其阳气而去其热 灵四 14

以治寒气之博大者也 灵七 23

以肢节知而阅之奈何 灵二九 71

以色言病之间甚奈何 灵四九 97

以左取右以右取左奈何 素六
三 344

以所在寒热盛衰而调之 素七
十 454

以两手四指挟按颈动脉 灵七
五 140

以春甲乙伤于风者为肝风 素四
二 237

以夏丙丁伤于风者为心风 素四
二 237

以秋庚辛中于邪者为肺风 素四
二 237

以冬壬癸中于邪者为肾风 素四

二 237

以季夏戊己伤于邪者为脾风 素四
二 237

以四乌鲗骨一藘茹二物并合之 素
四十 223

以知精神魂魄之存亡得失之意 灵
八 25

以应五音五色五时五味五位也 灵
一一 40

以取大气之不能过于关节者也 灵
七八 148

水火者 素五 42、六六 363

水生咸 素五 41、六七 383

水为阴 素五 32

水土弱 素一二 81

水泉涸 素六九 404

水不及 素六九 413

水丰衍 素七十 447

水乃冰 素七一② 464、472

水坚冰 素七一 470

水且冰 素七四 514

水冰地坼 素二 11

水道出焉 素八 59；灵二 8

水道不行 灵六三 114

水道流溢 灵八一 155

水谷之海 素一一 78

水谷之精 灵五十 100

水谷入口 素一一 78

水土刚强 素一二 80

水土合德 素七一 460

水精四布 素二一 140

水浆不入 素三一 186、五三 281

水者阴也 素三三 197

水之病也 素三七 212

水之胜也 素七四 531

水凝而死 素四八 268

水凝雨冰 素七四 522

水火相恶 素四九 271

水火相感 素八一 573

水行经通 素六四 354

水运统之 素六六 368

水运临子 素六八 391

水运之岁 素六八 391

水主丙辛 素六七 370

水位之下 素六八 390

水位之主 素七四 528

水气治之 素六八 390

水气承之 素六八 390

水曰静顺 素七十 420

水曰涸流 素七十 420

水曰流衍 素七十 420

水饮内稸 素七十 447

水乃见祥 素七一 491

水随火也 素七一 492

水郁之发 素七一 490

水郁折之 素七一 502

水液浑浊 素七四 539

水所从行 素七六 550

水胜火也 灵一十 37

水下百刻 灵一五 49、七六 143

水下一刻 灵七六 143
水下二刻 灵七六 143
水下三刻 灵七六 143
水下四刻 灵七六 143
水下五刻 灵七六 143
水下六刻 灵七六 143
水下七刻 灵七六 143
水下八刻 灵七六 143
水下九刻 灵七六 143
水下十刻 灵七六 143
水者肾也 灵二三② 60、61
水七升半 灵三二 73
水与镜焉 灵四五 88
水镜之察 灵四五 88
水始起也 灵五七 107
水形之人 灵六四 117
水泆饮也 灵七四 135
水谷之寒热 素五 46
水谷入于口 灵三六 77
水谷之道也 灵六九 126
水泉不止者 素一七 100
水得土而绝 素二五 160
水者阴气也 素四九 270
水俞在诸分 素五八 301
水之所客也 素六一 328
水发而雹雪 素七一 493
水一斗五升 灵三二 73
水凑渗注灌 灵六六 123
水下十一刻 灵七六 143
水下十二刻 灵七六 143

水下十三刻 灵七六 143
水下十四刻 灵七六 143
水下十五刻 灵七六 143
水下十六刻 灵七六 143
水下十七刻 灵七六 143
水下十八刻 灵七六 143
水下十九刻 灵七六 143
水下二十刻 灵七六 143
水下五十刻 灵七六 143
水谷不得久藏 素一一 77
水谷之悍气也 素四三 245
水谷之精气也 素四三 244；灵三
　二 73
水谷之海不足 灵三三 74
水谷之海有余 灵三三 74
水谷皆入于口 灵三六 77
水谷皆入于胃 灵五六 105
水气客于大肠 素三七 212
水气在藏府也 素四九 270
水俞五十七穴 素五八 297
水所从出入也 素六一 327
水宗者积水也 素八一 573
水下留于膀胱 灵三六 78
水溢则为水胀 灵三六 78
水胀第五十七 灵五七 107
水下二十一刻 灵七六 143
水下二十二刻 灵七六 143
水下二十三刻 灵七六 143
水下二十四刻 灵七六 143
水下二十五刻 灵七六 143

四
画

水俞五十七穴者 素六十 323

水俞五十七处者 素六一 327

水一斗五升而满 灵三二 73

水谷气血之海也 灵六十 112

水下百刻而尽矣 灵七六 144

水气舍于皮肤之内 素三五 201

水血之多少各不同 灵一二 43

水谷并行肠胃之中 灵三六 78

水热穴论篇第六十一 素六一 326

水六升三合合之大半 灵三二 73

水谷精气津液皆尽故也 灵三
　二 73

水下三刻与七分刻之四 灵七
　六 143

水与肤胀鼓胀肠覃石瘕石水 灵五
　七 107

水火寒热持于气交而为病始也 素
　七一 472

尺泽 灵二 5

尺虚者 素二八 175

尺泽绝 素七四② 512、521

尺肤寒 灵七四 135

尺坚大 灵七四 136

尺内两傍 素一七 106

尺脉缓涩 素一八 113

尺涩脉滑 素一八 113

尺寒脉细 素一八 113

尺候何如 素七四 508

尺肉弱者 灵七四 135

尺炬然热 灵七四 136

尺肤涩者 灵七四 135

尺肤热甚 灵七四 135

尺肤先寒 灵七四 135

尺外以候肾 素一七 106

尺热曰病温 素一八 109

尺寸反者死 素六七 374

尺里以候腹中 素一七 106

尺涩而不应也 素二八 175

尺之皮肤亦急 灵四 12

尺之皮肤亦缓 灵四 12

尺之皮肤亦滑 灵四 12

尺之皮肤亦涩 灵四 12

尺肤滑其淖泽者 灵七四 135

尺肤滑而泽脂者 灵七四 135

尺不热脉滑曰病风 素一八 109

尺热满脉口寒涩也 素二八 174

尺之皮肤亦贲而起 灵四 12

尺之皮肤亦减而少气 灵四 12

尺肤粗如枯鱼之鳞者 灵七四 135

尺肤炬然先热后寒者 灵七四 135

引腰脊 素七四② 510、522

引而竭之 素五 47

引而去之 灵七三 133

引之则止 素二七② 172、173

引脊内廉 素四一 233

引胁而痛 素六三 350

引腰背胸 灵四 13

引腰而痛 灵三五 76

引颔目瞑 灵一三 46

引垂居外 灵三七 78

黄帝内经索引

引少腹控眇 素六三 349

引皮乃刺之 灵七 23

引膝外转筋 灵一三 44

引缺盆及颊 灵一三 45

引膺中脊内痛 灵一三 45

引项脊尻背如重状 素四一 227

予而勿夺 素二 9

予人天殃 素二七 173

予之短期 灵五 18

予之死期 灵五 19

予之短期者 灵五 18

丑未之岁 素六六 369

丑未之上 素六七 370

丑未之纪也 素七一 468

丑者十二月 灵四一 83

毋闻人声 灵九 29

毋吹其火 灵五一 101

毋逆天时 灵六六 124

毋过三行 灵六八 125

允乎哉道 灵三四 75

孔窍干壅 灵六六 123

五　画

一

可乎 灵四五 88

可治 素四八② 266、267；灵 二三 60

可刺不 素三三 196

可治不 素四十 224

可治也 灵七十 126

可则刺 灵二四 63

可刺而已 素五 47

可以益大 素八 60

可以万全 素一十 75；灵三五 77

可以指别 素一十 75

可以类推 素一十 75

可以意识 素一十 75

可以目察 素一十 75

可以长久 素六九 403、七五 547

可以为宝 素七五 547

可以十全 素七六 550

可以横行 素七七 557～558

可以致死 灵四二 85

可得闻乎 素九 66、一三 83、一七 101、六六 368、六九 402、七一 458、七四 538；灵一二 42、二九 70、四二 84、四九 97、五四 104、五五 104、五六 105、六十

111、七二　130、七九　141、八
一　155

可按可药　素一九　124

可灸可药　素一九　124

可玩往来　素二五　162

可汗而已　素三一　185

可泄而已　素三一　185

可使全也　素四十　226

可使平也　素七十　445

可使毕已　素七十　455

可使破积　素七四　542

可使溃坚　素七四　542

可使气和　素七四　542

可使必已　素七四　542

可使视色　灵七三　134

可使听音　灵七三　134

可谓悉矣　素六六　368、六九　414

可不通乎　素六六　361

可知之矣　素七四　507

可传后世　素七五　547

可令遂已　灵二　8

可令少愈　灵二四　63

可补泻也　灵三　8

可为常主　灵三十　72

可独守耶　灵四二　84

可治之属　灵四二　84

可变而已　灵四九　98

可导而下　灵五七　107

可待衰而已　素五　47

可祝由而已　素一三　82

可祝而已也　灵五八　108

可得见之乎　素一九　121

可得而闻乎　素三九　218

可得同之乎　灵五　18

可汗而发也　素一九　123

可按若刺耳　素一九　123

可使必已矣　素三一　185

可以取远痹　灵一　2

可以为上工　灵四　12

可以长久也　素二八　174

可以取大脓　灵七八　145

可令立快也　灵二　8

可将以甘药　灵九　26

可为量度乎　灵一二　43

可著于竹帛　灵四二　84

可使传论语　灵七三　135

可使行针艾　灵七三　135

可使试按龟　灵七三　135

可按可药可浴　素一九　124

可以知逆顺矣　灵六四　118～119

可使导引行气　灵七三　135

可使唾痈呪病　灵七三　135

可使按积抑痹　灵七三　135

可以传于后世也　素二六　166

可以无惑于天下　灵五二　101

可以取深邪远痹　灵七八　148

可以言一而知百也　素六五　356

可使衰去而绝其寒热　灵七十　126

可汤熨及火灸刺而去之　素一
九　123

黄帝内经索引

可以言一而知百病之害 素七四 534

左右者 素五 42、六六 363、六七② 371

左右同 素七四 508

左为从 素一五 90

左为左 灵四九 99

左取右 素四一 234、六三⑥ 345、346、351；灵七 22、二四 63

左刺右 素六三⑨ 347、348、349

左注右 素六三 344

左之右 灵一十 32

左右倾移 素二七 169

左右上下 素五六 289；灵三七 79、六四 119、七三② 133

左右周天 素六七 372

左右应见 素六七 374

左右有纪 素六八 387

左右同法 素七四 537

左右鸡足 灵七 24

左右高下 灵三七 79

左右肢络 灵七三 133

左右不调 灵七三 133

左络于右 灵一三 44

左环叶脊 灵三一 73

左角之人 灵六四 116

左宫之人 灵六四 116

左手执骨 灵七一 129

左别其肤 灵七一 129

左引其枢 灵七三 134

左外以候肝 素一七 107

左外以候心 素一七 107

左脉浮而迟 素四六 257

左右各一行 素六十 323

左右率刺之 灵七 23

左盛则右病 素六三 344

左寒而右凉 素七十 443

左持而御之 灵一 3

左足少阳下 灵六五 120

左足少阳上 灵六五 120

左足阳明上 灵六五 120

左足应立春 灵七八 149

左手阳明上 灵六五 120

左手阳明下 灵六五 120

左手应立夏 灵七八 149

左商与左徵 灵六五 120

左胁应春分 灵七八 149

左角肝之俞也 素二四 155

左角与大角同 灵六五 120

左手开针空也 素五三 281

左手闭针空也 素五三 281

左少阳右少阴 素六七② 371

左少阴右太阳 素六七② 371

左太阴右厥阴 素六七② 371

左太阳右少阳 素六七② 371

左阳明右太阴 素六七② 371

左厥阴右阳明 素六七② 371

左胠胁痛溏泄 素七四 518

左右前后针之 灵七 24

左强者攻其右 灵二二 58

五画

左环回周迭积 灵三一 72

左商与右商同 灵六五 120

左环回周叶积而下 灵三一 73

左痛未已而右脉先病 素六三 344

左角钛角上角大角判角 灵六

　五 121

右为从 素一五 90

右为右 灵四九 99

右取左 素四一 234、六三⑥ 345、

　346、351；灵七 22、二四 63

右刺左 素六三⑨ 347、348、349

右注左 素六三 344

右胠满 素七四 512

右之左 灵一十 32

右主推之 灵一 3

右目不开 灵一三 44

右授之书 灵四八 95

右徵之人 灵六四 116

右商之人 灵六四② 117

右足不用 灵一三 44

右手循之 灵七一 129

右推其肤 灵七三 134

右外以候胃 素一七 107

右外以候肺 素一七 107

右盛则左病 素六三 344

右热而左温 素七十 443

右徵与少徵 灵六五 120

右角与大角 灵六五 120

右足太阳下 灵六五 120

右足太阳上 灵六五 120

右足阳明上 灵六五 120

右足少阳上 灵六五 120

右足应立冬 灵七八 149

右手应立秋 灵七八 149

右胁应秋分 灵七八 149

右角脾之俞也 素二四 155

右脉固当沉紧 素四六 257

右强者攻其左 灵二二 58

右主推之左持而御之者 灵三 10

右徵少徵质徵上徵判徵 灵六

　五 121

右商少商钛商上商左商 灵六

　五 121

正邪者 素二六 167

正则微 素六八 391

正顺也 素七四 533

正其味 素七四 537

正气也 灵三 8

正气者 灵七五 140

正言也 灵三 10

正内一 灵七 23

正风也 灵七五 140

正风者 灵七五 140

正月朔 灵七九 153

正月二月 素一六 91

正月朔日 灵七九⑧ 152、153

正气内乱 素六四 355

正气不乱 素六四 355

正气横倾 灵四二 84

正气因之 灵七八 148

正行无问 素六五 356、七四 534；
　灵一 1
正阳而治 素七十 422
正化日也 素七一 482
正化度也 素七一⑲ 482、483、
　484、485、486、487、488
正者正治 素七四 507
正指直刺 灵一 2
正往无殆 灵一 4
正属目本 灵二一 57
正立而待之 素二六 165、六
　八 387
正偃则咳甚 素三三② 196、197
正月太阳寅 素四九 268
正八风之气 素七九 561
正邪共会也 灵三 8
正行无问者 灵三 9
正气留而不行 素三九 222
正月之生阳也 灵四一 83
正月二月三月 灵四一 84
正邪从外袭内 灵四三 85
正邪之中人也微 灵四 12、七
　三 134
正偃则咳出清水也 素三三 197
正五气之各主岁尔 素六七 370
正月阳气出在上而阴气盛 素四
　九 268
正月阳气冻解地气而出也 素四
　九 269
正竖膝予之齐下至委阳之阳取之
　灵四 14～15
去其淬 灵七一 127
去爪者 灵七五 137
去阳病 灵七五 137
去府病 灵七五 137
去则虚 灵七五 141
去世离俗 素一 7
去寒就温 素二 11
去者为阴 素七 53
去故就新 素一三 85
去宛陈莝 素一四 88
去而速来 素六九 416
去如弦绝 灵一 2
去泻阳气 灵一 2
去血脉也 灵三 9
去其血脉 灵九 29
去踝五寸 灵一十 39
去踝七寸 灵一十 39
去踝八寸 灵一十 39
去腕二寸 灵一十② 39
去腕三寸 灵一十 39
去血络也 灵二二 60
去之十步 灵四九 97
去之奈何 灵七十② 126
去之则复 灵八十 154
去阳病也 灵七五 137
去府病也 灵七五 137
去末寸半 灵七八 148
去其寒热 灵八一 156
去其黑者 灵八一 157

五
画

去地一尺所 素四一 230
去端如韭叶 素六三② 351、352；
　灵二三 62
去内踝一寸 灵一十 36
去内踝五寸 灵一十 39
去腕一寸半 灵一十 38
去距而为方 灵三八 79
去而不去曰病 素七四 536
去爪甲如薤叶 灵二三 62
去胃外归阳明也 素七六 552
去端半寸陷者中也 灵二 7
去本节之后一寸 灵一十 39
去端如韭叶各一痏 素六三 345、
　346、347
去踝四寸两骨空之间 素六十 324
未出地者 素六 48
未至而至 素九 65、六八 388
未有藏形 素一八 114、一九 128
未有定处 素二七 173
未得其意 素二六 167、六三 344
未知其所 素五八 291～292
未能深入 素六一 330
未睹其疾 灵一 1
未曾汗者 灵二三 60
未曾不惑 灵八十 154
未解其意 灵三五 76
未者六月 灵四一 83
未成伤也 灵四六 89
未尝被伤 灵六五 121
未足以论也 素五八 292

未必能十全 素八一 572
未得其术也 灵一 4
未睹其疾者 灵三 8
未应如此者 灵二二 59
未知所谓也 灵四八 95
未知其行也 灵七二 131
未有常处也 灵七五 138
未能领别其处 素六一 330
未入于经络也 素六二 335
未知其所谓也 素六七 371
未知其所约也 灵四八 95
未至而至如何 素六八 389
未至而至者病 素七四 532
未足以受至道 素六九 402
未去而去曰病 素七四 536
未入分肉间也 灵七 23
未尽解于意矣 灵四八 95
未有逆而能治之也 灵二九 70
未知痈疽之所从生 灵八一 155
未满而知约之以为工 灵四八 95
平人者 素一八 109
平旦慧 素二二 143
平旦静 素二二 144
平野昧 素七四 508
平以直 灵四九 97
平气何如 素九 64、七四 507
平人何如 素一八 109
平肺脉来 素一八 116
平肝脉来 素一八 116
平脾脉来 素一八 116

平肾脉来 素一八 117

平以咸寒 素七四 515

平以酸冷 素七四 516

平以辛凉 素七四 515

平以辛热 素七四 516

平以苦热 素七四 515

平以苦湿 素七四 516

平者顺也 灵三 9

平与不平 灵九 26

平博广大 灵三七 78

平盛不摇 灵五四 104

平旦北风 灵七九 152

平旦人气生 素三 19

平旦至日中 素四 24

平旦北风行 灵七九 152

平治于权衡 素一四 88

平人则不然 灵三二 73

平人之常气禀于胃 素一八 109～110

平人而气胜形者寿 灵六 21

平人绝谷第三十二 灵三二 73

平旦阴尽而阳受气 灵一八 52

平人气象论篇第十八 素一八 109

平旦阴尽而阳受气矣 灵一八 52

甘缓 素二二 149

甘伤肉 素五 40

甘伤脾 素六七 381

甘生脾 素五 39、六七 379

甘胜咸 素五 42、六七 385

甘泻之 素二二 144

甘补之 素二二 144

甘入脾 素二三 150；灵七八 149

甘走肉 素二三 152；灵六三[2] 114、115、七八 149

甘肥贵人 素二八 178

甘先入脾 素七四 544

甘入于胃 灵六三 115

甘者令人中满 素四七 261

甘苦辛咸酸淡先后 素七一 457

本之下 素六八 388

本支者 灵一三 46

本在五味 素三 21

本于阴阳 素三 14、九 62

本末为助 素一三 84

本之于肾 素六一 327

本而标之 素六五 357；灵二五 64

本标不同 素六八 388

本气位也 素六九 403

本乎天者 素七四 506

本乎地者 素七四 506

本输第二 灵二 4

本节之后 灵二[2] 5

本神第八 灵八 24

本藏第四十七 灵四七 90

本节之前外侧也 灵二 5

本节之后陷者中也 灵二 6

本节至其末长四寸半 灵一四 49

本藏以身形支节䐃肉 灵二九 71

本末之寒温之相守司也 灵九 26

东南方 素七十 443

东方青色 素四 25

东方阳也 素五 44

东方生风 素五 36、六七 374、六
　九 414

东方木也 素一九 118

东风生于春 素四 23

东南之气收而温之 素七十 445

丙寅岁 素六八 395

丙丁甚 素三二 188

丙丁不愈 素二二 143

丙丁不死 素二二 145

丙丁大汗 素三二 187

丙辛之岁 素六六 368

丙笃丁死 灵一十 37

丙寅丙申岁 素七一 478

丙子丙午岁 素七一 482

丙戌丙辰岁 素七一 486

丙主左手之阳明 灵四一 83

丙丁日自乘 灵六一 112

丙辰丙戌太羽上临太阳 素七
　一 476

戊己甚 素三二 188

戊己不死 素二二 145

戊己不愈 素二二 143

戊己大汗 素三二 187

戊癸之岁 素六六 368～369

戊笃己死 灵一十 37

戊辰戊戌岁 素七一 479

戊寅戊申岁 素七一 483

戊子戊午岁 素七一 486

戊主右手之太阳 灵四一 83

戊己日自乘四季 灵六一 112

戊子戊午太徵上临少阴 素七
　一 476

戊寅戊申太徵上临少阳 素七
　一 476

石之则狂 素四十 226

石之者死 灵八一 156

石药发瘨 素四十 225

石瘕何如 灵五七 107

石甚曰今病 素一八 110

石药之气悍 素四十 225

石之则阳气虚 素四十 226

石瘕生于胞中 灵五七 107

石多胃少曰肾病 素一八 111

石而有钩曰夏病 素一八 111

节之交 灵一 3

节而刺之 素二十 137

节乃有动 素七一 492

节时脚肿 灵二十 56

节有病必被经脉 素六二 342

节阴阳而调刚柔 灵八 24

节之交三百六十五会者 灵三 10

布膻中 灵一十 35

布胸胁 灵一十 40

布胁肋 灵一十 37

布气真灵 素六六 364

布散于外 灵一六 50

布政之常也 素七一 497

玉版第六十 灵六十 110

玉版论要第十五　素一五 89

玉机真藏论篇第十九　素一九 118

厉大至　素七一 464

厉兑者　灵二 6

示畏候王　素六九 417

示从容论篇第七十六　素七六 549

世言真数开人意　素五八 292

击石飞空　素七一 489

末如剑锋　灵一 2

古之善用针艾者　灵七二 131

|

四　灵二 7

四七　素一 4

四八　素一 5

四时　素五四 284

四曰　灵二三 61

四日死　素七 53；灵二三 60

四季甚　素二二 145

四时者　素二六 165；灵三四 75

四肢清　素四十 223；灵六十 111

四针筋　素五四 284

四之气　素六八④ 393、394、395、396、七一⑥ 460、464、467、470、472、474

四十岁　灵五四 104

四末清　灵六十 111

四街者　灵六二 114

四维相代　素三 16

四时之气　素三 21、七一 494；灵一九 54

四时之序　素一九 120

四时之应　素六九 414

四时之风　灵五十 100

四时之变　灵七四 136

四时阴阳　素五 35、二一 139

四时为宜　素一七 102

四时五藏　素二二 149

四时经纪　素七七 557

四时不得　灵九 27

四时有分　灵三四 75

四时循序　灵三五 77

四时八风　灵七三 133

四逆而起　素七 55、七四 527

四肢不举　素七 54、六九 405；灵八 25

四支解堕　素四三 242、七六② 551～552、552

四肢九窍　素六二 334

四支转筋　素七七 556

四肢别离　素七九 565

四肢不用　灵四 13

四支不收　灵二三 60

四支烦悗　灵三五 76

四变之动　素一七 101

四脉争张　素二一 141

四者之有 素六八② 398、400

四者时也 灵七八 147

四藏无气 灵五 18

四海定矣 灵三三 74

四海闭塞 灵三六 78

四十三岁 灵六四 117

四曰彻衣 灵七五 137

四曰锋针 灵一 2、七八 148

四曰络刺 灵七 22

四曰齐刺 灵七 23

四以法时 灵七八 147

四经应四时 素七 52

四时谓之岁 素九 64

四时之法成 素二五 158

四支者阳也 素三四 198

四支不欲动 素四二 239

四气尽终气 素七四 525

四曰合谷刺 灵七 24

四月已不暑 灵七九 153

四时八正之气 素二六 164

四时阴阳合之 素七五 547

四时气第十九 灵一九 54

四时气之浮沉 素二六 166

四时之所出入 灵二 4

四时之气使然 灵四四 86

四日太阴受之 素三一 184

四关主治五藏 灵一 3

四十动一代者 灵五 18

四支懈惰不收 灵二一 57

四肢则肢节痛 灵六六 122

四月五月六月 灵四一 84

四藏经脉空虚 灵五四 104

四七二十八星 灵七六 141

四盛已上为格阳 素九 69

四盛已上为关阴 素九 69

四曰制砭石小大 素二五 161

四支皆禀气于胃 素二九 180

四海之逆顺奈何 灵三三 74

四末解则气从合 灵六二 114

四支者诸阳之本也 素三十 182

四肢之脉皆胀而纵 灵二二 59

四椎下间主膈中热 素三二 194

四支不得禀水谷气 素二九②
　180、181

四气调神大论篇第二 素二 8

四维有埃云润泽之化 素六九 413

四维有湍润埃云之化 素六九 413

四维发振拉飘腾之变 素六九 413

四维发埃昏骤注之变 素六九 413

四时刺逆从论篇第六十四 素六
　四 352

出白 素一九 124

出颛 灵六二 113

出其血 素三六 209～210、六
　三 351

出清液 素四十 223

出清涕 素七四 526

出大迎 灵一十 32

出踝中 灵一十 34

出肩解 灵一十 34

黄帝内经索引

出三毛 灵一十 36

出气街 灵一十 36

出其端 灵一十② 31、32

出缺盆 灵一一 41、一三② 44、47

出于面 灵一一 41

出于鼻 灵二八 68

出于肺 灵五六 105

出耳后 灵一一 41

出则死矣 素一六 95

出血太多 素四一 288

出血立已 素六三 349

出恶血也 素五四 281

出针勿按 素五四 281

出针视之 素六二 337

出入不知 素七九 565

出入有行 素八十 571

出入之处 灵七一 128

出入之合 灵七三 133、七六 141

出于鸠尾 灵一 4

出于脖胦 灵上 4

出于关冲 灵二 6

出于委阳 灵二 7

出于少泽 灵二 7

出于商阳 灵二 7

出于气街 灵三八 80、六二 114

出于颃颡 灵三八 80

出于背者 灵五一 101

出于喉咙 灵七一 127

出布绵絮 灵六 21

出行来者 灵九 29

出耳上角 灵一十 35

出膝外廉 灵一十 36

出属心系 灵一十 33

出属带脉 灵一一 41

出属跗上 灵六二 114

出走耳前 灵一十② 36

出腘内廉 灵一十 34

出颐颔中 灵一一 41

出循喉咙 灵一一 41

出其精微 灵三二 73

出内踝下 灵七六 142

出于左乳下 素一八 111

出血如大豆 素三二 188

出血多立死 素五二 279

出上膝四寸 素六十 324

出上焦之后 灵一八 53

出大指之端 灵一十 31

出外踝之后 灵一十 34

出属心包络 灵一十 35

出太阳之前 灵一三 44

出两筋之间 灵一六 50

出中指之端 灵一六 50

出血勿之深斥 素六二 335

出于腘中外廉 灵二 6

出于然谷之下 灵一十 34

出于两筋之间 灵一十 39

出于大指之端 灵七一 128

出于中指之端 灵七一 128

出于缺盆之中 灵七九 151

出髃骨之前廉 灵一十 32

五
画

出渊腋下三寸 灵一十 40

出胁注足少阳 灵一六 50

出不至足者死 灵二三 61

出针而养者也 灵七八 148

出合谷两骨之间 灵一十 32

出臂外两骨之间 灵一十 35

出其悍气之慓疾 灵七一 127

出游不归乃无病 灵七五 139

出入废则神机化灭 素六八 399

出肘内侧两筋之间 灵一十 34

目眩 素四十 223

目者 灵二八 68、三七 79、八
　十② 153

目也 灵五二 102

目匡陷 素一九 126

目冥冥 素二六 168

目下肿 素三三 196

目似脱 素七四 509；灵一十 34

目眛眯 素七四 513

目如脱 素七四 519

目系绝 灵九 29

目不开 灵一三 45

目不明 灵二三 61、三十 72

目眦青 灵二三 61

目冥耳聋 素一十 74

目不见人 素一九 126

目不识人 素七一 491

目环绝系 素一六 95

目眴眴然 素三六 209

目眯眯然 素四一② 229、232；灵二

六 64

目外各一 素五九 310

目下各一 素五九 315

目视𥆧𥆧 素六九 412

目转耳鸣 素七十 447

目瞑目赤 素七一 472

目赤眦疡 素七一 472

目赤心热 素七一 492

目赤欲呕 素七四 518

目乃䐜瘛 素七四 521

目黄口干 灵一十 32

目黄胁痛 灵一十 33

目锐眦痛 灵一十② 36

目中赤痛 灵二三 62

目为之眩 灵三八 69

目为之候 灵三六 78

目眩头倾 灵二八 69

目下果大 灵二九 71

目无所见 灵三三 74、七五 137

目有所见 灵四九 98

目转面盼 灵五十 100

目深以固 灵五十 100

目始不明 灵五四 104

目内陷者死 素二十 133

目内眦各一 素五九 310

目内眦上者 灵四九 98

目下亦阴也 素三三 197

目未见其处 素五八 292

目赤痛眦疡 素六九 406

目者其窍也 素八一 572

黄帝内经索引

目大而不减 灵五十 100

目窠上微肿 灵五七 107

目盲不可以视 素三 16

目黄者曰黄疸 素一八 114

目黄泪出衄衊 灵一十 34

目眴眴欲僵仆 素四一 232

目瞑齿痛頔肿 素七四 509

目明心开而志先 素二六 168

目瞳子浮白二穴 素五八 297

目眴眴如无所见 灵一十 35

目运者为志先死 灵一十 36

目眦外决于面者 灵二二 58

目赤色者病在心 灵七四 136

目色青黄赤白黑者 灵五九 109

目张则气上行于头 灵七六 142

目系绝一日半则死矣 灵九 29

目系急则目眩以转矣 灵八十 153

目妄见耳妄闻善呼者 灵二二 59

目裹微肿如卧蚕起之状 素一八 113

且飧泄 灵六十 111

且员且锐 灵一 2、七八 148

且大且数 灵九 26、四八② 96

且饮美酒 灵一三 45

且胁下痛 灵四七 91

且夫人者 灵六十 110

且寒且热 素五五 287

且聚且散 素七十 454

且大且数者 灵九 26

且以知天下 素七五 549

且夫阴阳者 灵四一 84

且夫热论曰 素三三 195

且夫人生于天地之间 灵一二 42

且夫王公大人血食之君 灵二九 70

且子独不诵不念夫经言乎 素八一 574

甲乙甚 素三二 187

甲乙大汗 素三二 186

甲乙不死 素二二 144

甲乙不愈 素二二 145

甲己之岁 素六六 368

甲子之岁 素六八 393

甲笃乙死 灵一十 37

甲子甲午岁 素七一 477

甲申甲寅岁 素七一 485

甲戌甲辰岁 素七一 481

甲乙日自乘 灵六一 112

甲六复而终岁 素九 62

甲主左手之少阳 灵四一 83

甲辰甲戌太宫下加太阴 素七一 476

北方者 素一二 81

北方黑色 素四 28

北方生寒 素五 41、六七 383、六九 415

北方水也 素一九 120

北政之岁 素七四② 508

北风生于冬 素四 23

占在君 灵七七 145

占在相 灵七七 145

占在吏 灵七七 145

占在将 灵七七 145

占在百姓 灵七七 145

占神往来 灵九 29

旦复侍坐 素七九 561~562

旦发夕死 灵二四 63

旦暮勤服之 灵四八 95

旦食则不能暮食 素四十 223

归所同和 素七一 500

归其所宗 素七四 523

归秋冬为死 素八十 568

由失以狂也 素七六 552

由邪气内薄于五藏 素三五 202

田牧土驹 素七一 489

叩之不发 灵一 1

申者 灵四一 83

丿

令人胀 素一六 93

令人寒 素三六 209

令人咳 素五二 279

令人癃 灵六三 114

令人渴 灵六三② 114

令邪出 灵七八 148

令人时惊 素一六 92~93

令人善渴 素一六 94

令人善怒 素二二 146、六四 354

令人善恐 素四八 268、六四 354

令人善忘 素六四② 354、355

令人懈堕 素一六 93

令人解㑊 素六四 354

令人少气 素一六 93、六四 354

令人喘逆 素一七 104

令人心寒 素三六 208

令人不乐 素三六 207

令人腰痛 素四一 229、六三 349

令人遗溺 素五二 279

令人气乱 素五二 278

令人气逆 素五二 278

令人振寒 素六十 318

令人耳聋 素六三 347

令人寒慄 素六四 355

令人腹胀 素六四 354

令人上气 素六四 354

令人妄梦 素八十 568

令人病焉 灵五八 107

令人洞心 灵六三② 114、115

令人变呕 灵六三② 114、115

令人悗心 灵六三② 114、115

令合天道 素二十 129

令神气存 素二七 171

令解其意 素五八 292

令有条理 素六六 368

令有纲纪 灵一 1

令终不灭　素六八 387、七一 458

令御甚寒　素七一 470

令其条达　素七四 539

令泽不息　素七七 556

令各有形　灵一 1

令左属右　灵一 2

令志在针　灵九 29

令无所避　灵三十 72

令可为常　灵三七 78

令可久传　灵七三 133

令行禁止　灵六十 110

令热入中　灵六八 125

令当其门　灵七三 134

令之不通　灵七五 140

令尖如挺　灵七八 148

令人不嗜食　素一六 92

令人益嗜卧　素一六 93

令人呕吐甚　素三六 208

令人烦心甚　素三六 209

令人洒洒然　素三六 209

令人且病也　素三六 209

令人仆脱色　素五二 277

令人喘咳逆　素五二 278

令人少腹满　素五二 279

令人目不明　素六四 355

令言而可知　素三九 218

令气易行也　素五四 283

令行之常也　素七一 498

令终而不灭　灵一 1

令何道从入　灵四 14

令邪气独出　灵七八 147

令可深内也　灵七八 147

令人洒洒时寒　素一六 93

令人消烁脱肉　素三五 206

令人身体解㑊　素三六 207

令人身脉皆动　素六三 351

令人腰痛头重　素三六 206

令人色苍苍然　素三六 209

令人喉痹舌卷　素六三 345

令人卒疝暴痛　素六三 345

令人头项肩痛　素六三 346

令人气满胸中　素六三 346

令人拘挛背急　素六三 350

令人卧不欲动　素六四 354～355

令人悬心善饥　灵二九 70

令人柔润者也　灵六三 115

令不得以其次　素一九 124

令其一隅居上　素二四 155

令邪气不得入　素三五 204

令可传于后世　灵一 1

令民勿敢犯也　灵六十 112

令竭为一升半　灵七一 127

令热下合乃止　灵七五 140

令无得伤肉分　灵七八 147

令尖如蚊虻喙　灵七八 148

令汗出至足已　灵八一 156

令人心中欲无言　素一六 93

令人欲卧不能眠　素一六 93～94

令人腰痛少腹满　素三六 208

令人卒心痛暴胀　素六三 345

令人留于枢中痛 素六三 350

令人胁痛不得息 素六三 348

令人齘齘上齿寒 素六三 348

令热入至于病所 灵六 21

令可以按脉勿陷 灵七八 147

令可以泻热出血 灵七八 147

令病人惬然不复也 灵三 9～10

令人惕然欲有所为 素一六 93

令人目痛从内眦始 素六三 346

令人嗌痛不可内食 素六三 349

令验于已而发蒙解惑 素三九 218

令无得深入而阳气出 灵七八 147

令可传于后世以为常也 素五
四 284

冬三月 素二 11

冬胜夏 素四 23、九 65

冬不死 素二二 143

冬不愈 素二二 144

冬不涩 素七四 536

冬诊之 素四六 257

冬大晨 素六五 359;灵四二 85

冬人定 素六五 359;灵四二 85

冬鸡鸣 素六五 360;灵四二 85

冬夜半 素六五 358;灵四二② 85

冬日入 素六五② 358;灵四
二② 85

冬刺井 灵四四 87

冬寒风 灵五十 99

冬至重病 素二 10

冬为飧泄 素二 10

冬伤于寒 素三 21、五 35;灵七
四 136

冬生咳嗽 素五 35;灵七四 136

冬刺春分 素一六 93

冬刺夏分 素一六 94

冬刺秋分 素一六 94

冬刺经脉 素六四 355

冬刺络脉 素六四 355

冬刺肌肉 素六四 355

冬应中权 素一七 101

冬日在骨 素一七 103

冬脉如营 素一九 120

冬得脾脉 素一九 128

冬阴夏阳 素二十 129

冬夏则死 素二八 175

冬则闭塞 素二八 177

冬取井荥 素六一 330;灵一九 54

冬取经输 灵二一 58

冬者盖藏 素六四 354

冬夜半后 素六五 359

冬气南行 素七一 494

冬气常在 素七一 494

冬善病痹厥 素四 23

冬不病痹厥 素四 24

冬脉者肾也 素一九 120

冬得长夏脉 素二三 153

冬者水始治 素六一 330

冬气始于标 素七一 494

冬气始于后 素七一 494

冬气在筋骨 灵九 28

黄帝内经索引

冬三月之病 素七九② 566

冬胃微石曰平 素一八 111

冬以胃气为本 素一八 117

冬阴夏阳奈何 素二十 135

冬取井荥何也 素六一 330

冬气在骨髓中 素六四 353

冬夏气始于后 素七四 537

冬日重感于寒 灵三五 76

冬气者病在四支 素四 23

冬刺俞窍于分理 素一六 92

冬脉太过与不及 素一九 120

冬寒颇有不足者 素四九 269

冬取诸井诸腧之分 灵二 8

冬日重感于寒即泻 灵四 15

外无气 素三五 204

外无期 素七五 548

外绕臂 灵一十 39

外踝肥 灵六四 118

外壅肌肉 素三 15

外内之应 素五 35

外内之病 灵六 20

外内相得 素二五 162

外内相失 素七八 558

外内相贯 灵五二 101

外内皆越 素三九 222

外内皆然 灵五十 100

外者为阳 素六 50

外者外治 素七四 545

外而不内 素一七 108

外虚内乱 素二六 165

外引其门 素二七 170

外不得泄 素四二 236

外在腠理 素四二 238

外在肌肉 灵七七 146

外在皮毛 素六九 413

外在关节 素六九 413

外在经络 素六九 413

外在于脉 灵七七 145

外在于肌 灵七七 145

外破大腘 素五八 302

外列盛衰 素六八 391

外为不仁 素五八 302

外为发热 素五八 302

外为不便 素七四 527

外为柔弱 素七七 556

外为惊骇 素七九 564

外门不闭 素六二 342

外门已闭 灵一 2

外发疮疡 素七一 466

外发癫疝 素七四 518

外淫于内 素七四 507

外连脾胃 素七九 563

外伤四支 素七九 565

外踝之上 灵二 6

外别六府 灵一十 31

外有六府 灵一一 40

外濡腠理 灵一七 51～52

外注于络 灵三九 81

外刺六府 灵四八 95

外次六府 灵六十 111

五
画

外引其皮 灵七三 134

外踝后灸之 素六十 325

外踝之前下 灵二 6

外踝瘦无肉 灵六四 118

外亦有阴阳 灵六 19

外散于胸中 灵一六 50

外附于脐上 灵三一 73

外络于支节 灵三三 74

外内皆在焉 灵四九 97

外畏绵帛近 灵七五 138

外在于皮肤 灵七七 145

外在于筋纽 灵七七 146

外不劳形于事 素一 7～8

外无伸宦之形 素一三 82

外伤空窍肌肤 素一三 83

外在肌肉四支 素六九 413

外在溪谷踹膝 素六九 414

外为浮肿哕噫 素七四 520

外内之应奈何 灵六 20

外揣第四十五 灵四五 88

外踝皮坚而厚 灵六四 118

外踝皮薄而软 灵六四 118

外屈上于本节 灵七一 128

外不得越于皮肤 素六一 327

外合于筋骨皮肤 灵六 19

外合于十二经水 灵一二 42

外揣言浑束为一 灵四八 95

外屈出两筋之间 灵七一 128

外在于手太阳脉 灵七七 145

外内皆热则喘而渴 素三五 201

外屈出于寸口而行 灵七一 128

外屈出行两筋之间 灵七一 128

外踝上绝骨之端灸之 素六十 324

外有源泉而内有所禀 灵一二 43

外可度量切循而得之 灵一二 42

外踝以下至京骨长三寸 灵一
四 48

外在于骨与肩背之膂筋 灵七
七 145

外在于两胁腋骨下及肢节 灵七
七 146

用形哉 素六二 341

用针者 素六三 348;灵七五 140

用之不殆 素五 46、七四 533

用之不惑 素一三 85

用之奈何 素一五 89

用之升降 素六九 418

用之有纪 素八十 570

用心省真 素二一 140

用辛补之 素二二 143

用咸补之 素二二 144

用酸补之 素二二 145

用苦泻之 素二二 144

用苦补之 素二二 145

用针之服 素二六 164;灵七
三 134

用针无义 素二七 173

用针不审 灵四 15

用针若此 灵七五 138

用针之理 灵七三 133

黄帝内经索引

用针之要 灵七三 134

用针之类 灵七五 140

用实为虚 素二七 173

用员利针 素二八 177～178

用有迟速 素六八 398

用寒无犯 素七一 477

用寒远寒 素七一⑦ 461、465、468、470、473、475、476

用凉无犯 素七一 477

用凉远凉 素七一⑥ 461、465、468、470、473、475

用温无犯 素七一 477

用温远温 素七一⑥ 461、465、468、470、473、475

用热无犯 素七一 477

用热远热 素七一⑦ 461、465、468、470、473、475、476

用阴和阳 灵四九 98

用阳和阴 灵四九 98

用力过度 灵六六② 123、124

用棉絮一斤 灵六 21

用力无劳也 灵四八 96

用针之徐疾也 灵三 8

用淳酒二十升 灵六 21

用药而少针石也 素二八 177

用五胠俞背俞各一 素三六 210

用中针傍伍胠俞各一 素三六 210

生 灵二三② 61

生鬲 素四十 224

生之本 素九② 62、67

生于心 素一十 72

生于肺 素一十 72

生于肝 素一十 72

生于脾 素一十 72

生于肾 素一十 72

生气下 素六九 406

生毫毛 灵六五 121

生而神灵 素一 1

生而勿杀 素二 9

生而不长 素七十 429

生气不竭 素二 13

生气不政 素七十 427

生气失应 素六九 408

生气失政 素六九 408

生气乃用 素六九 411

生气乃扬 素七十 432

生气独治 素六九 403

生气淳化 素七十 436

生气以长 素七十 456

生乃不固 素五 35

生阳之属 素七 55

生于毫牦 素八 60

生于阳也 素四六 257

生于五藏 素六二 342

生于标者 素七四 530

生道以长 素一三 84

生之有度 素一七 102

生生化化 素六六 365

生化大病 素六八 391

生化息矣 素六八 400

五画

生化之期 素七十 446

生化收藏 素七一 493

生长不鲜 素六九 412

生政独彰 素七十 430

生政乃辱 素七十 432

生者何如 素七一 501

生菀于下 素七四 513

生则俱生 素八一 573

生神之理 灵四二 84

生杀之本始 素五 31、六六 361

生于大热也 素四四 248

生长化收藏 素六六 367

生化有薄厚 素七十 451

生化之道也 素七十 446

生化之常也 素七十 448

生治分间气 灵七八 148

生病起于过用 素二一 139

生于肝使内也 素四四 248

生于手者臂重 灵九 28

生于足者足重 灵九 28

生成之终始也 素六六 363

生化寿夭不同 素七十 445

生布万物以荣 素七一 469

生死有早晏耳 素七一 476

生病而异者何也 素二九 179

生气通天论篇第三 素三 14

生长化收藏下应之 素六六 366

白者 灵四 12

白色 灵六四 117

白为寒 素三九 221;灵四九② 99

白为肺 灵四九 99

白露降 素七一 467

白在肺 灵七四 136

白露不下 素二 12

白露早降 素六九 409

白当肺辛 素一十 72

白气乃屈 素六九 409

白乃不复 素六九 411

白起金用 素七十② 446、448

白埃四起 素七一② 467、469

白埃昏暝 素七一 491

白色宜辛 灵五六 106

白脉之至也 素一十 76

白欲如鹅羽 素一七 99

白色黑色见 素四七 261

白如枯骨者死 素一十 72

白如豕膏者生 素一十 72

白与黑相去远矣 素七六 553

白色小理者肺小 灵四七 92

白色薄皮弱肉者 灵五十 100

白刃陈于中野者 灵六十 110

白眼赤脉法于阳也 灵八十 153

失气惊 灵五十 100

失时反候 素九 65

失时反岁 素七一 493

失时之和 素七四 531;灵七
九 152

失神者亡 素一三 86

失守者死 素一七 100

失强则死 素一七 100

黄帝内经索引

失志者死 素三三 195

失经绝理 素八十 571

失针之宜 灵七 22

失数而反 灵三九 82

失神者死 灵五四 103

失则忧矣 灵六四② 117

失衣则膜胀 素四二 239

失时反候者 灵七六 143

失守其位者危 素六七 374

失之则内闭九窍 素三 15

失常则天地四塞 素六 49

失枕在肩上横骨间 素六十
　318～319

失常则天地四塞矣 素六九 414

失其所则折寿而不彰 素三 15

乍有形 灵六 20

乍无形 灵六 20

乍数乍疏 素一八 115

乍短乍长 素一八 115

乍来乍已 素二八 177

乍阴乍阳 素七九 564

乍上乍下 灵三六 78、七五 138

乍死乍生 灵五十 100

乍反乍复 灵七五 138

乍数乍疏也 灵五 18

乍疏乍数曰死 素一八 109

饥则烦 灵二二 59

饥则安 灵六六 123

饥则痛 灵六六 123

饥不欲食 素七四 513

饥则益小 灵六六 123

饥则积见 灵六六 123

卯酉之岁 素六六 369

卯酉之上 素六七 370

卯酉为纬 灵七六 141

卯者二月 灵四一 83

卯酉之纪也 素七一 462

卯未亥岁气会同 素六八 397

代则气衰 素一七 98

代则乍甚乍间 灵四八 96

代则乍痛乍止 灵四八 96

代则取血络且饮药 灵四八 96

代则取血络而后调之 灵四八 96

乐其俗 素一 3

乐恬憺之能 素五 44

犯者得之 灵四六 89

犯者治以胜也 素七一 501

犯其雨湿之地 灵七七 146

包络者 灵七一 129

包络心系 灵一十 39

处百病 灵一十 31

处天地之和 素一 7

务快其心 素一 2

禾熟而死 素四八 267

斥候皆归 素七四 535

丘墟 灵二 6

五
画

必坚 灵一九 51

必死 灵七四 136

必卒死 灵四九 98

必待日光 素二 11

必以稻米 素一四 86

必齐主治 素一五 89

必避五藏 素一六 94

必察四难 素一九 128

必发哕噫 素二十 136

必有终始 素二十 129

必有法则 素七七 553；灵七
　三 134

必有明法 灵三八 79

必有刚强 灵四六 89

必先治神 素二五 162

必先岁气 素七十 455

必先五胜 素七四 539

必先诊脉 灵一 3

必因于脾 素二九 180

必寒衣之 素三二 189

必下脓血 素四十 224

必将为脓 素五八 302

必将为败 素五八 302

必切而出 素六二 342

必巨刺之 素六三 344

必中其经 素六三 344

必中其脉 灵四 14

心中气穴 灵四 15

必审九候 素六四 355

必审其胗 素三五 77

必审调之 灵七二 131

必别阴阳 素六五 356、七四 545

必且调之 素六五 357；灵二五 64

必得夭殃 素六六 368；灵九 26

必知其远 素六六 368

必知终始 素七七 556

必知天忌 灵七三 134

必会于终 素六六 368

必谨察之 素六九 418、七一②
　477、494

必应于人 素六九 418

必验于今 素六九 418

必彰于物 素六九 419

必同其气 素七十 445

必养必和 素七十 456

必清必静 素七四 523

必清必净 素八十 571

必问贵贱 素七七 555

必持内之 灵一 1

必无留血 灵一 2

必在悬阳 灵一 2

必从足始 灵三 9

必通阴阳 灵九 25

必一其神 灵九 29

必定其气 灵九 29

必刺其处 灵二七 66

必更其道 灵三五 77

必当治里 灵三七 78

必审调之 灵七二 131

必端以正 灵七三 134

必于日中 灵七五 137

必长其身 灵七八 148

必自裁也 灵七八 150

必因于胃气 素一九 127

必先知经脉 素二十 134

必先于皮毛 素五六 290

必指而导之 素二十 130

必有法则焉 素二六 164

必有验于人 素三九 218

必有合于今 素三九 218

必有厌于己 素三九 218

必应于天地 素二七 169

必按而止之 素二七 171

必不免于死 素三一 183

必开其腠理 素三五 202

必更盛更虚 素三五 205

必正其神者 素五四 283

必赞其阳火 素七一 470

必抑其运气 素七一 473

必折其郁气 素七一④ 461、467、
    470、474

必安其主客 素七四 527

必伏其所主 素七四 542

必明为之法 灵一 1

必明于经隧 灵六四 119

必切而验之 灵九⑥ 27

必审其实虚 灵九 28

必为缪刺之 灵九 29

必察其形气 灵九 29

必刺其结上 灵一十 38

必深以留之 灵一九 54

必重感于寒 灵五十 100

必令尖如氂 灵七八 148

必开其腠理 灵七九 151

必以布徽著之 素一六 95

必候日月星辰 素二六 164

必知形之肥瘦 素二六 168

必知天地阴阳 素七七 557

必先扪而循之 素二七 170

必先舍于皮毛 素六三 344

必先按而循之 灵四 14

必先调其左右 灵九 29

必先别其三形 灵五九 110

必使目下肿也 素三三 197

必从四末始也 素三五 204

必谨察其九候 素六二 343

必明天道地理 素七十 446

必明六化分治 素七四 505

必问尝贵后贱 素七七 554

必问饮食居处 素七七 554

必行绝道而出 灵一十 38

必审按其本末 灵四八 96

必不免于病矣 灵四九 97

必不病而卒死 灵四九 98

五
画

必齐毒药攻其中 素一四 87
必审问其所始病 素二十 136
必审五藏之病形 灵八 25
必端内针为故止 素五五 286
必间日而一取之 灵一十 38
必生于风雨寒暑 灵四六 88
必明知病之可刺 灵五五 104
必有因加而发焉 灵五八 108
必知形气之所在 灵七三 133
必先熨调和其经 灵七五 139
必先入结于皮肤 素一四 87
必先定五藏之脉 素二二 146
必令其末如剑锋 灵七八 147
必先度其形之肥瘦 素二十 132
必先明知二十五人 灵六四 119
必须其自衰乃刺之 素三五 203
必起于足下者何也 素四五 250
必审五藏变化之病 灵五 18
必明乎此立形定气 灵六 21
必顺四时而适寒暑 灵八 24
必待天温冰释冻解 灵七五 139
必大其身而员其末 灵七八 147
必筒其身而员其末 灵七八 147
必筒其身而锋其末 灵七八 147
必先传行至其所不胜 素一九 121
必先见三部九侯之气 素二六 167
必先切循其下之六经 灵二七 66
必先按而在久应于手 灵五二 102
必先察其经络之虚实 灵七五 140
必视其经之过于阳者 素六十 326

必审察其本末之寒温 灵四八 96
必以大其头而锐其末 灵七八 147
必先去其血脉而后调之 素二
十 132
必先问其病之所先发者 素三
六 211
必先明知其形志之苦乐 灵八
十 155
必以比类奇恒从容知之 素七
七 555
必通十二经络之所终始 灵二 4
必候其气在于阳而刺之 灵七
六 143
必候其气在阴分而刺之 灵七
六 143
必从五指而上于膝者何也 素四
五 250
必先通十二经脉之所生病 灵
九 27
必先明知十二经脉之本末 灵七
一 129
必先明知阴阳表里 荣输所在 灵
三三 74
必起于燥湿寒暑风雨阴阳喜怒饮
食居处 灵四四 86
主冬 素二十 135
主夏 素二十 135
主外 素二九 179
主内 素二九 179
主肝 灵四一 84

黄帝内经索引

140

主生 灵七七 145

主津液 素三四 199

主胜逆 素七四 526

主润宗筋 素四四 248

主岁何如 素六七 386

主大痈脓 灵七八 148

主惊骇背痛 素七 54

主卧与喘也 素三四 199

主渗灌溪谷 素四四 249

主病之谓君 素七四 545

主岁者纪岁 素七四 504

主岁不常也 素七四 537

主按脉勿陷 灵一 2

主藏精者也 灵八 25

主发舌者也 灵六九 126

主杀主害者 灵七七 145

主按脉取气 灵七八 148

主痈热出血 灵七八 148

主蛰封藏之本 素九 68～69

主胜则胸胁痛 素七四 526

主胜则胸腹满 素七四 526

主左足之阳明 灵四一 83

主左足之厥阴 灵四一 83

主左足之少阳 灵四一 83

主左足之少阴 灵四一 83

主左足之太阳 灵四一 83

主左足之太阴 灵四一 83

主右足之阳明 灵四一 83

主右足之厥阴 灵四一 83

主右足之少阳 灵四一 83

主右足之少阴 灵四一 83

主在足之太阳 灵四一 83

主右足之太阴 灵四一 83

主热在头身也 灵七八 148

主取痈痹者也 灵七八 148

主胜则心热烦燥 素七四 526

主胜则喉嗌中鸣 素七四 526

主胜则筋骨繇并 素七四 527

主胜则厥气上行 素七四 527

主胜则寒气逆满 素七四 527

主胜则腰重腹痛 素七四 527

主不明则十二官危 素八 59

主胜则胸满咳仰息 素七四 526

主取深邪远痹者也 灵七八 148

主寒热痛痹在络者也 灵七八 148

主取大气不出关节者也 灵七八 148

主胜则热反上行而客于心 素七四 527

主治五藏六府之有疾者也 灵一 4

头热 素二八 175

头重痛 灵二二 58

头脉痛 灵二四 62

头痛甚 灵二四② 62、63

头倾视深 素一七 100

头项痛也 素一七 108

头痛耳鸣 素二八 179

头痛少愈 素三一 184

头痛不堪 素三二 188

头痛如破 素三五 200

头痛身热　素七一　467

头痛善悲　素七四　522

头痛少气　素七四　526

头痛嗌肿　素七四　526

头痛巅疾　素八十　568

头痛颔痛　灵一十　36

头痛眩仆　灵五二　102

头脑户痛　素六九　411

头顶痛重　素七四　521

头大末锐　灵一　2

头囟项痛　灵一十　34

头半寒痛　灵二四　63

头沉沉然　灵二六　64

头中分也　灵二八　69

头重眩仆　灵三四　75

头气有街　灵五二　102

头横骨为枕　素六十　323

头为之苦倾　灵二八　69

头者精明之府　素一七　100

头痛面赤无汗　素三二　187

头痛喉痹项强　素七四　518

头痛筋挛骨重　素七六　551

头痛不可刺者　灵二四　63

头面多汗恶风　素四二　239

头上五行行五　素五八　297

头重足胫跗肿　素七四　518

头目苦痛取之　灵二一　57

头痛不可以出内　素四二　240

头上五行行五者　素六一　330

头项囟顶脑户中痛　素七四　519

头以下汗出不可止　灵四　13

头痛不可取于腧者　灵二四　63

头之大骨围二尺六寸　灵一四　48

头入发一寸傍三分各三　灵二三　62

立死　素一九　126；灵七四　136

立已　素三二　188、三六　211、六三⑧　346、350、351、352；灵二六⑥　65

立寒　素三六　210

立闻　素六三②　347

立端于始　素九　61～62

立春而死　素四八　268

立而暑解　素六十　322

立而取之　灵二　8

立而躁岭　灵七二　131

立不能坐　素七九　567

玄生神　素五　36、六六　362、六七　375

玄府不通　素六二　341

玄谷不成　素六九　410

玄天之气经于张翼娄胃　素六七　371

半　素七四　524

半刺者　灵七　24

半日死　灵八一　156

半死半生也　素五　46

半日则气衰　灵五六　105

半日之度也　灵七六　143

穴俞以闭　素三　18

冯乎 素六七 373

汁之多少 灵四六 89

一

皮热 素一九 128

皮肤润泽 灵三十 72

皮寒 素一九 129

皮肤调柔 灵四七 91

皮厚 灵五七 107

皮肤致密 灵五四 103

皮肤痛 素七四② 512、520

皮肤内结 灵六五 121

皮肤枯 灵五四 104

皮痹不已 素四三 241

皮肤致 灵七五 139、七九 151

皮者道也 素五五 285

皮肤缓 灵七五 139

皮之部也 素五六 290

皮肤纵 灵七九 151

皮之柔粗 灵五 19

皮肤湿 灵八十 154

皮之厚薄 灵五 18、四六 89

皮革焦 灵八 25

皮㿉肉苛 素七十 447

皮其应 灵四七 93

皮焦筋屈 素七七 556

皮缓者 灵五九 109

皮有厚薄 灵六 20

皮之部 灵五九 109

皮肉在此 灵一二 42

皮满者 灵五九 109

皮寒热者 灵二一 56

皮淖泽 灵七五 139

皮薄色少 灵三八 80

皮毛生肾 素五 40、六七 382

皮溃而漉 灵四六 89

皮肤疡溃 素四二 237

皮肤著者死 素二十 136

皮肤不营 素四三 245

皮肤之厚薄 灵五十 100、五三 103

皮肤不收 素六二 340

皮肤微病 素六二 336

皮肤之寒热 灵七一 129

皮肤充实 素六四 354

皮肤滑以缓 灵八十 154

皮肤引急 素六四 354

皮厚者脉厚 灵四七 93

皮肤否肿 素七四 519

皮薄者脉薄 灵四七 93

皮肤薄者 灵五 19

皮缓者脉缓 灵四七 93

皮肤为阳 灵六 19

皮肤闭而为热 素一九 123

皮肤为痈 灵七 22

皮肤薄而不泽 灵四六 90

五画

皮毛先受邪气 素三八 214

皮伤则内动肺 素五十 273

皮者脉之部也 素五六 291

皮者肺之合也 灵七八 147

皮厚者大肠厚 灵四七 93

皮薄者大肠薄 灵四七 93

皮滑者大肠直 灵四七 93

皮肉不相离者 灵五九 109

皮毛者肺之合也 素三八 214

皮与肉相果则寿 灵六 20

皮肤坚而毛发长 灵一十 31

皮肤缓则腠理开 灵六六 122

皮薄而脉冲小者 灵四七 93

皮部论篇第五十六 素五六 289

皮肉筋脉各有所处 灵一 2

皮急者大肠急而短 灵四七 93

皮肤薄而其肉无䐃 灵四六 90

皮肤湿则分肉不解 灵八十 154

皮肉筋脉各有所处者 灵三 10

皮肉不相离者大肠结 灵四七 93

皮毛焦则津液去皮节 灵一十 37

皮缓腹里大者大肠大而长 灵四
　七 93

皮急而无毫毛者三焦 膀胱急 灵
　四七 94

发瘅 素一九 123

发屋 灵七九 153

发始堕 素一 5

发始白 素一 5

发长极 素一 5

发寒热 素一九 124

发喉痹 素四五 254

发蒙者 灵七五 137

发于颈 灵八一 156

发于胸 灵八一 156

发于膺 灵八一 156

发于胁 灵八一 156

发于尻 灵八一 156

发于膝 灵八一 156

发于胫 灵八一 156

发长齿更 素一 5

发堕齿槁 素一 5

发鬓颁白 素一 5

发为痿厥 素三 21

发为痿躄 素四四 247

发为风疟 素三 18

发为诸痹 素一六 94

发为白汗 素二一 141

发为肌痹 素四四 247

发为筋痿 素四四② 246、248

发为肉痿 素四四② 247、248

发为骨痿 素四四② 247、248

发为眴仆 素四五 252

发为痈疡 素七四 514

发为偏枯 灵七五 141

发如夺索 素一八 117

发咳上气 素一九 123

发咳呕汁 素四三 242

发针立已 素四一 234、六三 349

发蒙解惑 素五八 292

发无常会 素六九 414
发生之纪 素七十 436
发肌肉痿 素七一 460
发有微甚 素七一 493
发于胠胁 素七四 527
发于春夏 灵五 17
发于秋冬 灵五 17
发于筋溜 灵七五 141
发于股胫 灵八一 156
发于股阴 灵八一 156
发于阳者 灵八一 156
发于阴者 灵八一 156
发于内踝 灵八一 156～157
发于足傍 灵八一 157
发于足指 灵八一 157
发而为疟 素七四 521
发而濡泻 素七四 527
发而间之 灵二六 63
发不远热 素七四 523
发所复者 灵一四 48
发狂不已 灵二四 63
发则如是 灵二七 66
发颁斑白 灵五四 104
发行摇身 灵六四 117
发则阳气盛 素三五 206
发则邪气入 素三五 202
发则邪入焉 灵七九 149
发际后中八 素五九 313
发表不远热 素七一 500
发针而肿者 灵三九 81

发不能下至 灵六九 126
发腠理者也 灵七九 153
发于肩及臑 灵八一 156
发于足上下 灵八一 157
发尽不得隐曲 素七 57
发肠痈不可治 素四五 254
发针而浅出血 素五五 286
发热恶寒而疟 素七四 513
发热耳聋目瞑 素七四 526
发无泽者骨先死 灵一十 37
发于腋下赤坚者 灵八一 156
发以下至颐长一尺 灵一四 48
发则心下崩数溲血也 素四四 247
发手则热气下于两股 灵六六 122
发针而面色不变而烦悗者 灵三
　九 81

民乃康 素六九 411、七一② 467、472
民乃厉 素七一 460
民乃惨 素七一 460
民乃和 素七一② 469、472
民乃舒 素七一② 461、464
民病疟 素六九 404
民病寒 素七一 460
民气和 素七一 464
民不病 灵七九 153
民多病 灵七九 153
民多死 灵七九③ 152
民善暴死 素七一 164
民避寒邪 素七一 467

五画

民反周密 素七一 472
民气可调 素七一 458
民气和平 素七一 467
民气条舒 素七一 469
民乃惨凄 素七一 461
民乃康平 素七一 464
民病腹痛 素六九 405
民病中清 素六九 408
民病口疮 素六九 412
民病热中 素七一 467
民病血溢 素七一 469
民病皮腠 素七一 470
民病咳喘 素七一 472
民病寒中 素七一 466
民病寒湿 素七一② 460、469
民病寒热 素七一② 464、472
民病饮积 素七四 509
民病喜呕 素七四 510
民病头痛 素七四 513
民病多者 灵七九 152
民多寒热 灵七九 153
民多瘅病 灵七九 153
民多暴死 灵七九 153
民不往来 灵八一 155
民病胸中痛 素六九 409
民病咳嗌塞 素七一 464
民病腠理热 素七一 470
民病热于中 素七一 474
民病厥心痛 素七四 514
民食少失味 素六九 411

民气亦从之 素七一 469
民多心腹病 灵七九 153
民病寒疾于下 素六九 412
民病寒热疟泄 素七一 466
民病飧泄食减 素六九 403
民病飧泄霍乱 素六九 410
民病肩背瞀重 素六九 411
民病腹满身重 素六九 412
民病腹中常鸣 素七四 509
民病大热少气 素七一 460
民病气郁中满 素七一 460
民病气厥心痛 素七一 472
民病洒洒振寒 素七四 508
民病注泄赤白 素七四 510
民病少腹控睾 素七四 510
民病胸中烦热 素七四 512
民病左胠胁痛 素七四 513
民少病而少死 灵七九 152
民病寒于右之下 素七一 474
民病两胁下少腹痛 素六九 406
民病身热烦心燥悸 素六九 406
民病泣出耳鸣掉眩 素七一 474
民病黄瘅而为胕肿 素七一 474
民病胃脘当心而痛 素七四 511～512
司气以热 素七一 477
司气以寒 素七一 477
司气以凉 素七一 477
司气以温 素七一 477
司天地者 素七四 503

司天同侯 素七四 504

司天之气 素七四 515

司左右者 素七四 504

司岁备物 素七四 506

司八正邪 素八十 571

司化之常也 素七一 495

司气者何如 素七四 506

司气为苍化 素七四 504

司气为黅化 素七四 505

司气为丹化 素七四 505

司气为素化 素七四 505

司气为玄化 素七四 505

司关合者也 灵四七 90

司气者主岁同 素七四 506

弗治 素一九⑥ 123、124

弗之能害 素三 18

弗之火调 灵七五 140

弗能害也 素三 15

弗能伤也 素二六 166

弗能取之 灵七五 140

弗著于方 灵二九 70

弗行于人 灵六十 111

弗敢使泄也 灵四五 88

弗能出入也 灵六三 114

加于庚辛 素二二 143

加于壬癸 素二二 143

加于甲乙 素二二 144

加于丙丁 素二二 145

加者何谓 素七一 476

加以烦心 灵六 20

加宫之人 灵六四 116

加宫与大宫同 灵六五 120

加以黑色而美骨者 灵五三 103

圣人行之 素二 14

圣人南面而立 素六 49

圣人之治病也 素七七 557

圣人之为道者 灵三八 79

圣人之为道也 灵三八 81

圣智不能欺也 素二五 160

圣人不能使化者 灵六十 110

圣人之通万物也 灵六五 121

尻以代踵 素四三 242

尻上五行 素六十 323

尻上五行行五者 素六一 327

尻骨空在髀骨之后 素六十 324

尻股膝髀腨胻足病 素七四 527

尻阴股膝髀腨胻足皆病 素六
九 406

召雷公而问之曰 素七五 547、七
六 549

幼而徇齐 素一 1

对人系目本 灵二一 57

六　画

一一

动手足　灵六四　117

动者为阳　素七　53

动作益衰　素一九　125

动作气索　灵二二　60

动则咳剧　素三八　215

动气候时　素六二　342

动静相召　素六六　367

动静何如　素六七　372

动而不息　素六六　367

动而不已　素六八　399

动而不居　灵二　5

动而不休　灵二　5

动而后之　灵七二　130

动复则静　素七一　492

动不当位　素七四　535

动作以避寒　素一三　82

动作痛益甚　灵二四　63

动转不便也　素七十　448

动则苛疾起　素七四　536

动摇则应和　灵四五　88

动输第六十二　灵六二　113

动之为水溺涩之病　素四十　225

动之为水溺涩之病也　素四七　260

一丨

地者　素六七　372

地有形　素五　44

地为阴　素六　48、九　61；灵一二
　43、四一②　83

地气高　素一六　91

地气合　素一六　92

地气也　素二九　179

地气明　素七十　440、七一　463

地气静　素七一　460

地气扰　素七一　466

地气肃　素七一　472

地气正　素七一③　467、474

地气迁　素七一⑤　460、464、466、
　469、472

地气腾　素七一②　469、470

地成形　素六七　372

地理也 素六九 403

地乃暑 素七十 447

地制形 素七十 450

地至广 灵一二 42

地道不通 素一 5

地气以明 素二 10

地有五里 素五 44

地有经水 素二七 169

地有九州 灵七一 127

地有高山 灵七一 128

地有深谷 灵七一 128

地有泉脉 灵七一 128

地有草蓂 灵七一 128

地有小山 灵七一 128

地有山石 灵七一 128

地有林木 灵七一 128

地有聚邑 灵七一 128

地之湿气 素五 46

地之气也 素七四 506

地之分也 素七四 524

地之无理 素七六 552

地气定发 素一六 91

地气始发 素一六 91

地气始闭 素一六 91

地气始泄 素六四 354

地气上升 素六八 398

地气上腾 素七一 469

地气主之 素六八 397、七一 475、
　七四② 524、525

地气大发 素七一 474

地气随之 素七一 500

地气不足 素七一 500、八十 570

地以候肾 素二十 131

地以候地 素二七 173

地积坚冰 素六九 412

地裂冰坚 素七十 448、七四 522

地乃燥清 素七十 448

地乃藏阴 素七十 448

地不长也 素七十 452

地将易也 素七一 473

地化奈何 素七四 504

地可穿也 灵七五 139

地经失纪 灵八一 155

地气者冒明 素二 12

地气上为云 素五 32

地气通于嗌 素五 45

地气治于子 素六八 393

地气制己胜 素七十 450

地气制之也 素七十 452

地不满东南 素五 44、七十 443

地势使然也 素一二 80、七十 445

地之阴阳也 素六六② 366、367

地亦有阴阳 素六六 366

地以五为制 素六六 367

地为人之下 素六七 372

地以九九制会 素九 62

地至大不可量 素九 66

地食人以五味 素九 67

地以阳杀阴藏 素六六 366

地之为下否乎 素六七 372

六
画

地之小大异也 素七十 446

地有十二经水 灵七一 128

地以候胸中之气 素二十 131

地以候口齿之气 素二十 131

地气上者属于肾 素六一 327

地之在我者气也 灵八 24

地有四时不生草 灵七一 128

耳鸣 灵四 13、二四② 63、二
　八 69

耳聋 素六三 350；灵九 29、二四
　63、三十 72

耳者 灵三七 79

耳也 灵五二 102

耳数鸣 灵三十 72

耳色美 灵六四 118

耳不闻 素二六 168

耳目聪明 素三 20；灵九 27

耳无所闻 素二二 146、六九 406；
　灵七五 137

耳无闻也 灵二四 63

耳聋嗌干 素二二 147

耳聋微闻 素三一 185

耳聋好瞑 素三二 192

耳聋泣出 素四五 254

耳聋血溢 素七四 526

耳聋无闻 灵二四 63

耳以聪矣 素五八 292

耳中各一 素五九 310

耳鸣头眩 素七四 517

耳痛溺赤 素七四 518

耳目不明 灵二一 57

耳中有脓 灵二四 63

耳为之听 灵三六 78

耳前之动脉 素二十 130

耳未闻其数 素五八 292

耳郭上各一 素五九 310

耳中生风者 素六三 347

耳聋而好瞑 灵二三 61

耳为之苦鸣 灵二八 69

耳坚者肾坚 灵四七 92

耳闭不可以听 素三 16～17

耳目不聪明矣 素五 43

耳后陷中各一 素五九 306

耳后陷者肾下 灵四七 92

耳前角上各一 素五九 305

耳前角下各一 素五九 305～306

耳聋目黄颊肿 灵一十 34

耳聋不能自收 灵二三 61

耳聋百节皆纵 素一六 95

耳聋浑浑焞焞 素七四 509

耳痛不可刺者 灵二四 63

耳焦枯受尘垢 灵五九 109

耳间青脉起者 灵七四 136

耳前后脉涌有热 灵二四 62

耳薄不坚者肾脆 灵四七 92

耳中多所闻二穴 素五八 298

耳前后口下者各一 灵二三 62

耳者宗脉之所聚也 灵二八 68

耳偏高者肾偏倾也 灵四七 93

耳下牙车之后各一 素五九 306

黄帝内经索引

耳后当完骨者广九寸 灵一四 49

耳后肩臑肘臂外皆痛 灵一十 36

耳好前居牙车者肾端正 灵四
七 92

耳前当耳门者广一尺三寸 灵一
四 49

西方者 素一二 80

西北方 素七十 443

西方白色 素四 27

西方生燥 素五 40、六七 381、六
九 415

西方阴也 素五 44

西方金也 素一九 119

西风生于秋 素四 23

西北之气散而寒之 素七十 445

老从上 素八十 567

老者复壮 素五 44

老者绝灭 灵五 19

老人婴儿 灵二三 61

老者有顷已 素六三 345

老者秋冬生 素八十 568

老壮不同气 灵一八 52

老者之气血衰 灵一八 52

老人之不夜瞑者 灵一八 52

再问 灵三五 76

再拜曰 素五八 302

再结二升 素七 56

再刺则阴邪出 灵九 27

再拜而稽首曰 素一九 121

再刺则阴邪出者 灵七 23

机之动 灵一 1

机关不利 素四五 254

机关不利者 素四五 254

机之动不离其空中者 灵三 8

权衡以平 素二一 139

考建五常 素六七 369

芒而大倍常之一 素六九 416

共凑于目也 素八一 573

一 丿

有 素四 25

有亡 素八一 572

有厥气 素一十 76

有积矣 素一八 111

有下部 素二十 130

有中部 素二十 130

有上部 素二十 130

有癥者 素四七 262

有期乎 素六八 399

有顷已 灵二二 59

有客气 灵二五 64

有同气 灵二五 64

有血海 灵三三 74

有气海 灵三三 74

有外部 灵四九 97

有部分 灵四九 98

有寒者 灵七五 139

有热者 灵七五 139

有真气 灵七五 140

有邪气 灵七五 140

有正气 灵七五 140

有所结 灵七五③ 141

有远近 灵八一 155

有至人者 素一 7

有伤于筋 素三 17

有不袭乎 素九 66

有余为精 素一七 100

有余为消 素一七 100

有余不足 素二七 169；灵三十
    72、六六 124

有余于上 素四十 226

有余则泻 素六十 318

有余泻之 素六二 334

有余有五 素六二 334

有余而往 素六六 365

有余从之 素六六 365

有余宜晚 素七一 469

有余于气 灵六五 121

有余折之 素七四 527

有所惊恐 素二一 138

有所惊骇 素四八 265

有所堕恐 素二一 138

有所堕坠 灵四 11

有所失亡 素四四 247

有所劳倦 素六二 341

有所击仆 灵四 11

有所击堕 灵二四 63

有所心藏 灵二九 70

有病温者 素三三 194

有病厥者 素四六 257

有病口苦 素四七 262

有渐于湿 素四四 248

有在脉者 素五十 273

有在筋者 素五十 273

有在骨者 素五十 273

有在髓者 素五十 273

有者为实 素六二 339

有者甚之 素七一 501

有者求之 素七四 539

有用有变 素六八 398

有用有病 素七一 494

有德有化 素六八 398、六九 415

有政有令 素六九 415

有变有灾 素六九 415

有喜有怒 素六九 417

有忧有丧 素六九 417～418

有泽有燥 素六九 418

有毒无毒 素七十② 455、七四②
    540、541

有胜有复 素七一 494

有胜之气 素七四 531

有胜则复 素七四 525

有假则反 素七一 473

有假反常 素七一 475

有假其气　素七一　502

有化有变　素七一　494

有故无殒　素七一　501

有如疟状　素七四　543

有多少也　素七四　543

有知余绪　素七七　556

有以比之　素八一　574

有过则至　灵二　5

有微有甚　灵四　12

有形无形　灵四 12、七三　134

有刚有柔　灵六　19

有弱有强　灵六　19

有短有长　灵六　19

有阴有阳　灵六　19

有刺营者　灵六　21

有刺卫者　灵六　21

有死征也　灵二三　60

有道以来　灵三四　75

有道以去　灵三四　75

有内部也　灵四九　97

有人于此　灵五十　99

有气轻财　灵六四　116

有气无血　灵六五　121

有小小官　灵七二　131

有容大者　灵七五　139

有狭小者　灵七五　139

有不得隐曲　素七　53

有心腹积也　素一七　108

有病肾风者　素三三　196

有病心腹满　素四十　223

有病颈痈者　素四六　257

有病怒狂者　素四六　257

有病口甘者　素四七　261

有所大脱血　素四十　223

有所疾前筋　灵七五　141

有荣气热胕　素四二　237

有寒故痛也　素四三　245

有寒温和适　灵七九　149

有在肌肉者　素五十　273

有在皮肤者　素五十　273

有至而不至　素六八　388

有至而太过　素六八　388

有相胜制也　素七平　448

有气从不康　素七十　456

有假者反常　素七一　461

有假者反之　素七一② 465、469

有生于本者　素七四　533

有生于标者　素七四　533

有从标本者　素七四　533

有余者厥耶　素八十　568

有水谷之海　灵三三　74

有名而无形　灵四一　84

有润如膏状　灵四九　99

有老壮少小　灵五九　109

有喜怒不测　灵六十　110

有则稀枯悴　灵六四　118

有贤人圣人　灵七二　130

有过者独热　灵七四　136

有积气在胸中　素一十　76

有积气在腹中　素一十　76

六
画

有辛酸甘苦咸 素二二 149

有所远行劳倦 素四四 248

有所用力举重 灵四 11

有病身热解㑊 素四六 258

有余不足奈何 素六二 336

有取本而得者 素六五 356、七
　四 533

有取标而得者 素七四 533

有逆取而得者 素六五 356、七
　四 533

有从取而得者 素六五 356、七
　四 533

有不生不化乎 素六八 401

有生于中气者 素七四 533

有形而不痛者 灵六 20

有敢背此言者 灵四八 95

有余则耳目聪明 素五 44

有余不足有形乎 灵四三 85

有故病五脏发动 素一七 106

有脉俱沉细数者 素一七 107

有天有地有人也 素二十 130

有得卧行而喘者 素三四 199

有病胸胁支满者 素四十 223

有取中气而得者 素七四 533

有取标本而得者 素七四 533

有不从标本者也 素七四 533

有留针以致阳气 灵三 10

有热则筋弛纵缓 灵一三 45

有热则化而为脓 灵七五 141

有积气在心下支肤 素一十 76

有积气在小腹与阴 素一十 76

有病身热汗出烦满 素三三 195

有病瘖然如有水状 素四七 263

有病热者寒之而热 素七四 543

有病寒者热之而寒 素七四 543

有不得卧卧而喘者 素三四 199

有怫之应而后报也 素七一 492

有留针以致其阴气 灵三 10

有结者皆取之不足 灵五 18

有刺寒痹之留经者 灵六 21

有寒则膜膜满雷引 灵六六 123

有一脉生数十病者 灵七五 140

有不得卧而息无音者 素三四 199

有其在标本而之于本 素六五 356

有其在而两求之于标 素六五 356

有其在本而求之于本 素六五 356

有起居如故而息有音者 素三
　四 199

有不得卧不能行而喘者 素三
　四 199

有病膺肿颈痛胸满腹胀 素四
　十 226

有痛而经不病者缪刺之 素六
　三 352

有其年已老而有子者何也 素一 6

有知调尺寸小大缓急滑涩 灵
　三 10

有五气五味五色五类五宜也 素七
　十 451

在阴 素三五 205

154

在泉 素七十⑥ 449、450

在中 灵四九 97

在外 灵四九 97

在内 灵四九 97

在速迟 灵一 1

在门者 灵三 8

在心下 灵四 13

在内者 灵六 19

在外者 灵六 19

在厉兑 灵五二 102

在色为苍 素五 36～37

在色为赤 素五 38

在色为黄 素五 39

在色为白 素五 40

在色为黑 素五 41

在音为角 素五 37

在音为征 素五 38

在音为宫 素五 39

在音为商 素五 40

在音为羽 素五 41～42

在声为呼 素五 37

在声为笑 素五 38

在声为歌 素五 39

在声为哭 素五 40

在声为呻 素五 42

在窍为目 素五 37

在窍为舌 素五 38

在窍为口 素五 39

在窍为鼻 素五 40

在窍为耳 素五 42

在味为酸 素五 37

在味为苦 素五 38

在味为甘 素五 39

在味为辛 素五 40～41

在味为咸 素五 42

在体为筋 素五 36、六七 375

在体为脉 素五 38 六七 377～378

在体为肉 素五 39、六七 380

在体为骨 素五 41、六七 384

在藏为肝 素五 36、六七 376

在藏为心 素五 38、六七 378

在藏为脾 素五 39、六七 380

在藏为肺 素五 40、六七 382

在藏为肾 素五 41、六七 384

在地为化 素五 36、六六 362、六七 375

在地为木 素五 36、六六 362、六七 375

在地为火 素五 38、六六 362、六七 377

在地为土 素五 39、六六 362、六七 380

在地为金 素五 40、六六 362、六七 382

在地为水 素五 41、六六 362、六七 384

在地为厥 灵四九 98

在地成形 素六六 362～363

在人为道 素五 36、六六 362、六

六
画

七 375

在志为喜 素五 38

在志为思 素五 39

在志为忧 素五 41

在志为恐 素五 42

在经有也 素九 64、八一 572

在经论中 素七九 566

在经之时 灵六六 122

在阴与阳 素二七 170

在天与玄 素六六 362

在天为热 素六六 362

在天为湿 素六六 362

在天为燥 素六六 362

在天为寒 素六六 362

在气为柔 素六七 376

在气为息 素六七 378

在气为充 素六七 380

在气为成 素六七 382

在气为坚 素六七 384

在理已尽 素七九 566

在腧横居 灵一 2

在骨守骨 灵九 28

在筋守筋 灵九 28

在手太阴 灵九 26、四八 96

在手少阴 灵九 26、四八 96

在手少阳 灵四八 96

在手心主 灵九 26、四八 96

在枢合中 灵二四 63

在肘骨中 灵五二 102

在络之时 灵六六 122

在输之时 灵六六 122

在左左热 灵七四 136

在右右热 灵七四 136

在上上热 灵七四 136

在下下热 灵七四 136

在于调气 灵七五 140

在于三阳 灵七六 143

在下则左甚 素五 44

在变动为握 素五 37

在变动为忧 素五 38

在变动为哕 素五 39

在变动为咳 素五 40

在变动为栗 素五 42

在体为皮毛 素五 40、六七 382

在太阳之外 素四一 232

在于皮则寒 素四三 246

在头头疾痛 素五五 285

在阴者主出 素五六 289

在缺盆中者 素六十 321

在尻骨下空 素六十 323

在髀中之阳 素六十 324

在外上五寸 素六十 322～323

在泉为酸化 素七四 504

在泉为苦化 素七四② 504、505

在泉为甘化 素七四 504～505

在泉为辛化 素七四 505

在泉为咸化 素七四 505

在外踝之后 灵二 6、五二 102

在肠胃之外 灵四 13

在肠胃之时 灵六六 122

黄帝内经索引

在婴筋之前 灵二一 57

在鼻与頏前 灵二一 57

在左右如法 灵四九 99

在窍阴之间 灵五二 102

在寸口之中 灵五二 102

在锐骨之端 灵五二 102

在伏冲之时 灵六六 122

在两股之内 灵八一 156

在内踝上五寸 素四一 231

在内者不能仰 灵一三 46

在于肉则不仁 灵四三 246

在于血脉之中 灵二七 65

在天府下五寸 素五八 301

在人合之奈何 素六七 374

在颈支腋之间 灵四 13

在胁下若复杯 灵四 13

在外者不能俯 灵一三 46

在项中两筋间 灵二一 57

在血脉之中邪 灵二七 66

在面王为不日 灵四九 99

在腨踵鱼腹之外 素四一 228

在膝前骨肉分间 素四一 232

在膝外陷者中也 灵二 6

在于筋则屈不伸 素四三 246

在于足大指之前 灵二 6

在于知调阴与阳 灵五 19

在于血脉之中耶 灵三五 76

在左当主病在肾 素四六 257

在颅际锐骨之下 素六十 323

在肘内大骨之外 灵二 7

在大指歧骨之间 灵二 7

在足少阳之本末 灵四 15

在内者熨引饮药 灵一三 46

在跟以上五寸中 灵五二 100

在行间上五寸所 灵五二 102

在郄中结络如黍米 素四一 229

在外踝上绝骨之端 素四一 230

在分肉间痛而刺之 素六三 348

在腕上陷者之中也 灵二 6

在手外侧腕骨之前 灵二 7

在肘外辅骨陷者中 灵二 7

在下脘则散而去之 灵一九 55

在内近鼻者为内眦 灵二二 58

在内踝下上三寸中 灵五二 102

在跻上郄下五寸横居 素四一 231

在于脉则血凝而不流 素四三 246

在手外侧本节之后也 灵二 7

在锐骨之下陷者中也 灵二 7

在上脘则刺抑而下之 灵一九 55

在中封前上四寸之中 灵五二 102

在臂胫诸阳分肉之间 灵五九 109

在内踝上大筋前太阴后 素四一 232

在小指次指之间上二寸 灵五二 102

在掌后两筋之间二寸中 灵五二 102

在肘外大骨之上陷者中也 灵二 6

在手外廉本节前陷者中也 灵二 7

在膝筋肉分间郄外廉之横脉出血

素四一 229

而皆已 素四六 257

而浮之 灵七 23

而内之 灵一九 54

而烦心 灵二二 58

而骨居 灵二二 58

而无子耳 素一 6

而通神明 素三 15

而汗出也 素四 24

而知部分 素五 46

而知所苦 素五 46~47

而皆治之 素九 64

而明告之 素一九 128

而除邪疾 素二十 130

而病益蓄 素二七 172

而阳独治 素三四 198

而生于骨 素三四 198

而目以明 素五八 292

而此成形 素六二 335

而为一周 素六六 368

而为痛痹 灵七八 148

而化而变 素六八② 398、399

而变作矣 素六八 398

而贵常守 素六八 400

而有常名 素六九 402

而物由之 素六九 415

而火且明 素七十 447

而土且隆 素七十 447

而乃发也 素七一② 491

而取化源 素七一 470

而调其上 素七一 473

而安其下 素七一 473

而不可过 素七一 477

而言其病 素七四 524

而致和平 素七四 539

而愚诊之 素七六 552

而中于邪 灵四 11

而皮又厚 灵四 12

而成下焦 灵一八 53

而脉尚躁 灵二三 60

而各异耶 灵四六 89

而连四时 灵四七 91

而后调之 灵五九 110

而行疾徐 灵七一 129

而略言耳 灵七二 130

而泻其阳 灵七二 131

而观百姓 灵七三 134

而无目视 灵七五 138

而水可行 灵七五 139

而瘤病竭 灵七八 147

而风常在 灵七九 151

而养骨节 灵八一 155

而渗孙脉 灵八一 155

而动作不衰 素一 1

而血菀于上 素三 17

而阳气当隔 素三 19

而知病所主 素五 47

而宣明大道 素八 60

而天度毕矣 素九 62

而乘所胜也 素九 65

而所生受病　素九　65

而病不愈者　素一四　87

而病变定矣　灵四　12

而病知愈也　灵九　28

而病形定矣　灵七四　135

而忧患不止　素一四　87

而形施于外　素一四　89

而逢天之虚　素二六　166

而调之于身　素二六　166

而工独知之　素二六　166

而复其真气　素二七　172

而复合于目　灵七六　142

而下行至足　素二九　180

而不得至经　素二九　180

而风独常在　素三五　203

而上焦不通　素三九　221～222

而食饮应之　素四三　243

而络于督脉　素四四　249

而一阴气上　素四九　270

而外并于阳　素四九　271

而阳气且出　素四九　271

而方杀万物　素四九　272

而生水液也　素六一　327

而生奇病也　素六三　344

而布于四末　素六三　344

而形无知也　素六三　351

而变由生也　素六六　367

而人应之也　素六九　415

而上应五星　素六九　415

而埃昏气交　素七十　443

而遗人夭殃　素七十　455

而掉瘛尤甚　素七四　521

而气无必也　素七四　525

而复已萌已　素七四　535

而先其所因　素七四　542

而问雷公曰　素七九　561

而收其租税　灵一　1

而属有疾病　灵一　1

而后取之也　灵五　19

而经脉大盛　灵一十　38

而水道出焉　灵一二　42

而水可竭也　灵三八　79

而通水道焉　灵一二　42

而脉度定矣　灵一四　48

而痛已止矣　灵二七　66

而无能禁之　灵二九　70

而经可通也　灵三八　79

而未有定舍　灵四三　85

而病可与期　灵四四　87

而缺斤斧焉　灵四六　89

而外络肢节　灵五二　101

而明为良方　灵六十　111

而积皆成矣　灵六六　123～124

而行呼吸焉　灵七一　127

而守其门户　灵七三　134

而有常名也　灵七五　141

而有时相失　素三五　205

而复止如前　灵七五　140

而一面七星　灵七六　141

而少贼风者　灵七九　152

六画

而痈脓搏骨 灵八一 156
而止其寒热 灵八一 157
而尽终其天年 素一 2
而肾气有余也 素一 6
而阴气自半也 素五 43
而藏灵兰之室 素八 60
而定五藏之气 素二二 141
而避之勿犯也 素二六 166
而未入于藏者 素三一 184
而阳明为之长 素四四 249
而成身形五藏 素六二 335
而变行有多少 素七一 476
而道上知天文 素七五 547
而病生于肠胃 灵三 9
而调以甘药也 灵四 14
而后以临病人 灵六 21
而俱下于大肠 灵一八 53
而外未发于皮 灵二七 66
而留水谷尽矣 灵三二 73
而下流于阴股 灵三六 78
而私览于诸方 灵四二 84
而与魂魄飞扬 灵四三 85
而无邪僻之病 灵四七 91
而粗理者身寒 灵五九 109
而行之于百姓 灵六七 124
而分肉不解焉 灵八十 154
而知病所生以治 素五 47
而知五藏之害矣 灵一 3
而各从其主治焉 素九 64
而鼻为之不利也 素一一 78

而后各切循其脉 素二十 136
而德化政令灾变 素六九 414
而脉络于舌本也 灵一十 37
而未合和于血也 灵三九 81
而二十五人具矣 灵六四 115
而下行循臂至指端 素二九 180
而脉躁疾不为汗衰 素三三 194
而外舍于分肉之间 素三五 206
而用针者反实其内 灵一 3
而用针者反实其外 灵一 3
而交出足少阳之后 灵一十 35
而内属于五藏六府 灵一二 42
而气口静人迎躁者 灵二三 60
而据未有坚然者也 灵三八 79
而与谷留于胃中者 灵六三 115
而阳明之人不与焉 灵六四 115
而五态之人不与焉 灵七二 131
而瘅特以时休何也 灵七九 151
而天地之精气皆竭矣 素一 6
而后可得传于终始矣 灵九 27
而易入肌皮肠胃之外也 素一
　七 104
而能为之行其津液何也 素二
　九 181
而藏气不应不用者何也 素七
　十 446
而方士用之尚未能十全 素七
　四 538
而人右耳目不如左明也 素五 44
而人左手足不如右强也 素五 44

而溜不能过于机关大节者也 灵七八 148

而方士不能废绳墨而更其道也 素七四 543

而手太阴足少阴阳明独动不休 灵六二 113

而未内著于肌肉而外为脓血者 灵七十 126

而先行于四末分肉皮肤之间而 不休者也 灵七一 127

死 素一七 99；灵二三② 61、四二⑦ 85

死不治 素七③ 54、56、57、二三 153、二八 176、三七 212、四七 263、七四⑩ 512、513、514、521、522；灵四 14、一三② 46、47、二一 57、二二 59、二四 63、四八② 96、八一 157

死于冬 灵八 25

死于春 灵八 25

死于秋 灵八 25

死于夏 灵八 25

死阴之属 素七 55

死心脉来 素一八 116

死肺脉来 素一八 116

死肝脉来 素一八 116

死脾脉来 素一八 117

死肾脉来 素一八 117

死必戴眼 素二十 135

死不可治 素四五 254；灵二三 61

死日有期 素七七 556

死于季夏 灵八 25

死于家中 灵六十 112

死于堂上 灵六十 112

死之备也 灵六十 110

死生之期 灵八一 155

死后出脓 灵八一 156

死生之本也 素二 14

死生之期也 素二二② 141、146

死于其所不胜 素一九 121

死期不过三日 素三二② 193

百岁 灵五四 104

百日已 素一五 90

百日死 灵八一③ 156、157

百日尽已 素一五 90

百日而已 素五五 287

百姓闻之 素二五 159

百病之生 素六二 334

百病之起 灵一九 54

百病所起 素七八 559

百病不治 灵七六 143

百节尽纵 灵九 29

百年不衰 灵四七 91

百病之始也 素三 18；灵四九 98

百三十五日 灵一九 54

百岁乃得终 灵五四 104

百病乃变化而生 素六二 335

百病始生第六十六 灵六六 122

百姓之血气各不同形 灵六七 124

百姓人民皆欲顺其志也 灵二

六画

九 70

成糟粕 灵一八 53

成而登天 素一 1

成而秕也 素七十 431

成实而稚 素七十 429

成败之时 灵八一 155

成熟有少多 素七十 452

成以诸阴之别 灵一一 41

成败之所由也 素六八 398

成败倚伏生乎动 素六八 399

成败倚伏游乎中何也 素六八 399

成骨在膝外廉之骨独起者 素四一 227

夺人正气 素二七 173

夺阴者死 灵一 3、三 10

夺阳者狂 灵一 3、三 10

夺汗者无血 灵一八 53

夺其食耳即已 素四六 258

厌之令病者呼噫嘻 素六十 318

戌者九月 灵四一 83

列别藏府 素五 35

一

邪在中 素四九 272

邪在府 灵一九 54

邪在胆 灵一九 55

邪在肺 灵二十 56

邪在肝 灵二十 56

邪在肾 灵二十 56

邪在心 灵二十 56

邪气也 灵三 8

邪气者 灵七五 140

邪入踝 灵六二 114

邪其精 灵八十 153

邪害空窍 素二 12

邪害心火 素六九 406

邪不能害 素三 20

邪气留连 素三 21

邪气发病 素四 23

邪气乃服 素一三 84

邪气乃亡 素三五 204

邪气乃索 素六二 338

邪气乃下 素六二 342

邪气乃并 素七七 555

邪气乃出 灵七三 134

邪气不服 素一四 87

邪气不出 灵四 15

邪气时至 素一四 86

邪气著藏 素一六 93

邪气复至 素二七 172

邪气散乱 素六二 337

邪气布散 素六二 342

邪气反胜 素七四 516

邪气得泄 灵一 2

邪气得去 灵七一② 129

邪气在上 灵一 2

邪气内逆 灵三六 77

邪气始生 灵四四 86

邪气稍至 灵四六 90

邪气淫泆 灵六六 123

邪气居之 灵六八 125

邪气益衰 灵六八 125

邪气恶血 灵七一 130

邪气独留 灵七五 141

邪气中之 灵七五 141

邪伤肝也 素三 20、七十 428

邪伤心也 素七十 430

邪伤脾也 素七十 432

邪伤肺也 素七十 433

邪伤肾也 素七十 435

邪僻内生 素九 66

邪僻妄合 灵九 27

邪独内著 素二七 173

邪之所溱 素三三 197

邪之中人 灵四② 11、12

邪之舍也 灵四七 93

邪中异所 素三五 202

邪中之也 灵四 10

邪溢气壅 素五八 302

邪居浅也 素六一 330

邪客于形 素六二 335

邪客于经 素六三 344

邪则变甚 素六八 391

邪乃伤肝 素七十 437

邪乃得往 灵四 11

邪走足心 灵一十 34

邪在大肠 灵一九 54

邪在胃脘 灵一九 55

邪在脾胃 灵二十 56

邪弗能伤 灵四七 91

邪弗能害 灵七七 145

邪入胭中 灵六二 113

邪得淫泆 灵七一 129

邪入于阳 灵七八② 150

邪入于阴 灵七八② 150

邪气盛则实 素二八 173

邪气之所合 素三五 202

邪气化日也 素七一 482

邪气化度也 素七一⑨ 483、484、
　　485、486、487、488

邪气居之也 灵五 17

邪气独去者 灵九 28

邪客之则热 素三十 181

邪客于风府 灵七九 150

邪胜则虚之 灵一 1

邪之中人也 灵四 10

邪之所舍也 灵四六 89

邪上结于膝 灵一三 44

邪上出于頄 灵一三 44

邪在小肠者 灵一九 54

邪在三焦约 灵一九 55

邪心而善盗 灵四七 93

邪弗能容也 灵七一 129

邪留而不去 灵七五 141

邪气之所客也 素一十 73

六
画

邪气之中人也 灵七三 134

邪气客于风府 素三五 201

邪气入则病作 素三五 201

邪气不能自出 素三五 206

邪气与汗皆出 素三五 206

邪气独居于身 灵四四 86

邪气留于上焦 灵八十 154

邪气入则病作 灵七九 150

邪不能深入也 素一三 82

邪不能伤人也 灵七九 152

邪入于阴则痹 素二三 152

邪入于阳则狂 素二三 152

邪之新客来也 素二七 173

邪之中也奈何 素六八 392

邪之所客于经 灵七八 148

邪胜则虚之者 素五四 281；灵
　三 9

邪所乃能立虚 素六二 339

邪客第七十一 灵七一 127

邪气以从其合也 素三八 214

邪气之中人高也 灵四 10

邪气入而不能客 灵四 11

邪气来也紧而疾 灵九 28

邪在胃及与肺也 素五三 280

邪中之则腠理开 素五六 290

邪之始入于皮也 素五六 290

邪之中人藏奈何 灵四 11

邪客于臂掌之间 素六三 346

邪客于五藏之间 素六三 351

邪外上加于辅骨 灵一三 45

邪气因从之而上也 素四五 251

邪气之中人也奈何 灵四 10

邪气居其间而不反 灵七五 141

邪客于皮则腠理开 素五六 291

邪客于手少阳之络 素六三 345

邪客于足阳明之经 素六三 348

邪客于足阳跷之脉 素六三 346

邪客于足太阴之络 素六三 349

邪客于足厥阴之络 素六三 345

邪客于足少阳之络 素六三②
　348、350

邪客于足少阴之络 素六三②
　345、348

邪客于足太阳之络 素六三
　346、349

邪客于手阳明之络 素六三
　346、347

邪气与卫气客于六府 素三五 205

邪循正气之所出入也 灵三 8

邪气藏府病形第四 灵四 10

邪客于手足少阴太阴足阳明之络
　素六三 351

至心 灵二六 65

至咽喉 素六十 319

至阳也 素七五 548

至阳盛 素八十 570

至阴虚 素八十 570

至阴者 灵二 5

至额颅 灵一十 32

至肩上 灵一十 36

至腘中 灵一一 40~41

至九日 灵七七 145

至者为阳 素七 53

至道在微 素八 59

至而不至 素九 65、六八 388、389

至而治之 素一三 84

至数之要 素一五 89、一九 121、
　　六六 368

至数之机 素六六 368

至肾而死 素一九 122

至肺而死 素一九 122

至肝而死 素一九 122

至心而死 素一九 122

至脾而死 素一九 122

至其当发 素二五 162

至其发时 灵二二 58

至其交节 灵四六 89

至其立春 灵七九 152

至期而已 素三二 189

至肉而去 素五一 275

至脉而去 素五一 275

至皮而去 素五一 275

至阴内实 素七十 439

至阴之交 素七四 509

至阴皆在 素七九 565

至阴而止 灵一八 52

至有迟速 素七一 494

至下之地 素七一 494

至则气同 素七四 537

至如礔砺 素七五 548

至手太阴 素七九② 563

至目内眦 灵一十 34

至目锐眦 灵一十② 34、36

至尽天寿 灵四七 93

至令不复也 素一七 104~105

至其所胜日 素三二 189

至其月郭空 灵七九 151

至病之发也 素三五 204

至少腹而止 素五五 286

至胸中而散 素六十 319

至而至者和 素六八 388

至而和则平 素七四 532

至而甚则病 素七四 532

至而反者病 素七四 532

至人之所行 素八十 570

至小指外侧 灵一十 34

至目锐眦后 灵一十 36

至缺盆而结 灵一三 45

至于其淫泆 灵六六 122

至于所生而持 素二二 146

至其所生而愈 素二二 145

至其胜时年加 灵六四 117

至其已成奈何 灵六六 123

至必少气时热 素三三 196

至甲乙日更论 素四十 226

至阴者盛水也 素六一 326

至阴者肾之精 素八一 573

至阴不过十日 素七九 567

至哉圣人之道 素七一 502

至而不至者病 素七四 532

至而泻之立已 灵四三 86

至令不复散发也 素一七
　　103～104

至其所不胜而甚 素二二 145

至春则阳气大发 素三五 206

至胃长一尺六寸 灵三一 72

至而补之立已也 灵四三 86

至其所胜日汗出也 素三二 189

至其风日则病少愈 素四二 240

至其变化不可为度 素六四 354

至其成如杯子之状 灵五七 107

至骶下凡二十一节 素五九
　　313～314

至有草晏高下左右 素七一 494

至春正月脉有死征 素七九 566

至其所不胜之时则死 素一九 126

至其变化乃为他病也 素四二 238

至其淫泆离藏则精失 灵八 24

至少阴与巨阳中络者 素六十 320

至真要大论篇第七十四 素七
　　四 503

至本节之后太渊留以澹 灵七
　　一 128

臣闻之 素六六 368

臣使之官 素八 58

臣请言之 素五八 292；灵六
　　四 115

臣请次之 素七一 477

臣斯十世 素六六 365

臣虽不敏 素六九 402、七一 457

臣治踈愈 素七五 548

臣年幼小 素七七 554

臣悉尽意 素七九 564

臣位君则逆 素六八 392

臣受业传之 素八一 571

臣请言其故 灵三二 73

臣以其藏最贵 素七九 561

臣请推而次之 灵一 1

臣请尽意悉言之 灵五二 102

臣览太始天元册文 素六七 370

臣请言五藏之病变也 灵四 13

臣积考太始天元册文曰 素六
　　六 364

臣请诵脉经上下篇甚众多矣 素七
　　六 550

过者死 素七一 501

过髀枢 灵一十 34

过阴器 灵一十 37

过者伐之 素六九 416

过者折之 素七一 502

过在表里 素七七 557

过于京骨 灵二 6

过于丘墟 灵二 6

过于冲阳 灵二 6

过于阳池 灵二 6

过于腕骨 灵二 7

过于合谷 灵二 7

过客主人 灵一十 32

过核骨后 灵一十 33

过则肺大 灵一四 48

黄帝内经索引

过则胃大 灵一四 48

过之则内伤 素五十 273

过肉中筋也 素五一 275

过筋中骨也 素五一 275

过客主人前 灵一十 36

过之则失时也 素三六 210

过则回肠广长 灵一四 48

过在手阳明太阴 素一十 74

过在手巨阳少阴 素一十 75

过在足太阴阳明 素一十 74

过在足少阴巨阳 素一十 74

过在足少阳厥阴 素一十 74

扬刺者 灵七 23

扬沙石 灵七七 145、七九② 153

扬之万遍 灵七一 127

扪而可得 素三九 221

扪皮开腠理 灵七一 128

扪皮开腠理奈何 灵七一 129

毕于终始 灵九 26

毕将服之 灵四二 84

扣之不发者 灵三 9

匠人磨斧斤砺刀 灵四六 89

〡 一

此三者 素一十 73

此五者 素一一 77、二二 149

此六者 素一七 103

此人者 素四七 262

此生病 素六十 321

此八者 素六一③ 331、332

此肾俞 素六一 327

此十者 素六一 332

此虽有子 素一 6

此其道生 素一 7

此其道也 素一九 125 七一④
465、468、470、473、七四 525

此其常也 素九 64、五三③ 280；
灵四九 98

此其候也 素一九 129、四六 257；
灵四 15、三十 72、四六 90、五

七④ 107、八一 157

此其禁也 素三一 185

此其输也 灵七五 137

此谓发陈 素二 8

此谓蕃秀 素二 9

此谓容平 素二 10

此谓闭藏 素二 11

此谓自伤 素三 15

此谓太过 素九 65、一九⑤ 118、
119、120、121

此谓不及 素九 65、一九② 118、119

此谓五实 素一九 129

此谓五虚 素一九 129

此谓反也 素五三⑤ 280

此谓失道 素八十 571

此之谓也 素二 14、一四 87 二七② 172、三四 199、三五 204、四四 247、五三 281、六一 330、六六 365、六七 373、六八③ 397、387、400 ~ 401、六九③ 403、414、415、七十④ 443、451、454、456、七一② 488、493、七四⑩ 506、507、508、529、534、535、536、538、539；灵五 19、七 23、一二 42、一八 53、四一 84、五五 105、六二 114、七三 135、七七 145

此之道也 素七一 475

此之类也 素八一 574

此皆安生 素一七 105

此皆常色 素五七 291

此为何病 素一七 105、三三 195、四十③ 223、224、226 四六 258、四七 261

此为何也 素四七 259

此为常也 素二一 139

此为臂厥 灵一十 31

此为一合 灵一一 41

此久病也 素一七② 106

此夺气也 素一七 100

此攻邪也 素二七 172

此邪新客 素二七 172

此久病也 素四十 224

此风根也 素四十 225、四七 260

此应四时 素四六 257

此逆四时 素四六 257

此病安生 素四六 257

此不足也 素四七② 262、263

此安得之 素四七 261

此有余也 素四七 262

此肾虚也 素四九 269

此天之道 素七一 475

此伤生也 素七四 525

此何物也 素七六 552

此六脉者 素七九 564

此六合也 灵一一 41

此胃脉也 灵四 15

此筋折纽 灵一三 46

此众痹也 灵二七 66

此痛安生 灵二七 66

此肥人也 灵三八 80

此春气之应 素二 9

此夏气之应 素二 9

此秋气之应 素二 10

此冬气之应 素二 11

此因时之序 素三 15

此因天之序 素六八 387

此阴阳反作 素五 32

此至阴之类 素九 69

此上帝所秘 素九 63

此上帝所贵 素六九 402

此恬憺之世 素一三 82

此刺之道也 素一六 95

此寒气之肿 素一七 106

此四时之病 素一七 106

此四时之序 灵二 8

此皆逆死也 素一九 122

此皆聚于胃 素三八 216

此皆不可泻 灵六一 112

此病之次也 素一九 124

此病藏于肾 素三五 206

此天之常数 素二四 155

此天之生命 灵六 21

此饮食不节 素四十 223

此下则因阴 素四十 224

此人者质壮 素四五 251

此不妨于食 素四七 260

此所谓疹筋 素四七 261

此之谓反也 素五一 275

此肾之街也 素六一 327

此肾之应也 灵七 24

此象之常也 素六九 418

此地理之常 素七十 446

此气之常也 素七十 450；灵四
　十 82

此天地之道 素七十 448

此候之常也 素七一 493

此道之所主 素七四 503

此胜复相薄 素七四 543

此阴气至心 素七九 565

此心之应也 灵七 24

此肺之应也 灵七 24

此肝之应也 灵七 24

此脾之应也 灵七 24

此粗之所过 灵一一 40

此为一经也 灵一一 40

此为二合也 灵一一 41

此为三合也 灵一一 41

此为四合也 灵一一 41

此为五合也 灵一一 41

此外伤于风 灵一八 53

此所受气者 灵一八 53

此各在其处 灵二七 66

此内不在藏 灵二七 66

此厥逆走上 灵二八 68

此两阴交尽 灵四一 83

此两火并合 灵四一 83

此两邪相抟 灵七九 152

此其时然也 灵六五 121

此刺之大约 灵七五 137

此其天寿过度 素一 6

此寿命之本也 素三 15

此因时之序也 素三 18

此平人脉法也 素四 24

此受五藏浊气 素一一 77

此上帝之所贵 素一三 83

此神明之乱也 素一七 100

此余之所知也 素一三 86

此得天地之和 素一四 86

此得之年少时 素四十 223

此决死生之要 素二十 137

此天地之至数 素二十 129

此天地之纲纪 素七一 457

此天之常数也 灵六五 121

此皆绝皮伤肉 素二五 159

此皆人之所生　素七六　550
此皆五藏气虚　素八十　569
此皆内外相贯　灵一二　43
此皆粗之所败　灵六七　125
此不胜其病也　素三三　195
此为劳风之病　素三三　195
此为天牖五部　灵二一　57
此为内溢于经　灵三九　81
此令人汗空疎　素三五　201
此应四时者也　素三五　205
此其逢湿甚也　素四三　246
此五气之溢也　素四七　261
此新病数日已　素六三　345
此缪刺之数也　素六三　352
此所谓气之标　素六八　387
此所谓内热也　灵六　21
此所谓解结也　灵七五　140
此治之大体也　素七四　523
此谓三阳直心　素七　548
此谓不表不里　灵六　20
此何脏之发也　素七六　551
此何道而从行　灵七一　128
此童子之所知　素七六　551
此诊之不足贵　素七七　555
此治之二过也　素七七　555
此治之二失也　素七八　559
此治之三过也　素七七　555
此治之三失也　素七八　559
此治之四过也　素七七　556
此治之四失也　素七八　559

此治之五过也　素七七　557
此治之一失矣　素七八　558
此少阳之病也　素七九　563
此少阳之人矣　灵七二　130、131
此少阴之人也　灵七二②　130、131
此知五藏终始　素七九　562
此故伤其藏乎　灵四　11
此气慓悍滑疾　灵一八　53
此气之大络也　灵六二　114
此阳脉之极也　灵二三　61
此阳气之并也　灵四九　98
此阴脉之极也　灵二三　61
此阴阳之变也　灵七四　136
此两阳合于前　灵四一　83
此言其浑然者　灵四六　89
此言气之滑涩　灵三八　79
此人之常平也　灵四七　91
此先师之所禁　灵四八　95
此先师之秘也　灵六四　115
此所以调阴阳　灵七二　131
此太阴之人也　灵七二②　130、131
此太阳之人也　灵七二②　130、131
此病荣然有水　灵七五　138
此半日之度也　灵七六　143
此五液所出也　灵七八　149
此八正之候也　灵七九　152
此阴阳更胜之变　素五　43
此圣人之治身也　素五　44
此为阳中之少阳　素九　68
此五味之所伤也　素一十　71

此五味之所合也 素一十 71

此五色之见死也 素一十 72

此五色之见生也 素一十 72

此五藏之所藏也 灵八 24

此五藏气所恶也 灵七八 149

此五久劳所病也 灵七八 149

此四极急而动中 素一四 88

此言气之逆行也 素一九 122

此皆荣卫之倾移 素二七 169

此皆人之所明知 素七八 558

此肺之络脉逆也 素三四 199

此荣气之所舍也 素三五 201

此先客于脊背也 素三五 201

此气得阳而外出 素三五 201

此气之大经隧也 灵一七 51

此亦其食饮居处 素四三 243

此亦治之一过也 素七七 554

此同名异等者也 素四六 257

此肥美之所发也 素四七 261

此其身不表不里 素四七 263

此所谓圣人易语 素五八 292

此所谓十二经者 灵五 18

此所谓如环无端 灵六二 114

此所谓决渎壅塞 灵七一 127

此所谓弗见为之 灵七五 138

此所谓候岁之风 灵七九 153

此肾脉之下行也 素六一 327

此上伤厥阴之脉 素六三 347

此天地之阴阳也 素六七 370；灵

四一 84

此凑理开闭之常 素七十 444

此四时正化之常 素七一 494

此凡二十四岁也 素七一 476

此脾精之不行也 素七六 552

此二者不相类也 素七六 552

此一隅之阴阳也 灵一二 43

此众人骨之度也 灵一四 49

此营气之所行也 灵一六 50

此别于众人者也 灵五九 110

此非一日之谋也 灵六十 110

此脉之常动者也 灵六二 114

此于身皆为痛痹 灵六四 119

此天之所不足也 灵六五 121

此必因虚邪之风 灵六六 122

此人颇有阴者也 灵六七 124

此言气存亡之时 灵七六 143

此令人汗出至足 灵八一 156

此皆卫气之所留止 素一十 73

此皆众工所共知也 素二五 162

此皆得之夏伤于暑 素三五 201

此皆有余不足之类 素三五 203

此皆工之所时乱也 素七六 551

此皆细子之所以通 灵四八 95

此皆邪气之所生也 灵七五 140

此十二经之所败也 素一六 97

此春夏死秋冬生也 素二八 174

此所谓同病异治也 素四六 257

此所谓以解结者也 灵七五 140

此所以候六府者也 灵二九 71

此所以日作尚晏也 灵七九 150

此得之在母腹中时 素四七 263
此之谓各有所主也 素五四 284
此邪之从皮毛而入 素六三 344
此邪气之从外入内 灵六六 123
此五络皆会于耳中 素六三 351
此阳脉之别入于内 灵四 14
此谓阴阳俱有余也 灵五 19
此阴阳气俱不足也 灵五 19
此阴阳和平之人也 灵七二 132
此阴气盛而阳气虚 灵二八 67
此月内难易之应也 灵六 20
此脉若罗络之血者 灵一十 40
此天之高地之广也 灵一二 42
此五部有痈疽者死 灵二一 58
此先师之所口传也 灵二八 67
此人重则气涩血浊 灵三八 80
此人之多阴而少阳 灵六七 125
此勇士之由然者也 灵五十 100
此其先客于脊背也 灵七九 150
此五藏所生之外荣也 素一十 72
此四支八溪之朝夕也 素一十 72~73
此六者地气之所生也 素一一 77
此不能久留输泻者也 素一一 77
此真往而未得并者也 素三五 205
此所谓视而可见者也 素三九 221
此所谓夺其天气者也 灵六十 112
此所谓引而下之者也 灵七五 140
此所谓推而上之者也 灵七五 140
此所谓推而散之者也 灵七五 140

此生长化成收藏之理 素六九 414
此天地五运六气之化 素七一 476
此皆布衣匹夫之士也 灵五 18
此皆因气慓悍滑利也 灵五 19
此皆尝有所伤于湿气 灵五八 108
此形气外内之相应也 灵六 20
此津液五别之逆顺也 灵三六 78
此怯士之所由然者也 灵五十 100
此亦有故邪留而未发 灵五八 108
此人与天地相应者也 灵七一 128
此人肠胃大而皮肤湿 灵八十 152
此顺行逆数之屈折也 灵七一 128
此九针大小长短法也 灵七八 146
此盖益其寿命而强者也 素一 7
此天地阴阳所不能全也 素五 44
此先伤于风而后伤于寒 素三五 203
此亦本末根叶之出候也 灵四 12
此肠胃所受水谷之数也 灵三二 73
此所以占死生之早暮也 素一九 122
此所以知形气之多少也 灵七五 139
此五藏六府肢节之部也 灵四九 98
此胃气别走于阳明者也 灵六二 113
此皆鼠瘘寒热之毒气也 灵七十 126

此必有横络盛加于大经　灵七
　　五 140

此八风皆从其虚之乡来　灵七
　　七 146

此人必数醉若饱以入房　素四
　　五 251

此人之所以具受于天也　灵四
　　七 91

此人必数食甘美而多肥也　素四
　　七 261

此所谓得五有余二不足也　素四
　　七 263

此五藏六府之所以应天道　灵一
　　一 40

此内外三部之所生病者也　灵六
　　六 124

此言陷于肉肓而中气穴者也　灵三

五 77

此言其人暴刚而肌肉弱者也　灵四
　　六 90

此人薄皮肤而目坚固以深者　灵四
　　六 89

此邪气客于头项循脊而下者也　素
　　三五 202

此人之所以参天地而应阴阳也　灵
　　一二 42

此乃所谓守一勿失万物毕者也　灵
　　四二 84

此皆阴阳表里上下雌雄相输应也
　　素七五 547

此皆阴阳表里内外雌雄相输应也
　　素四 25

贞贞头重而痛　灵二四 62

丨丿

师传第二十九　灵二九 70

丨丶

当肾者　灵四九 98

当夺血　灵七四 136

当今之世　素一四 87

当病唾血　素一七 103

当病灌汗　素一七 103

当病溢饮　素一七 104

当病食痹　素一七 104

当病少气　素一七 104

当病少血　素一七 104

当病折髀　素一七 104

当病折腰 素一七 104

当是之时 素一九③ 123、二一 138、三五 204；灵五十 101、七 五 139、七九② 151

当此之时 素一九③ 124、三五 203；灵六四 117

当腰痛也 素四六 257

当十月复 素四七 259

当十四顑 灵一一 41

当合男女 素七七 556

当脐而痛 灵四 15

当耳前热 灵四 15

当泻则泻 灵三五 77、六六 124

当补则补 灵三五 77、六六 124

当泻不泻 灵三五 77

当明部分 灵四九 98

当其痛下 灵八一 157

当消环自已 素一七 103

当病坠若搏 素一七 104

当病足胻肿 素一七 104

当泻阳补阴 素二一 140

当其下隔者 素二四 155

当其时则死 素二八 174

当乳下三寸 素五九 308

当其位则正 素六七 385、六 八 391

当穷其本也 灵五 17

当踝后绕跟 灵五 39

当数者为经 灵一七 52

当九节刺之 灵二六 65

当留谷两斗 灵三二 73

当年有冲通 灵四六 90

当胫以下者 灵四九 98

当其时则甚也 素九 66

当今之世不然 素一三 83

当气之所在也 素三五 205

当有所犯大寒 素四七 261

当取之十二原 灵一 3

当病舌卷不能言 素一七 103

当病毁伤不见血 素一七 106

当其时反腰脽痛 素七十 448

当时而至者何也 素七一 493

当曲颊入系舌本 灵一三 46～47

当先风一日则病甚 素四二 239～240

当投毒药刺灸砭石汤液 素七 六 550

尖如梃 灵一 2

尖如蚊虻喙 灵一 2

光乎哉道 素六六 369

尘沙飞扬 素七十 446

｜→

则死 素三七 213

则安 素四六 256

则痹 灵七五 141

则气逆 素三 20

则死矣 素九② 66、70、三一 184；
灵四 12

则终矣 素一六 95

则为热 素一七 107

则为痛 灵七五 141

则为痒 灵七五 141

则为痿 灵七七 146

则为狂 灵七八 150

则病作 素三五 202

则病甚 素四七 261

则甚也 素七十 450

则足寒 素八一 574

则精泄 灵一 3

则致气 灵一 3

则伤肝 灵四 11

则伤脾 灵四 11

则伤肾 灵四 11、六六 124

则伤藏 灵六六 122

则脱气 灵一二 43

则目瞑 灵二八 67

则瘛矣 灵二八 67

则消谷 灵二九 70

则疾肌 灵二九 70

则腹胀 灵二九 70

则腹满 灵三三 74

则下行 灵四十 82

则胃胀 灵五十 101

则输泻 灵四八 95

则行迟 灵八十 154

则欲瞑 灵八十 154

则齿发去 素一 6

则伐其本 素二 14

则外为阳 素四 24

则背为阳 素四 24

则生飧泄 素五 32

则生䐜胀 素五 32

则不失矣 素五 47

则不痛也 素四三 246

则出地者 素六 48

则其要也 素一三 83、七四②
507、537

则其府也 素三五 202；灵七
九 157

则其道也 素七四 543

则季胁也 素一七 106

则为骨痛 素一七 108

则为骨痹 灵七五 141

则为骨疽 灵七五 141

则为病热 素三一 183

则为惊衄 素三七 213

则为肺咳　素三八　214

则为偏风　素四二　237

则为脑风　素四二　237

则为目风　素四二　237

则为内风　素四二　238

则为首风　素四二　238

则为泄风　素四二　238

则为漏风　素四二　237

则为寒厥　素四五　250

则为寒痹　灵五八　108

则为热厥　素四五　250

则为瘄痱　素四九　269

则为实焉　素六二　340

则为大厥　素六二　340

则为冰雹　素七一　469

则为霍乱　灵三四　75

则为四厥　灵三四　75

则为厥逆　灵三四　75

则为筋挛　灵七五　141

则为不仁　灵七五　141

则为血痹　灵七八　150

则病在中　素一八　111

则病成矣　素三五　203

则病瘳也　素四三　244

则病已矣　素四四　249；灵四　12

则病危矣　素七四　531

则虚者活　素一九　129

则实者活　素一九　129

则血气实　素二六　164

则血凝泣　素六二　341

则肌肉减　素二六　164

则思饮食　素三一　185

则复病也　素三五　205

则癃溺血　素三七　213

则胃受之　素三八　216

则胆受之　素三八　216

则痛久矣　素三九　219

则胞络绝　素四四　247

则发肺鸣　素四四　247

则发气疾　灵六九　126

则寒热也　素五六　289

则缪刺之　素六二　343、六三　350

则变作矣　素六八　399

则雨冰雪　素六九　407

则霜雾翳　素七一　473

则可依时　素七一　477

则至当时　素七一　493～494

则无禁也　素七一　502

则而行之　素七一　476；灵二九　70

则右不应　素七四②　508

则左不应　素七四②　508

则寸不应　素七四②　508

则尺不应　素七四②　508

则腰尻痛　素七四　527

则邪甚也　素七四　531

则治主病　素七四　543

则谷气出　灵七　23

则气内闭　灵三五　77

则气不行　灵三五　77

则气竭焉　灵三八　80

则气上逆 灵六六 123

则下焦胀 灵三六 78

则梦飞扬 灵四三 86

则梦临渊 灵四三 86

则梦游行 灵四三 86

则梦饮食 灵四三 86

则梦田野 灵四三 86

则梦接内 灵四三 86

则梦斩首 灵四三 86

则梦溲便 灵四三 86

则善病风 灵四六 89

则欲安静 灵四八 96

则盛而起 灵五九 109

则而予之 灵六四 119

则络脉伤 灵六六 123

则开阖难 灵六九 126

则高自宜 灵七二 130

则汗不出 灵七五 138

则真气去 灵七五 141

则精气乱 灵八十 154

则胃脘寒 灵八十 154

则菀槁不荣 素二 12

则未央绝灭 素二 13

则少阳不生 素二 13

则太阴不收 素二 13

则太阳不长 素二 13

则太虚埃昏 素七四 511

则邪气伤人 素三 14

则脉流薄疾 素三 19

则五藏气争 素三 20

则少阴不藏 素二 13

则藏者为阴 素四 25

则二者可调 素五 43

则灾害至矣 素五 46

则薄所不胜 素九 65

则所胜妄行 素九 65

则色脉是矣 素一三 83

则血气始精 素二六 164

则血气分离 灵二八 67

则血气凝结 灵五八 108

则血气走之 灵六三 114

则血泣脉急 素三九 220

则血泣气去 素六二 341

则血脉闭塞 灵九 27

则经水安静 素二七 169

则经水凝泣 素二七 169

则经水沸溢 素二七 169

则经有留血 素六二 337

则经脉空虚 灵五 19

则经可通也 灵三八 80

则腹满身热 素三一 185

则腹满膜胀 素四五 252

则少气烦宛 素三五 203

则复出之阳 素三五 204

则热而脉躁 素三五 205

则寒而脉静 素三五 205

则寒厥于肠 素七四 527

则寒气反至 素七四 514

则辛頞鼻渊 素三七 214

则大肠受之 素三八 216

则小肠受之　素三八　216
则膀胱受之　素三八　216
则三焦受之　素三八　216
则生痿躄也　素四四　246
则胃干而渴　素四四　247
则腰脊不举　素四四　247
则肿首头重　素四五　252
则口干溺赤　素四五　253
则少腹肿痛　素四五　253
则泻其经隧　素六二　336
则补其经隧　素六二　336
则下脘不通　素六二　341
则上焦不通　素六二　341
则皮肤致密　素六二　341
则体重烦冤　素六九　406
则刚木辟著　素六九　408
则阳气不化　素六九　409
则大寒数举　素六九　412
则运星北越　素六九　417
则各行以道　素六九　417
则所胜来复　素七十　443
则所胜同化　素七十　443
则天道可见　素七一　458
则火发待时　素七一　460
则白露阴布　素七一　470
则湿气外溢　素七一　470
则寸口不应　素七四②　508
则其发日远　素七四　543
则其发日近　素七四　543
则焰浮川泽　素七四　509

则焰明郊野　素七四　509～510
则病气衰去　素七四　523
则病皮肤痛　灵二十　56
则病肌肉痛　灵二十　56
则病起于下　灵六六　122
则病起于上　灵六六　122
则无遗主矣　素七四　506
则地气不明　素七四　508
则快然如衰　素七四　508～509
则霜雾清暝　素七四　510
则埃昏岩谷　素七四　509
则凝肃惨慄　素七四　510
则沉阴且布　素七四　513
则温气流行　素七四　513
则木乃晚荣　素七四　513
则内生心痛　素七四　519
则咳衄嗌塞　素七四　526
则上下无常　素七五　548
则医事不行　素七七　556
则气和于目　素八一　572
则火独光也　素八一　574
则其藏气实　灵四　11
则阴阳四溢　灵五　19
则阴阳俱脱　灵三九　81
则邪气复生　灵九　29
则消谷善饥　灵一十　33
则骨枯脉涩　灵一二　43
则两胁中痛　灵二十　56
则热中善饥　灵二十　56
则有寒有热　灵二十　56

则出黄如糜　灵二九　70

则肠鸣飧泄　灵二九　70

则胀而且泄　灵二九　70

则轻劲多力　灵三三　74

则脑转耳鸣　灵三三　74

则烦心密嘿　灵三四　75

则俯仰喘喝　灵三四　75

则飧泄不化　灵三五　76

则卫气相乱　灵三五　77

则为溺与气　灵三六　78

则有余于外　灵四三　85

则有余于内　灵四三　85

则刚脆之木　灵四六② 89

则知所病矣　灵四七　94

则神与弗俱　灵四八　95

则下注膀胱　灵六三　114

则挟脐而居　灵六六　123

则肠胃充郭　灵六八　125

则厌不能发　灵六九　126

则骨痛肉枯　灵七五　141

则海水东盛　灵七九　151

则别离异处　灵八一　155

则强饮厚衣　灵八一　156

则早衰之节也　素五　43

则皮槁而毛拔　素一十　71

则筋急而爪枯　素一十　71

则骨痛而发落　素一十　71

则胃实而肠虚　素一一　78

则肠实而胃虚　素一一　78

则针石不能治　素一四　87

则各传其所胜　素一九　122

则高粱之疾也　素二八　178

则暴忧之病也　素二八　178

则不仁且不用　素三四　199

则阴实而阳虚　素三五　200

则阴虚而阳实　素三五　204

则阴阳俱不足　灵九　26

则阴与阳相离　灵一十　38

则为肠风飧泄　素四二　238

则为血闭不通　灵七五　141

则为暴病卒死　灵七七　146

则下脉厥而上　素四四　246

则骨枯而髓虚　素四四　248

则癫疾欲走呼　素四五　252

则络脉盛色变　素五六　290

则感虚乃陷下　素五六　290

则而行之奈何　素六九　402

则不加不临也　素七一　476

则反佐以取之　素七四　530

则归秋冬为生　素八十　568

则五藏气坏矣　灵九　26

则阳病入于阴　灵九　29

则肩背痛风寒　灵一十　31

则急引颊移口　灵一三　45

则病骨痛阴痹　灵二十　56

则病心痛喜悲　灵二十　56

则常想其身大　灵三三　74

则饥不受谷食　灵三三　74

则天下为一矣　灵四十　82

则梦山林树木　灵四三　86

则梦聚邑冲衢　灵四三　86

则梦斗讼自刭　灵四三　86

则梦礼节拜起　灵四三　86

则花落而叶萎　灵四六　89

则脆木薄皮者　灵四六　89

则薄皮多汁者　灵四六　89

则欲得而验之　灵五一　101

则血气之所在　灵六四　119

则血溢于肠外　灵六六　123

则血泣而不行　灵八一　157

则传舍于络脉　灵六六　122

则痛外而痛浮　灵六八　125

则卫气行留久　灵八十　154

则上应白露不下　素二　12

则脉凝泣而变色　素一十　71

则肉䐃䐃而唇揭　素一十　71

则令人九窍不通　素一九　121

则耳聋囊缩而厥　素三一　186

则深按之不能及　素三九　219

则为热中而目黄　素四二　236

则为寒中而泣出　素四二　236

则为击仆偏枯矣　灵七七　146

则暴聋颊肿而热　素四五　252

则气去阳而之阴　素四九　270

则泻其小络之血　素六二　335

则寒气独留于外　素六二　341

则寒中肠鸣腹痛　灵二十　56

则天地之门户也　素六七　371

则色兼其所不胜　素六九　417

则民病身重胕肿　素七一　469~470

则病人关节禁固　素七一　470

则阳气不能荣也　灵一七　51

则阴气弗能荣也　灵一七　51

则乃为痿厥心悗　灵二八　69

则气少不足以言　灵三三　74

则而泻之万全也　灵三九　81

则梦见丘山烟火　灵四三　86

则梦见丘陵大泽　灵四三　86

则寒汁流于肠中　灵六八　125

则卫气独卫其外　灵七一　127

则烂肉腐肌为脓　灵七五　141

则不当风府奈何　灵七九　151

则民多病而死矣　灵七九　152

则热气下入渊腋　灵八一　156

则经水波涌而陇起　素二七　169

则头痛口干而烦满　素三一　185

则不得当其风府也　素三五　202

则道不惑而要数极　素三九　218

则脉充大而血气乱　素三九　219

则皮毛虚弱急薄者　素四四　246

则胆泄口苦筋膜干　素四四　246

则络脉满而经脉虚　素四五　251

则生乱气相淫病焉　素六四　355

则无以生长壮老已　素六八　399~400

则无以生长化收藏　素六八　399

则大变生而病作矣　素七一　500

则言声与平生异也　灵三　10

则用之生桑炭炙巾　灵六　21

则变易而为他病矣　灵九　27

黄帝内经索引

则梦行走而不能前 灵四三 86

则随眼系以入于脑 灵八十 153

则筋骨肌肉不相荣 灵八一 155

则泻其盛经出其血 素六二 337

则头痛耳聋不聪颊肿 素二二 146

则人血淖液而卫气浮 素二六 164

则人血凝泣而卫气沉 素二六 164

则热聚于胃口而不行 素四六 256

则己所不胜侮而乘之 素六七 386

则夏有炎暑燔烁之复 素六九 413

则春有鸣条鼓拆之政 素六九 413

则秋有雾露清凉之政 素六九 413

则秋有肃杀霖霪之复 素六九 413

则秋有冰雹霜雪之复 素六九 413

则冬有严肃霜寒之政 素六九 413

则冬有严凝整肃之应 素六九 413

则气为之闭塞而不行 灵三六 77

则使液溢而下流于阴 灵三六 78

则视其虚经内针其脉中 素六二 337

则制己所胜而侮所不胜 素六七 386

则不时有埃昏大雨之复 素六九 413

则不时有和风生发之应 素六九 413

则不时有飘荡振拉之复 素六九 413

则刺少阳血络以闭胆逆 灵一九 55

则依其藏之所变候知其死也 素六四 356

则并合凝聚不得散而积成矣 灵六六 123

因于寒 素三 16

因于暑 素三 16

因于湿 素三 16

因于气 素三 16

因于露风 素三 21

因于天时 灵六六 122

因而饱食 素三 20

因而大饮 素三 20

因而强力 素三 20

因而和之 素三 21

因而越之 素五 47

因而三之 素二十 130

因而调之 素三五 204

因而灸之 灵九 27

因而刺之 灵九 29

因而脊痛 灵二二 58

因而泻之 灵三九 81

因而迎之 灵六四 119

因伤脉色 素一七 106

因加相胜 素二七 173

因加以邪 灵三八 80

因其衰也 素三五 204

因其所在 灵二八② 68、69

因其分肉 灵七一 129

因其偃卧 灵七五 140

因其闭也 灵七九 151

因得秋气 素三五 201

因遇大暑 素三五 206

因闻其意 素六一 330

因寒饮食 素六二 341

因天之序 素二六 165、六八 387

因有所系 灵五七 107

因处为名 灵六六 122

因衰而补 灵七一 129

因败其形 灵七三 134

因岁之和 灵七九 152

因息乃行 灵八一 155

因变以正名 素九 66

因血在胁下 素一七 104

因有所用力 素三五 206

因重中于寒 素三九 219

因得以入乎 灵七九 151

因立春之日 灵七九 152

因其重而减之 素五 47

因其衰而彰之 素五 47

因而重感于邪 素九 66

因而志有所恶 灵五八 108

因病而败之也 素二六 167

因暴折而难决 素四六 257

因悲哀动中者 灵八 25

因知百病之胜 灵五八 108

因视目之五色 灵七一 129

因为贼风所伤 灵七九 152

因逢其身之虚 灵八十 153

因其谷气相搏 素三一 185

因四时多少高下 素六二 341

因请溢意尽言其处 素五八 292

因志而存变谓之思 灵八 24

因思而远慕谓之虑 灵八 24

因虑而处物谓之智 灵八 24

因不知合之四时五行 素二七 173

因遇夏气凄沧之水寒 素三五 203

因视风所从来而占之 灵七七 145

因而喜大虚则肾气乘矣 素一
　九 124

因视其皮部有血络者尽取之 素六
　三 352

肉 灵五九 109

肉度 素八十 569

肉者 灵五九 109

肉生肺 素五 39、六七 380

肉痿者 素四四 248

肉脑瘜 素六九 412

肉为墙 灵一十 31

肉不坚 灵四六 89

肉其应 灵四七 93

肉有柱 灵五九 109

肉之柱 灵五九 109

肉人者 灵五九 110

内坚涩 灵七五 139

肉如故也 素三四 199

肉烁䐃破 素五六 290

肉分之间 素五八 302

肉之坚脆 灵五 18、一二 43、四六
　90、七四 135

肉有坚脆 灵六 20

肉清取荥 灵二二 59

肉廉廉然 灵三八 80

肉坚则寿矣 灵六 20

肉脆则夭矣 灵六 20～21

肉腐则为脓 灵八一② 155、157

肉病无多食甘 素二三 152

肉伤则内动脾 素五十 273

肉之大会为谷 素五八 302

肉之小会为溪 素五八 302

肉不坚而淖泽 灵四六 90

肉䐃么者胃薄 灵四七 93

肉薄厚皮而黑色 灵三八 80

肉䐃坚大者胃厚 灵四七 93

肉䐃不坚者胃缓 灵四七 93

肉者多血则充形 灵五九 109

肉里之脉令人腰痛 素四一 232

肉䐃不称身者胃下 灵四七 93

肉溃皮拆而水血交流 素七一 470

肉䐃小而么者胃不坚 灵四七 93

肉䐃无小里累者胃急 灵四七 93

肉䐃多少里累者胃结 灵四七 93

肉软却故齿长而垢发无泽 灵一
十 37

岁运太过 素六九 417

岁木太过 素六九 403

岁木不及 素六九 408

岁火太过 素六九 404

岁火不及 素六九 409

岁土太过 素六九 405

岁土不及 素六九 410

岁金太过 素六九 406

岁金不及 素六九 411

岁水太过 素六九 406

岁水不及 素六九 412

岁气早至 素七十 433

岁半之前 素七一 475

岁半之后 素七一 475

岁纪毕矣 素七一 475

岁主奈何 素七四 504

岁不与会也 素六八 391

岁位为行令 素六八 392

岁立有所生 素七十 450

岁厥阴在泉 素七四 508

岁阳明在泉 素七四 510

岁少阴在泉 素七四 509

岁少阳在泉 素七四 509

岁太阴在泉 素七四 509

岁太阳在泉 素七四 510

岁有十二月 灵七一 128、七
六 141

岁有胎孕不育 素七十 448

岁宜咸以软之 素七一 473

岁宜以辛调上 素七一 474～475

岁主藏害何谓 素七四 507

岁多贼风邪气 灵七九 152

岁美民安少病矣 灵七七 145

岁露论第七十九 灵七九 150

岁宜以咸以苦以辛 素七一 464

岁有三百六十五日 灵七一 128

岁上下见阴阳之所在也 素六

六
画

七 371

同少宫 素七一 463

同正商 素七一④ 462、466

同正宫 素七一③ 468

同正角 素七一③ 473、474

同阴之脉 素四一 229

同者盛之 素七十 448

同者多之 素七一 470

同者逆之 素七四 527

同其化也 素七一 476

同气异形 素七四 534

同时得病 灵四六 89

同时而伤 灵五三 103

同天地之化 素六九 419

同热者多天化 素七一 464～465

同清者以地化 素七一 465

同寒者以热化 素七一 470

同湿者以燥化 素七一 470

同血合于气耳 灵四 11

同寒湿者燥热化 素七一 461

同风热者多寒化 素七一 468

同天气者以寒清化 素七一 473

同地气者以温热化 素七一 473

虫食甘黄 素六九② 409、410

虫为下膈 灵六八 125

虫动则胃缓 灵二八 68

虫寒则积聚 灵六八 125

虫动则令人悗心 灵六三 115

虫上食则下管虚 灵六八 125

曲泽 灵二 5

曲泉 灵二 5

曲牙二穴 素五八 299

曲而过之 素六九 416

曲掖上骨穴各一 素五九 310

早卧早起 素二 10

早卧晚起 素二 11

早遏其路 素二七 170

早晏何如 素三五 204、六八 393、

七四 534

回则不转 素一五 89、一九 121

回曲环反 灵三一 73

回肠当脐 灵三一 73

回行一舍 灵七六 143

回肠大四寸 灵三二 73

回运环十六曲 灵三一 73

回运环反十六曲 灵三一 73

刚木早雕 素七一 467

刚强多怒 灵四六 89

刚则多怒 灵四六 89～90

吸则入 灵五六 105

吸则内针 素二七 170

吸则转针 素二七 170

吐之下之 素七十 454

吐下霍乱 素七一 501

黄帝内经索引

ノ一

先不乐 素三二 187;灵二二 58

先刺之 素三六② 211

先唾血 素四十 223

先成精 灵一十 31

先取手 灵二四② 63

先走肝 灵五六 105

先走心 灵五六 105

先走脾 灵五六 105

先走肺 灵五六 105

先走肾 灵五六 105

先巫者 灵五八 108

先别阴阳 素五 46

先建其母 素一十 74

先淅然厥 素三二 187

先寒后热 素三六 206~207

先饮利药 素六三 347

先治其标 素六五 357;灵二五 64

先治其本 素六五 357;灵二五 64

先治其阴 灵四九 98

先治其外 灵四九 98

先立其年 素六七 374;灵四六 90

先师传之 素六九 402

先取化源 素七一 467、473

先取其阳 灵二三 60

先取天柱 灵二四 62

先甘后咸 素七四② 537

先辛后酸 素七四 537

先咸后苦 素七四 537

先酸后辛 素七四 537

先苦后甘 素七四 537

先至为主 素七九 564

先立针经 灵一 1

先见于色 灵四 12

先补其阳 灵九 28

先补其阴 灵九 28

先充络脉 灵一十 38

先自悲也 灵二二 59

先知虚实 灵七一 129

先得其道 灵七三 133

先其藏府 灵八十 155

先师传之也 素九 63

先知针经也 素二六 166

先头重颊痛 素三二 187

先腰痛胻酸 素三二 188

先起于毫毛 素三五 200

先项背痛者 素三六 211

先腰脊痛者 素三六 211

先手臂痛者 素三六 211

先灸项大椎 素六十 324

先客于皮肤 素六二 340

先视其经脉 素六三 352

先资其化源 素七一 461

先岁物何也 素七四 506

先浅刺绝皮 灵七 23

先必本于神 灵八 24
先取手少阴 灵二四 62
先病后泄者 灵二五 64
先浅刺其傍 灵六八 125
先之则多雨 灵七七 145
先肿而后痛者 素五 34
先师之所传也 素一三 83
先度其两乳间 素二四 155
先知日之寒温 素二六 166
先头痛及重者 素三六 211
先刺郄中出血 素三六 211
先刺其项太阳 灵七五 140
先足胫痠痛者 素三六 211
先以指按之痛 素六三 346
先谷而液出焉 灵一八 53
先取涌泉见血 灵二三 62
先取京骨昆仑 灵二四 63
先病而后逆者 灵二五 64
先逆而后病者 灵二五 64
先刺诸分理络脉 素五五 287
先刺其下以过之 灵二七 65
先刺其上以过之 灵二七 65
先取环谷下三寸 灵一九 54
先取手少阳阳明 灵二四 63
先病而后生寒者 灵二五 64
先病而后中满者 灵二五 64
先寒而后生病者 灵二五 64
先热而后生病者 灵二五 64
先出于胃之两焦 灵五六 105
先泻其胀之血络 灵五七 107

先夏至日者为病温 素三一 186
先热而后寒者何也 素三五 203
先立其年以明其气 素七一 458
先取项太阳而汗出 灵二一 58
先取足阳明而汗出 灵二一 58
先取曲泉左右动脉 灵二二 59
先泄而后生他病者 灵二五 64
先中满而后烦心者 灵二五 64
先伤于寒而后伤于风 素三五 203
先逆而后病者治其本 素六五 356
先病而后逆者治其本 素六五 356
先病而后泄者治其本 素六五 357
先治其外而后调其内 素七四 543
先治其阳而后治其阴 灵九 29
先治其阴而后治其阳 灵九 28
先调其内而后治其外 素七四 543
先知邪正何经之疾也 灵三 8
先知其病之所从生者 灵五八 108
先定其五色五脉之应 灵四 12
先立五行金木水火土 灵六四 115
先刺手少阴阳明十指间 素三
　　六 211
先刺足阳明十指间出血 素三
　　六 211
先其发时如食顷而刺之 素三
　　六 210
先寒而后生病者治其本 素六五
　　356～357
先病而后生寒者治其本 素六
　　五 357

先热而后生病者治其本 素六五 357

先取手阳明太阴而汗出 灵二一 58

先热而后生中满者治其标 素六五 357

先泄而后生他病者治其本 素六五 357

先病而后生中满者治其标 素六五 357

先中满而后烦心者治其本 素六五 357

先知何经之病所取之处也 灵三 8

先视身之赤如小豆者尽取之 素三六 210

先刺头上及两额两眉间出血 素三六 211

先度其骨节之大小广狭长短 灵一四 48

先大小便不利而后生他病者 灵二五 64

先小大不利而后生病者治其本 素六五 357

先取足太阳及腘中及血络出血 灵二三 62

舌卷 灵一三 47

舌者 灵三七 79、六九 126

舌本强 素七四 512

舌本痛 灵一十 33

舌本烂 灵二三 61

舌卷短 灵三七 79

舌下血者 素二二 147

舌难以言 素七四 526

舌纵涎下 灵二一 57

舌重十两 灵三一 72

舌焦唇槁 灵七五 138

舌干已而嚏 素三一 185

舌上黄身热 素三二 188

舌下两脉者 素三六 211

舌卷不能言 素四一 232

年四十 素五 43

年五十 素五 43

年六十 素五 43

年质壮大 灵三八 80

年加可知乎 灵六四 117

年不满二十者 素四八 266

年少则求之于经 素七六 551

年壮则求之于藏 素七六 551

年半百而动作皆衰者 素一 1~2

乔摩灸熨刺焫饮药之一者 灵四二 84

六画

丿丨

血见 素七四 510

血流 灵二六 65

血寒 灵四八 96

血生脾 素五 37、六七 377

血气者 素二六 168、六二 339

血气虚 灵五四 104

血气少 灵六四 118

血气减 灵七五 139

血气强 灵七五 139

血气竭 灵八一 157

血不出 素五二 277

血不足 灵六四 118

血有余 素六二 337

血泄者 素七六 552

血脉者 灵一 2、三九 81、六三 114

血脉调 灵七二 131

血舍魂 灵八 25

血先死 灵一十 37

血脱者 灵三十 72

血出而止 素一六 92

血之府也 素一七 98

血气争黑 素二五 159

血气扬溢 素二六 165

血气已尽 素二七 172

血气已和 灵五四 103

血气已通 灵五四 104

血气已调 灵八一 155

血气以并 素六二② 341、342

血气以从 素七十 456

血气未并 素六二⑤ 335、336、337、338

血气不和 素六二 335

血气离居 素六二 339

血气上逆 素六四② 354

血气外溢 素六四 354

血气环逆 素六四 354

血气内散 素六四 355

血气皆脱 素六四 355

血气皆尽 灵五 19

血气在中 素六四 354

血气乃竭 素六四 354

血气乃行 灵一十 31

血气内著 素六四 354

血气内却 素六四 354

血气内乱 灵五八 108

血气离守 素七七 556

血气竭枯 灵五 19

血气不次 灵二八 67

血气有余 灵三七 79、六四 118

血气有输 灵五九 109

血气充盈 灵三八 80

血气逆留 灵四六 90

血气始盛 灵五四 104

血气懈惰 灵五四 104

血气之输 灵五九 109

血气之候 灵六四 117

血气多少 灵七三 133

血气犹然 灵八一 155

血去必已 素三六 210

血虚则痛 素三九 220

血不得散 素三九 219；灵一 2

血变而止 素四一 229；灵二二④ 58、59、七五 137

血并于阳 素六二 339

血并于上 素六二 339

血并于下 素六二 339

血并于阴 素六二② 339

血逆于经 素六二 339

血与气耳 素六二 339

血与气并 素六二 340

血崩胁满 素七一 467

血暴溢疟 素七一 470

血溢血泄 素七一 501、七四 521

血溢目赤 素七一 467

血溢流注 素七一 492

血溢鼻口 灵二一 57

血脉凝泣 素七四 519

血脉凝结 灵七五 139

血脉和利 灵三二 73

血脉和调 灵五四 103

血脉传溜 灵四二 84

血脉不行 灵四六 90

血脉盛满 灵五四 104

血脉偏虚 灵七五 138

血脉乃行 灵七五 140

血变于中 素七四 514

血之清浊 灵五 18、一二 42、三八 79

血之多少 灵五 18、一二 43、五九 110

血食之君 灵五 18

血尽而止 灵一十 38

血独动矣 灵二二 58

血海有余 灵三三 74

血海不足 灵三三 74

血清气浊 灵三八 80

血浊气涩 灵三八 80

血络是也 灵三九 81

血蚘笃重 灵六一 113

血和乃止 灵六四 119

血泻不复 灵六五 121

血道不通 灵七五 138

血枯空虚 灵八一 155

血止身轻 素七六 552

血上下行 灵六 21

血实宜决之 素五 48

血不出为肿 素五二 277

血出不止死 素五二② 276、278

血出而射者 灵三九 81

血有余则怒 素六二 337

血并则无气 素六二 72

血者神气也 灵一八 53

血脉之清浊 灵三十 72

血尽不殆矣　灵四八　95

血气之所生　灵六四　115

血络之所游　灵七一　130

血之精为络　灵八十　153

血泣则不通　灵八一　155

血气之男女也　素五　42

血气慓悍滑利　灵五　18

血气盛则髭美　灵六四　118

血气盛则美眉　灵六四　118

血气和则美色　灵六四　118

血病无多食咸　素二三　152

血泣在下相引　素三九　220

血温身热者死　素四八　266

血衄身热者死　素四八　266

血出不止为瘤　素五二　277

血有余有不足　素六二　334

血溢血泄注下　素六九　404

血溢血泄衄嚏　素七一　472

血脉营气精神　灵八　24

血少黑而浊者　灵三九　81

血外溢则衄血　灵六六　123

血内溢则后血　灵六六　123

血在中而气外　灵七二　131

血而实者泻之　灵七五　140

血凝于肤者为痹　素一十　73

血气留流不得行　素三九　220

血气盛则髯美长　灵六四　117

血气盛则跟肉满　灵六四　118

血气盛则口多须　灵六四　118

血气皆少则无毛　灵六四②　118

血气皆少则无髯　灵六四　118

血气皆少则无须　灵六四　118

血气皆少则无髭　灵六四　118

血有余不足奈何　素六二　337

血之所并为气虚　素六二　339

血络论第三十九　灵三九　81

血与气不能相多　灵五九　110

血与咸相得则凝　灵六三　114

血多气少则恶眉　灵六四　118

血少气多则髯短　灵六四　117～118

血少气多则少髯　灵六四　118

血少气多则髭恶　灵六四　118

血行而不得反其空　素一十　73

血泣不得注于大经　素三九　220

血之与气并走于上　素六二　340

血气经络胜形则寿　灵六　20

血气盛则胫毛美长　灵六四　118

血气盛则腋下毛美　灵六四　118

血气盛则眉美以长　灵六四　118

血气盛则掌肉充满　灵六四　118

血气盛则充肤热肉　灵六五　121

血气皆少则喜转筋　灵六四　118

血气皆少则寒以瘦　灵六四　118

血不流则髦色不泽　灵一十　37

血留之则阴气盛矣　灵一七　51

血出清而半为汁者　灵三九　81

血少气多则胻毛少　灵六四　118

血少气多则面多肉　灵六四　118

血独盛则澹渗皮肤　灵六五　121

血和则孙脉先满溢　灵八一　155

黄帝内经索引

血气形志篇第二十四 素二四 154

血气已尽而气不下也 灵三 9

血气俱盛而阴气多者 灵三九 81

血气皆少则耳焦恶色 灵六四 118

血气皆少则面瘦恶色 灵六四 118

血气皆少则掌瘦以寒 灵六四 118

血多气少则通髯美短 灵六四 118

血多气少则胫毛美短 灵六四 118

血多气少则肉而善瘃 灵六四 118

血病身有痛者治其经络 素二
　十 136

血气盛则下毛美长至胸 灵六
　四 118

血气盛则手卷多肉以温 灵六
　四 118

血气与邪并客于分腠之间 素六
　二 340

血多气少则下毛美短至脐 灵六
　四 118

血出若多若少而面色苍苍者 灵三
　九 81

血脉凝涩则寒气上入于肠胃 灵六
　六 123

传 素一九 125

传为虚 素三七 213

传送也 灵三五 76

传其艾 灵五一 101

传为善畏 素三 18

传为鬲消 素三七 213

传为柔痓 素三七 213

传为脉痿 素四四 247

传为胕肿 素六一 327、七四 521

传为赤沃 素七四 518

传为濡泻 素七四 519

传道之官 素八 58

传道之府 灵二 8

传之于脾 素一九 122

传之于肺 素一九 122

传之于肾 素一九 122

传之于肝 素一九 122

传之于心 素一九 122

传之后世 素二十 129、六六 368、
　八十 570;灵九 26、六十 112

传入于经 素五六 290

传入于府 素五六 290

传非其人 素六九 402

传而为水 素七四 513

传邪相受 素七六 551

传于后世 灵二九 70

传舍于经 灵六六 122

传舍于输 灵六六 122

传入于孙脉 素六二 340

传舍于肠胃 灵六六 122

传化物而不藏 素一一 78

传之于其所胜 素一九 121

传五藏而当死 素一九 122

传为蛊䗪瞑目 素三七 214

传注十二络脉 素五八 302

传舍于伏冲之脉 灵六六 122

传舍于肠胃之外 灵六六 122

六
画

伤脾 灵六六 124

伤筋骨 素五五 287

伤于寒 灵四九 97

伤于食 灵四九 97

伤在五味 素三 22

伤于湿者 素二九 180

伤于寒湿 素五五 287

伤寒一日 素三一 183～184

伤食灸之 素六十 326

伤其正也 素七十 455

伤其冲脉 灵六五 121

伤人者也 灵七七 145

伤肺则死也 素三三 196

伤则气得竭 灵七八 147

伤于内则不起 灵一三 46

伤则失守而阴虚 灵八 25

伤于寒则阴缩入 灵一三 46

伤于热则纵挺不收 灵一三 46

伏兔一 灵一二 58

伏如横弩 素二五 163

伏明之纪 素七十 429

伏鼓不浮 素七九 563

伏兔转筋 灵一三 45

伏兔上各一 素五九 309

伏兔上两行 素六十 323

伏行骭骨内 灵三八 80

伏行出跗属 灵三八 80

伏行分肉之间 灵一十 38

伏行壅骨之下 灵七一 128

伏行两骨之间 灵七一 128

伏梁何因而得之 素四十 224

伏行而濡骨髓者也 灵一十 37

伏兔上各二行行五者 素六一 327

自强也 灵一三 45

自啮舌 灵二八 69

自得其位 素七一 500

自高贤也 灵二二 59

自辩智也 灵二二 59

自尊贵也 灵二二 59

自过其度 灵三三 74

自得其位而起 素二二 146

自得其位何如 素七一 500

自强于学若细子 灵四八 95

自为而至于手太阴也 素一九 127

自古圣人之作汤液醪醴者 素一
四 86

任其服 素一 3

任脉通 素一 4

任脉虚 素一 5

任脉者 素六十 319

任脉也 灵二 7

任脉为病 素六十 319～320

任脉之别 灵一十 40

任之其能 灵七三 134

任脉之气所发者二十八穴 素五
九 314

似于苍帝 灵六四 116

似于赤帝 灵六四 116

似于白帝 灵六四 117

似于黑帝 灵六四 117

黄帝内经索引

似阳明之积 灵六六 123

似于上古黄帝 灵六四 116

似七诊之病而非也 素二十 136

华实齐化 素六九 409

华雪水冰 素七一 474

华发水凝 素七一 492

华英改容 素七四 518

仲夏善病胸胁 素四 23

仲夏不病胸胁 素四 24

仰则恐仆 素四一 230

仰观其象 素六七 372

伎巧出焉 素八 58

伐取得时 素一四 86

囟会一 灵二三 62

伛偻者 灵二四 63

伍以参禁 灵六八 125

ノ ノ

行五 素五九 303、六十③ 323；灵
　二四 62

行间 灵二 5

行摇 灵六四 116

行六穴 素六十 323

行善瘛 素六九 405

行善掣 灵二十 56

行有次 素七一 475

行一者 灵四 12

行二者 灵四 12

行安地 灵六四② 116

行于阳 灵七一 127

行阴分 灵七六 142

行步不正 素一 6

行有分纪 素九 61

行有经纪 灵八一 155

行则振掉 素一七 100

行则好摇 灵七二 131

行则偻附 素一七 100

行步惬然 素二八 175

行气于府 素二一 139

行者移也 素二六 167

行诸脉俞 素四二 236～237

行立常听 素四八 268

行于皮里 素六一 327

行于经渠 灵二 5

行于间使 灵二 5

行于中封 灵二 5

行于商丘 灵二 5

行于复留 灵二 5

行于昆仑 灵二 6

行于阳辅 灵二 6

行于阳谷 灵二 6

行于阳溪 灵二 7

行于解溪 灵二 6

行于支沟 灵二 6

行水减也 素七十 448

行水渍之 素七十② 445、455

六 画

行复如法 素七十 455

行有逆顺 素七一 494；灵三五 77

行相失也 灵六二 114

行而似伏 灵七二 131

行之逆顺 灵七三 133

行奇恒之法 素一五 90

行所胜曰从 素一五 91

行教以经论 素八一 571

行寸口外侧 灵一三 47

行之逆顺也 灵三八 79

行不欲离于世 素一 7

行所不胜曰逆 素一五 90

行治有贤不肖 素八一 571

行则善高举足 灵六四 118

行针第六十七 灵六七 124

行于五藏六府 灵七一 127

行少阴心主之前 灵一十 31

行太阴心主之后 灵一十 33

行太阴少阴之间 灵一十 35

行于阳二十五度 灵一八 52

行于阳则阳气盛 灵七一 127

行腋中不见者长四寸 灵一四 48

行间上二寸陷者之中也 灵二 5

行于阴亦二十五度一周也 灵一
  八 53

后不利 素四五 252

后溪者 灵二 7

后沃沫 灵四 13

后引尻 灵一三 44

后取足 灵二四② 63

后曰太冲 素六 49

后以候后 素一七 107

后乃存针 素二五 162

后生大病 素五十 273

后刺足心 素六三 351

后治其标 素六五 357；灵二五
  64、二九 70

后治其本 素六五 357；灵二五
  64、二九 70

后治其阳 灵四九 98

后治其内 灵四九 98

后世益明 素七五 547

后遗身咎 素七八 559

后至为客 素七九 564

后刺深之 灵七 23

后取其阴 灵二三 60

后二升半 灵三二 73

后调其经 灵五七 107

后调其气 灵八十 155

后以咸苦 灵六八 125

后世无患 灵七三 133

后刺手心主 素六三 352

后者结于尻 灵一三 44

后走腋后廉 灵一三 46

后入于阴者 灵二三 60

后调足厥阴 灵二四 62

后取足太阴 灵二四 62

后取足太阳 灵二四 62

后取足少阴 灵二四 62

后取足少阳 灵二四 62～63

后之则多汗 灵七七 145

后出于项中 灵八十 153

后三日中有汗 灵二三 60

后久之不已也 灵八十 153

后五日其气必至 素三三 196

后刺手大指内侧 素六三 352

后刺其上以脱之 灵二七 66

后刺其下以脱之 灵二七 66

后泻其阴而和之 灵九 28

后泻其阳而和之 灵九 28

后取足少阳阳明 灵二四 63

后夏至日者为病暑 素三一 186

后皆三十度而有奇也 素七一 493

后取手太阴太阳阳明 灵二二 59

后取其阳明少阳之荥输 灵三
　四 75

后刺足中指爪甲上各一痏 素六
　三 351

丿、

合谷 灵二 7

合心主 灵一十 39

合少阳 灵一三 45

合于頄 灵一三 45

合贲下 灵一三 47

合九尺 灵一七 57

合阳明 灵六二 113

合心于精 素四 29

合则为九 素九 63、二十 132

合为九藏 素二十 132

合以天光 素二六 164

合之奈何 素六六 369

合之五行 素七五 549

合之五诊 素八十 569

合之病能 素八十 571

合之于真 灵三五 77

合而病至 素七五 548

合而成形 灵三十 72

合而察之 灵四五 88

合而自去 灵七五 140

合于阴阳 素七九 564

合于阳明 灵一一 41

合于太阳 灵一一 41

合于厥阴 灵一一 41

合于少阳 灵一一 41

合于頷脉 灵七六 142

合于明堂 灵七三 133

合于五行 灵七三 133

合治内府 灵四 14

合形与气 灵五 19

合谷刺者 灵七 24

合目内眦 灵一一 41

合手太阳 灵一三 46、一六 50

合手少阳 灵一六 50

合足太阳 灵一六 50

合足厥阴 灵一六 50

六画

合夜至鸡鸣 素四 24

合而为痹也 素四三 240

合而为肠溜 灵七五 141

合各有名乎 灵四 14

合于手少阳 灵一十 36

合诸经之气 灵一十 39

合于阳明也 灵一一② 41

合二丈一尺 灵一七 50

合三丈九尺 灵一七 51

合一丈五尺 灵一七 51

合于人形血气 素二十 130

合之阴阳之论 素七九 562

合之于脉奈何 灵四一 83

合而以治奈何 灵一二 42

合为痈脓者也 灵七八 147

合少阳于外眦也 灵一一 41

合少阳完骨之下 灵一一 41

合而以刺之奈何 灵一二 43

合腋张胁者肺下 灵四七 92

合胁兔骹者肝下 灵四七 92

合八风虚实邪正 灵七七 144

合为九藏以应之也 素九 63

合于四时五藏阴阳 素二一 140

合人形于阴阳四时 素二六 168

合以三指撮为后饭 素四六 258

合少阴上股内后廉 素六十 320

合折即气绝而喜悲 灵五 17~18

合神气魂魄而藏之 灵一二 42

合于太阳阳跷而上行 灵一七 51

合有奇分十分身之四 灵七六 142

合人形以法四时五行而治 素二二 141

合之金木水火土四时八风六合 素一三 83

合折则气无所止息而痿疾起矣 灵五 17

众多博大 素二十 129

众脉不见 素二五 162

众凶弗闻 素二五 162

众痹皆作 素七四 527

众人奈何 灵五九 110

众人肉坚 灵六六 122

众之为人 灵六四 117

众人之属 灵七二 131

众多毕悉矣 灵三八 79

众多博大矣 灵七八 147

众人之方也 灵四二 84

众羽与少羽 灵六五 120

众人皆曰君子 灵七二 132

众多矣不可胜数 灵七三 133

众之所以相欺者是也 灵六四 117

众羽桎羽上羽大羽少羽 灵六五 121

众人皮肉脂膏不能相加也 灵五九 110

会厌者 灵六九 126

会通六合 素五 35

会于气街 素四四 249

会于咽喉 灵六五 121

会遇之时 素七四 543

会厌之脉 灵六九 126

会阴之脉令人腰痛 素四一 230

杀而无犯 素七十 424

杀气乃行 素七一 469

杀气方至 素七一 474

杀气施化 素七一 474

杀气来至 素七一 490

丿乛

名曰器 素九 69

名曰狂 素五五 287

名厥逆 素四十 226

名木敛 素七四 513

名脱痈 灵八一 157

名曰广明 素六 49

名曰阳明 素六 49

名曰一阴 素六 51

名曰厥阴 素六 51

名曰厥疝 素一十 76

名曰太阳 素六 49

名曰太阴 素六③ 49、51

名曰太冲 素六一 327

名曰少阴 素六③ 49、51

名曰风厥 素七 54

名曰心痹 素一十 75

名曰肺痹 素一十 76、一九 123

名曰肝痹 素一十 76

名曰肾痹 素一十 76

名为肾风 素四七 264

名曰虚里 素一八 111

名曰重强 素一九 121

名曰玉机 素一九 121

名曰瘅疟 素三五 203

名曰温疟 素三五② 203

名曰寒疟 素三五 203

名曰寒热 素四二 237

名曰疠风 素四二 237

名曰脾瘅 素四七 261

名曰暴厥 素四八 266

名曰筋痹 素五五 287

名曰大风 素五五 287

名曰大钟 灵一十 39

名曰大包 灵一十 40

名曰大迎 灵二一 57

名曰肌痹 素五五 287

名曰骨痹 素五五 287

名曰癫病 素五五 287

名曰害蜚 素五六 289

名曰害肩 素五六 290

名曰关枢 素五六 289

名曰关蛰 素五六 290

名曰枢持 素五六 289

名曰枢儒 素五六 290

名曰风水 素六一 327

名曰脱营 素七七 554

名曰失精 素七七 554

名曰委阳 灵二 6

名曰人迎 灵二 7

名曰风府 灵二 7

名曰扶突 灵二 7、二一 57

名曰天池 灵二 7

名曰天突 灵二 7

名曰天窗 灵二 7

名曰天容 灵二 7

名曰天牖 灵二 7、二一 57

名曰天府 灵二 7、二一 57

名曰天柱 灵二 7、三一 57

名曰狂生 灵五 18

名曰溢阳 灵九 26、四八 96

名曰溢阴 灵九 26

名曰列缺 灵一十 38

名曰通里 灵一十 38

名曰内关 灵一十 39、四八 96

名曰支正 灵一十 39

名曰偏历 灵一十 39

名曰外关 灵一十 39

名曰飞阳 灵一十 39

名曰光明 灵一十 39

名曰丰隆 灵一十 39

名曰公孙 灵一十 39

名曰蠡沟 灵一十 39

名曰尾翳 灵一十 40

名曰长强 灵一十 40

名曰体惰 灵二一 57

名曰角孙 灵二一 57

名曰悬颅 灵二一 57

名曰眼系 灵二一 57

名曰经刺 灵四八 96

名曰谋风 灵七七 145

名曰刚风 灵七七 145

名曰折风 灵七七 145

名曰凶风 灵七七 145~146

名曰弱风 灵七七 146

名曰猛疽 灵八一 156

名曰脑烁 灵八一 156

名曰疵痈 灵八一② 156

名曰米疽 灵八一 156

名曰井疽 灵八一 156

名曰甘疽 灵八一 156

名曰败疵 灵八一 156

名曰锐疽 灵八一 156

名曰赤施 灵八一 156

名曰兔啮 灵八一 156

名曰走缓 灵八一 157

名曰厉痈 灵八一 157

名曰四淫 灵八一 157

名曰夭疽 灵八一 157

名曰鼓胀 素四十 223

名为何病 素四七③ 261、263

名木苍雕 素六九 410

名草上焦 素七一 474

名曰治未病 素三二 189

名曰胕髓病 素三六 211

名曰酒悖也 灵五十 101

名曰大弱风 灵七七 145

名曰大刚风 灵七七 145

名曰婴儿风 灵七七 146

名曰股胫疽 灵八一 156

名曰阴之绝阴 素六 51

名曰阴中之阴 素六② 48、51

名曰阴中之阳 素六② 49、50

名曰阴出之阳 素二三 153

名曰奇恒之府 素一一 77

名曰传化之府 素一一 77

名曰逆四时也 素一九 128

名曰孟春痹也 灵一三 45

名曰孟秋痹也 灵一三 45

名曰孟夏痹也 灵一三 47

名曰孟冬痹也 灵一三 47

名曰季春痹也 灵一三 45

名曰季夏痹也 灵一三 47

名曰季秋痹也 灵一三 46

名曰季冬痹也 灵一三 48

名曰仲春痹也 灵一三 44

名曰仲秋痹也 灵一三 46

名曰仲夏痹也 灵一三 46

名曰仲冬痹也 灵一三 47

名曰阴中之少阳 素六 50

名曰阴中之少阴 素六 51

各有天 素二十 131

各有地 素三十 131

各有人 素二十 132

各有胜 素七十 451

各有生 素七十 451

各有成 素七十 451

各不同 灵四七 91、五三 103

各从其欲 素一 3

各从其经 素五 35

各守其乡 素五 48、七四 545

各有处名 素五 35

各有条理 素五 35

各有所胜 素九 64

各有所通 素九 67

各有所刺 素一六 92

各有所利 素二二 149

各有所先 素二五 161、六七 385

各有所发 素四三 243

各有所为 灵七 22

各有所在 灵一九 54

各有所伤 灵四六 89

各有所病 灵六三 114

各有所走 灵六三 114

各有所宜 灵五六 106

各有名乎 灵四 14

各有次舍 灵三五 76

各有畔界 灵三五 76

各有形乎 灵三七 79

各有数乎 灵三八 80

各有部分 灵四九 98

各有分理 灵七六 143

各在其要 素一五② 89、90

各在其处 素二七 171；灵五九 109

各不同形 素三九 219；灵一③ 2、3、一九 54、六七 124

各随其过 素四三 243

各至其理 素五十 273

各生虚实 素六二 342

各终期日 素六六 363

各安其气 素七四 523

各司其属 素七四 539

各差其分 素七四 535

各归所喜 素七四 544

各异品理 素七七 557

各当其所 灵二七 66

各注其海 灵三六 77

各以次舍 灵三七 79

各如其常 灵三七 78、五四 103

各为调之 灵三八 80

各视其部 灵四六 90

各如其度 灵三九 82

各何以候 灵七一 129

各处色部 灵七三 133

各得其位 灵七三 133

各得其人 灵七三 134

各得其能 灵七三 135

各行其道 灵七五 140

各有收受乎 素四 25

各有所施也 灵七 22

各有部主也 灵三十 72

各得其所宜 素一二 82

各舍其府也 素四三 243

各不同形者 素五四 282

各任其所为 灵一 3

各调其经气 灵一二 42

各以时为齐 灵二一 58

各如其度也 灵三七 79

各如其色形 灵四九 99

各出其色部 灵四九 97

各自称其身 灵五九 110

各以气命其藏 素九 65

各以其时受月 素四四 249

各以任其所宜 灵一 2

各十八日寄治 素二九 180

各从其气化也 素六九 416

各行二十五度 灵一八 52

各入其门户所中 素四二 237

各有太过不及也 素六六 365

各归不胜而为化 素七一 499

各以其色言其病 灵四九 98

各以为纪而刺之 灵七六 143

各补其荥而通其俞 素四四 249

各从其动而复之耳 素六九 418

各随其气之所宜也 素七十 450

各以其所主占贵贱 灵七七 145

各命其所在以征之也 素七一 499

各何以知其久暴至之病乎 素一
七 106

各以其时重感于风寒湿之气也 素
四三 241

多汗 素四二 240

多血 灵一四 49

多虑 灵六四 116

多肉 灵六四 116

多食苦 素一十 71

多食辛 素一十 71

多食酸 素一十 71

多食甘 素一十 71

多食之 灵六三⑨ 114～115

多寒热 素三六 208

多寒气 灵二六 64

多气也 灵一四 49

多食则遗 素三一 185

多汗恶风 素四二⑤ 238、239

多黑则痹 素五六 289

多白则寒 素五六 289

多阳少阴 素七一 463；灵七

　二 131

多少制之 素七一 461

多少远近 灵六 20

多则九之 素七四 530

多下脓血 灵四 13

多益其数 灵三八 80

多气者热 灵五九 109

多阴少阳 灵七二 131

多赤多热 灵七四 136

多青多痛 灵七四 136

多寒热汗出 素三六 207

多寒者难已 灵五三 103

多饮数小便 素四三 241

多益其数也 灵三八 80

多忧劳于事 灵六四 116

多阳者多喜 灵六七 124

多阳而少阴 灵七二 131

多阴者多怒 灵六七 124

多阴而无阳 灵七二 131

多黑为久痹 灵七四 136

多发针而深之 素五五 287

多少而差其分 素七一 500

多以旦慧昼安 灵四四 86

多气而皮纵缓 灵五九 109

多热则溏出糜 灵六六 122

多阴少阳曰石水 素七 56

多寒则肠鸣飧泄 灵六六 122

多出血而不动摇者 灵三九 81

多害者其不可全乎 灵六十 111

多赤多黑多青皆见者 灵七四 136

色黑 素三 22；灵六五 120

色黄 素一六 95；灵九 29、六

　五 120

色白 灵三十 72、六五 120

色夭 灵三十 72

色者 灵四九 99

色赤 灵六五 120

色青 灵六五 120、八一 156

色脉者 素一三 83

色不青 素一七 104

色不变 灵二四 62、八一② 156～157

色微苍 素四二 238

色青者 灵四 12

色主春 灵四四② 87

色苍黄 灵五七 107

色以应日 素一三 83

色夭面脱 素一五 90

色夭不泽 素一九 128

色夭然白 灵六一 113

色合五行 素一七 102

色泽以浮 素一九 127

色荣颧骨 素三二 193

色荣颊前 素三二 193

色皵然白 素四二 238

色薄微黄 素四二 239

色黑微黄 素七一 491

色变黄赤 素七四② 513、521

色脉已定 灵四 12

色明不粗 灵四九 99

色皆如是 灵四九 99

色不一者 灵五十 100

色胜形者 灵六四 117

色味当五藏 素一十 72

色青白不泽 素一九 126

色青白乃死 灵九 29

色赤黑不泽 素一九 126

色白赤不泽 素一九 126

色黑黄不泽 素一九 126

色黄青不泽 素一九 126

色见于明堂 灵三七 78

色之不一也 灵四六 90

色见上下左右 素一五 90

色苍苍如死状 灵二四 63

色不变而烦悗者 灵三九 81

色起两眉薄泽者 灵五九 109

色从外部走内部者 灵四九 97～98

色脉形肉不得相失也 灵四 12

肌痛 灵二一 56

肌肉坚 素二六 164

肌肉消 素三五 206

肌肉充 灵七九 151

肌肉减 灵七九 151

肌肉满壮 素一 5

肌肉若一 素一 6

肌肉不仁 素四四 247

肌肉濡渍 素四四 248

肌肉蠕动 素六二 338

肌肉坚紧 素六二 340

肌肉坚致 灵三七 79

肌肉坚固 灵五四 104

肌肉胭酸 素六九 410

肌肉胗发 素六九 412

肌肉软弱 灵五 18

肌肉解利 灵五四 103

肌肉方长 灵五四 104

肌痹不已 素四三 241

肌肤尽痛 素五五 287

肌膝疮疡 素七一 460

肌膝中疮 素七一 467

肌寒热者 灵二一 56

肌肉萎足痿 素七一 460

肌肉之坚脆 灵五三 103

肌肉之精为约束 灵八十 153

肌肉软则舌萎人中满 灵一十 37

肌肉之坚脆缓急之分也 灵五
　十 100

杂病第二十六 灵二六 64

杂合而为一乎 灵四五 88

肋肘不得伸 素五八 302

争于左之上 素七一 474

、一

亦有天 素二十② 131

亦有地 素二十② 131

亦有人 素二十② 131

亦可已 灵二六 65

亦以时作 素三五 203

亦曰食亦 素三七 214

亦益内也 素四三 243

亦应一岁 素五八 302

亦复岁乎 素七一 488

亦无殒也 素七一 501

亦邪甚也 素七四② 531

亦不疑殆 素七五 547

亦冲于天 素七六 552

亦为粗工 素七七 557

亦见于脉 灵四 15

亦复为败 灵七 22

亦有乱人 灵四十 82

亦有乱气 灵四十 82

亦有所藏 灵七三 133

亦曰灸刺 灵四八 96

亦唯针焉 灵六十 110

亦寒热也 灵七四 135

亦归于真人 素一 7

亦可以百数 素一 8

亦数之可数 素六 49

亦从东方来 素一二 80

亦从北方来 素一二 81

亦从西方来 素一二 81

亦从南方来 素一二 81

亦正死明矣 素四七 263

亦应其经乎 素五七 291

亦以应一岁 素五八 301

亦有所应乎 素五八 301

亦有移易者 素六三 344

亦上走胸嗌 灵二六 65

亦得其事也 灵二七 67

亦欲适寒温 灵二九 71

亦未可即柔 灵七五 139

亦从中央出也 素一二 82

亦何暇不早乎 素一四 87

亦为藏府之风 素四二 237

亦刺之如此数 素六三 347～348

亦各从其化也 素六九 417

亦三十遍而止 灵六 21

亦常想其身小 灵三三 74

亦不能取四厥 灵七五 139

亦病气之不足也 素四七 263

亦三百六十五脉 素五八 302

亦如经水之得风也 素二七 169

亦为之行气于三阳 素二九 181

亦可使益寿而有及时 素一 8

亦如阳行之二十五周 灵七六 142

亦视其脉之陷下者灸之 灵四 15

亦因其骨节皮肤腠理之不坚固者
　灵四六 89

交颊 灵一十 36

交人中 灵一十 32

交肩上 灵一十 34

交巅上 灵一三 44

交太阴 灵一三 47

交通不表 素二 12

交者死也 素三三 194

交于太阴 素七九 563

交属相并 素七九 564

交于目锐眦 灵二一 57

交出厥阴之前 灵一十 33

交出太阴之后 灵一十 36

交漆者左右傍至也 素四八 267

妄行无徵 素六九 417

妄作杂术 素七八 558

妄用砭石 素七八 559

妄言作名 素七八 559

妄治时愈 素七八 559~560

妄见而妄言 素四五 252

充皮肤 灵三六 77~78、四七 90

充身泽毛 灵三十 72

充形则平 灵五九 109~110

衣常濡 素四二 240

衣被不敛 素一七 100

衣之厚薄均也 灵五十 99

齐刺者 灵七 23

齐脊大椎 素二四 155

亥者十月 灵四一 83

丶 丨

闭塞者 素二八 177

闭虽久 灵一 4

闭户塞牖 素一三 86；灵九 28

闭则气还 素三九 222

闭塞其门 素六二 342

闭塞不通 素六三 344；灵六
　六 123

闭则热而闷 素四二 236

闭癃则泻之 灵二 7

问曰 素八十 568

问其病 灵四 12

问其所病 素二六 168

问之何也 素七六 551

问年少长 素七七 557

问而极之 灵四 12

、丿

州都之官 素八 59

、、

汗 素三 16

汗出 灵一十 36、二十 56

汗大泄 素三九 222；灵三十 72、
　七五 139

汗空也 素六一 327

汗则出 灵一八 53

汗不出 灵二三③ 61、七五 157

汗已出 灵六一 113

汗出而散 素三 16

汗出偏沮 素三 17

汗出见湿 素三 17

汗出于胃 素二一 138

汗出于心 素二一 138

汗出于肾 素二一 139

汗出于肝 素二一 139

汗出于脾 素二一 139

汗出而寒 素三二 188

汗出手热 素三三 196

汗出遇风 素三五 201

汗出如浴 素四六 258

汗出百日 素五五 287

汗出头痛 素六十 318

汗出立止 素六三 348

汗出当风 灵四 11、六六 124

汗出浴水 灵四 11

汗出中风 灵一十 31

汗出振寒 灵一十 36

汗出太甚 灵二三 61

汗出烦悗 灵二二 58

汗出溱溱 灵三十 72

汗而发之 素五 48

汗大出也 素三二 189

汗濡玄府 素七一 492

汗发呕吐 素七四 520

汗之下之 素七四 545

汗注不休 灵二一 57

汗注烦心 灵二一 57

汗且自出 灵二三 60

汗不出而热 素五 43

汗者精气也 素三三 194

汗出辄复热 素三三 194

汗出泄衣上 素四二 240

汗出则受风 灵五八 108

汗出则已矣 灵七一 127

汗之则疮已 素七十 444

汗者不以奇 素七四 529

汗干令人欲饮 素四一 230～231

汗出且寒且热 素五五 287

汗出以巾拭身 灵六 21

汗之清之散之 素七一 464

汗出而身热者风也 素三三 195

汗出而脉尚躁盛者死 素三三 195

汗出而烦满不解者厥也 素三
三 195

汗出尻阴股膝髀腨胻足皆痛 素二
二 147

并乃狂 素三 19

并于阴 素七五 548

并虚为死 素四八 265

并注于络 素五八 302

并内酒中 灵六 21

并行并立 灵五十 99

并下人迎 灵六二 113

并心则喜 灵七八 149

并肺则悲 灵七八 149

并肾则恐 灵七八 149

并脾则畏 灵七八 149

并于肺则悲 素二三 151

并于肝则忧 素二三 151

并于脾则畏 素二三 151

并于肾则恐 素二三 151

并浮为风水 素四八 265

并小弦欲惊 素四八 265

并少阴之经 素六十 319;灵六
二 114

并至如风雨 素七五 548

并太阳之正 灵二 7

并跷脉而行 灵一三 44

并行一数也 灵一五 49

并于阳则阳胜 素三五 204

并于阴则阴胜 素三五 204

并于少阴之经 灵三八 80

并用淬与绵絮 灵六 21

并经上走于心包 灵一十 39

并于上则上明而下虚 素五 44

并于下则下盛而上虚 素五 44

并精而出入者谓之魂 灵八 24

并太阴之经直入掌中 灵一十 38

并太阴之筋而上循阴股 灵一
三 45

并咽以上贯膈而布胸中 灵一
八 53

并足太阴之筋邪走内踝之下 灵一
三 44

冲阳 灵二 6

冲脉者 素四四 249、六十 319;灵
六二 113

冲阳绝 素七四② 512、520

冲脉为病 素六十 320

冲脉任脉 灵六五 121

冲浊为痹 灵四九 98

冲任之脉 灵六五 121

冲脉起于关元 素三九 219～220

冲阴则志去目 素八一 574

冲阳绝者死不治 素六九 403

冲脉者为十二经之海 灵三三 74

冲脉气所发者二十二穴 素五
　九 316

关于肺 素三八 216

关冲者 灵二 6

关刺者 灵七 24

关格者 灵一七 51

关元一穴 素五八 299

关门不利 素六一 326

关节不利 素七一 469

关节禁固 素七一 472

关格之脉嬴 素九 69

关节清利矣 灵四七 91

关格者与之短期 灵九 26

决嫌疑 素一三 83

决以度 素七九 562

决死生 灵六 21

决断出焉 素八 58

决渎之官 素八 59

决死生也 素四六 258

决以明堂 素七七 557

决之乃行 灵六四 119

决气第三十 灵三十 71

决死生之分 素一七 98

决死生奈何 素二十 132

决其死生奈何 灵七十 126

安心 灵六四 116

安卧 灵七四 136

安以静 灵七一 129、七三 134

安容仪 灵七二 131

安卧脉盛 素一八 113

安所受病 素三八 215～216

安所得之 素四七 263

安其运气 素七一 464

安其屈伏 素七四 525

安心定气 灵八十 153

安卧脱肉者 灵七四 135

次脉 灵二一② 57

次灸橛骨 素六十 324

次戊辰岁 素六八 398

次指外间也 灵二 6

次脉足太阳也 灵二 7

次脉足少阳也 灵二 7

次脉手阳明也 灵二 7

次脉手太阳也 灵二 7

次脉手少阳也 灵二 7

次任脉侧之动脉 灵二 7

次脉颈中央之脉 灵二 7

壮者益治 素五 44

壮者立已 素六三 345

壮火食气 素五 33

壮火散气 素五 33

壮火之气衰 素五 33

壮者不复矣 灵五 19

壮者之气血盛 灵一八 52

汤液主治 素一五 89

汤液十日 素一三 84

汤液滋味 素七六 550

汤药所滋 素八一 571

汤液治其内 素一三 85

汤火不能热 素三四 198

六
画

汤火不能温也 素三五 203

汤液醪醴论篇第十四 素一四 86

守其数 素一四 87

守数据治 素七七 557

守学不湛 素八十 570

守刺法也 灵三 8

守于下管 灵六八 125

守人之血气有余不足 灵三 8

守四肢而不知血气正邪之往来也
　　灵三 8

污虽久 灵一 4

污然独异 灵四六 90

污下则阳气治之 素七十 445

汝知之乎 素七七 554

汝受术诵书者 素七六 549

汝不知道之谕 素七八 560

冰复 素一六 92

冰水不能寒也 素三五 203

羊苦 灵五六 105

沸水秫米一升 灵七一 126

丶一

论理人形 素五 35

论要毕矣 素一五 91

论裁志意 素七七 553

论在刺法中 素三三 196、四十 225

论言天地者 素六七 371

论不在经者 灵二八 67

论勇第五十 灵五十 99

论言夏伤于暑 素三五 205

论言热无犯热 素七一 500

论言治寒以热 素七四 543

论痛第五十三 灵五三 103

论在奇恒阴阳中 素四六 256

论言天地之动静 素六七 370

论疾诊尺第七十四 灵七四 135

论言人迎与寸口相应 素七四 507

论阴阳逆顺六经已毕 灵二八 67

论言五运相袭而皆治之 素六六 361

论言治痿者独取阳明何也 素四
　　四 248

讽诵用解 素七五 547

一一

尽筋上 灵七 24

尽取之 灵一九 54

尽有经纪 素五 35

尽有周纪 灵六十 111

尽有阴阳 灵七三 133

尽气闭环 素一六 92

尽欲全形 素二五 158

尽炅病已 素五五 286

尽出其血 灵六 20

尽见血也 灵二三 62

尽得其情 灵四五 88

尽知其会 灵七三 133

尽知针意也 灵三 9

尽知调阴阳 灵七五 137

尽刺之出血 灵二二 59

尽上渗于目 灵三六 78

尽刺去其血络 灵二三 62

尽调不败而救之 素二六 167

尽刺诸阳之奇输也 灵七五 137

异用也 素七四 529

异其章 灵一 1

异者从之 素七四 527

异者衰之 素七十 448

异者少之 素七一② 461、470

异名同类 灵四 11、一八 53

异名同类焉 灵一八 53

异名而同处 灵三五 77

异其五形之人 灵六四 115

异风热者少寒化 素七一 468

异寒湿者燥湿化 素七一 461

异其主则小犯之 素七一 477

异法方宜论篇第十二 素一二 80

导而下之 灵六四 119

导而行之 灵六四 119

导之以其所便 灵二九 70

导腹中气热下已 素五五 286

丶丨

阴者 素三 19、二九 179；灵六 三 114

阴痿 素五 43

阴刺 素五五 285

阴也 素七十 443

阴谷 灵二 5

阴虚 灵七一 126

阴阳和 素一 5

阴阳者 素五③ 31、42、六 48；灵 七五 139

阴阳交 素七九 567

阴为味 素五 32

阴为藏 灵三五 76

阴成形 素五 32

阴在内 素五 42

阴道虚 素二九 179

阴受之 素二九 179

阴从之 素三五 204

阴气竭 素三九 220

阴气多 素三四 198、四三 245；灵 五 17

阴气者 素四三 242

阴气少 素四三 245、四九 272；灵
　　五 17
阴气盛 素四三 246；灵二八②
　　67、68
阴缩肿 素四五 253
阴主内 素五六 289
阴主夜 灵七六 142
阴治化 素七十 440
阴始凝 素七一 464
阴乃凝 素七一 470
阴之动 素七四 535
阴从右 素八十 567
阴道偶 灵五 17
阴刺者 灵七 23
阴痹者 灵二十 56
阴出阳 灵二一 57
阴不用 灵六五 121
阴平阳秘 素三 21
阴气乃绝 素三 21
阴气始杀 素一六 91
阴气始冰 素一六 91
阴气微下 素一七 101
阴气微上 素一七 101
阴气未动 素一七 98
阴气未盛 素六一 330
阴气先绝 素三五 203
阴气逆极 素三五 204
阴气独在 素四五 251
阴气在中 素四九 270
阴气在下 素四九 271

阴气初胜 素六一 330
阴气坚盛 素六一 330
阴气上逆 素六二 340
阴气乃随 素七十 436
阴气内化 素七十 437
阴气暴举 素七一 491
阴气不用 素七四 513
阴气不足 素八十 569；灵二十
　　56、六十 110
阴气上厥 素七四 521
阴气后至 素八十 570
阴气太盛 灵一七 51
阴气有余 灵二十 56
阴之所生 素三 21、七 55
阴之五宫 素三 21
阴之使也 素五 43
阴之绝阳 素六 51
阴之陵泉 灵二 5
阴之类也 灵六 20
阴阳离决 素三 21
阴阳㿉㿉 素六 51
阴阳之变 素六 49
阴阳之化 素九 66
阴阳之应 素一七 101
阴阳之气 素七十 443；灵三九 81
阴阳之政 素七一 502
阴阳之类 素七九 561
阴阳之道 灵五 17
阴阳结斜 素七 56
阴阳反他 素一五 90

阴阳有时 素一七 101

阴阳相错 素二六 165、六六 367；
　灵五 19

阴阳相薄 素四九 272

阴阳相倾 素六二 339、342

阴阳相持 素八一 574

阴阳相移 灵五 17

阴阳相贯 灵一八 52

阴阳相交 灵二一 57

阴阳相逆 灵二八 67

阴阳相引 灵二八 67

阴阳相随 灵三五 77、五二 101

阴阳相逐 灵三五 77

阴阳相失 灵五十 100

阴阳不别 素二七 173

阴阳不调 灵五 17

阴阳不和 灵三六 78、七二 131

阴阳不通 灵六十 110

阴阳不奇 灵七三 133

阴阳异位 素二九 179；灵一八 52

阴阳复争 素四九 271

阴阳内夺 素四九 272

阴阳所在 素五六 289

阴阳匀平 素六二 340

阴阳喜怒 素六二 340；灵二八 67

阴阳俱感 素六三 344；灵四 11

阴阳俱动 灵六 20

阴阳俱盛 灵一七 51

阴阳往复 素六九 402

阴阳更胜 素七十 446

阴阳卷舒 素七一 458

阴阳并绝 素七九 565

阴阳并交 素八十 570

阴阳皆壮 素七九 566

阴阳皆绝 素七九 566

阴阳皆虚 灵七三 134

阴阳刺灸 素八一 571

阴阳妇女 素八一 572

阴阳气尽 素八十 569

阴阳大失 灵五 17

阴阳定矣 灵九 26

阴阳易居 灵九 27

阴阳焉会 灵一八 52

阴阳破败 灵二八 67

阴阳已和 灵三四 75

阴阳已通 灵七一 127

阴阳已张 灵八一 155

阴阳表里 灵七三 133

阴阳平复 灵七五 138

阴中之阴 素四 25

阴中之阳 素四 25

阴中有阴 素四 24；灵六 19

阴中有阳 素六六 367

阴中乃疡 素七四 519

阴病治阳 素五 48

阴病血见 素七四 509

阴胜则寒 素五 33、三五 204

阴静阳躁 素五 31

阴为之主 素六 49

阴争于内 素七 55

六
画

阴受湿气　素二九　180

阴受气矣　灵七六　142

阴道不利　素二九　181

阴邪内著　素三五　201

阴未并阳　素三五　204

阴与阳并　素六二　341

阴与阳绝　灵二八　69

阴与阳别　灵七八　147

阴满之外　素六二　340

阴精承之　素六八　391

阴精之候　灵七五　138

阴厥且格　素六九　411

阴凝太虚　素七一　461

阴行阳化　素七一　466

阴专其政　素七一　469

阴处反明　素七四　509

阴言不理　素七五　549

阴不过阳　素七九　565

阴并于下　素八一　574

阴者主藏　灵五　26

阴者主夜　灵二八　67

阴者主下　灵二八　67

阴器纽痛　灵一三　45

阴器不用　灵一三　46

阴痿不用　灵一三　48

阴跷阳跷　灵二一　57

阴引而下　灵二八　67

阴股间寒　灵五七　107

阴络所过　灵七三　134

阴不胜其阳　素三　19

阴中之至阴　素四　25；灵一　4

阴中之阳也　素四　24

阴中之阴也　素四　24

阴中之少阳　灵一　4

阴中之太阴　灵一　4

阴胜则阳病　素五　33

阴胜者后天　素七十　445～446

阴味出下窍　素五　33

阴气乃消亡　素七　55

阴气不得出　素三五　204

阴气衰于下　素四五　250

阴气藏物也　素四九　270

阴气并于下　素八一　574

阴气积于阳　灵三九　81

阴气尽则寤　灵八十　154

阴居以避暑　素一三　82

阴阳不相应　素一七　101

阴阳更胜也　素三五　205

阴阳相移也　素三五　200

阴阳相薄也　素四九　271

阴阳跷四穴　素五八　301

阴阳跷各一　素五九　316

阴阳之升降　素六七　370

阴阳之道路　素六七　371

阴阳交者死　素六七　374

阴阳交合者　素七九　567

阴阳易者危　素七四　532

阴阳并交者　素八十　570

阴阳俱有余　灵二十　56、三九　81

阴阳皆静者　灵二三　60

黄帝内经索引

阴阳皆脱者　灵七二　131

阴阳如一者　灵七一　129

阴病发于肉　素二三　152

阴病发于骨　素二三　152；灵七八　150

阴病发于夏　素二三　152；灵七八　150

阴病出为阳　灵九　29

阴虚则内热　素三五　201、六二　341

阴虚则无气　灵八　25

阴虚而阳盛　素三五　206；灵九　28

阴盛则内寒　素六二　341

阴盛而阳虚　灵九　28

阴有阳疾者　灵一　4

阴之与阳也　灵四　11

阴缩而挛筋　灵八　25

阴股痛转筋　灵一三　46

阴颇有寒者　灵二三　61

阴出之于阳　灵七八　150

阴阳之征兆也　素五　42、六六　363

阴阳之且移也　素三五　204

阴阳之道路也　素五　42、六六　363

阴阳虚肠辟死　素七　56

阴阳相过曰溜　素七　55

阴阳相薄而热　素四九　272

阴阳上下交争　素三五　200

阴阳气道不通　灵三六　78

阴阳和得者也　灵七一　127

阴阳和平之人　灵七二④　130、131

阴阳一日一夜　灵七六　142

阴受气于五藏　灵九　26

阴不足阳有余　素一七　107

阴出之阳则怒　素二三　153

阴气下而复上　素四九　270

阴气客游于心　素七九　565

阴气盛则瞑目　灵二一　57

阴气绝而不起　灵六五　121

阴之生实奈何　素六二　340

阴之生虚奈何　素六二　340

阴厥上下中寒　素六九　406

阴与阳未能调　灵九　28

阴股引髀而痛　灵一三　45

阴病者不能仰　灵一三　46

阴急则俯不伸　灵一三　48

阴中之少阳也　灵四一　83

阴中之太阴也　灵四一　83

阴胜者则为寒　灵七五　141

阴胜则身寒汗出　素五　43

阴者其精并于下　素五　44

阴者其精奉于上　素七十　443

阴阳别论篇第七　素七　52

阴阳揔宗筋之会　素四四　249

阴阳不测谓之神　素六六　361

阴阳形气俱不足　灵四　14

阴阳清浊第四十　灵四十　82

阴虚阳搏谓之崩　素七　56

阴虚者阳必凑之　素三三　197

阴虚生内热奈何　素六二　341

阴受之则入五藏　素二九　180

六
画

阴气少而阳气胜 素三四 197

阴气虚则阳气入 素四五 251

阴气多而阳气少 素七四 543

阴气尽而阳气盛 灵二八 67

阴气疾而阳气徐 灵二八 67

阴气不足则内热 灵七五 138

阴气盛则阳跷满 灵八十 154

阴气盛而阳气衰 灵五 17

阴气盛而阳气绝 灵二八 67

阴与阳争不得出 素三五 201

阴络之色应其经 素五七 291

阴盛生内寒奈何 素六二 341

阴精所奉其人寿 素七十 445

阴痹者按之不得 素七四 513

阴尺动脉在五里 灵二 8

阴络伤则血内溢 灵六六 123

阴阳表里雌雄之纪 素四 29

阴阳离合论篇第六 素六 48

阴阳之气各有多少 素六六 365

阴阳俱病命曰风痹 灵六 20

阴阳俱盛则梦相杀 灵四三 85

阴搏阳别谓之有子 素七 56

阴病者下行极而上 素二九 180

阴气胜则骨寒而痛 素三五 200

阴气起于五指之里 素四五 250

阴气盛于上则下虚 素四五 251

阴气至则阳气反入 灵三 10

阴盛而上走于阳明 素四九 271

阴之所在寸口何如 素七四 507

阴脉不利则血留之 灵一七 51

阴阳应象大论篇第五 素五 31

阴阳有余则无汗而寒 素一七 108

阴阳类论篇第七十九 素七九 561

阴阳相得而合为痹者 灵三九 81

阴阳系日月第四十一 灵四一 83

阴气有余为多汗身寒 素一七 108

阴病而阴脉大者为逆 灵六二 113

阴阳俱盛则梦相杀毁伤 素一
七 102

阴阳二十五人第六十四 灵六
四 115

阴痿气大衰而不起不用 素七
十 448

阴气沉而阳气浮者内藏 灵六
七 124

阴气盛则梦涉大水而恐惧 灵四
三 85

阴阳和调而血气淖泽滑利 灵六
七 124

阴脉者集于足下而聚于足心 素四
五 250

阳者 素三 19、二九 179

阳也 素七十 443

阳辅 灵二 6

阳池 灵二 6

阳谷 灵二 7

阳气者 素三[3] 15、16、17 四
六 257

阳气盛 素三四 198

阳气少 素三四 198、四三[2] 245、

黄帝内经索引

246;灵五 17

阳气多 素四三 245;灵五 17

阳气衰 素四五 251

阳气入 素四九 272

阳气随 素七十 440

阳气布 素七一② 464、472

阳气郁 素七一 472

阳气尽 灵二八 67

阳气虚 灵二八 68

阳为气 素五 32

阳为府 灵三五 76

阳之汗 素五 45

阳之气 素五 45

阳化气 素五 32

阳在外 素五 43

阳受之 素二九 179

阳明者 素三一 186、四四 248

阳明也 素七九 562

阳明病 灵七四 136

阳已伤 素三五 204

阳脉也 素四十 227、六一 330

阳主外 素五六 289

阳主热 灵七四 136

阳主昼 灵七六 141

阳乃布 素七一 464

阳乃去 素七一 467

阳乃化 素七一 472

阳复化 素七一② 461、474

阳从左 素八十 567

阳道奇 灵五 17

阳入阴 灵二一 57

阳热甚 灵二三 61

阳明脉衰 素一 5

阳明脉至 素一八 115

阳明为合 素六 50;灵五 17

阳明终者 素一六 95

阳明主肉 素三十 181、三一 184

阳明厥逆 素四五 254

阳明厥阴 素七四 533

阳明之厥 素四五 252

阳明之阳 素五六 289

阳明之上 素六六 369、六八 387

阳明之右 素六八 387

阳明之客 素七四 528

阳明之主 素七四 537

阳明主之 素六七 370

阳明治之 素六八 387

阳明在泉 素七十 452、七四 527

阳明司天 素七十② 446、449、七
四③ 503、513、526

阳明燥化 素七一 499

阳明之胜 素七四② 518、519

阳明之复 素七四② 521、523

阳明主病 素七九 564

阳明在上 灵九 28

阳明终者 灵九 29

阳气乃竭 素三 16

阳气乃辟 素七一 490

阳气破散 素七 55

阳气未散 素一七 98

六
画

阳气微上　素一七　101

阳气微下　素一七　101

阳气受也　素一七　107

阳气独发　素三五②　201、203

阳气未入　素三九　220

阳气未尽　灵二八　67

阳气重上　素四十　226

阳气日损　素四五　251

阳气独胜　素四五　251

阳气在上　素四九　271

阳气不治　素四九　272

阳气不足　灵二十　56

阳气隆至　素五四　283

阳气留溢　素六一　330

阳气在合　素六一　330

阳气始衰　素六一　330

阳气衰少　素六一　330

阳气竭绝　素六四　355

阳气屈伏　素七十　429

阳气外荣　素七十　437

阳气郁发　素七十　447

阳气不令　素七一　460

阳气退辟　素七一　469

阳气傍溢　素七五　548

阳气先至　素八十　570

阳气有余　素八十　569；灵二十
　56、六十　110

阳气太盛　灵一七　51

阳气和利　灵二八　68

阳气畜积　灵三九　81

阳气大逆　灵七五　137

阳气大发　灵七九　152

阳密乃固　素三　20

阳中有阳　素四　24；灵六　19

阳中之阳　素四　25

阳中之阴　素四　25

阳之守也　素五　42～43

阳之陵泉　灵二　6

阳之类也　灵六　20

阳生阴长　素五　32

阳杀阴藏　素五　32

阳病治阴　素五　48

阳胜则热　素五　33、三五　204

阳予之正　素六　49

阳扰于外　素七　55

阳并于上　素二一　140、八一　574

阳并于阴　素三五　200

阳未并阴　素三五　204

阳脉伤也　素四九　272

阳脉乃去　素六一　330

阳盛已衰　素四九　269

阳注于阴　素六二　340

阳光不治　素六九　412、七一③
　469、470、491、七四　522

阳反上行　素六九　411

阳舒阴布　素七十　420

阳和布化　素七十　436

阳专其令　素七一　463

阳乃大化　素七一　474

阳极反阴　素七一　492

黄帝内经索引

阳言不别 素七五 549

阳陵泉者 灵四 14

阳者主府 灵九 26

阳者主上 灵二八 67

阳迎头痛 灵二一 57

阳引而上 灵二八 67

阳尽于阴 灵七六 142

阳留大发 灵八一 156

阳气者闭塞 素二 12

阳气出上窍 素五 33

阳气并于阴 素三五 204

阳气衰于下 素四五 250

阳气出于目 灵七六 141

阳不胜其阴 素三 19～20

阳中之阳也 素四 24

阳中之阴也 素四 24

阳中之少阴 灵一 3

阳中之太阳 灵一 3

阳胜则阴病 素五 33

阳胜则身热 素五 43

阳胜者先天 素七十 445

阳明藏独至 素二一 140

阳明藏何象 素二一 141

阳明者表也 素二九 181

阳明者常动 素四六 257

阳明者午也 素四九 270

阳明并于上 素四九 271

阳明络属心 素四九 271

阳明何谓也 素七四 529

阳明太阴也 灵二一 57

阳病发于冬 素二三 152；灵七八 150

阳病发于血 素二三 152；灵七八 150

阳盛则热矣 素三五 206

阳盛则外热 素三五 201、六二 341

阳尽而阴盛 素四九 271

阳虚而阴盛 素三五 204

阳虚则寒矣 素三五 206

阳急则反折 灵一三 48

阳脉荣其府 灵一七 51

阳入之于阴 灵七八 150

阳气衰竭于上 素一 5

阳气大上而争 素四九 269

阳气受于上焦 素六二 341

阳气内守于精 素八一 574

阳气盛则瞋目 灵二一 57

阳气滑盛而扬 灵六七 124

阳气不藏而咳 素七一 467

阳气不能止阴 素七九 565

阳之所盛处也 素一二 81

阳入之阴则静 素二三 153

阳盛则四肢实 素三十 182

阳明者胃脉也 素三十 181、三四 199

阳明令人腰痛 素四一 227

阳明之政奈何 素七一 462

阳明根于厉兑 灵五 17

阳明为目下网 灵一三 45

六画

阳明多血多气　灵七八　150
阳何以使人狂　素四六　257
阳未得自次也　素四九　268
阳者衰于五月　素四九　270
阳受气于四末　灵九　26
阳中之太阳也　灵四一　83
阳中之少阴也　灵四一　83
阳重脱者易狂　灵七二　131
阳胜者则为热　灵七五　141
阳气者若天与日　素三　15
阳气入则胃不和　素四五　251
阳气与阴气相薄　素四九　271
阳气多而阴气少　素七四　543
阳气至则内重竭　灵三　10
阳气盛则阳跻陷　灵七一　127
阳气有余则外热　灵七五　138
阳气满则阳跻盛　灵八十　154
阳者其精并于上　素五　44
阳者其精降于下　素七十　443
阳明根起于厉兑　素六　49～50
阳明常多气多血　素二四　154
阳明常多血多气　灵六五　121
阳明厥则喘而惋　素三十　181～182
阳明所至为清劲　素七一　495
阳明所至为燥生　素七一　496
阳明所至为介化　素七一　496～497
阳明所至为坚化　素七一　497
阳明所至为浮虚　素七一　498
阳明所至为鼽嚏　素七一　499
阳明所至为皱揭　素七一　498

阳明司天为燥化　素七四　505
阳明之至短而涩　素七四　532
阳明之下坎坎然　灵六四　116
阳明之下兀兀然　灵六四　116
阳明之下脱脱然　灵六四　117
阳明之下严严然　灵六四　117
阳明之上婉婉然　灵六四　116
阳明之上枢枢然　灵六四　116
阳明之上廉廉然　灵六四　117
阳明之上监监然　灵六四　117
阳加于阴谓之汗　素七　56
阳受之则入六府　素二九　179～180
阳与阴复并于外　素三五　204
阳盛而阴气加之　素四九　270
阳盛生外热奈何　素六二　341
阳络之色变无常　素五七　291
阳络伤则血外溢　灵六六　123
阳精所降其人夭　素七十　445
阳盛则梦大火燔灼　素一七　102
阳明与太阴为表里　素二四②　155
阳明脉解篇第三十　素三十　181
阳明逆不得从其道　素三四　199
阳明所至为散落温　素七一　497
阳明气至则啮唇矣　灵二八　69
阳气从手上行至头　素二九　180
阳气乱则不知人也　素四五　251
阳气万物盛上而跃　素四九　269
阳气太盛则阴不利　灵一七　51
阳维之脉令人腰痛　素四一　230
阳脉不和则气留之　灵一七　51

阳气有余为身热无汗 素一七 108

阳气盛而不衰则病矣 素三五 206

阳气起于足五指之表 素四五 250

阳气未盛于上而脉满 素四九 272

阳明虚则寒栗鼓颔也 素三五 200

阳明所谓洒洒振寒者 素四九 270

阳明所至为收为雾露 素七一 495

阳明在上则少阴在下 素六七 371

阳尽在上而阴气从下 素四九 269

阳气不治则阳气不得出 素四
九 272

阳气盛则梦大火而燔焫 灵四
三 85

阳明有余病脉痹身时热 素六
四 353

阳溪在两筋间陷者中也 灵二 7

阳明所至为司杀府为庚苍 素七
一 495

阳明少角少阴清热胜复同 素七
一 462

阳明少征少阴寒雨胜复同 素七
一 462

阳明少宫少阴风凉胜复同 素七
一 462

阳明少商少阴热寒胜复同 素七

一 462

阳明少羽少阴雨风胜复同 素七
一 463

阳气盛于上则下气重上而邪气逆
素四五 251

阳明所至为烟埃为霜为劲切为悽
鸣 素七一 498

阳明所至为鼽尻阴股膝髀腨䯒足
病 素七一 498

阳盛则使人妄言骂詈不避亲疎而
不欲食 素三十 182

收因秋 素六 49

收气峻 素六九 406

收气平 素七十 431

收魂魄 灵四七 90

收敛神气 素二 10

收杀气行 素六九 409

收气乃后 素七十 432

收气不行 素六九 404

收气自政 素七十 429

收气繁布 素七十 440

收而不争 素七十 424

收而勿害 素七十 426

收令乃早 素七十 427

六
画

一丿

如此 素三九 218

如引葛 素一八 117

如此者 素二八 175、六三 344;灵
九 27

如是者 素二八 175、三五 206、六五 360;灵九② 2、三七 79、三九 81、四二 85、六十② 111、七一 129

如坚石 灵八一 156

如环无端 素九② 64;灵四 11、一二 43、一八 52

如日月光 素一三 83

如操带钩 素一八 116

如落榆荚 素一八 116

如物之浮 素一八 116

如风吹毛 素一八 116

如鸟之距 素一八 117

如屋之漏 素一八 117

如水之流 素一八 117

如循琅玕 素一八 115

如循鸡羽 素一八 116

如循长竿 素一八 116

如鸡践地 素一八 116

如鸡举足 素一八 117

如临深渊 素二五 163

如待所贵 素二七 170

如是之后 素三一 186

如是者三 素七一④ 476

如是无已 灵一八 52

如火之热 素三五 204

如何而反 素五三 280

如何而胀 灵三五 76

如利其路 素六二 342

如食顷已 素六三 346

如迎浮云 素六八 386

如丧神守 素七四 539

如蚊虻止 灵一 2

如留如还 灵一 2

如拔毛状 灵七 24

如水之流 灵一七 51

如鼓应桴 灵三五 77

如惑之解 灵四二 84

如醉之醒 灵四二 84

如以缟裹朱 素一十 72

如以缟裹红 素一十 72

如以缟裹绀 素一十 72

如以缟裹紫 素一十 72

如新张弓弦 素一八 116

如鸟之喙者 素一九 121

如按琴瑟弦 素一九 126

如有所见者 素三六 209

如临深渊者 素五四 283

如食顷而已 素六三 345

如鼓之应桴 素六六 368

如人欲不行 灵一 4

如以手探汤 灵一 4

如此病已矣 灵六 21

如此者弗灸 灵九 26

如是者不开 灵九 27

如是之人者 灵三七 79

如环之无端 灵一七 57、五二 101、六二 114

如裹水之状 灵五七 107

如水之下岸 灵六二 113

如骨发踔外 灵六四 117

如汤沃之状 灵六六 123

如新卧起状 灵七四 135

如避矢石然 灵七七 145

如避矢石焉 灵七七 146

如风水之状 灵七八 146

如是则精衰矣 素一七 99

如是血气离居 素六二 339

如鱼之游在波 素一七 103

如揭长竿末梢 素一八 116

如涌波之起也 素二七 171

如夫子言可矣 素四四 248

如食顷乃刺之 灵九 29

如从后触其心 灵二四 63

如此则肠胃恶 灵四六 90

如新卧起之状 灵五七 107

如以缟裹栝蒌实 素一十 72

如以毛羽中人肤 素一九 126

如以针刺其皮中 素四一 227

如循刀刃责责然 素一九 126

如指弹石辟辟然 素一九 126

如风雨不可当也 素三五 204

如食顷乃可以治 素三六 210

如折不可以俯仰 素四一 233

如此其人不得坐 素四八 268

如此则治其经焉 素六三 344

如行十里顷而已 素六三 347

如日月之行不休 灵一七 51

如是者名曰平人 灵四八 96

如是则内外调和 素三 20

如是则骨气以精 素三 22

如是则僻邪不至 灵八 24

如是则顺之而治 灵三四 75

如饮酒使人醉也 灵六十 112

如循薏苡子累累然 素一九 126

如此其病前后痛涩 素五八
    292～293

如行十里顷乃刺之 灵九 29

如是者寿必中百岁 灵四九 97

如权衡之不得相失也 素七四 536

如桴鼓影响之相应也 灵四 12

好颜 灵六四 116

好大息 素三六 207

好有才 灵六四 116

好利人 灵六四 116

好卧屈膝 素四五 253

好高举措 灵四七 93

好出人下 灵四七 93

好伤好害 灵七二 130

好言大事 灵七二 130

好肩背髀腹 灵六四 116

好内而恶出 灵七二 130

好肩背厚者肺坚 灵四七 92

好为外交而不内附 灵七二 130

妇人重身 素七一 501

妇人少腹痛 素七四 513

妇人少腹肿 灵一十 37

妇人无须者 灵六五 121

妇人少腹肿者 素四九 272

妇人手少阴脉动甚者 素一八 114

一、

观死生 素一三 83　　观五藏有余不足 素一七 98

睹其色 灵一九 55　　观人勇怯骨肉皮肤 素二一 138

观其志意 素一一 78　　观气寒温以调其过 素七一 468

观其事也 素七四 541　　羽虫静 素七十 449

观适之变 素二五 162　　羽虫育 素七十 448、449

观于窈冥 灵七一 134　　羽虫不育 素七十 449

观权衡规矩 素五 47　　羽虫不成 素七十 449、450

观浮沉滑涩 素五 47　　羽虫乃死 素七四 522

观于冥冥者 素二六 166　　羽乃后化 素七四 518～519

观其立有验也 素二六 166

乛乛

系舌本 素三一 184；灵一十 39、　　孙络之脉别经者 素五八 302
　　一一 41
　　　　　　　　　　　　孙络病者治其孙络血 素二十 136
系目系 灵一十 33、一一 41
　　　　　　　　　　　　孙络三百六十五穴会 素五八 301
系之病者 素一三 86
　　　　　　　　　　　　孙脉满则传入于络脉 素六二 340
系小肠也 灵一一 41
　　　　　　　　　　　　约下焦 灵二 7
系于膺乳 灵一三 44
　　　　　　　　　　　　约则不利 灵二八 68
系耳后直上 灵一十 35
　　　　　　　　　　　　约而不通 灵六三 114
孙络外溢 素六二 337
　　　　　　　　　　　　驰千里之外 素七八 559

七　画

一 一

形食味　素五 33

形伤肿　素五 34

形自盛　素一四 88

形藏四　素二十 132

形独居　素二六 164；灵七九 151

形乎形　素二六 168

形不瘦　素四七 263

形肉脱　灵六十 111

形胜色　灵六四 117

形体皆极　素一 6

形体不敝　素一 8

形体毁沮　素七七 555

形体淫泆　灵九 29

形乃困薄　素三 19

形乃大伤　素八 59

形伤气也　素五 34

形不足者　素五 47

形不可匿　灵七五 138

形之盛衰　素一七 98

形之疾病　素二五 158

形之寒温　素七八 559

形气相得　素一九 127

形气相失　素一九 128

形气衰少　素六二 341

形气有余　素八十 571；灵五 19

形气不足　灵五 19

形气乃持　灵八一 155

形肉已脱　素二十 136

形肉已夺　灵六一 113

形肉未脱　灵九 29

形盛脉细　素二十 132

形瘦脉大　素二十 133

形乐志苦　素二四 155；灵七
　八 149

形乐志乐　素二四 156；灵七
　八 149

形苦志苦　素二四 156；灵七
　八 149

形苦志乐　素二四 156；灵七
　八 149

形数惊恐　素二四 156；灵七
　八 149

形有盛衰　素六六③ 363、365

形精之动　素六七 372

形中上者　灵二四 63

形劳而不倦　素一 3

形弱而气烁 素三 18

形见有善恶 素六九 417

形气消索也 素七六 551

形气不足生 素八十 571

形气之相胜 灵六 21

形色相得者 灵六四 117

形胜气者危矣 灵六 21

形气相得者生 素二十 133

形有余有不足 素六二 334

形不可与衣相保 素一四 88

形有余不足奈何 素六二 337

形寒寒饮则伤肺 灵四 11

形气之逆顺奈何 灵五 19

形与气相任则寿 灵六 20

形骸独居而终矣 灵五四 104

形度骨度脉度筋度 素二八 177

形有余则泻其阳经 素六二 338

形先病而未入藏者 灵六 20

形肉血气必相称也 灵九 26

形充而脉坚大者顺也 灵六 20

形充而皮肤缓者则寿 灵六 20

形充而皮肤急者则夭 灵六 20

形弊血尽而功不立者何 素一
　四 87

形有余则腹胀经溲不利 素六二
　337～338

形气相感而化生万物矣 素六
　六 363

形充而脉小以弱者气衰 灵六 20

形充而大肉䐃坚而有分者肉坚 灵
　六 20

形充而大肉无分理不坚者肉脆 灵
　六 20

远乎哉 灵三三 74

远近若一 素二五 163

远近咸若 素七一 469

远近尽至 灵七五 139

远气乃来 素六二 342

远者偶之 素七四 529

远者三下 灵三五[②] 76、77

远而寄偶 素七四 530

远道刺者 灵七 22

远乎哉问也 灵二九 70

运有余 素七一 475

运不及 素七一 475

运气相得 素六九 417

运火炎烈 素七四 514

运非有余非不足 素七一 475

运太过则其至先 素七一 493

运不及则其至后 素七一 493

运居其中而常先也 素七一 500

麦苦 灵五六 105

麦羊肉杏薤皆苦 素二二 148；灵
　五六 106

寿中百岁 灵三七 77

寿夭刚柔第六 灵六 19

戒之戒之 素八 59

违其气则病 素六七 373

一 丨

两傍虚 素一九 119

两颔痛 素三二 187

两胠满 素四八 264

两胁痛 素六九 409

两者不和 素三 20

两者相逆 灵二九 70

两者相应 灵四八 96

两隅在下 素二四 155

两虚相感 素二六 166

两虚相得 灵六六 122

两热相合 素三一 185

两热相搏 灵六十 110

两髁肿上 素四一 234

两气相感 素四三 246

两气相搏 灵三五 77、五八 108

两气相转 七八 147

两髀骨空 素六十 324

两跷为上 素六二 343

两跷之下 灵七三 134

两胂之上 素六三 349

两臂内痛 素二二 146、六九 404

两胁里急 素七四 508

两筋之间 灵二 5

两神相搏 灵三十 72

两吻多画 灵六四 118

两实相逢 灵六六 122

两实一虚 灵七七 146

两额之动脉 素二十 130

两颊之动脉 素二十 130

两感于寒者 素三一 185

两眉头各一 素五九 303

两角上各二 素五九 305

两阳合明也 素七四 529

两阴交尽也 素七四 529

两胁骨不举 灵八 25

两泻其血脉 灵六九 126

两热争者也 灵七八 148

两胁下痛引少腹 素二二 146

两髀厌分中二穴 素五八 297～298

两季胁之间灸之 素六十 324

两阴交尽故曰幽 素七四 536

两阳合明故曰明 素七四 536

两精相搏谓之神 灵八 24

两手外内侧各三 灵二三 62

两胁满且痛引少腹 素六九 406

两骨之间陷者中也 灵二 6

两颧之间相去七寸 灵一四 49

两乳之间广九寸半 灵一四 49

两髀之间广六寸半 灵一四 49

两阳相得而阴气虚少 素三四 198

两跗之上脉竖陷者足阳明病 灵
    四 15

赤色 素四二 238

赤者 灵四 12

七
画

赤当脉 素一十 72

赤沃下 素七十 448

赤为心 灵四九 99

赤当心苦 素一十 72

赤气后化 素六九 409、七四 520

赤则有热 灵一十 38

赤色宜苦 灵五六 105～106

赤脉之至也 素一十 75

赤色出两颧 灵四九 98

赤甚者为血 灵四九 99

赤如衃血者死 素一十 71

赤如鸡冠者生 素一十 72

赤欲如白裹朱 素一七 99

赤色薄皮弱肉 灵五十 100

赤脉从上下者 灵七四 136

赤色小理者心小 灵四七 92

赤脉上下至瞳子 灵七四 136

志意通 素六二 335

志意者 灵四七 90

志意乱 灵八十 153

志不乱 灵二三 60

志意不治 素一四 87

志意不理 素七八 558

志意恍乱 灵八 24

志与心精 素八一 573

志有所恶 灵四九 98

志发于四野 灵七二 130

志有余有不足 素六二 334

志者骨之主也 素八一 573

志有余不足奈何 素六二 338

志去则神不守精 素八一 574

志有余则腹胀飧泄 素六二 338

志伤则喜忘其前言 灵八 25

志意和则精神专直 灵四七 91

志有余则泻然筋血者 素六二 338

志先死则远一日半死矣 灵一
　十 37

更伤五藏 素三 21

更贵更贱 素二二 141

更虚更实 素二九 179

更虚更满 灵三二 73

更逆更从 素二九 179

更名自功 素七八 558～559

更发更止 灵二七 66

更居更起 灵二七 66

更发更休也 灵二七 65

更用盛衰之常也 素七一 476

更入发三寸边五 灵二三 62

更以他草度去半已 素二四 155

却入耳中 灵一十 34

却则上焦闭 素三九 222

却循颐后下廉 灵一十 32

却具合以正其理 素七九 562

却交出手少阳之后 灵一十 36

却念上下经阴阳从容 素七九 561

却调其虚实以去其邪 灵一九 55

劳宫 灵二 5

劳心 灵六四 116

劳汗当风 素三 17

劳则气耗 素三九 221

劳者温之 素七四 541

劳则喘息汗出 素三九 222

劳风为病何如 素三三 195

劳风法在肺下 素三三 195

苍气达 素七十 436

苍天之气 素三 15、九 66

苍谷乃损 素六九 411

苍干雕陨 素六九 406

苍干雕落 素七十 427

苍起木用而立 素七十 447

苍天之气经于危室柳鬼 素六
　七 371

极刺者 灵七 22

极微极精 素一四 87

极则阴阳俱衰 素三五 205

极于五藏之次也 素六三 344

坏其真矣 素二 14

坏屋风雨 灵四三 86

吾问子窈冥 素七六 550

吾为子言之 灵四八 95

吾得脉之大要 素一九 121

材力尽邪 素一 4

材木流津 素七一 492

声章者 灵三 10

声闻于耳 灵七五 137

声如从室中言 素一七 99

攻之奈何 素三五 204

攻里不远寒 素七一 500

束骨 灵二 5

束之奈何 灵四八 95

束脉为三痏 素四一 232

走腋 灵一八 53

走大肠 灵一一 41

走唇舌而为味 灵四 11

芳草发狂 素四十 225

延及囟顶发热 素六九 411

酉者八月 灵四一 83

李酸 灵五六 105

杏苦 灵五六 105

豆豆然 灵七二 132

丿

还刺寒府 素六十 319

还于太阴 素七一 460

还循胃口 灵一十 31

还出挟口 灵一十 32

还贯爪甲 灵一十 36

还系目系 灵一一 41

还至阳明 灵一八 53

还而刺之 灵六八 125

还则下焦胀 素三九 222

还出别下项 素六十 321；灵一
　十 34

还出挟口环唇 灵一十 32

还注小指次指之端 灵一六 50

辰戌之岁 素六六 369

辰戌之上 素六七 370

辰者三月 灵四一 83

辰有十二 灵七一 128

辰戌之纪也 素七一 458

辰申子岁气会同 素六八 397

否则逆 素六八 389

奇恒五中 素七七 557

一、

来疾去徐 素一七 107

来徐去疾 素一七 107

来急去散 素一九 119

来者为顺 灵一 1

来气不及也 素六八 388

来气有余也 素六八 388

来者为顺者 灵三 9

来急则安静 灵一九 54

来缓则烦悗闷 灵一九 54

一、

连舌本 灵一十 33

连目系 灵一十 37

连睾系 灵一九 54

连经则生 素三十 182

连骺若折 素六十 322

连以聚居 灵七五 141

求其至也 素九 65

求阴不审 素八十 568

求阳不得 素八十 568

求之奈何 素六八 393

求之不得 素七七 557

求之上下 灵一十 40

求之亦异也 素六八 393

报刺者 灵七 23

报德以德 素七一 499

报化以化 素七一 499

报政以政 素七一 499

报令以令 素七一 499

报气屈伏而未发也 素七四 524

折树木 灵七九 153

折关败枢 灵五 17

折毛发理 灵四二 84

折其郁气 素七一 464

折其郁发 素七一 473

折使揄臂齐时正 素六十 319

医不病 素一八 109

医道论篇 素七五 547

医工诊之 素七七 554

医不能严 素七七 556

医不能明 素七七 556

医之治病也 素一二 80

扶突二穴 素五八 299

扶其不胜 素七一 461

扰而大乱 素七一 464

扰阴阳之纪也 素七一 465

抑者散之 素七四 523

抑其运气 素七一② 461、467

把握阴阳 素一 6

把而行之 灵七三 133

抓而下之 素二七 170

抟为聚 灵四九 99

拟于天地 素七八 560

丨丨

坚而搏 素一九 126

坚紧者 灵七五 140

坚成之纪 素七十 440

坚者削之 素七四 541

坚者软之 素七四 523

坚者为宝 灵一 2

坚者则刚 灵四六 89

坚者不入 灵四六 89

坚拒勿出 灵九 29

坚脆不同 灵四六 89

坚心无解 灵七三 134

坚如其故者 灵九 27

坚肉薄皮者 灵五三 103

坚抟不往来者 灵七五 139

坚而血及陷下者 素三九 221

坚肉缓节监监然 灵三八 80

坚且盛且滑者病日进 灵一九 55

丨、

肖者瞿瞿 素六九 417

一⁀

足也 灵四九 98

足下热 素三二 188

足下温 素七四 518

足心也 灵二 5

足不收 灵四 14

足阳明 灵一二 43

足暴清 灵二二 59

足胫瘇 灵五七 107

足善寒 灵六四 118

足少阴 灵六五 120

足太阴 灵六五 120

足厥阴 灵六五 120

足生大丁 素三 17

足厥阴也 素二十 131；灵二 5、四一 84

足太阴也 素二十 131；灵二 5

足太阳也 灵二 6、二一 57

足少阴也 素二十 131

足少阳也 灵二 6

足不收行 素二二 147

足不任身 素六九 410；灵二一 57

足不能行 素四五 252

足阳明一 素二八 178

足阳明也 灵二 7、二一 57

足痿不收 素六九 405、七一 460

足外反热 素七四 510；灵一十 36

足以乱经 素七四 534

足以自乱 素七八 559

足之阳明 灵一三 48

足之六阳 灵一七 50～51

足之六阴 灵一七 51

足之三阳 灵三八 80

足之三阴 灵三八 80

足之阴者 灵四一 83

足之少阴 灵六九 126

足亦如是 灵二三 62

足如履冰 灵二四 63

足指少肉 灵六四 118

足胫肿曰水 素一八 114

足阳明太阴 素三六 210

足阳明之疟 素三六 207

足阳明之别 灵一十 39

足阳明之正 灵一一 41

足阳明之筋 灵一三 45

足阳明之本 灵五二 102

足阳明之上 灵六四 117

足阳明之下 灵六四 118

足少阴之疟 素三六 208

足少阴之别 灵一十 39

足少阴之正 灵一一 40

足少阴之筋 灵一三 45

足少阴之本 灵五二 102

足少阴舌下 素五九 316

足少阴经也 灵二 5

足少阳之疟 素三六 207

足少阳之别 灵一十 39

足少阳之正 灵一一 41

足少阳之筋 灵一三 44

足少阳之本 灵五二 102

足少阳之上 灵六四 118

足少阳之下 灵六四 118

足少阳脉也 灵二一 57

足太阴之疟 素三六 207

足太阴之别 灵一十 39

足太阴之正 灵一一 41

足太阴之筋 灵一三 45

足太阴之本 灵五二 102

足太阴之下 灵六四 118

足太阳之疟 素三六 206

足太阳之别 灵一十 39

足太阳之正 灵一一 40

足太阳之筋 灵一三 44

足太阳之本 灵五二 102

足太阳之上 灵六四 118

足太阳之脉 灵六四 118

足厥阴之疟 素三六 208

足厥阴之别 灵一十 39

足厥阴之正 灵一一 41

足厥阴之筋 灵一三 46

足厥阴之本 灵五二 102

足以治群僚 素七五 547

足寒则胀也 素八一 574

足大指间也 灵二 5

足大指不用 灵一十 33

足下热而痛 灵一十 35

足髀不可举 灵二四 63

足受血而能步 素一十 73

足太阳气绝者 素二十 135

足太阳深五分 灵一二 43

足太阴深三分 灵一二 43

足太阴敦敦然 灵六四 116

足阳明之脉病 素三十 181

足阳明胃脉也 灵二 6

足阳明可汗出 灵二一 58

足三阳者下行 素三四 199

足小指之端也 灵二 5

足踝后少阴也 灵七 23

足厥阴深一分 灵一二 43

足厥阴佗佗然 灵六四 116

足少阳深四分 灵一二 43

足少阴深二分 灵一二 43

足少阴汗汗然 灵六四 117

足长一尺二寸 灵一四 49

足厥阴少阳主治 素二二 141

足少阴太阳主治 素二二 142

足少阴令人腰痛 素四一 228

足少阴阳明之经 灵二二 59

足少阴何因而动 灵六二 113

足少阳根于窍阴 灵五 18

足太阴阳明主治 素二二 142

足太阴者三阴也 素二九 181

足太阴独受其浊 灵四十 82

足太阳根于至阴 灵五 18

足太阳外合清水 灵一二 41

足外侧大骨之下 灵二 6

足阳明根于厉兑 灵五 18

足阳明及上傍三 素二八 178

足阳明刺深六分 灵一二 43

足太阳脉令人腰痛 素四一 227

足太阴阳明皆主之 灵九 28

足太阴外合于湖水 灵一二 42

足小指次指间灸之 素六十 325

足小指次指之端也 灵二 6

足小指次指之间也 灵二 6

足大指之端内侧也 灵二 5

足少阴气绝则骨枯 灵一十 37

足少阴外合于汝水 灵一二 42

足少阳太阴之所将 灵二 7

足少阳外合于渭水 灵一三 42

足厥阴气绝则筋绝 灵一十 37

足厥阴外合于澠水 灵一二 42

足阳明外合于海水 灵一二 42

足阳明太阴为表里 灵七八 150

足之阳明何因而动 灵六二 113

足太阳与少阴为表里 素二四 155

足太阳有入頄遍齿者 灵二一 57

足太阴过于外踝之上 灵一十 38

足阳明跗上动脉灸之 素六十 325

足阳明挟喉之动脉也 灵二 8

足大指内次指之端也 灵二 6

足跗上五寸陷者中也 灵二 6

足阳明中指爪甲上一痏 素六三 351

足阳明有挟鼻入于面者 灵二一 57

足少阳在耳下曲颊之后 灵二 8

足太阳有通项入于脑者 灵二一 57

足大指之端及三毛之中也 灵二 5

足太阳挟项大筋之中发际 灵二 8

足太阳脉气所发者七十八穴 素五九 303

足太阴气绝者则脉不荣肌肉 灵一十 37

足少阳脉气所发者六十二穴 素五九 305

足阳明脉气所发者六十八穴 素五九 307

别者 灵一一 41

别白黑 素一七 99

别绕臀 素六十 320

别跗上 灵一十② 32、36、一一 41

别上膈 灵一十 33

别掌中 灵一十 35

别锐眦 灵一十 36

别于巅 灵一一 41

别回肠 灵一八 53

别于阳者 素七② 52、53、一九 122

别于阴者 素七② 53、一九 122

别于肩解 灵一一 41

别于肩髃 灵一一 41

别于回肠 灵三六 78

别为九野 素二五 160

别为五行 灵三四 75

别之奈何 素三九 219；灵四 12、四九 98、五九 109

别其分部 素五六 289

别其宗司 素七一 458

别其表里 灵一 1

别其五色 灵六四 115

别异比类 素七六 550

别五中部 素八十 571

别入跟中 灵一十 34

别入太阴 灵一十 39

别入于肛 灵一一 40

黄帝内经索引

别而上行 灵一十 38

别而以候 灵六四 115

别而入阳 灵七一 128

别走厥阴 灵一十 39

别走阳明 灵一十 39

别走太阴 灵一十 38

别走太阳 灵一十② 39、40

别走少阴 灵一十 39

别走少阳 灵一十 39

别下贯胛 灵一十 34

别属三焦 灵一一 41

别乡赤者 灵四九 99

别出两行 灵五六 105

别此奈何 灵五九 109

别而未能明 素七五 547

别入贯膊肠 灵二 7

别入于胭中 灵一一 40

别走阳明也 灵一十 38

别走太阳也 灵一十 39

别起外辅骨 灵一三 44

别而络唇口 灵六五 121

别于目锐眦 灵七六 142

别颊上頗抵鼻 灵一十 34

别走太阳而合 灵一一 41

别下渊腋三寸 灵一一 41

别入结于舌本 灵一三 44

别星辰与日月光 素七五 547

别五态之人者也 灵七二 131

别五态之人奈何 灵七二 131

别者以上至耳前 灵七六 142

别入渊腋少阴之前 灵一一 41

别入于渊腋两筋之间 灵一一 41

时眩 素七四 513；灵二十 56

时咳 灵五七 107、七四 135

时绝 灵六十 111

时夏 灵六五 120

时冬 灵六五 120

时秋 灵六五 120

时春 灵六五 120

时唾血 灵四 13

时主夏 灵四四② 87

时季夏 灵六五 120

时欲怒 素一六 93

时遗溲 素四一 229

时眩仆 素七四 522；灵二十 56

时世异耶 素一 2

时立气布 素九 64

时害于食 素一十 75、七十 448

时大时小 素二七 170

时来时去 素二七 171

时来时止 素六三 351

时故当病 素四十 223

时咳短气 素四二 238

时憎女子 素四二 238

时发飧泄 素四三 242

时不闻音 素六三 347

时不可违 素七十 456

时见凝惨 素七十 439

时雨乃涯 素七一 460

时雨乃降 素七一 472

时必顺之　素七一　501

时有常乎　素七四　525

时有常位　素七四　525

时窘之后　灵四　15

时呕时悗　灵二四　63

时高时起　灵四六　90

时下则殆　灵四六　90

时时前后血　素四十　223

时化之常也　素七一　495

时惊不嗜卧　素七六　551

时如入汤中　灵二四　63

时不能出唾者　素六三　349

时痛而皮不仁　灵六　21

时有所遗者何也　素三一　185

时热从胸背上至头　素三三　196

时有间二或至数日发　素三五　205

时者四时八风之客于经络之中　灵
　　七八　147

呕血　灵六　111

呕则逆　素一六　96;灵九　30

呕有苦　素七四　510;灵一九　54

呕宿汁　灵四　15

呕已乃衰　素三六　208

呕吐霍乱　素七一　490

呕逆躁烦　素七四　518

呕逆喉痹　素七四　526

呕酸善饥　素七四　518

呕而密默　素七四　521

呕多沃沫　灵二二②　58、59

呕衄蚫头痛　素七一　501

呕下血者死　灵二三　61

呕甚则长虫出　素三八　216

呕血血泄衄蚫　素七四　514

呕苦咳哕烦心　素七四　522

男子发左　素四八　266

男子立已　素六三　345

男子如蛊　灵二三　62

男内女外　灵九　29

男女异位　灵四九　98

男阴女阳　灵七三　134

男子左为逆　素一五　90

男子数其阳　灵一七　52

男不过尽八八　素一　6

男子内结七疝　素六十　320

男子色在于面王　灵四九　99

岐伯曰　素一③、三、四、五③、六③、
　　九⑫、一一、一三③、一四⑦、一六、
　　一七⑨、一九⑲、二十⑨、二一④、
　　二二、二五④、二六⑦、二七④、二
　　八⑮、二九④、三十⑥、三一⑦、三
　　三⑩、三四⑤、三五⑭、三七、三
　　八④、三九④、四十⑮、四二、四
　　三⑧、四四④、四五⑥、四六⑪、四
　　七⑫、五三、五四、五六、五七②、
　　五八④、六一⑨、六二㉝、六三②、
　　六四②、六七⑮、六八㉜、六九⑮、
　　七十⑰、七一㊾、七四⑦⓪;灵一、二、
　　四⑧、五②、一八、二八⑩、二九⑬、
　　三十⑧、三三⑤、三四⑥、三五⑦、
　　三六、三七⑦、三八⑪、三九④、四

十⑥、四一、四二、四三、四四、四五、四七、五一、五三、五四、五七⑥、五八③、五九、六十⑫、六一⑧、六二⑤、六四⑧、六五③、六六⑥、六七⑧、六八②、六九、七十④、七一⑧、七四、七五⑲、七六、七八④、七九②、八十⑧、八一④

岐伯对曰 素一、四、五、六、七、八、一一、一二、一三、一四、一五、一六、一七、一八、一九、二十、二二、二五、二七、二八、二九、三十、三一、三三、三四、三五、三八、三九、四十、四二、四三、四四、四五、四六、四七、五十、五一、五二、五三、五四、五六、五七、六十、六一、六二、六三、六五、七十;灵二七⑤、三五、七九、八十

岐伯答曰 灵一、四⑮、五、八、一二④、一五、一七④、一八⑧、一九、二七、二八②、三三②、四七②、五七、六六、七一

岐伯再拜对曰 素七四 503

岐伯再拜而起曰 素五八 292

岐伯稽首再拜曰 灵一一 40、七三 133

岐伯避席再拜曰 灵二八 67

岐伯再拜稽首对曰 素三九 218

岐伯稽首再拜对曰 素五八 292、六八 387、六九 402、七一 457

听音声 素五 46

听病者言 素五五 285

听其动静 灵一 3

听而不闻 灵五八 108

听其动静者 灵三 10、一九 55

员针者 灵一 2

员者行也 素二六 167

员利针者 灵一 2

呜呼 素七八 560

呜呼远哉 素六八 386、七七 553

丿一

针石 素一四 87

针嗌里 灵二三 61

针论曰 灵七三 134

针耀而匀 素二五 162

针入皮中 素五一 275

针下热也 素五四 281

针下寒也 素五四 281

针空四塞 素六二 342

针道备矣 素六二 343

针道毕矣 灵一 1、七一 128

针道咸绝 灵五 17

针石之败 素七六 550

针如卵形 灵一 2

针害毕矣 灵一 3

针以得气 灵三 9

针大如氂 灵二六 64

针数不失 灵三五 77

针不陷肓 灵三五 77

针所不为 灵七三 134

针论毕矣 灵七三 134

针之极也 灵七五 137

针形毕矣 灵七八 148

针石治其外 素一三 82

针至筋而去 素五一 275

针各有所宜 素五四 284；灵一 3

针与气俱内 素六二 342

针与气俱出 素六二 342

针微大其末 灵七八 148

针石缘而去之 素一十 73

针手太阴各五 素二八 178

针之所由行也 素五八 301

针于分肉之间 灵七 24

针入而肉著者 灵三九 82

针入而气逆者 灵六七 125

针其邪肌肉亲 灵七五 139

针石不能治其外 素一三 83

针解篇第五十四 素五四 281

针下热乃去针也 素五四 283

针中脉则浊气出 灵一 2

针不可以治之也 灵八 25

针之长短有数乎 灵七八 148

针穷其所当补泻也 素五四 282

针过其日数则脱气 素六三 348

针太深则邪气反沉 灵一 2

针陷脉则邪气出者 灵三 9

针中脉则浊气出者 灵三 9

针已出而气独行者 灵六七 124

针太深则邪气反沉者 灵三 9

乱于肺 灵三四 75

乱于头 灵三四 75

乱而喜忘 素六二 339

乱而不去 灵四 15

乱而相引 灵五四 104

乱至失常 素七七 556

乱于胸中 灵三四 75

乱于肠胃 灵三四 75

乱于臂胫 灵三四 75

乱天地之经 素七一 465

乱气之相逆也 灵三四 75

乱已成而后治之 素二 14

每旦读之 素一九 121、六九 419

每刺必熨 灵六 21

每溃必晬其日 灵六 21

每至于风府则腠理开 素三五 201

秀而不实 素六九 410、七十 431

利关节者也 灵四七 90

利肠中及伤肝也 素四十 224

告之以其败 灵二九 70

丿丨

何谓 素四 22、七 52

何也 素一三 82、一九 126、三十 182、六八② 388、七六 550；灵一七 51、三九⑨ 81、82、四四 86、四七 91、六二 113、六三④ 114、115、六七 124、七一 129

何者 素一四 87

何如 素二八 174、175；灵五四 104、七六 141

何以然 素五 44、一四 86、四十③ 224、226

何以言 素三三 197

何谓一 素一三 86

何谓神 素二六② 168

何谓形 素二六 168

何谓下 素六七 371

何谓也 素六九② 403、414、七十 451；灵一八 53

何谓气 灵三十 72

何谓津 灵三十 72

何谓液 灵三十 72

何谓血 灵三十 72

何谓脉 灵三十 72

何谓疽 灵八一 157

何谓所胜 素九 64

何谓三部 素二十 130

何谓重实 素二八 174

何谓重虚 素二八 174

何谓虚实 素二八 173

何谓不足 素六二 334

何谓有余 素六二 334

何谓缪刺 素六三 344

何谓当位 素六八 391

何谓初中 素六八 397

何谓气交 素六八 397

何谓邪乎 素六八 398

何谓逆从 素七四 541

何谓三变 灵六 21

何谓相顺 灵三四 75

何谓日醒 灵四二 84

何谓夜瞑 灵四二 84

何谓五夺 灵六一 112

何谓五逆 灵六一 113

何谓五禁 灵六一 112

何谓五邪 灵七五 138

何谓阴人 灵七二 130

何谓阳人 灵七二 130

何谓真气 灵七五 140

何以言之 素一七 105、四六 257、四七 259

何以治之 素二八 174

何以异之 素三八 215、七四 504

何以得之 素四十② 223、226、四四② 247、四七 261、262

何以别之 素四四 248；灵五七 107、七二 131、八一 157

何以知之 素四六 257；灵三十 72、四九 98、五三③ 103

何以合之 素六二 342

何以候之 素六七 373、七四 530；灵四六④ 89、90

何以期之 素六九 414

何以立之 灵一四 48

何以致是 灵二七 66

何以致之 灵五四 103～104

何以解惑 灵三五 77

何以去之 灵五九 108

何以度之 灵八一 155

何如而反 素一九④ 118、119、120

何如而弦 素一九 118

何如而钩 素一九 118

何如而浮 素一九 119

何如而营 素一九 120

何如而从 素二二 141

何如而逆 素二二 141

何如而虚 素二五 163

何如而实 素二五 163

何气使然 素三五② 200、201、三九 218、四三 241、七十 448、七一 493；灵一八② 52、二八⑪ 67、68、六七⑥ 124、125、七一 127、八十⑦ 153、154

何气荣水 灵一七 51

何气为营 灵一八 52

何气为卫 灵一八 52

何气出行 灵六九 125

何病能中 素七八 559

何病之生 素三九 221

何者为实 素六二 339

何者为虚 素六二 339

何者为逆 素八十 567

何者为从 素八十 567

何者为定 灵一九 54

何者为神 灵五四 103

何先何后 素七四 540

何必守经 素七六 552

何术之语 素七七 556

何藏最贵 素七九 561

何藏使然 灵五十 100

何补何泻 灵五 17

何泻何补 灵五 17

何可同也 灵五 18

何道使然 灵二七 66

何道从还 灵六二 113

何道之塞 灵六九 125

何利何害 灵三三 74

何生何败 灵三三 74

何得而治 灵三四 75

何得而生 灵五四 103

何失而乱 灵三四 75

何失而死 灵五四 103

何因而有 灵三五 77

何因而然 灵七九 152

何其异也 灵四六 89

何不斋乎 灵四八 95

何经所在 灵七三 133

何输使然 灵七五 137

何以知其胜 素九 65

何以生之乎 素六二 334

何以别阴阳 素七五 549

何谓神不使 素一四 87

何谓从则生 素二八 175

何谓逆而乱 灵三四 75

何谓藏主冬 灵四四 87

何道之问也 素三九 218

何如而纪也 素七十 419

何因而然乎 灵八 24

何因而有名 灵二七 66、七八 147

何脉当其数 灵一七 52

何阳浊甚乎 灵四十 82

何气筑为基 灵五四 103

何立而为楯 灵五四 103

何以知其度也 素二八 177

何以知其然也 灵四七 92

何以知其可传 灵七三 134

何谓气有多少 素六六 365

何谓形之缓急 灵六 20

何谓重阳之人 灵六七 124

何谓声闻于耳 灵七五 137

何可大小深浅 灵四五 88

何物大于天乎 灵六十 110

何以知病之所在 素二十 133

何以度知其肥瘦 灵五九 109

何以候骨之大小 灵四六 90

何谓五有余二不足 素四七 263

何以候肉之不坚也 灵四六 89

何以知藏府之胀也 灵三五 76

何以知其颇有阴也 灵六七 124

何以知怀子之且生也 素四十 226

何以知五藏之柔弱也 灵四六 89

何以候柔弱之与刚强 灵四六 89

何以候人之善病痹者 灵四六 90

何以知经脉之与络脉异也 灵一
　十 38

何以知皮肉气血筋骨之病也 灵五
　九 109

何谓德气生精神魂魄心意志思智
　虑 灵八 24

身热 素四五 254；灵六十 111、六
　一 113

身体重 素一 6

身常清 素五 43

身不热 素二八 176

身羸瘦 素四七 259

身漯漯 灵二二 59

身热甚 灵二三 60

身尽肿 灵五七 107

身清廉 灵六四 117

身年虽寿 素一 6

身体盛壮 素一 5

身体轻强 素五 44

身体小痛 素三六 211

身体怠堕 素四二 239

身体皆重 素七四 509；灵一十 33

身体日减 素七七 554

身体复行 素七七 556

身体解散 素七七 556

身体柔脆 灵五 18

身体容大 灵五九 109

身之本也 素四 24

身之强也 素一七 100

身有热也 素一七 108

身有五部 灵二一 58

身热则死 素二八 176

身热少愈 素三一 185

身热如炭 素四七 262

身无痛者 素四七 263

身重恶寒 素六十 318

身重筋痿 素七一 469

身形有痛 素六二 343

身痛体重 素六五 357

身面胕肿 素七四 513

身半以上 素七四 523

身半以下 素七四 523

身无膏泽 素七四 510

身无痛者 灵二三 60

身必败亡 素七七 555

身漯漯也 灵二二 60

身中有水 灵三九 81

身中之机 灵七五 138

身汗得后利 素一九 129

身寒而止也 素三二 189

身重难以行 素三三 196

身形亦应之 素五四 284

身形支节者 灵二九 71

身半以上者 灵四 10

身半以下者 灵四 10

身倦挛急大 灵二二 59

身热脱肉破䐃 素一九 125

身热头痛呕吐 素七一 460

身重善肌肉痿 素二二 147

身重难以行者 素三三 197

身体尽痛则寒 素四二 240

身体腰脊如解 灵二三 62

身之中于风也 灵四 11

身之寒温何如 灵五九 109

身之大关节也 灵七五 138

身偏不用而痛 灵二三 60

身形若用力汗出 素二六 167

身有所伤血出多 灵二一 57

身有病而无邪脉也 素四十 226

身热骨痛两为浸淫 素六九 404

佐以苦 素七四 510

佐以咸甘 素七四 516

佐以辛甘 素七四② 519

佐以辛酸 素七四 519

佐以酸辛 素七四③ 515、516、522

佐以酸淡 素七四 511

佐以苦酸 素七四 517

佐以苦咸 素七四 519

佐以苦甘 素七四⑦ 515、517、523

佐以苦辛 素七四⑨ 511、516、517、519、522、523

佐以甘苦 素七四③ 510、516、517

佐以甘辛 素七四⑤ 511、515、517、522、523

佐以甘咸 素七四 519

佐以所利 素七四② 527、537

佐以苦酸辛 素七四 517

佐君之谓臣 素七四 545

伯高曰 灵一四②、三一、三二、五五③、五六③、五九⑫、六四、七一③、七六

伯高答曰 灵六⑫、七一 伯高对曰 灵五九② 108、109

体重 素五 43

体若燔炭 素三 16

体重烦冤 素六九② 403、405

体重腹痛 素六九 410

体重中满 素七四 521

体重身痛 灵六六 122

体无膏泽 灵一十 36

体重肌肉萎 素七十 447

体不能动摇 灵一十 33

体重不能胜衣 灵三五 76

体解㑊然不去矣 素五十 274

伸之 灵三一 72

伸欠乃作 素三五 200

伸不能屈 灵二 8

伸而得之 灵二② 5、6

伸而迎之 灵七三 134

伸臂而得之 灵二 7

伸而不屈者 灵九 28

但弦无胃曰死 素一八 110

但钩无胃曰死 素一八 110

但代无胃曰死 素一八 110

但毛无胃曰死 素一八 110~111

但石无胃曰死 素一八 111

但短气不足以息 灵二六 65

但得真藏脉不得胃气也 素一八 115

但用针尽大泻其诸阴之脉也 灵三 10

位地者 素六九 403

位天者 素六九 403

位有终始 素六八 393

位之常也 素七一 499

位之易也何如 素六八 392

位明气月可知乎 素七一 476

作强之官 素八 58

伺之所欲 素二四 155

低跗 灵四 14

兵法曰 灵五五 104

住留则伤筋络骨节机关 灵七一 130

丿丿

近气不失　素六二　342

近而无惑　素七一　458

近而寄偶　素七四　530

近而奇之　素七四　529

近者编绝　灵四八　95

近者一下　灵三五② 76、77

近远如一者　素五四　283

近者司内揣外　灵四五　88

彻衣者　灵七五　137

丿、

余闻之　素六九　418；灵四 12、一
　　二 42、六四 115

余闻方士　素一一　77

余闻之矣　素二六　166

余闻补泻　素二六　167

余闻九针　素五四　283

余闻缪刺　素六三　344

余闻寿夭　灵六　21

余闻先师　灵二九　70

余闻病形　灵四六　90

余闻气者　灵七五　140

余念其痛　素二五　159

余知之矣　素二七　169、七一 457、
　　476、七四③ 506、530

余论其意　素六一　330

余因论之　素六七　370

余诚菲德　素六九　402

余司其事　素六九　402、七一 476

余司诵之　灵七三　133

余火内格　素七一　472

余气同法　素七四　506

余子万民　灵一　1

余如春法　灵二　8

余问一人　灵四十　82

余愿尽闻　灵七一　128

余私异之　灵八十　153

余疑其然　灵八十　154

余闻天为阳　素六　48；灵四一　83

余闻而藏之　素六八　387

余闻刺法言　素六二　334

余欲临病人　素一三　83

余欲不远寒　素七一　500

余藏皆如此　素二八　174

余已闻之矣　素六二　341

余已知之矣　素六六　361、七四②
　　528、537；灵五 18、二九 71、六
　　四 115、六八 125

余已闻逆顺　灵三三　74

余而复会也 素六七 372

余锡以方士 素七四 538

余哀其不给 灵一 1

余知其然也 灵三六 77、四四 86、
六三 114

余亲授其调 灵四五 88

余愿闻针道 灵四五 88

余愿闻要道 素二十 129

余愿闻其故 素六四 353

余见其然也 灵五十 100

余固不能数 灵六六 122

余未得其意 灵六八 125

余未知其意 灵七五 137

余推而论之 灵七三 133

余不得其意 灵七五 137

余犹不能瘳 灵七八 147

余每之东苑 灵八十 154

余闻上古之人 素一 1

余闻上古圣人 素五 35

余闻精光之道 素八 60

余闻古之治病 素一三 82

余闻揆度奇恒 素一五 89

余闻九针九篇 素二七 169；灵四
五 88

余闻善言天者 素三九 218

余闻皮有分部 素五六 289

余闻鬼臾区曰 素六七 372

余闻刺有三变 灵六 21

余闻刺有五变 灵四四 87

余闻刺有五禁 灵六一 112

余闻刺有五夺 灵六一 112

余闻刺有五过 灵六一 112

余闻刺有五逆 灵六一 112

余闻刺有五邪 灵七五 138

余闻刺有九宜 灵六一 112

余闻人之生也 灵六 19

余闻形有缓急 灵六 20

余闻上焦如雾 灵一八 53

余闻十二经脉 灵四十 82

余闻气有逆顺 灵五五 104

余闻肠胃受谷 灵八一 155

余已闻天度矣 素九 62

余已得其意矣 灵二七[2] 66、67

余尽通其意矣 素二七 169

余愿闻而藏之 素六六 368

余未知其所谓 素五一 274

余未知其然也 素七一 477

余未能明其事 素七一 457

余未得其意也 灵七一 129

余愿闻而藏之 灵二九 70

余愿得而明之 灵六四 115

余闻气合而有形 素九 66

余闻九针于夫子 素二十 129；灵
六七 124、七三 133、七八 147

余闻得其人不教 素六九 402

余闻刺法于夫子 灵三三 74

余闻针道于夫子 灵三八 79

余闻之则为不仁 灵六十 111

余欲针除其疾病 素二五 158

余欲令要道必行 素七四 538

七 画

余欲勿使被毒药 灵一 1

余欲无视色持脉 灵七四 135

余已知气穴之处 素五八 301

余已闻虚实之形 素六二 339

余已闻九针之经 灵二八 67

余真问以自谬也 素七六 550

余愿闻见而知之 灵四 12

余愿闻持针之数 灵七一 128

余不知其所以然 灵三十 72

余不知其所谓也 灵七五 137

余意以为一气耳 灵三十 71~72

余受九针于夫子 灵四二 84

余尝闻人有阴阳 灵七二 130

余闻上古有真人者 素一 6

余闻天以六六之节 素九 60

余闻其要于夫子矣 素一三 85~86

余闻虚实以决死生 素一九 128

余闻五藏六府之气 灵四 14

余闻形气病之先后 灵六 20

余闻刺有五官五阅 灵三七 78

余闻刺有五节奈何 灵七五 137

余闻百疾之始期也 灵四六 88

余闻阴阳之人何如 灵六四 115

余知百病生于气也 素三九 221

余非圣人之易语也 素五八 292

余尝上于清冷之台 灵八十 153

余愿闻五十营奈何 灵一五 49

余愿闻六府传谷者 灵三一 72

余以小针为细物也 灵六十 110

余以为过针之意矣 灵六十 110

余愿闻邪气之在经也 素二七 169

余闻风者百病之始也 素六十 318

余闻五运之数于夫子 素六七 370

余闻人之合于天道也 灵一一 40

余唯独为东苑劳神乎 灵八十 154

余已闻六六九九之会也 素九 63

余已知血气之平与不平 灵八
一 155

余闻人有精气津液血脉 灵三
十 70

余闻四时八风之中人也 灵七
九 151

余闻气穴三百六十五以应一岁 素
五八 291

余知其合于天道人事四时之变也
灵四五 88

谷也 灵六十 112

谷麦 灵六五 120

谷稷 灵六五 120

谷黍 灵六五 120

谷麻 灵六五 120

谷味酸 灵五六 105

谷味苦 灵五六 105

谷味甘 灵五六 105

谷味辛 灵五六 105

谷味咸 灵五六 105

谷大豆 灵六五 120

谷生于精 素三三 194

谷盛气盛 素五三 280

谷虚气虚 素五三 280

黄帝内经索引

谷气不盛 素六二 341

谷肉果菜 素七十 455

谷入于胃 灵一十 31、一六 50、一

　八 52、二八 67

谷入气满 灵三十 72

谷之多少 灵一二 42

谷之五味 灵五六 105

谷气通于脾 素五 45

谷气至而止 灵九 27～28

谷始入于胃 灵五六 105

谷之所注者 灵六十 112

谷消则善饥 灵八十 154

谷入多而气少 素五三 280

谷不入而气多 素五三 280

谷气津液已行 灵五六 105

谷入多而气少者 素五三 280

谷入少而气多者 素五三 280

谷气来也徐而和 灵九 28

谷未熟而小便独先下何也 灵一

　八 53

谷所从出入浅深远近长短之度 灵

　三一 72

坐不得起 素七五 548～549

坐不能起 素七九 567；灵四 14、

　一十 39

坐之薄厚 素七八 559

坐持寸口 素七八 559

坐起有常 素八十 571

坐而休之 灵九 29

坐而欲起 灵一十 34

坐于釜上 灵八一 156

坐私传之也 灵四八 95

坐而膝痛治其机 素六十 322

坐而膝痛如物隐者 素六十 322

丿一

肝也 素四 25；灵一 4、四九 98

肝者 素八 58、九 68；灵四一 84

肝雍 素四八 264

肝青 素五七 291

肝气衰 素一 5

肝气热 素四四 246

肝气急 素六一 329

肝生筋 素五 36、六七 375

肝主目 素五 36

肝主筋 素二三 154；灵七八 150

肝主春 素二二 141

肝主语 灵七八 149

肝欲酸 素一十 71

肝欲散 素二二 143

肝色青 素二二 148；灵五六 106

肝病者 素二二③ 143、146；灵三

　七 79、五六 106

肝苦急 素二二 141

肝恶风 素二三 151；灵七八 149

肝脉弦 素二三 154

肝为语 素二三 150

肝为泪 素二三 152

肝藏魂 素二三 153；灵七八 149

肝藏血 素六二 334；灵八 25

肝疟者 素三六 209

肝痹者 素四三 241

肝合胆 灵二 8、四七 93

肝胀者 灵三五 76

肝合筋 灵四九 99

肝应爪 灵四七 93

肝左者 灵四九 98

肝系缓 灵五十 100

肝有邪 灵七一 130

肝主泣 灵七八 149

肝气内变 素二 13

肝气以津 素三 22

肝气始生 素六一 329

肝气始衰 灵五四 104

肝气上从 素七十 447

肝传之脾 素一九 123

肝热病者 素三二 186

肝一阳也 素三四 198

肝咳之状 素三八 215

肝咳不已 素三八 216

肝风之状 素四二 238

肝脉小急 素四八② 264、265

肝脉骛暴 素四八 264

肝生于左 素五二 275

肝木受邪 素六九 406

肝其畏清 素七十 421

肝病生焉 素七四 530

肝病禁辛 灵五六 106

肝肺内膜 灵五 19

肝肺相搏 灵二一 57

肝肺虽举 灵五十 100

肝心痛也 灵二四 63

肝为之将 灵三六 78

肝为牡藏 灵四四 87

肝之官也 灵三七 79

肝浮胆横 灵五十 101

肝叶始薄 灵五四 104

肝注于脾 灵七六 142

肝至悬绝急 素七 53

肝之合筋也 素一十 70

肝见庚辛死 素一八 113

肝受气于心 素一九 122

肝移寒于心 素三七 212

肝移热于心 素三七 213

肝脉大急沉 素四八 265

肝出于大敦 灵二 5

肝气虚则恐 灵八 25

肝气通于目 灵一七 51

肝者主为将 灵二九 71

肝小则藏安 灵四七 91

肝下则逼胃 灵四七 91

肝举而胆横 灵五十 100

肝受血而能视 素一十 73

肝气盛则梦怒 素一七 102；灵四
三 86

肝脉搏坚而长 素一七 104

肝与肾脉并至 素一七 106

肝主身之筋膜 素四四 246

肝虚肾虚脾虚 素七六 550

肝急沉散似肾 素七六 551

肝足厥阴之脉 灵一十 36

肝者筋之合也 灵一十 37

肝高则上支贲 灵四七 91

肝之心谓之生阳 素七 55

肝藏筋膜之气也 素一八 110

肝不弦肾不石也 素一八 115

肝脉小缓为肠澼 素四八 265

肝气当治而未得 素四九 272

肝为阴中之少阳 灵四一 84

肝坚则藏安难伤 灵四七 91~92

肝大则逼胃迫咽 灵四七 91

肝腧在九焦之间 灵五一 101

肝热病者左颊先赤 素三二 189

肝热者色苍而爪枯 素四四 248

肝满肾满肺满皆实 素四八 264

肝病头目眩胁支满 素六五 358

肝脉急甚者为恶言 灵四 13

肝悲哀动中则伤魂 灵八 25

肝端正则和利难伤 灵四七 92

肝偏倾则胁下痛也 灵四七 92

肝动则春病热而筋弛 素五十 274

肝和则目能辨五色矣 灵一七 51

肝脆则善病消瘅易伤 灵四七 92

肝心脾肺肾五藏皆为阴 素四 25

肝气虚则梦见菌香生草 素八
十 569

肠鸣 灵二二 59

肠澼死 素三七 213

肠中痛 素三九 221

肠中热 灵二三 61、二九② 70

肠中寒 灵二九 70

肠痹者 素四三 242

肠胃挺 灵五十 100

肠澼为痔 素三 20

肠澼之属 素二八 176

肠胃为海 素五 45

肠胃乃伤 素四三 242

肠胃充郭 灵五 19

肠胃僻辟 灵五 19

肠胃之外 素三五 201

肠胃之长 灵三二 73

肠鸣溏泄 素六九 408

肠鸣飧泄 素七四 517

肠中不便 灵一九 54

肠中有虫 灵七四 135

肠欲热饮 灵二九 70

肠覃何如 灵五七 107

肠鸣腹支满 素六九 403

肠为之苦鸣 灵二八 69

肠满则胃虚 灵三二 73

肠胃之络伤 灵六六 123

肠澼便血何如 素二八 176

肠胃之所生也 素二八 179

肠胃第三十一 灵三一 72

肠鸣而为数后 素七一 490

肠鸣而痛濯濯 灵三五 76

肠澼下白沫何如 素二八 176
肠澼下脓血何如 素三八 176
肠若将以刀切之 灵二二 59
肠胃之小大长短 灵三一 72
肠胃所入至所出 灵三一 73
肠胃充郭故胃缓 灵三六 78
肠胃实而心肺虚 灵八十 154
肠中切痛而鸣濯濯 灵四 15
肠中有虫瘕及蛟蛕 灵二四 63
肠胃大则卫气留久 灵八十 154
肠胃之厚薄坚脆亦不等 灵五
　　三 103
肠外有寒汁沫与血相抟 灵六
　　六 123
饮药 灵四八 96
饮酒者 灵一十 38
饮闭药 灵一九 54
饮食未进 素一七 98
饮食不入 素一九 129、七四 520
饮食不下 素七四② 508、512；灵
　　一九 55
饮食不节 灵三 9、六十 110
饮食不适 灵五八 108
饮食自倍 素四三 242
饮食下胃 灵一八 53
饮食居处 灵二八 67
饮入于胃 素二一 139
饮之服汤 素三三 195
饮已欲走 素四一 231
饮酒中风 素四二 237

饮中热也 素五三 281
饮发注下 素七一 490
饮发于中 素七四② 518、521
饮以鲍鱼汁 素四十 224
饮汁一小杯 灵七一 127
饮以美酒一杯 素六三 352
饮发中满食减 素六九 405
饮食不让美恶 素七五 138
饮食者皆入于胃 灵二八 68
饮以半夏汤一剂 灵七一 127
犹死 素二十 136
犹死也 素一九 126
犹结也 灵一 4
犹污也 灵一 4
犹闭也 灵一 4
犹尚苛也 素三四 198
犹权衡也 素六九 414
犹可拔也 灵一 4
犹可雪也 灵一 4
犹可解也 灵一 4
犹可决也 灵一 4
犹可毕也 灵一 4
犹可知矣 灵六十 112
犹拔刺也 灵一 4
犹雪污也 灵一 4
犹解结也 灵一 4
犹决闭也 灵一 4
犹约囊也 灵四八 95
犹不能遍明 素六七 372
犹不能减也 灵四七 93

犹不能及也 灵七五 137

犹拔刺雪污 素七四 538

犹未能以十全 素七六 550

犹有弗能害也 灵四七 91

犹根本之与枝叶也 素六七 372

灸之 灵八一 156

灸譩譆 素六十 318

灸脊中 素六十 319

灸阴刺阳 素二八 174

灸之则瘖 素四十 226

灸之壮数 灵一二 42

灸之亦然 灵一二 43

灸之则可 灵五一 101

灸之所宜 灵七三 134

灸刺之道 灵一九② 54

灸寒热之法 素六十 324

灸则强食生肉 灵一十 35

灸穷骨十二壮 灵二二 58

灸之挟项太阳 灵二二 59

灸骨骶十二壮 灵二二 59

灸之则阳气入阴 素四十 226

灸而过此者得恶火 灵一二 43

灸带脉于腰相去三寸 灵二二 59

狂 灵二二 59

狂隔中 素三七 212

狂始生 灵二二 59

狂始发 灵二二 59

狂者多食 灵二二 59

狂而新发 灵二二 59

狂言不能食 素三三 194

狂言者是失志 素三三 195

狂者意不存人 灵八 25

狂疟温淫汗出 灵一十 32

狂而妄见妄闻妄言 灵七五 140

狂言惊善笑好歌乐妄行不休者 灵
二二 59

肘所独热者 灵七四 135

肘前独热者 灵七四 135

肘后独热者 灵七四 135

肘中之动脉也 灵二 5

肘内锐骨后廉痛 灵一三 46

肘内廉下陷者之中也 灵二 5

肘至腕长一尺二寸半 灵一四 49

肘后粗以下三四寸热者 灵七四 135

肘以下至手小指本各六俞 素五
九 311

肘以下至手大指次指本各六俞 素
五九 311

肘以下至手小指次指本各六俞 素
五九 312

迎之五里 灵六十 112

迎之随之 灵一 1

迎而夺之者 灵三 9

迎浮云莫知其极 素六八 386

迎浮云莫知其际 素七七 553

迎而夺之而已矣 灵六十 112

鸠尾一 灵一 4

鸠尾下三寸 素五九 314

角上各一 素五九 312

角以下至柱骨长一尺 灵一四 48

、一

言而微 素一七 100

言不变 灵二三 60

言益小 灵二六 65

言奇病也 素一五 89、四六 259

言语善恶 素一七 100

言语善疾 灵六七 124

言伏鼓也 素二一 141

言大热病 素二八 174

言无常也 素二八 175

言标与本 素六五 356、七四 534

言其见也 素六七 371

言热未已 素七四 534

言实与虚 灵一 1

言病在中 灵三 10

言吸吸也 灵二二 60

言阴与阳 灵七三 133

言少阳盛也 素四九 269～270

言实与虚者 素五四 282

言实者有气 灵三 9

言不可治者 灵一 4

言气易失也 灵三 9

言气之虚实 灵三 9

言形气之平 灵三 9

言寒温不适 灵三 9

言浅浮之病 灵三 9

言人身之阴阳 素四 24

言气之通天也 素四六 258

言气之虚而小 灵三 9

言病之变化也 素四六 258

言天者求之本 素六八 397

言地者求之位 素六八 397

言诸经有盛者 灵三 9

言切求其脉理也 素四六 259

言人者求之气交 素六八 397

言人骨节之大小 灵五 18

言知所取之处也 灵三 9

言徐内而疾出也 灵三 9

言疾内而徐出也 灵三 9

言水谷皆入于胃 灵三 9

言持针而出入也 灵三 10

言知至其所困而死 素一九 123

言一而知百病之害 素六五 356

言不知补泻之意也 灵三 9

言邪气之中人也高 灵三 9

言经络各有所主也 灵三 10

言人身之藏府中阴阳 素四 25

言补者佖然若有得也 灵三 9

言补泻气调而去之也 灵三 10

言实与虚若有若无者 灵三 9

言清湿地气之中人也 灵三 9

言上工知相五色于目 灵三 10

言形气荣卫之不形于外 素二

六 166

言不知三部九候之相失 素二六 167

言取尺之五里五往者也 灵三 10

辛散 素二二 149

辛胜酸 素五 37、六七 377

辛生肺 素五 40、六七 381

辛泻之 素二二 145

辛走气 素二三 152；灵六三② 114、115、七八 149

辛入肺 素二三 150；灵七八 147

辛伤皮毛 素五 41、六七 383

辛先入肺 素七四 544

辛苦发之 素七四② 522、523

辛入于胃 灵六三 115

辛巳辛亥岁 素七一 484

辛卯辛酉岁 素七一 487

辛与气俱行 灵六三 115

辛甘发散为阳 素五 33、七四 540

辛主右手太阴 灵四一 83

辛卯辛酉其运寒雨风 素七一 463

辛巳辛亥其运寒雨风 素七一 474

辛丑辛未少羽下加太阳 素七一 476

辛未同岁会辛丑岁同岁会 素七一 480

辛丑同岁会辛未同岁会其运寒雨风 素七一 469

应太过 素一七 100

应不足 素一七 100

应则顺 素六八 389

应四时 素七五 549

应不俱也 素二十 134

应地之气 素六六 367

应地者静 素六七 372

应天之气 素六六 367

应近则小 素六九 416

应远则大 素六九 416

应之奈何 灵四十 82、四七 93

应天为天符 素六六 365

应常不应卒 素六九 415

应臣之谓使 素七四 545

应出十二原 灵一 3

应耳中鸣痛 灵一三 46

应在中而痛解 灵五一 101

弃术于市 素七八 559

弃阴附阳 素八十 570

弃衣而走 灵一十 32

弃衣而走者 素四九 271

肓之原 灵一 4

肓之原在脐下 素四十 225、四七 260

七画

、|

间者环也 素一六 92

间者散下 素一六 92

间者并行 素六五 357;灵二五 64

间者小之 灵五九 109

间甚之时 素二二 141

间不容瞬 素二五 162

间不容空 灵二七 66

间日一刺 素三六 211、六三 351

间日而作 素三六 211~212;灵二
　　六 65

间一藏止 素六五 360

间气何如 素六七 373

间气何谓 素七四 504

间气动化 素七四 504

间气皆然 素七四 504

间使之道 灵二 5

间谷命太者 素七一 463

间谷言太者 素七一 474

间气为柔化 素七四 505

间气为明化 素七四 505

间气为清化 素七四 505

间气为藏化 素七四 505

间者浅取之 灵二 8

间者浅刺之 灵一九 54

间日一刺之 灵一九 54

间不及下针 灵二七 66

间谷命其太也 素七一 469

间气者纪步也 素七四 504

间日而复刺之 灵九 29

间气同其主无犯 素七一 477

间一藏及二三四藏者 灵四二 85

忧伤肺 素五 41、六七 383

忧恐喜怒 素七七 556

忧知于色 素八一 572

忧思伤心 灵六六 124

忧患缘其内 素一三 83

忧恐悲喜怒 素一九 124

忧则心气乘矣 素一九 125

忧恐忿怒伤气 灵六 20

忧思则心系急 灵二八 68

忧患饮食之失节 素七八 559

忧恚无言第六十九 灵六九 125

闵闵之当 素八 59、六九 417

闵闵乎若视深渊 素七七 553

闷瞀 素一九 129

闷则急坐之也 灵一十 38

闷甚则仆不得言 灵一十 38

快然 灵二十 56

快于耳 灵一二 42

闻以太息 素一八 109

、、

灾一宫 素七一③ 480、484、487

灾三宫 素七一③ 479、483、486

灾五宫 素七一③ 480、483、487

灾七宫 素七一③ 478、482、485

灾九宫 素七一③ 481、485、488

灾眚变易 素六九 415

灾眚时至 素七一 475

灾反及之 素七十 435

灾眚者伤之始 素六九 418

沉阴化 素七十 447

沉以留止 素二六 165

沉为肠澼 素四八 265

沉露淫雨 素七十 430

沉阴乃布 素七一 474

沉甚曰病 素七四 536

沉而石者 素七六 551

沉而大者 灵四九 97

沉为脓胕 素七九 566

沉浮异处 灵九 27

沉浊为内 灵四九 98

沉夭为甚 灵四九 99

沉细数散者 素一七 107

沉细者气逆 素四六 256

沉夭者为甚 灵四九 99

况加疾哉 灵三七 79

况于人乎 灵四六 89

况其材木之不同 灵四六 89

冷食 灵八一 156

冷而行之 素七十 454

冷泄腹胀 素七四 512

判角之人 灵六四 116

判角与少角 灵六五 120

判角与大角同 灵六五 120

究于畜门 灵一六 50

究于无极也 素六九 418

汩汩乎不可止 素三 17

泛泛乎万物有余 素一七 103

沙石之处 素一二 80

完骨二穴 素五八 298

冻解冰释 素六四 354

穷骨者 灵二二 58

没居水中 灵四三 86

状如怀子 灵五七 107

、一

补也 灵三 9

补之 灵二一 57

补不足 素二四 155

补诸阳 灵二八② 68、69

七
画

补之以味 素五 47

补之泻之 素七十 454

补泻勿失 素一七 102

补泻奈何 素二七 172、六二⑤ 335、336、337、338；灵三四 75

补泻之时 灵一 1

补泻无形 灵三四 75

补泻所在 灵七三 134

补阳泻阴 素二一 140

补必用员 素二六 167

补必用方 灵七三 134

补必闭肤 灵七一 129

补足太阴 素三二 190

补足太阳 灵二八② 67

补足少阴 灵九 27、二二② 60、二 八② 68、69

补虚奈何 素六二 342

补虚泻实 灵三五 77

补曰随之 灵一 2

补者随之 灵九 26

补阴泻阳 灵九 27

补阴陵泉 灵一九 54

补则益实 灵九 27

补则有余 灵八一 155

补分肉间 灵二八② 68、69

补手太阴 灵二八 67

补客主人 灵二八 68

补益脑髓 灵三十 72、三六 78

补其不足 灵七一 127、七五 138

补泻于荣输 素二七 169

补泻之时者 素五四 282

补阳则阴竭 灵九 26

补须一方实 灵九 28

补三阴之上 灵一九 54

补之则汗出 灵二三 61

补上下者从之 素七十 453

补泻之先后也 灵三 9

补泻无过其度 灵六一 112

补天柱经侠颈 灵二八② 68、69

补足太阳眉本 灵二八 69

补足太阴阳明 灵二八② 68、69

补泻有余不足 灵七五 137、138

补上治上制以缓 素七四 529

补下治下制以急 素七四 529

补泻反则病益笃 灵四 15

补三里以温胃中 灵二十 56

补足太阳荣眉本 灵二八 68

补足外踝下留之 灵二八② 69

补其不足乃无害 灵七五 139

补足太阴以出其汗 灵二一 56~57

补足手太阴以去其汗 灵七五 138

补手少阴心主足少阳留之 灵二 八 69

补手少阴心主足少阳留之也 灵二 八 68

补客主人手大指爪甲上与肉交者 灵二八 69

诊在口 素四二 238

诊消亡 素八十 570

诊寒热 灵七四 136

诊目痛 灵七四 136

诊要何如 素一六 91

诊法何如 素一七 98

诊得胃脉 素一七 105

诊在眉上 素四二 238

诊在目下 素四二 238

诊在鼻上 素四二 239

诊在肌上 素四二 239

诊当何如 素四六 256

诊无上下 素七五 548

诊无人事 素七八 559

诊无常行 素八十 570

诊之而疑 素七七 554

诊有三常 素七七 555

诊有十度 素八十 569

诊必副矣 素七七 557

诊必上下 素八十 570

诊故不明 素八十 570

诊道乃具 素八十 570

诊可十全 素八十 571

诊血脉者 灵七四 136

诊龋齿痛 灵七四 136

诊病之始 素一十 73

诊病之道 素二一 138

诊病不审 素七七 557

诊不中五脉 素七八 559

诊合微之事 素八十 570

诊法常以平旦 素一七 98

诊得心脉而急 素一七 105

诊形瘦而腹大 素四二 239

诊右脉沉而紧 素四六 257

诊病不问其始 素七八 559

诊决死生之期 素七九 566

诊曰有积气在中 素一十 75

诊此者当候胃脉 素四六 256

诊视其脉大而弦急 灵五九 108

诊要经终论篇第十六 素一六 91

诊不知阴阳逆从之理 素七八 558

初之气 素六八⑤ 393、394、395、
396、七一⑥ 460、464、466、469、
472、474

初中何也 素六八 397

初者地气也 素六八 397

初气终三气 素七四 525

初如小指发 灵八一 157

初凡三十度而有奇 素六八 397

良医弗为 素三 18

良工所失 素七七 554

良工所禁 灵七三 134

良工不能止 素三五 203

良工之所贵 灵七三 134

良马易御也 素五八 292

良久乃得视 灵一三 46

良药不能及也 素一四 87

评热病论篇第三十三 素三三 194

证有中外 素七四 529

一ㄱ

君子居室　素一七　103

君子周密　素七一②　467、470

君子终折　灵一四　48

君王众庶　素二五　158

君火以明　素六六　367

君火治之　素六八　390

君火之右　素六八　389

君火之下　素六八　391

君一臣二　素七四　529、541

君二臣四　素七四　529

君二臣三　素七四　529

君二臣六　素七四　529

君主之官也　素八　58

君火之位也　素六八　389

君位臣则顺　素六八　392

君一臣三佐五　素七四　541

君一臣三佐九　素七四　541

即取之　素三六　208、六二　339

即为肿　素四八　264

即不能知　素七六　550

即而痛深　灵六八　125

即以两隅相拄也　素二四　155

即欲小便而不得　灵四　15

即上乘眇季胁痛　灵一三　44

即以犬伤病法灸之　素六十　326

即以生桑灰置之坎中　灵一三　45

迟者为阴　素七　53

迟速往复　素六八　399

灵兰秘典论篇第八　素八　58

张而刺之　灵二　8

附上　素一七　107

一丿

妙哉　灵三　9

妙乎哉问也　素二十　129；灵七

　五　137

妙乎哉论也　素二六　168

妙哉工独有之　灵一　1

妨于食　素四十　223；灵三五　76

妊子　灵七四　136

妊子也　素一八　114

一、

鸡辛 灵五六 105
鸡足取之 灵五九 108

鸡鸣至平旦 素四 24
劲则气滑血清 灵三八 80

フフ

纵 素三 17
纵舍之意 灵七一 128
纵腹垂腴 灵五九 110

纽发数甚者 灵一三 46
纷纷盼盼 灵七六 143

八　画

一一

青当筋 素一十 72
青为肝 灵四九 99
青在肝 灵七四 136
青当肝酸 素一十 72
青黑为痛 素三九 221；灵四九② 97、99
青色宜酸 灵五六 105
青脉之至也 素一十 76
青黑赤白黄 灵四九 99
青如翠羽者生 素一十 72
青色薄皮弱肉 灵五十 100
青白者少热气 灵六五 121

青欲如苍璧之泽 素一七 99
青黄赤白黑不同 素五七 291
青色小理者肝小 灵四七 92
环唇内 灵一十 37
环周不休 素三九 218
环脐而痛 素四十 225、四七 260
奉长者少 素二 9
奉收者少 素二 9～10
奉藏者少 素二 11
奉生者少 素二 11
表正于中 素九 62
表里刺之 素三三 195

表里相离 灵三九 81

表里当俱泻 素二一 140

一丨

其盛 素五 47

其孔 素六十 320

其动 素六四 356

其次 灵五五 105

其生五 素三 14

其气三 素三 14、九 63

其气来 素二九 119

其气深 素三五 202;灵七九 151

其气少 素六一 329

其气端 素七十 420

其气高 素七十② 422、437

其气平 素七十 423

其气洁 素七十 424

其气明 素七十 425

其气敛 素七十 427

其气郁 素七十 429

其气散 素七十 431

其气扬 素七十 432

其气滞 素七十 434

其气美 素七十 436

其气丰 素七十 439

其气削 素七十 440

其气坚 素七十 442

其气湿 素七十 452

其气专 素七十 453

其气热 素七十 453

其气五 素七一 490

其气四 素七一 492

其音角 素四 26、七十 421;灵四四 87

其音徵 素四 27、七十 423;灵四四 87

其音宫 素四 27、七十 424;灵四四 87

其音商 素四 28、七十 425;灵四四 87

其音羽 素四 28、七十 426;灵四四 87

其味酸 素四 26、九 68、七十② 421、452;灵四四 87

其味苦 素四 26、七十② 423、452;灵四四 87

其味甘 素四 27、九 69、七十 424、453;灵四四 87

其味辛 素四 27、七十③ 425、452、453;灵四四 87

其味咸 素四 28、七十 426、453;灵四四 87

其味正 素七十 453

其谷黍 素四 26

其谷豆 素四 28、七十 426

其谷稻 素四 28、七十 425

其谷稷 素四 27、七十 423

其谷麦 素四 26、七十 422

其谷黔 素六九 410

其谷苍 素六九 408

其谷丹 素六九 410

其谷秬 素六九 412

其谷麻 素七十 421

其类金 素四 27~28、七十 424

其类火 素四 26、七十 422

其类水 素四 28、七十 425~426

其类土 素四 27、七十 423

其数五 素四 27、七十 424

其数六 素四 29、七十 426

其数七 素四 27、七十 423

其数八 素四 26、七十 421

其数九 素四 28、七十 425

其畜羊 素四 26

其畜牛 素四 27、七十 424

其畜马 素四 28、七十 422

其畜彘 素四 28、七十 426

其畜鸡 素四 26、七十 425

其畜犬 素七十 421

其臭臊 素四 26

其臭焦 素四 27

其臭香 素四 27

其臭腥 素四 28

其臭腐 素四 29

其高者 素五 47

其下者 素五 47

其实者 素五 48

其实核 素七十 421

其实络 素七十 422

其实肉 素七十 423

其实壳 素七十 425

其实濡 素七十 426

其病温 素七 57、七一② 464、472

其病也 素六三 351、七十 445

其病否 素七十 424

其病咳 素七十② 425、441

其病厥 素七十 426

其病怒 素七十 437

其病痓 素七十 438

其病胀 素七十 442

其病淋 素七一 472

其色黄 素九 69、一七 104、四二 239、七十 424;灵四四 87

其色苍 素九 68、七十 421

其色白 素一六 95、四二 238、七十 425;灵九 29、四四 87

其色赤 素一七 104、四二 238、七十 422;灵四四 87

其色青 素四二 238~239;灵四四 87

其色焰 素四二 239

其色黑 素四二 239、七十 426;灵四四 87

其色散 灵四九 99

其地下 素一二 81

其不及 素一九 121、六七 386

其应疾 素二十 134

八画

其应春 素七十 421
其应夏 素七十 422
其应秋 素七十 425
其应冬 素七十 426
其应风 素七一 458
其变病 素二二 147
其叶发 素二五 159
其声哕 素二五 159
其道远 素三五 202;灵七九 151
其行迟 素三五 202;灵七九 151、八十 154
其行也 灵六二 113
其热者 素四三 245
其寒者 素四三 245
其寒也 素四五 250
其出者 素五六 290
其风疾 素六一 329
其虫毛 素六七 376、七十 421
其虫介 素六七 382～383、七十 425
其虫鳞 素六七 384～385、七十 426
其虫羽 素六七 378、七十 422
其虫倮 素六七 380、七十 424
其害速 素六八 392
其害微 素六八 392
其眚东 素六九 413
其眚南 素六九 413
其眚西 素六九 413
其眚北 素六九 413～414

其化甚 素六九 416
其化减 素六九 416
其化生 素七十 436
其化长 素七十 437
其化圆 素七十 439
其化成 素七十 440
其化凛 素七十 442
其藏肝 素六九 413、七十② 421、427
其藏心 素六九 413、七十② 422、429
其藏脾 素六九 413、七十② 423、431
其藏肺 素六九 413、七十② 424、432
其藏肾 素六九 414、七十② 426、434
其令风 素六九 414、七十 421
其令热 素六九 414、七十 422
其令湿 素六九 415、七十 423
其令燥 素六九 415、七十 424
其令寒 素六九 415、七十 426
其令徐 素七一 460
其令暴 素七一 464
其令扰 素七一 466
其令寂 素七一 469
其令切 素七一 472
其令速 素七一 474
其主目 素七十 421
其主舌 素七十 422

黄帝内经索引

其主口 素七十 423

其主鼻 素七十 425

其养筋 素七十 421

其养血 素七十 422

其养肉 素七十 424

其性随 素七十 420

其性速 素七十 422

其性顺 素七十 423

其性刚 素七十 424

其性下 素七十 425

其果李 素七十 421

其果杏 素七十 422

其果枣 素七十 423

其果桃 素七十 425

其果栗 素七十 426

其物脉 素七十 423

其物肤 素七十 424

其物濡 素七十 426

其用聚 素七十 427

其用暴 素七十 429

其政散 素七十 436

其政动 素七十 437

其政静 素七十 439

其政谧 素七十 442

其政肃 素七十 440、七一② 460、469

其政切 素七一 464

其政严 素七一 466

其政明 素七一 472

其政挠 素七一 474

其甘虫 素七十 478

其发痛 素七十 429

其发躁 素七一 464

其收齐 素七一 438

其生齐 素七十 441

其象春 素七十 436～437

其象夏 素七十 438

其象秋 素七十 441

其象冬 素七十 442

其运热 素七一 458

其运凉 素七一 459

其运寒 素七一 459

其至先 素七一 475

其至后 素七一 475

其脉毛 灵四 12

其脉石 灵四 12

其脉大 灵六十② 111

其脉绝 灵六十 111

其肉坚 灵四 12

其动也 灵九 28

其终也 灵九 29

其死也 灵九 29

其别者 灵一十⑦ 39、一三 44、六 二 114

其支者 灵一十㉓ 31、32、33、34、 35、36、37、一三⑮ 44、45、46、47

其直者 灵一十⑤ 32、33、34、35、 36 一三⑤ 43、44

其内者 灵一三 45

其瘈坚 灵二七 66

其上者 灵三八 80

其下者 灵三八② 80

其前者 灵三八 80

其血滑 灵三九 81

其血清 灵五九 110

其时春 灵四四 87

其时夏 灵四四 87

其时秋 灵四四 87

其时冬 灵四四 87

其心刚 灵四六 89

其已形 灵六十 110

其入深 灵七五② 141、七九 151、

八十 153

其散者 灵七六③ 142

其大禁 灵七八 149

其至也 灵七九 152

其知道者 素一 2

其若不容 素三 17

其类草木 素四 26、七十 420

其应四时 素四⑤ 26、27、28

其应何如 素三五 205

其应奈何 素六九 415～416

其应一也 素六九 418

其应长夏 素七十 423

其信然乎 素五 35

其慓悍者 素五 48

其在皮者 素五 48

其在人者 素六 49

其有邪者 素五 48

其有数乎 素六六 367

其有间乎 素六八 398

其冲在下 素六 50～51

其故何也 素六 48、三五 205、四

三② 243、245、五七 291、六七

370、七十 443、445、452、七四

535、543、544、八一 572；灵四

11、五十 99、五八 108、六五

121、七五 140、七九 149、150

其故何如 灵五三 103

其傅为隔 素七 54

其形乃制 素八 60

其形乃彰 素七十 456

其形不久 灵六 20

其宗大危 素八 59

其于万物 素九 60

其于胀也 灵三五 77

其华在面 素九 67

其华在毛 素九 67

其华在发 素九 68

其华在爪 素九 68

其充在皮 素九 67

其充在骨 素九 68

其充在筋 素九 68

其充在肌 素九 69

其荣色也 素一十 70

其荣毛也 素一十 70

其荣爪也 素一十 70

其荣唇也 素一十 70

其荣发也 素一十 70

其主肾也 素一十 70

其主心也 素一十 70

其主肺也 素一十 70

其主肝也 素一十 70

其主脾也 素一十 70

其主苍早 素六九 408

其主黔谷 素六九 412

其主二阴 素七十 426

其主暴速 素七十 446

其运阴埃 素七一 459

其气象天 素一一 77

其气动形 素一九 125

其气至骨 素二六 166

其气以至 素二七 171

其气必虚 素三三 197

其气上行 素三五 202、灵七
九 151

其气日高 素三五 202

其气不清 素四二 237;灵八
十 154

其气无常 素七一 491

其气三矣 素七四② 523、
523～524

其气故止 灵一 2

其气未定 灵一八 53

其气各异 灵三四 75、三五 76

其气慓悍 灵五十 100

其气在下 灵五四 104

其气弱小 灵六三 115

其气出迟 灵六九 126

其气滑利 灵七一 128

其气乃行 灵七三 134

其气外发 灵七五 141

其病挛痹 素一二 81

其病虽愈 素一六 94

其病立已 素二七 172、173

其病难已 素三六 208

其病各异 素四二 236;灵四六 89

其病安在 素四七 263

其病所居 素六二 342

其病胸癃 素七十 422

其病飧泄 素七十 432

其病癃闭 素七十 435

其病吐利 素七十 437

其病热郁 素七一 458

其病支满 素七一 471

其病下清 素七一 471

其病寒下 素七一 471

其病温疠 素七一 474

其病益甚 素七一 501;灵四九 97

其病在筋 灵九 28

其病在骨 灵九 28

其病内急 灵一三 47

其病必起 灵四六 90

其病易已 灵四九 97

其病不甚 灵四九 99

其魄独居 素一四 88

其见深者 素一五 89

其色苍赤 素一七 106

其色苍黄 素七十 431

其色必夭 素二十 132

八
画

其色为苍　素六七　376

其色为赤　素六七　378

其色为黄　素六七　380

其色为白　素六七　382

其色为黑　素六七　384

其色白苍　素七十　427～428

其色玄丹　素七十　430

其色白丹　素七十　433

其色黔玄　素七十　434

其色有邪　灵四九　99

其色上锐　灵四九　99

其色不乐　灵八一　156

其中微曲　素一八　116

其中之论　素八十　570

其动应衣　素一八　111

其动为语　素五二　276、六四　355

其动为嚏　素五二　276

其动为咳　素五二　276、六四　355

其动为吞　素五二　276、六四　355

其动为呕　素五二　276

其动为噫　素五二　276、六四　355

其动坚止　素七十　434

其见人者　素一九　126

其日壬癸　素二二　142；灵四四　87

其日壬子　灵七八　149

其日庚辛　素二二　142；灵四四　87

其日戊己　素二二　142；灵四四　87

其日丙丁　素二二　142；灵四四　87

其日丙午　灵七八　149

其日甲乙　素二二　141；灵四四　87

其日乙卯　灵七八　149

其日辛酉　灵七八　149

其音嘶败　素二五　158

其血气盛　素三一　186

其血易脱　灵七二　131

其为病也　素三三　195

其为肿者　灵一三　46

其为人也　灵三八　80

其死明矣　素三三　195

其死也静　灵一　3

其死也躁　灵一　3

其状如脓　素三三　196

其状若尸　素六三　351

其状赤黑　灵八一②　156、157

其状大痛　灵八一②　156、157

其状痛也　灵八一　157

其状不大　灵八一　157

其至何如　素三三　196、七四　503

其汗大出　素三五　203

其间日者　素三五　205

其道不利　素四二　237

其道在一　灵三五　77

其名不同　素四二　236

其名乃彰　灵七三　135

其真安在　素四六　257

其盛在胃　素四七　263

其从者痞　素四八　266

其入经也　素五六　290

其非圣帝　素五八　292

其非必动　灵三八　81

其非夫子　灵三八　81、六五　121

其末在肺　素六一　326

其脉坚大　素六二　340

其脉何如　素七四　533

其脉弦也　灵四　12

其脉钩也　灵四　12

其脉代也　灵四　12

其脉皆实　灵九　28

其脉空虚　灵三十　72

其脉小劲　灵六十　111

其脉小者　灵七四　135

其来可见　素六六　368

其往可追　素六六　368

其志为怒　素六七　376

其志为喜　素六七　379

其志为思　素六七　381

其志为忧　素六七　383

其志为恐　素六七　385

其德为和　素六七　376

其德为显　素六七　378

其德为濡　素六七　380

其德为清　素六七　382

其德为寒　素六七　384

其德敷和　素六九　414

其德彰显　素六九　414

其德溽蒸　素六九　415

其德清洁　素六九　415

其德凄沧　素六九　415

其变肃杀　素六七　383、六九　415

其变凝冽　素六七　385

其变动注　素六七　381

其变炎烁　素六七　378

其变摧拉　素六七　376

其变销烁　素六九　414

其变振发　素六九　414

其变骤注　素六九　415

其变溧冽　素六九　415

其政为静　素六七　385

其政为劲　素六七　383

其政为谧　素六七　381

其政为明　素六七　378

其政为散　素六七　376

其政凝肃　素六九　415

其政劲切　素六九　415

其政劲肃　素七十　424

其政安静　素六九　415、七十　423

其政明曜　素六九　414、七十　422

其政舒启　素六九　414

其政流演　素七十　426

其政发散　素七十　421

其眚为陨　素六七　376

其眚燔焫　素六七　378

其眚淫溃　素六七　381

其眚苍落　素六七　383

其眚冰雹　素六七　385

其眚四维　素六九　413、七十　432

其用为固　素六七　384

其用为固　素六七　382

其用为化　素六七　380

其用为躁　素六七　378

八画

其用为动　素六七　376

其味为酸　素六七　376

其用躁切　素七十　432

其味为甘　素六七　381

其用渗泄　素七十　434

其味为辛　素六七　383

其用静定　素七十　431

其味为咸　素六七　385

其用沃衍　素七十　425

其味苦咸　素七十　430

其用散落　素七十　424

其味苦辛　素七十　433

其用高下　素七十　423

其味酸辛　素七十　427

其用燔灼　素七十　422

其味酸甘　素七十　431

其用曲直　素七十　420

其味甘咸　素七十　434

其化为荣　素六七　376

其味有五　灵三六　77

其化为茂　素六七　378

其令宣发　素六七　376

其化为盈　素六七　380

其令郁蒸　素六七　378

其化为敛　素六七　382

其令云雨　素六七　381

其化为肃　素六七　384

其令雾露　素六七　383

其化乃速　素六九　412

其令□□　素六七　385

其化蕃茂　素六九　414、七十　422

其令条舒　素七十　436

其化紧敛　素六九　415

其令鸣显　素七十　437～438

其化丰备　素六九　415

其令周备　素七十　439

其化丰满　素七十　423

其令锐切　素七十　440

其化清谧　素六九　415

其令流注　素七十　442

其化生荣　素六九　414、七十　420

其性为暄　素六七　376

其化坚敛　素七十　424

其性为暑　素六七　378

其化凝坚　素七十　425

其性为凉　素六七　382

其化以风　素七四　503

其性为凛　素六七　384

其化以热　素七四　503

其性静兼　素六七　380

其化以湿　素七四　503

其谷不成　素六九　409

其化以火　素七四　503

其谷不登　素六九　412

其化以躁　素七四　503

其谷坚芒　素六九　411

其化以寒　素七四　503

其谷白坚　素六九　409

其味为苦　素六七　378～379

其谷白丹　素七十②　453、七

一 463

其谷稷稻 素七十 427

其谷稷麻 素七十 439

其谷黍稷 素七十 434

其谷稻黍 素七十 441

其谷麻麦 素七十 433

其谷麻稻 素七十 436

其谷麦豆 素七十 438

其谷豆稻 素七十 429

其谷豆麻 素七十 431

其谷豆稷 素七十 442

其谷玄黅 素七一 460

其谷苍丹 素七十 452、七一 474

其谷苍赤 素七十 453

其谷黅秬 素七十② 452～453、
  453

其谷黅玄 素七一 469

其谷丹素 素七十 452

其谷丹苍 素七一 466

其谷丹白 素七一 472

其灾散落 素六九 414

其灾燔焫 素六九 414

其灾霖溃 素六九 415

其灾苍陨 素六九 415

其不应焉 素六九 415

其不可蔽 灵四五 88

其不辨者 灵四九 97

其不等者 灵七二 130

其不得外 灵七五 139

其畜犬鸡 素七十 428

其畜马彘 素七十 430

其畜羊彘 素七十 438

其畜牛犬 素七十② 431、439

其畜彘牛 素七十② 434、442

其畜鸡羊 素七十 433

其畜鸡犬 素七十 436

其畜鸡马 素七十 441

其藏肝脾 素七十 437

其藏心肺 素七十 438

其藏脾肾 素七十 440

其藏肺肝 素七十 441

其藏肾心 素七十 442

其藏坚固 灵七一 129

其养皮毛 素七十 425

其养骨髓 素七十 426

其声角商 素七十 428

其声征羽 素七十 430

其声宫角 素七十 431

其声商征 素七十 433

其声羽宫 素七十 435

其虫倮毛 素七十② 431、440

其虫毛介 素七十② 428、437

其虫羽鳞 素七十② 430、438

其虫鳞倮 素七十② 434、442

其虫介羽 素七十② 433、441

其果李栗 素七十② 431

其果李桃 素七十 436

其果李杏 素七十 432

其果杏栗 素七十 438

其果枣李 素七十② 427、

439～440

其果枣杏　素七十　434

其果桃杏　素七十　441

其果粟枣　素七十　442

其果栗桃　素七十　429

其物中坚　素七十　421

其物外坚　素七十　425

其物脉濡　素七十　438

其物肌核　素七十　440

其物壳络　素七十　441

其物濡满　素七十　442

其治苦酸　素七十　452

其治淡咸　素七十　452

其治酸苦　素七十　453

其治甘咸　素七十　453

其久病者　素七十　456

其象长夏　素七十　440

其实核壳　素七十　427

其实络濡　素七十　429

其实濡核　素七十　431

其实壳络　素七十　433

其实濡肉　素七十　434

其发惊骇　素七十　427

其发濡滞　素七十　431

其发咳喘　素七十　432

其发燥槁　素七十　434

其发机速　素七十　448

其发异也　素七十　489

其候温和　素七十　421

其候炎暑　素七十　422

其候溽蒸　素七十　423

其候清切　素七十　424

其候凝肃　素七十　426

其候何如　素七一②　489、494

其致一也　素七十　451

其数何如　素七一　489

其乃发也　素七一②　490、492

其差可见　素七一　500

其常在也　素七一　475

其常见者　灵一十　38

其可犯也　素七一　501

其可刺者　灵二三　60

其始可知　素七四　535

其始则同　素七四　542

其始生也　灵五七　107

其补以辛　素七四　528

其补以咸　素七四　528

其补以甘　素七四　528

其补以酸　素七四　528

其补以苦　素七四　528

其泻以苦　素七四　528

其泻以甘　素七四　528

其泻以酸　素七四　528

其泻以辛　素七四　528

其泻以咸　素七四　528

其诊何如　素七四　533

其在四维　素七四　535

其终可见　素七四　535

其终则异　素七四　542

其次平之　素七四　545

黄帝内经索引

其极至迷 素八十 568

其行类也 素八一 573

其行九日 灵七九 151

其锋微员 灵一 2、七八② 148

其肉淖泽 灵四 11

其肉不石 灵五四 104

其阴皮薄 灵四 11

其阴血浊 灵七二 131

其暴黑者 灵一十 38

其青短者 灵一十 38

其支别者 灵一六 50

其肌肉滑 灵一八 52

其肌肉枯 灵一八 52

其言微知 灵二三 60

其胆乃横 灵二九 71

其过焉在 灵三五 77

其时长夏 灵四四 87

其髓不满 灵四六 90

其心端直 灵五十 100

其焦理纵 灵五十 100

其入五藏 灵五六 105

其颈脉动 灵五七 107、七四 135

其精微者 灵五六 105

其身收小 灵五九 109

其孰小乎 灵六十 110

其腹大胀 灵六十 111

其必然也 灵六十 111～112

其结络者 灵六四 119

其神易动 灵六七 124

其开阖利 灵六九 126

其出气易 灵六九 126

其卧立至 灵七一 127

其态不同 灵七二 130

其卫气涩 灵七二 131

其卫气去 灵七九 151

其功不成 灵七三 135

其师无名 灵七三 135

其伤人也 灵七七⑧ 145、146

其内极病 灵七九 151

其肠胃小 灵八十 154

其民故曰朴 素一 3

其病发惊骇 素四 25～26

其病生于内 素一二 81

其病生何如 素六九 418

其病皆何如 素一九⑤ 118、119、
120、121

其病人何如 素二七 169

其病不可下 素二七 172

其病异形者 素三五 205

其病徐而持 素六八 392

其病暴而死 素六八 392

其病速而危 素六八 392

其病湿下重 素七一 459

其病中热胀 素七一 464

其病寒浮肿 素七一 466

其病满身重 素七一 467

其病形何如 灵四 12

其病转筋者 灵一三 46

其病小指支 灵一三② 44、46

其病亦去矣 灵七一 129

八画

其病大㿉脓 灵八一 156
其在天为玄 素五 36、六七 375
其在天为热 素五 37、六七 377
其在天为湿 素五 39、六七 380
其在天为寒 素五 41、六七 384
其在天为燥 素五 40、六七 382
其次治肌肤 素五 46
其次治筋脉 素五 46
其次治六府 素五 46
其次治五藏 素五 46
其传为风消 素七 53
其传为索泽 素七 54
其传为㿉疝 素七 54
其传为心掣 素七 54
其充在血脉 素九 67
其治宜灸焫 素一二 81
其治宜微针 素一二 81
其治宜砭石 素一二 80
其治宜毒药 素一二 81
其地高陵居 素一二 81
其地平以湿 素一二 82
其地色殆然 灵四六 90
其色见浅者 素一五 89
其色青黄白 素七十 436
其色赤白玄 素七十 438
其色黔玄苍 素七十 440
其色白青丹 素七十 441
其色黑丹黔 素七十 442
其色粗以明 灵四九 97
其见大深者 素一五 89

其上下经盛 素一六 95
其寿不久也 素一七 99
其耎而散者 素一七④ 103、104
其去如数者 素一九 120
其脉绝不来 素一九 126
其脉迟者病 素二十 136
其脉血气盛 素三十 181
其脉当沉细 素四六 256
其脉至何如 素七四 531
其脉乱气散 灵九 29
其脉大血多 灵一二 43
其形肉不脱 素一九 126
其形尽满者 素二八 175
其法星辰者 素二六 166
其中人也微 素二六 167
其中人也深 灵七五 140
其中人也浅 灵七五 140
其气乃行焉 素二六 167
其气亦下行 素三四 199
其气之舍深 素三五 201
其气之来疾 灵一二 43
其气之盛衰 灵五四 104
其气不等也 素六二 334
其气无常处 素六三 344
其气归膀胱 素七九 563
其气悍以清 灵一八 53
其气涩以迟 灵三八 80
其气涩以收 灵六三 114
其气因于络 灵三九 81
其气易往也 灵六七 124

黄帝内经索引

其气易败也 灵七二 131

其气来柔弱 灵七五 140

其气主体重 灵七七 146

其气主为弱 灵七七 145

其气主为燥 灵七七 145

其行无常处 素二七 170

其行之徐疾 灵七一 129

其恶火何也 素三十 181

其恶人何也 素三十 181

其满三日者 素三一 185

其刺之反者 素三二 189

其出于风府 素三五 201

其间日发者 素三五 202

其间欲方大 灵四九 97

其状若死者 素三六 209

其状委委然 灵七二 131～132

其状如大豆 灵八一 156

其状不甚变 灵八一 156

其状赤坚大 灵八一 156

其状赤至骨 灵八一 156

其俞注于心 素三九 220

其风气胜者 素四三 243

其人易已也 素四三 243

其时有死者 素四三 243

其入藏者死 素四三 243

其入于络也 素五六 290

其入浅以留 灵七九 151

其身热者死 素四八 266

其五色各异 素五七 291；灵四
　十 82

其小痹淫溢 素五八 302

其女子不孕 素六十 321

其生于阳者 素六二 340

其生于阴者 素六二 340

其不时闻者 素六三 347

其不及何如 素六九 408

其不及太过 素六九 415

其不及奈何 素七十 420

其不新饮者 灵三九 81

其动也若一 灵六二 113

其动为嚏欠 素六四 355

其有至而至 素六八 388

其有寿夭乎 素七十 446

其有常数乎 素七一 477

其有余于胃 灵一十 32

其有天宦者 灵六五 121

其贵贱何如 素六八 392

其升降何如 素六八 397～398

其非常经也 灵八十 154

其眚即发也 素六九 416

其灾应何如 素六九 417

其味酸甘辛 素七十 436

其味苦辛咸 素七十 438

其味甘咸酸 素七十 440

其味辛酸苦 素七十 441

其味咸苦甘 素七十 442

其岁有不病 素七十 446

其治辛苦甘 素七十 452、453

其治以针艾 灵一二 42

其运风清热 素七一 462

八画

其运热寒雨　素七一　462

其运雨风凉　素七一　462

其运凉热寒　素七一　462

其运寒雨风　素七一　463

其犯者何如　素七一　477

其化上苦温　素七一④　479、483、
　　485、488

其化上苦热　素七一⑥　478、481、
　　482、484、486、487

其化上辛凉　素七一⑤　480、482、
　　484、486、488

其化上咸寒　素七一⑩　478、479、
　　480、481、482、483、484、485、
　　486、487

其化为脓者　灵八一　156

其主病何如　素七四　506

其逆从何如　素七四　526

其生病何如　素七四　526

其发也何如　素七一　489

其必来复也　素七四　531

其补泻奈何　素七四　537

其志以早悲　素八一　573

其来不可逢　灵一　1

其往不可追　灵一　1

其腧在膺中　灵二　8

其应善痿矣　灵四　13

其实则支膈　灵一十　39

其藏之坚脆　灵一二　42

其远近浅深　灵一二　43

其见浮而坚　灵一四　49

其流溢之气　灵一七　51

其清者为营　灵一八　52

其痛之移也　灵二七　66

其痛之时息　灵六六　122

其憺痛之时　灵二七　66

其贵贱善恶　灵三十　72

其液别为五　灵三六　77

其血黑以浊　灵三八　80、三九　81

其血清气滑　灵三八　80

其血气和调　灵三八　80

其合为一耳　灵四十　82

其于五藏也　灵四一　83

其臂懦懦然　灵四六　90

其死有期乎　灵四九　98

其死暴疾也　灵七九　152

其肝大以坚　灵五十　100

其胆满以傍　灵五十　100

其入于胃中　灵五十　100～101

其入浅不深　灵七九　151

其耐火焫者　灵五三　103

其水已成矣　灵五七　107

其祝而已者　灵五八　108

其白眼青黑　灵六十　111

其为人苍色　灵六四　116

其为人赤色　灵六四　116

其为人方面　灵六四　117

其为人黄色　灵六四　116

其为人黑色　灵六四　117

其肥而泽者　灵六四　118

其浮而外者　灵六五　121

其任冲不盛 灵六五 121

其成积奈何 灵六六 123

其痛在外者 灵六八 125

其开阖不致 灵六九 126

其厌大而厚 灵六九 126

其厌乃发也 灵六九 126

其浮于脉中 灵七十 126

其小如麦者 灵七十 126

其中有赤脉 灵七十 126

其热已衰者 灵七一 129

其寸口之脉 灵七四 136

其发无常处 灵七五 141

其邪气浅者 灵七五 141

其至于足也 灵七六 142

其始入于阴 灵七六 142

其以昼至者 灵七九 152

其日西北风 灵七九 152

其次有圣人者 素一 7

其次有贤人者 素一 8

其气九州九窍 素三 14、九 62

其气来实而强 素一九 118

其气令器津泄 素二五 158

其气不及于阴 素三五 206

其气慓疾滑利 素四三 245

其气二火前后 素七一 491

其气涩则出迟 灵五 18

其气内于五藏 灵五二 101

其气上走中焦 灵六三 114

其气走于上焦 灵六三 115

其气外通于肉 灵六三 115

其气留于两肘 灵七一 130

其气流于两腋 灵七一 130

其气留于两髀 灵七一 130

其气留于两腘 灵七一 130

其气主为寒也 灵七七 145

其气主为身湿 灵七七 146

其在上则右甚 素五 44

其传为息贲者 素七 53～54

其华在唇四白 素九 69

其病皆为痈疡 素一二 80

其病者在奇邪 素二十 136

其病不可更代 素二五 159

其病内舍胠胁 素六九 413

其病内舍膺胁 素六九 413

其病内舍心腹 素六九 413

其病里急支满 素七十 421

其病摇动注恐 素七十 428

其病昏惑悲忘 素七十 430

其病留满否塞 素七十 431

其病嚏咳鼽衄 素七十 433

其病痿厥坚下 素七十 435

其病眩掉目暝 素七一 458

其病肩背胸中 素七一 466

其病气怫于上 素七一 466～467

其病热郁于上 素七一 467

其病关闭不禁 素七一 467

其病温厉大行 素七一 469

其病上热血溢 素七一 471

其病中满身重 素七一 471

其病乃可别也 灵四 12

八画

其病足下转筋 灵一三 46　　　其可治者奈何 素二十 136

其病足中指支 灵一三 45　　　其可为度量者 灵一二 43

其病足大指支 灵一三 45、46　　　其寒温未相得 素二七 171

其病各有形状 灵三五 76　　　其寒饮食入胃 素三八 214

其病日进在外 灵四九 97　　　其形尽满何如 素二八 175

其病生于阳者 灵四九 98　　　其形气无过焉 灵六七 125

其病散而气痛 灵四九 99　　　其未满三日者 素三一 185

其病从外走内 灵四九 98　　　其热病内连肾 素三二 193

其病从内走外 灵四九 98　　　其日作者奈何 素三五 202

其病也徐以迟 灵七九 151　　　其发各不同时 素三六 210

其病人也卒暴 灵七九② 151　　　其风不能劳事 素四二 240

其有躁者在手 素一七 107　　　其不痛不仁者 素四三 245

其有静者在足 素一七 108　　　其不可不参乎 灵六十 110

其有五者何也 素四三 241　　　其多汗而濡者 素四三 245～246

其有因加疾者 灵六 21　　　其道大分小分 素五五 287

其有热则汗出 灵五八 108　　　其中手如针也 素四六 258

其色黄而赤者 素一七 104　　　其中于阴奈何 灵四 11

其色多青则痛 素五六 289　　　其中于虚邪也 灵六六 122

其色部乘袭者 灵四九 97　　　其中乃有生肉 灵八一 156

其太过与不及 素一九 121　　　其母有所大惊 素四七 263

其足不可屈伸 素二十 135　　　其毋所遇邪气 灵五八 108

其脉代而钩者 素二十 134　　　其入客于经也 素五六 290

其脉疾者不病 素二十 136　　　其生病皆何如 素五六 291

其脉连于风府 素三一 183　　　其所生病各异 素五六 289

其脉盛大以涩 素六二 341　　　其所从来者微 灵五八 108

其脉盛而滑者 灵七四 135　　　其少腹直上者 素六十 321

其脉应皆何如 素七四 536　　　其于三阴三阳 素六六 369

其脉口浮滑者 灵四九 97　　　其于寿夭何如 素七十 445

其脉阴阳之道 灵六二 114　　　其于正味何如 素七四 528

其脉滑而盛者 灵七一 129　　　其于毒药何如 灵五三 103

其灾冰雪霜雹 素六九 415

其亦为之变乎 素六九 415

其善恶何谓也 素六九 417

其物中坚外坚 素七十 437

其德鸣靡启坼 素七十 436

其德暄暑郁蒸 素七十 438

其德柔润重淖 素七十 439

其德雾露萧飋 素七十 441

其德凝惨寒雾 素七十 442

其主雾露凄沧 素七十 428

其主飞蛊蛆雉 素七十 428～429

其主冰雪霜寒 素七十 430

其主飘怒振发 素七十 431

其主败折虎狼 素七十 432

其主明曜炎烁 素七十 433

其主鳞伏彘鼠 素七十 433

其主埃郁昏翳 素七十 434～435

其主毛显狐狢 素七十 435

其动绠戾拘缓 素七十 427

其动彰伏变易 素七十 429

其动铿禁瞀厥 素七十 432

其动掉眩巅疾 素七十 436

其动炎灼妄扰 素七十 438

其动濡积并稸 素七十 439

其动暴折疡疰 素七十 440～441

其动漂泄沃涌 素七十 442

其变振拉摧拔 素七十 436、七
  一③ 458、465、471

其变炎烈沸腾 素七十 438、七
  一③ 458、465、471

其变肃杀雕零 素七十 441、七
  一③ 459、466、471

其变冰雪霜雹 素七十 442、七
  一③ 459、466、471

其变震惊飘骤 素七一③ 459、
  465、471

其化柔润时雨 素七一 471

其化柔润重泽 素七一② 459、465

其化雾露萧飋 素七一② 459、471

其化雾露清切 素七一 466

其化鸣紊启坼 素七一③ 458、
  465、471

其化暄暑郁燠 素七一 458

其化暄嚣郁燠 素七一 465

其化暄曜郁燠 素七一 471

其化凝惨凛冽 素七一③ 459、
  466、471

其化上苦小温 素七一③ 484、
  485、488

其耗文角品羽 素七一 474

其耗白甲品羽 素七一 463～464

其至当其时也 素七一 475

其时有过失者 素七八 558

其原出于大陵 灵一 3～4

其原出于太渊 灵一 3

其原出于太冲 灵一 4

其原出于太白 灵一 4

其原出于太溪 灵一 4

其来不可逢者 灵三 9

其往不可追者 灵三 9

八画

其浊气出于胃 灵四 11

其会皆见于外 灵一十 38

其受气之道近 灵一二 43

其下循足外踝 灵一三 44

其见明而大者 灵一四 49

其注于回肠者 灵三一 73

其输上在气街 灵三三 74

其流而不行者 灵三六 78

其端正敦厚者 灵三八 80

其行公平正直 灵四六 89

其圆直为茎痛 灵四九 99

其胆不满而纵 灵五十 100

其五藏皆不坚 灵五四 104

其开而遇风寒 灵五八 108

其稽留不至者 灵六四 119

其积往来上下 灵六六 123

其著于缓筋也 灵六六 123

其痏在管内者 灵六八 125

其痏大以赤黑 灵八一 156

其本末尚热者 灵七一 129

其阴阳之气和 灵七二 131

其状清然窈然 灵七二 131

其状轩轩储储 灵七二 131

其状立则好仰 灵七二 131

其日戊寅己丑 灵七八 149

其日戊辰己巳 灵七八 149

其日戊申己未 灵七八 149

其日戊戌己亥 灵七八 149

其内抟于五藏 灵七九 151

其故常有时也 灵七九 151

其以夜半至也 灵七九 152

其皮上薄以泽 灵八一 157

其太过不及何如 素九 64

其治宜导引按跷 素一二 82

其民陵居而多风 素一二 80

其民不衣而褐荐 素一二 81

其民华食而脂肥 素一二 81

其民嗜酸而食胕 素一二 81

其民食鱼而嗜咸 素一二 80

其民食杂而不劳 素一二 82

其死也色先青白 素一六 95

其死也无气以动 灵三 10

其死也阴气有余 灵三 10

其奭而散色泽者 素一七 104

其来如水之流者 素一九 121

其时有生者何也 素一九 129

其时有反者何也 灵四四 87

其不及则令人喘 素一九 119～120

其不两感于寒者 素三一 184

其气来不实而微 素一九 118

其气来盛去亦盛 素一九 119

其气来如弹石者 素一九 120

其应过五寸以上 素二十 134

其至也亦时陇起 素二七 169

其至寸口中手也 素二七 170

其脉侠鼻络于目 素三一 184

其脉循胁络于耳 素三一 184

其脉大坚以涩者 灵三五 76

其脉口滑以沉者 灵四九 97

其病两感于寒者 素三一 185

其病燥背督胸满 素七一 459
其病气逆则烦闷 灵一十 39
其逆则头痛员员 素三二 186～187
其寿可立而倾也 素三三 194～195
其明日日下一节 素三五 201、灵
　　七九 150
其但热而不寒者 素三五 203
其以秋病者寒甚 素三五 205
其寒也则衰食饮 素四二 236
其热也则消肌肉 素四二 236
其留于筋骨之间 素五六 290
其留皆无过一呼 灵一二 43
其血盛而当泻者 素五八 302
其痛与经脉缪处 素六三 344～345
其经手少阴太阳 素七十 438
其经手太阴阳明 素七十 441
其经足厥阴少阳 素七十 437
其经足太阴阳明 素七十 440
其经足少阴太阳 素七十 442
其司天邪胜何如 素七四 517
其精气上注于肺 灵三 9
其以立寿夭奈何 灵六 20
其下者注于气街 灵七五 140
其小而短者少气 灵一十 38
其一道下尻五寸 灵一一 40
其少长大小肥瘦 灵一二 43
其得汗而脉静者 灵二三 61
其上下左右相应 灵二七 66
其上者走于息道 灵七五 140
其输上在于大杼 灵三三 74

其输上在于其盖 灵三三 74
其常色殆者如何 灵三七 79
其肉脆血少气弱 灵三八 80
其浊者下行诸经 灵四十 82
其清者上走空窍 灵四十 82
其清气上注于肺 灵六二 113
其合之于人奈何 灵四一 83
其色从内走外者 灵四九 98
其色亦大如榆荚 灵四九 99
其所病各不同形 灵五十 99
其所伤贵贱何如 灵七九 152
其年之长少等也 灵五十 99
其皮薄而肉不坚 灵五十 100
其身多热者易已 灵五三 103
其肥瘦大小奈何 灵五九 109
其气积于胸中者 灵五九 108
其气沉而气往难 灵六七 125
其悍气上冲头者 灵六三 113
其形色相胜之时 灵六四 117
其宛陈血不结者 灵六四 119
其著于阳明之经 灵六六 123
其著于输之脉者 灵六六 123
其生于阴者奈何 灵六六 124
其阴阳之离合难 灵六七 124
其余脉出入屈折 灵七一 129
其状黮黮然黑色 灵七二 131
其状如谷实菰蓣 灵八一 156
其头毛皆逆上者 灵七四 136
其声必应于针也 灵七五 137～138
其卫气日下一节 灵七九 151

其腠理开闭缓急 灵七九 151
其痈坚而不溃者 灵八一 156
其民乐野处而乳食 素一二 81
其有不从毫毛而生 素一四 87~88
其有不离屏蔽室内 灵四七 93
其有赤有黑有青者 灵一十 38
其奕而散色不泽者 素一七 104
其气来不盛去反盛 素一九 119
其气与针相逢奈何 灵六七 124
其不及则令人烦心 素一九 119
其至皆悬绝沉涩者 素一九 128
其应上不能至五寸 素二十 134
其脉候亦败者死矣 素二十 136
其脉贯胃属脾络嗌 素二九 181
其脉小沉涩为肠澼 素四八 266
其非夫子孰能通之 素二六 168
其 行 于 脉 中 循 循 然 素 二
七 169~170
其弃衣而走者何也 素三十 182
其两感于寒而病者 素三一 183
其蓄作有时者何也 素三五 200
其间日而作者何也 素三五 201
其痛或卒然而止者 素三九 218
其时有复发者何也 素四十 223
其风气胜者为行痹 素四三 240
其留皮肤间者易已 素四三 243
其客于六府者何也 素四三 243
其无寒者以针调之 素五五 287
其络循阴器合篡间 素六十 320
其男子循茎下至篡 素六十 321

其与巨刺何以别之 素六三 344
其于万物何以生化 素六七 374
其病内舍膺胁肩背 素六九 413
其病内舍腰脊骨髓 素六九 414
其病支废痈肿疮疡 素七十 428
其病腹满四支不举 素七十 440
其病喘喝胸凭仰息 素七十 441
其病大寒留于溪谷 素七一 459
其病掉眩支胁惊骇 素七一 465
其病体重胕肿痞饮 素七一 465
其病实则手锐掌热 灵一十 38
其主骤注雷霆震惊 素七十 430
其动痈涌分溃痈肿 素七十 431
其变震惊飘骤崩溃 素七十 439
其卒寒或手足懈惰 灵四 11
其寒热者取阳陵泉 灵四 15
其阳完而阴伤之也 灵六 20
其阴完而阳伤之也 灵六 20
其死可解剖而视之 灵一二 42
其成伏梁唾血脓者 灵一三 47
其不当数者为络也 灵一七 52
其不耐针石之痛者 灵五三 103
其不能终寿而死者 灵五四 104
其中之谷常留二斗 灵三二 73
其新相得而未和合 灵三九 81
其色上行者病益甚 灵四九 97
其随而下至胕为淫 灵四九 99
其皮厚而肌肉坚者 灵五十 100
其浮气之不循经者 灵五二 101
其精气之行于经者 灵五二 101

其大数常出三入一 灵五六 105
其余气衰散以逆上 灵六二 113
其著于伏冲之脉者 灵六六 123
其阴气多而阳气少 灵六七 124
其外经病而藏不病 灵七一 129
其筋骨气血各不等 灵七二 130
其窠气之精为白眼 灵八十 153
其终也戴眼反折瘛疭 素一六 95
其脉应与其病形何如 素三一 185
其脉滑大以代而长者 灵四九 98
其死皆以六七日之间 素三一 183
其作日晏与其日早者 素三五 201
其气之发也不当风府 素三五 202
其留连筋骨间者疼久 素四三 243
其病上冲喉者治其渐 素六十 321～322
其病气逆则喉痹瘁瘖 灵一十 39
其病气逆则睾肿卒疝 灵一十 39
其病当所过者支转筋 灵一三② 47
其病小指次指支转筋 灵一三 44
其行之徐疾逆顺何如 素六九 416
其别气走于耳而为听 灵四 11
其刺之徐疾浅深多少 灵五 18
其刺深者皆无过二分 灵一二 43
其虚实也以气口知之 灵一十 38
其痛当所过者支转筋 灵一三 46
其人迎脉滑盛以浮者 灵四九 97
其大气之抟而不行者 灵五六 105
其已有脓血而后遭乎 灵六十 111

其如刀剑之可以杀人 灵六十 112
其态又不合于众者五 灵六四 115
其著于肠胃之募原也 灵六六 123
其著于膂筋在肠后者 灵六六 123
其末上出于颈腋之间 灵七十 126
其咳上气穷诎胸痛者 灵七五 137
其不及则令人胸痛引背 素一九 118
其逆则项痛员员淡淡然 素三二 188
其气先从内出之于外也 素三五 206
其气溢于大肠而著于肓 素四十 225、四七 260
其气之津液皆上熏于面 灵四 11～12
其人肥则风气不得外泄 素四二 236
其浮气在皮中者凡五行 素五九 303
其宗气上出于鼻而为臭 灵四 11
其病当所过者即支转筋 灵一三 47
其病当所过者支转筋痛 灵一三 47
其营气衰少而卫气内伐 灵一八 52
其输上在于柱骨之上下 灵三三 74
其于针石火焫之痛何如 灵五

三 103

其于针石之痛火焫亦然 灵五

三 103

其唯砭石铍锋之所取也 灵六

十 111

其著孙络之脉而成积者 灵六

六 123

其阳明脉小而太阳脉大 灵七

二 131

其两臂两肘则常出于背 灵七

二 131

其有三虚而偏中于邪风 灵七

七 146

其不及则令人悬心如病饥 素一

九 120

其不循卫气之道而出何也 灵一

八 53

其脉乍疏乍数乍迟乍疾者 素二

十 135

其愈皆以十日以上者何也 素三

一 183

其病令人善言默默然不慧 素四一

228~229

其病上热郁血溢血泄心痛 素七

一 465

其病当所过者支痛及转筋 灵一

三 47

其上气有音者治其喉中央 素六

十 321

其精阳气上走于目而为睛 灵

四 11

其精所中不相比也则精散 灵八

十 153

其中于膺背两胁亦中其经 灵

四 11

其血气皆上于面而走空窍 灵

四 11

其骨节之大小长短各几何 灵一

四 48

其气逆与其数刺病益甚者 灵六

七 125

其糟粕津液宗气分为三隧 灵七

一 127

其有卒然暴死暴病者何也 灵七

九 149

其病笑虐疮疡血流狂妄目赤 素七

十 438

其上下之经盛而不行则终矣 灵九

29~30

其色下行如云彻散者病方已 灵四

九 97

其德化政令之动静损益皆何如 素

六九 418

其有大小深浅广狭远近各不同 灵

一二 42

其汤方以流水千里以外者八升 灵

七一 127

其妄言骂詈不避亲疏而歌者何也

素三十 182

刺指井 素三六 210

刺疟者 素三六 211

刺至阴 素三六 211

刺散脉 素四一 232

刺解脉 素四一 229

刺法曰 素四七 259；灵五五 104

刺乳上 素五二 277

刺中心 素五二 276

刺中肝 素五二 276

刺中肾 素五二 276

刺中肺 素五二 276

刺中脾 素五二 276

刺中胆 素五二 276

刺大藏 素五五 285

刺大者 灵四 14

刺骨髓 素五五 287

刺骨痹 灵七 23

刺风府 素六十 318

刺眉头 素六十 318

刺譩譆 素六十 319

刺五藏 素六四 355

刺之微 灵一 1

刺之要 灵一 3

刺虽久 灵一 4

刺缓者 灵四 14

刺滑者 灵四 14

刺涩者 灵四 14

刺此者 灵四 15、二七 66、三八⑦ 80、七五 137

刺络脉 灵六 20

刺虚者 灵二一 58、七六 143

刺实者 灵二一 58、七六 143

刺气街 灵二六 65

刺阳者 灵四十 82

刺外经 灵七五 137

刺府输 灵七五 137

刺胸腹者 素十六 95

刺针必肃 素十六 95

刺肿摇针 素十六 95

刺出其血 素二十 137、二七 172、六二 337

刺俞傍五 素二八 178

刺阴灸阳 素二八 174

刺阴之经 灵六 20

刺足少阳 素三二 189～190、三六② 207、212、四一 233；灵二六 65

刺足少阴 素三二 192、四一④ 233、灵二六 65

刺足太阴 素三六 209、四一 233；灵二六 65

刺足太阳 素三六 212、四一 233；灵二六 65

刺足厥阴 素三六 208、四一② 233；灵二六 65

刺足阳明 素四一 233

刺手少阴 素三六 209

刺手阳明 素六三② 350

刺手太阴 灵二六 65

刺其郄中 素四一 227

刺其踝后 素六三 346

八画

刺其去也 灵二一 58、七六 143

刺其来也 灵二一 58、七六 143

刺其已衰 灵五五 105

刺其听宫 灵七五 137

刺之三痏 素四一 229

刺之迫藏 素五五 285

刺之虚脉 素五五 287

刺之奈何 素六二 341；灵四 14、
　　六 20、二七 66、六八 125、六
　　九 126

刺之无殆 灵一 2

刺之深浅 灵一二 42

刺之则射 灵三九 81

刺之必已 灵三七 79

刺之有方 灵六 19

刺之有理 灵六 18

刺有浅深 素五十 273

刺有大约 灵五五 104

刺分肉间 素五五 287

刺家不诊 素五五 285

刺而多之 素五五 286

刺而利之 素六二 336

刺而平之 灵七五 140

刺微奈何 素六二 336、337、338

刺如右方 素六三 347

刺灸砭石 素七七 557

刺诸热者 灵一 4

刺诸痛者 灵九 28

刺寒清者 灵一 4

刺寒急也 灵一三 48

刺上关者 灵二 7

刺下关者 灵二 7

刺犊鼻者 灵二 7

刺两关者 灵二 7

刺阳之合 灵六 19~20

刺布衣者 灵六 21

刺大人者 灵六 21

刺府输也 灵七 22

刺瘦人者 灵九 28

刺此病者 灵九 29

刺热厥者 灵九② 29

刺寒厥者 灵九② 29

刺道毕矣 灵九 29、七三 133

刺尽去血 灵二四 62

刺膝无疑 灵二六 64

刺宛骨下 灵二六 65

刺约毕也 灵六四 119

刺分肉间 灵七五 139

刺避五藏者 素一六 94

刺郄中血者 素二二 147

刺郄中出血 素三六 207、四
　　一 233

刺郄中大脉 素五二 277

刺必中其荣 素二六 167

刺而热不止 素二八 177

刺痈惊脉五 素二八 178

刺经太阳五 素二八 178

刺足少阳五 素二八 177

刺足少阴脉 素五二 279

刺手心主三 素二八 177

黄帝内经索引

刺手太阳也 灵二六 65

刺踹上动脉 素三六 209

刺厥阴之脉 素四一 228

刺同阴之脉 素四一 230

刺阳维之脉 素四一 230

刺飞阳之脉 素四一 231

刺腰尻交者 素四一 234

刺腰尻之解 素六三 349

刺腰髁骨间 素五五 286

刺肉无伤脉 素五十 274

刺骨无伤髓 素五十 274

刺皮无伤肉 素五十 273

刺皮髓以下 素五五 286

刺筋无伤骨 素五十 274

刺筋上为故 素五五 287

刺脉无伤筋 素五十 274

刺面中溜脉 素五二 277

刺头中脑户 素五二 277

刺气街中脉 素五二 277

刺脊间中髓 素五二 277

刺膝髌出液 素五二 278

刺臂太阴脉 素五二 278～279

刺肘中内陷 素五二 279

刺腨肠内陷 素五二 279

刺至骨病已 素五五 285

刺大者多血 素五五 286

刺大分小分 素五五 287

刺诸分诸脉 素五五 287

刺肌肉为故 素五五 287

刺留血奈何 素六二 337

刺未并奈何 素六二 339

刺之傍三痏 素六三 350

刺之而气至 灵一 3

刺之道毕矣 灵一 3

刺之有道乎 灵四 15、三四 75

刺之有约乎 灵六四 118

刺之半其日 灵六 20

刺之倍其日 灵六 20

刺之则脱气 灵三九 81

刺之则不可 灵五一 101

刺之血出多 灵三九 81

刺之大约者 灵五五 104

刺阴之荥输 灵六 19

刺营者出血 灵六 21

刺卫者出气 灵六 21

刺而过此者 灵十二 43

刺腘中出血 灵二六 65

刺络而虚经 灵三九 81

刺瘦人奈何 灵三八 80

刺常人奈何 灵三八 80

刺壮士真骨 灵三八 80

刺婴儿奈何 灵三八 80

刺五邪奈何 灵七五 139

刺节言振埃 灵七五 137

刺节言发蒙 灵七五 137

刺节言去爪 灵七五 138

刺节言彻衣 灵七五 138

刺节言解惑 灵七五 138

刺之不愈复刺 素一六 95

刺之血射以黑 素四一 229

八
画

刺之而气不至　灵一　3

刺之则重不足　灵五　19

刺阳明出血气　素二四　156

刺虚须其实者　素五四　283

刺虚则实之者　素五四　281

刺实者须其虚　素二五　163

刺手太阴阳明　素三二　188、三

　六　209

刺手少阴太阳　素三二　187

刺手阳明太阴　素三六　210

刺手鱼腹内陷　素五二　278

刺足太阴阳明　素三二　187

刺足太阳少阴　素三六　209

刺足太阳阳明　素四一　233

刺足厥阴少阳　素三二　186

刺足厥阴见血　素三六　209

刺足少阴太阳　素三二　189

刺足少阴少阳　素三二　192～193

刺足阳明跗上　素三六　207

刺足内踝之下　素六三　347

刺足跗上动脉　素六三　347

刺十指间出血　素三六　210

刺内筋为二痏　素四一　232

刺骨者无伤筋　素五一　274

刺骨无伤筋者　素五一　274～275

刺脉者无伤皮　素五一　274

刺脉无伤皮者　素五一　275

刺筋无伤肉者　素五一　275

刺筋无伤骨者　素五一　275

刺筋者无伤肉　素五一　274

刺筋者无伤骨　素五一　274

刺肉无伤脉者　素五一　275

刺肉无伤筋者　素五一　275

刺肉者无伤脉　素五一　274

刺肉者无伤筋　素五一　274

刺皮者无伤肉　素五一　274

刺跗上中大脉　素五二　276

刺缺盆中内陷　素五二　277

刺阴股中大脉　素五二　278

刺膺中陷中肺　素五二　279

刺关节中液出　素五二　279

刺实须其虚者　素五四　282

刺少腹两股间　素五五　286

刺八髎与痛上　素六十　319

刺其脉入齿中　素六三　350

刺其已衰者也　灵五五　105

刺其方袭者也　灵五五　105

刺其未生者也　灵五五　105

刺其未盛者也　灵五五　105

刺外踝下三痏　素六三　346

刺枢中以毫针　素六三　350

刺有逆从奈何　素六五　356

刺三变者奈何　灵六　21

刺寒痹者内热　灵六　21

刺分肉之间也　灵七　22

刺浮痹皮肤也　灵七　22

刺痛无常处也　灵七　23

刺太阳以予之　灵一九　54

刺脐左右动脉　灵二六　65

刺血络而仆者　灵三九　81

黄帝内经索引

刺去其血络也 灵五七 107

刺关节肢络也 灵七五 137

刺诸阳分肉间 灵七五 139

刺痈者用铍针 灵七五 139

刺大者用锋针 灵七五 139

刺热者用镵针 灵七五 139

刺太阴出气恶血 素二四 156

刺太阴出血恶气 灵七八 150

刺太阳出血恶气 素二四 156；灵
　　七八 150

刺少阴出气恶血 素二四 156

刺少阳出气恶血 素二四 156；灵
　　七八 150

刺热篇第三十二 素三二 186

刺疟篇第三十六 素三六 206

刺要论篇第五十 素五十 273

刺掖下胁间内陷 素五二 279

刺匡上陷骨中脉 素五二 279

刺舌下中脉太过 素五二 277

刺舌柱以铍针也 灵九 28

刺足下布络中脉 素五二 277

刺足大指爪甲上 素六三 345

刺足小指爪甲上 素六三 346

刺此者取之经隧 素六二 341

刺此者傍针之也 灵七 23

刺此者不深弗散 灵十二 43

刺然骨之前出血 素六三 345

刺三毛上各一痏 素六三 347

刺伤人五藏必死 素六四 356

刺之害中而不去 灵一 3

刺之微在数迟者 灵三 8

刺寒痹内热奈何 灵六 21

刺小络之血脉也 灵七 22

刺小者用员利针 灵七五 139

刺大脓以铍针也 灵七 22

刺燔针则取痹也 灵七 22

刺其诸阴阳奈何 灵六四 119

刺寒者用毫针也 灵七五 139

刺厥阴出血恶气 灵七八 150

刺厥阴出血恶气也 素二四 156

刺项太阳而汗出止 素三二 192

刺足阳明而汗出止 素三二 192

刺足太阳郄中出血 素四一
　　232~233

刺腰痛篇第四十一 素四一 227

刺阳明于骱前三痏 素四一 228

刺之在郄阳筋之间 素四一 230

刺直阳之脉上三痏 素四一 231

刺肉里之脉为二痏 素四一 232

刺齐论篇第五十一 素五一 274

刺少腹中膀胱溺出 素五二 279

刺少阴出气恶血也 灵七八 150

刺禁论篇第五十二 素五二 275

刺客主人内陷中脉 素五二 278

刺阴股下三寸内陷 素五二 279

刺志论篇第五十三 素五三 279

刺侠脊两傍四椎间 素五五 286

刺两髂髎季胁肋间 素五五 286

刺其通脉出耳前者 素六三 350

刺大人者微以徐之 灵五 18~19

八画

刺布衣者深以留之　灵五　18

刺诸经荥输藏腧也　灵七　22

刺项大经之大杼脉　灵二　59

刺壮士真骨者奈何　灵三八　80

刺节真邪第七十五　灵七五　137

刺手少阴经络傍者一　素二八　178

刺手中指次指甲上　素六三　345

刺手大指次指爪甲上　素六三②
346、347

刺三阳经背俞之血者　素三六　211

刺少阳成骨之端出血　素四一　227

刺少阴于内踝上二痏　素四一　228

刺足中指次指爪甲上　素六三　348

刺足小指次指爪甲上　素六三　348

刺大经之结络经分也　灵七　22

刺手阳明太阴而汗出止　素三
二　192

刺足阳明太阴横脉出血　素三
六　209

刺足下中央之脉各三痏　素六
三　349

刺足阳明曲周动脉见血　灵二
六　65

刺足大指间上二寸留之　灵二
八　69

刺中指爪甲上与肉交者　素六
三　347

刺之从项始数脊椎侠脊　素六
三　350

刺其足大指内侧爪甲上　素六

三　351

刺此病者各以其时为齐　灵九　28

刺肓之原巨虚上廉三里　灵一
九　54

刺膺中陷者与下胸动脉　灵二
六　65

刺外踝之下半寸所各二痏　素六
三　347

刺手阳明与顑之盛脉出血　灵二
六　65

刺手太阴傍三痏与缨脉各二　素二
八　177

刺足少阴太阳与骶上以长针　灵二
二　59

刺手太阴经络者大骨之会各三　素
二八　177

刺邪以手坚按其两鼻窍而疾偃　灵
七五　137

取血者　素二二　146

取其经　素二二⑤　146、147、148

取之下　素七十　454；灵七　22

取之上　素七十　454；灵三　9、
九　28

取之合　灵一九　54

取之皮　灵二三②　60

取之脉　灵二三　61

取之骨　灵二三　61

取之井　灵四四　87

取之荥　灵四四　87

取之输　灵四四　87

取之经 灵四四 87

取委阳 灵四 15

取三里 灵十九② 54、55、二三 62

取天牖 灵二一 57

取天柱 灵二一 57

取天府 灵二一 57

取然谷 灵二四 63

取耳中 灵二四 63

取曲泉 灵二四 63

取犊鼻 灵二六 64

取之以时 素一九 128

取之下俞 素二一③ 140

取之奈何 素二七 169；灵四 14、五 九③ 108、109、七 五③ 137、138

取之何如 素六三 345；灵七五 137

取之于合 灵四 14、四四 87

取之其经 灵九 27

取之人迎 灵二一 57

取之诸阳 灵二三 60

取之肤肉 灵二三 61

取之筋间 灵二三 61

取之阴跷 灵二三 62

取之三里 灵三四 75

取之天突 灵六九 126

取之天容 灵七五 137

取之廉泉 灵七五 137

取阳陵泉 素四七 262

取决于胆 素四七 262

取分肉间 素六二 338

取血于营 素六二 341

取气于卫 素六二 341

取五日已 素六三 345

取腋与膺 灵一 3

取其疾也 灵一 4

取委中央 灵四 15

取以锋针 灵七② 22

取以铍针 灵七 22

取以毫针 灵七 22

取以长针 灵七 22

取以大针 灵七 22

取以四时 灵七 22

取手太阴 灵二一 58

取手太阳 灵二六 65

取手少阳 灵二六 65

取手阳明 灵二六④ 64、65

取足少阴 灵二一 57、二六④ 64、65、二八 69

取足少阳 灵二六② 65

取足厥阴 灵二六② 64、65

取足太阴 灵二六③ 63、64

取足太阳 灵二六 65

取足阳明 灵二六④ 64、65

取天容者 灵七五 137

取廉泉者 灵七五 137

取法于牦 灵七八 148

取决于胆也 素九 69

取虚实之要 素八十 570

取五脉者死 灵一 3、三 10

八画

取三脉者恇 灵一 3

取诸外经者 灵四 15

取巨虚上廉 灵四 15

取之三里者 灵四 14

取之三里也 灵四 15

取之巨虚者 灵四 14

取之委阳者 灵四 14

取之所别也 灵一十⑩ 39、40

取之有数乎 灵七五 137

取以员利针 灵七 22

取以第四针 灵二三 61

取耳间青脉 灵二十 56

取耳前动脉 灵二四 63

取三阳之络 灵二一 56

取三阴之经 灵二一 57

取阴阳之络 灵二一 57

取其中度也 灵一二 43

取法于絮针 灵七八② 148

取法于巾针 灵七八 148

取法于剑锋 灵七八 148

取法于毫毛 灵七八 148

取法于綦针 灵七八 148

取法于锋针 灵七八 148

取合以虚阳邪 素六一 330

取荥以实阳气 素六一 330

取之下陵三里 灵一 4

取之阴之陵泉 灵一 4

取之阳明合也 灵三 9

取之巨虚下廉 灵四 15

取之去腕半寸 灵一十 38

取之掌后一寸 灵一十 39

取之两筋间也 灵一十 39

取之所别者也 灵一十 39

取之太阳大络 灵一九 55

取之膺中外腧 灵二十 56

取之涌泉昆仑 灵二十 56

取之大都太白 灵二四 63

取之然骨太溪 灵二四 63

取之行间太冲 灵二四 63

取之鱼际太渊 灵二四 63

取之天柱大抒 灵三四 75

取之先去血脉 灵三四 75

取之其输泻之 灵七五 139

取之以第三针 灵二三 61

取之以第四针 灵二三 61

取三阳之脉者 灵三 10

取分间绝皮肤 灵一九 54

取皮肤之血者 灵一九 54

取厥阴以下之 灵一九 54

取手太阴表里 灵二二 59

取足太阴厥阴 灵二三 62

取足太阳阳明 灵二六 65

取足太阳荥输 灵三四 75

取此者用毫针 灵五二 102

取足心者使之跪 素六十 319

取之阳之陵泉也 灵一 4

取之足太阴阳明 灵三四 75

取之足阳明太阴 灵二四 62

取以镵针于病所 灵七 22

取以员针于病所 灵七 22

取血脉以散恶血 灵二十 56

取阳而汗出甚者 灵二一 58

取手中指爪甲上 灵二四 63

取手太阳经络者 素二八 177

取手太阴足少阴 灵二八 69

取头面左右动脉 灵二四 62

取其清五升煮之 灵七一 127

取法于黍粟之锐 灵七八 148

取膝上外者使之拜 素六十 319

取巨虚下廉以去之 灵一九 54

取三里以下胃气逆 灵一九 55

取之缺盆中以越之 灵二十 56

取之行间以引胁下 灵二十 56

取之涌泉与阴陵泉 灵二三 61

取扶突与舌本出血 灵二一 57

取手太阳阳明太阴 灵二二 58

取足太阴大指之端 灵二三 62

取足太阳腘中血络 灵二六 64

取足少阴腘中血络 灵二六 65

取以锓针于井荥分输 灵七 22

取其少阴于阴股之络 灵二一 57

取其小腹脐下三结交 灵二一 57

取内踝上横脉以止之 灵二三 61

取手小指次指爪甲下 灵二三 62

取之手少阴心主之输 灵三四 75

取之于其天府大杼三痏 灵七
　五 138

取三阳于下以去其血者 灵二
　一 56

取之鱼际太渊大都太白 灵二
　三 61

取之手太阴荥足少阴输 灵三
　四 75

取之下胸二胁咳而动手者 灵二
　二 59

取之阴跷及三毛上及血络出血 灵
　二三 62

取手小指次指爪甲上与肉交者 灵
　二四 63

或寒 素四三 245

或热 素四三 245

或燥 素四三 245

或湿 素四三 245

或从内 素二九 179

或从外 素二九 179

或多汗 素四二 240

或不痛 素四三 245

或不仁 素四三 245

或相得 素七一 457

或病此 灵四六 88

或病彼 灵四六 88～89

或病久 灵五四 103

或复还 灵四六 88

或留止 灵四六 88

或皆病 灵五十 99

或易已 灵五三 103

或难已 灵五三 103

或夭寿 灵五四 103

或卒死 灵五四 103

或以为府 素一一 77

八画

或缓或急　素二二　149、七四　540

或散或收　素二二　149

或坚或耎　素二二　149

或愈或死　素三一　183

或为寒热　素四二　236；灵四六　88

或为热中　素四二　236

或为寒中　素四二　236

或为疠风　素四二　236

或为偏枯　素四二　236

或为风也　素四二　236

或为血泄　素七四　519

或为消瘅　灵四六　88

或为留痹　灵四六　88

或为积聚　灵四六　88

或疼久者　素四三　243

或易已者　素四三　243

或石治之　素四六　257

或生于阴　素六二　340

或生于阳　素六二　340

或曰尸厥　素六三　351

或曰三刺　灵七　23

或曰渊刺　灵七　24

或离或附　素六九　416

或从五气　素七一　457

或逆天气　素七一　457

或不相得　素七一　457

或气浊色　素七一　491

或燥或润　素七四　540

或耎或坚　素七四　540

或一日发　素七四　543

或伤于毒　素七八　559

或中于阴　灵四　11

或中于阳　灵四　11

或出于面　灵一八　53

或出于背　灵一八　53

或善或恶　灵四七　91

或吉或凶　灵四七　91

或有厚薄　灵四八　95

或皆不病　灵五十　99

或起于阴　灵六六　122

或起于阳　灵六六　122

或著孙脉　灵六六　123

或著络脉　灵六六　123

或著经脉　灵六六　123

或著腧脉　灵六六　123

或与不争　灵七二　131

或愈或不愈　素一三　82

或喘而死者　素三十　182

或喘而生者　素三十　182

或渴或不渴　素三五　205

或甚或不甚　素三五　205

或有所用力　素三五　206

或痛而呕者　素三九　219

或名曰寒热　素四二　237

或针灸治之　素四六　257

或后时而至　素七四　535

或间数日发　素七四　543

或已或不已　素七六　550

或出于身半　灵一八　53

或病或不病　灵五十　99

或同时而伤 灵五三 103

或著于膂筋 灵六六 123

或数刺乃知 灵六七 124

或以脑髓为藏 素一一 77

或以肠胃为藏 素一一 77

或痹不仁肿痛 素一九 123

或至不食数日 素三十 182

或痛甚不休者 素三九 218

或按之无益者 素三九 219

或喘动应手者 素三九 219

或有导引行气 灵四二 84

或为风肿汗出 灵四六 88

或气与针相逢 灵六七 124

或发针而气逆 灵六七 124

或数刺病益剧 灵六七 124

或痛甚不可按者 素三九 218～219

或痛而闭不通者 素三九 219

或腹痛引阴股者 素三九 219

或腹痛而后泄者 素三九 219

或按之而痛止者 素三九 219

或内至五藏六府 素四二 236

或令人暴不知人 素四五 251

或著于伏冲之脉 灵六六 123

或针已出气独行 灵六七 124

或其传化有不以次 素一九 124

或痛宿昔而成积者 素三九 219

或从天气而逆地气 素七一 457

或从地气而逆天气 素七一 457

或著于肠胃之募原 灵六六 123

或神动而气先针行 灵六七 124

或心与背相引而痛者 素三九 219

或骨空在口下当两肩 素六十 323

或言久疾之不可取者 灵一 4

或令人目不瞑不卧出者 灵七一 127

或胁肋与少腹相引而痛者 素三九 219

或卒然痛死不知人有少间复生者 素三九 219

或至半日远至一日乃知人者何也 素四五 251

或痛或痈或热或寒或痒或痹或不仁 灵七五 140

若别 素六十 322

若顺 素七四 533

若此者 素三一 185

若寒甚 灵四 15

若肉伤 灵二四 63

若有私意 素二 11

若有所留 素四四 248

若有畏恐 素八十 569

若已有得 素二 11

若春无秋 素三 20～21

若冬无夏 素三 20

若水状也 素一七 104

若神髣髴 素二六 167；灵七三 134

若风吹云 素二六 168

若沃以汤 素四三 242

若视深渊 素六六 386

若迎浮云 素七七 553

若居旷野 素八十 568

若伏空室 素八十 568

若问此者 素八一 572

若出而少 素八一 573

若有若无 灵一 1、四 11、七
　三 134

若存若亡 灵一 1

若行若按 灵一 2

若得若失 灵一 1

若亡若存 灵四 11、七三 134

若醉入房 灵四 11

若脉陷者 灵四 15

若俱不足 灵二十 56

若所爱在外 素二 9

若先若后者 素二七 172

若醉入房中 素四十 223

若无若有者 素五四 282

若得若失者 素五四 282

若出而少涕 素八一 572

若风之吹云 灵一 3

若入房过度 灵四 11

若失度之人 灵一二 43

若有干盯聍 灵二四 63

若有所大怒 灵四 11

若有所堕坠 灵二一 57、五八 108

若雾露之溉 灵三十 72

若鼓之应桴 灵四五 88

若三日若六日 素一九 122

若有七诊之病 素二十 136

若夫法天则地 素二五 162

若夫八尺之士 灵一二 42

若能览观杂学 素七六 549

若言三藏俱行 素七六 551

若鼻息肉不通 灵四 13

若独肩上热甚 灵四 15

若入房汗出浴 灵六六 124

若日月之光影 灵六五 121

若内伤于忧怒 灵六六 123

若人一息五六至 素一九 126

若引绳小大齐等 素七四 507

若引绳大小齐等 灵四八 96

若引绳相倾者病 灵六二 113

若是则内外相袭 灵四五 88

若夫以为伤肺者 素七六 552

若先言悲哀喜怒 素八一 572

若饮食汗出腠理开 灵四 11

若匣匮之藏禁器也 灵三五 76

若夫三藏土木水参居 素七六 551

若形充而颧不起者骨小 灵六 20

若清水明镜之不失其形也 灵四
　五 88

雨乃愆 素七十 431

雨乃零 素七一 467

雨乃涯 素七一 467

雨乃后 素七一 469

雨乃降 素七一② 467

雨化五 素七一 478

雨数至 素七四 518

雨出地气 素五 32

雨水霜寒 素六九 404

雨湿流行 素六九 405

雨乃时应 素七一 466

雨乃时降 素七一 469

雨变枯槁 素七四 513

雨暴乃雹 素七四 514

雨气通于肾 素五 45

苦坚 素二二 149

苦生心 素五 37、六七 377

苦伤气 素五 38、六七 379

苦胜辛 素五 41、六七 383

苦入心 素二三 150；灵七八 149

苦走骨 素二三 152；灵六三② 114、115

苦燋心 灵四七 93

苦忧悲 灵五四 104

苦走血 灵七八 149

苦先入心 素七四 544

苦入于胃 灵六三 115

苦入下脘 灵六三 115

苦形伤其外 素一三 83

苦渴数饮身热 素三二 188

直者 灵一一② 40、41、一三④ 44、46、47

直身 灵六四 116

直痛所 灵七 23

直入一 灵七 23

直下者 灵四九 98

直针刺者 灵七 23

直刺傍之 灵七 23

直刺左右 灵七 24

直入直出 灵七② 23、24

直内无拔针 灵七 23

直刺傍刺各一 灵七 23

直上结于髀枢 灵一三 45

直下抵绝骨之端 灵一十 36

直上循臂骨下廉 灵一十 34

直上循阴股入阴 灵一七 51

直目上发际内各五 素五九 305

枝折机伤 灵四六 89

枝之刚脆而坚 灵四六 89

枝条汁少而叶萎 灵四六 89

枢折挈 素四四 246

枢折即骨繇而不安于地 灵五 17

枢折则脉有所结而不通 灵五 18

事必大昌 素三五 204；灵五五 105

事虽败而常无悔 灵七二 130

枣甘 灵五六 105

枣叶生而死 素四八 268

苟轸鼻 灵二三 60

苛疾不起 素七一 467

昔在黄帝 素一 1

枕骨二穴 素五八 298

林莽声悽 素七一 490

松吟高山 素七一 491

苟能若一 灵四十 82

苑蕴不得常所 灵五九 108

茎垂者 灵七五 138

一丿

奇恒者　素一五 89、四六 259

奇恒事也　素一五 90

奇之制也　素七四 529

奇邪离经　灵五 17

奇邪淫溢　灵四六 88

奇分不尽故也　灵七六 142

奇之不去则偶之　素七四 530

奇邪之脉则缪刺之　素二十 136

奇病论篇第四十七　素四七 259

奇恒之势乃六十首　素八十 570

奈何　素一三 86、三九 221、六八 393、七十② 454、456；灵七一 128

奈何治　素七四 543

郁乃痤　素三 17

郁冒朦昧　素六九 409～410

郁极乃发　素七一 488～489

郁冒不知人　素七四 520

郁之甚者治之奈何　素七一 501

殁世不殆　素八 59

一㇇

转筋者　灵二 8

转筋痛　灵一三 45

转摇不能　素一七 100

转为消渴　素四七 261～262

转则目运　灵一十 37

转则为瘖　灵七八 150

转而为热　灵四六 90

转引而行之　灵二七 66

转则为癫疾　灵七八 150

转则两胠下满　素三八 215

转味而入出者也　素九 69

转筋于阴治其阴　灵一九 54

转筋于阳治其阳　灵一九 54

卧则惊　素三三 197、四八 264

卧不安　灵三五② 76

卧而休之　灵九 29

卧不能起　灵二三 61

卧若徒居　灵二四 63

卧不得正偃　素三三 197

卧者便身全　素七五 549

卧出而风吹之　素一十 73

抵伏兔　灵一十 32

抵季胁　灵一三 47

抵于顑　灵一十 36

抵小腹　灵一十 37

抵胃属小肠　灵一十 34

抵掌后锐骨之端　灵一十 33

拘于鬼神者　素一一 78

斩筋绝脉 素七七 556　　　　披发长跪 灵八十 153

丨一

齿龋 素六三 350　　　　齿更发长 素一 4

齿痛 灵二六 65　　　　齿唇寒痛 素六三 351

齿者 灵六三 115　　　　齿噤齘也 灵二三 61

齿亦痛 素四七 261　　　　齿以后至会厌 灵三一 72

齿未槁 灵二一 57　　　　齿干以烦冤腹满死 素五 43

齿已槁 灵二一 57　　　　虎啸岩岫 素七一 491

齿垢黄 灵七四 136

丨丨

肾也 素四 25；灵一 4、四九 98　　　　肾主唾 灵七八 149

肾者 素八 58、九 67　　　　肾欲咸 素一十 71

肾雍 素四八 264　　　　肾欲坚 素二二 145

肾黑 素五七 291　　　　肾色黑 素二二 148～149；灵五

肾藏衰 素一 6　　　　　　六 106

肾藏精 灵八 25　　　　肾病者 素二二③ 147；灵三七

肾藏志 素二三 153、六二 334～335　　　　79、五六 106

肾气盛 素一 4、5　　　　肾苦燥 素二二 142

肾气实 素一 5　　　　肾脉石 素二三 154

肾气衰 素一 5　　　　肾恶燥 素二三 151；灵七八 149

肾气热 素四四 247　　　　肾为唾 素二三 152

肾气焦 灵五四 104　　　　肾为应 灵四九 99

肾主耳 素五 41　　　　肾疟者 素三六 209

肾主冬 素二二 142　　　　肾痹者 素四三 242

肾主骨 素二三 154；灵七八 150　　　　肾方闭 素六一 330

肾主欠 灵七八 149　　　　肾且绝 素七五 549

八
画

肾胀者 灵三五 76

肾应骨 灵四七 94

肾乘心 灵四九 99

肾有邪 灵七一 130

肾者主水 素一 6

肾气独沉 素二 13

肾气乃伤 素三 20

肾气有衰 素四五 251

肾气上从 素七十 448

肾气平均 素一② 4、5

肾气不衡 素三 22、六九 412

肾生骨髓 素五 41、六七 383~384

肾至悬绝 素七 53

肾将惫矣 素一七 100

肾传之心 素一九 124

肾之俞也 素二四 155

肾热病者 素三二 188

肾孤藏也 素三四 198

肾者水也 素三四 198

肾者水藏 素三四 199

肾咳之状 素三八 215

肾咳不已 素三八 216

肾风之状 素四二 239

肾为之病 素四六 257

肾为水肿 素六一 327

肾为牝脏 灵四四 87

肾脉小急 素四八 265

肾治于里 素五二 275

肾水受邪 素六九 405

肾其畏湿 素七十 426

肾病生焉 素七四 531

肾病禁甘 灵五六 106

肾合膀胱 灵二 8

肾合骨也 灵四九 99

肾上连肺 灵二 8

肾心痛也 灵二四 63

肾主为欠 灵二八 69

肾之官也 灵三七 79

肾注于心 灵七六 142

肾之合骨也 素一十 70

肾见戊己死 素一八 113

肾受气于肝 素一九 122

肾因传之心 素一九 124

肾沉不浮也 素二一 141

肾为欠为嚏 素二三 150

肾为之主外 灵三六 78

肾脂枯不长 素三四 198

肾移寒于肝 素三七 212

肾移热于脾 素三七 213

肾者水藏也 素四四 248

肾者至阴也 素六一 326

肾者牝藏也 素六一 326~327

肾者主为外 灵二九 71

肾藏精志也 灵七八 150

肾主身之骨髓 素四四 246

肾脉大急沉 素四八 265

肾脉小搏沉 素四八 265

肾何以主水 素六一 326

肾小浮似脾 素七六 551

肾出于涌泉 灵二 5

肾气虚则厥 灵八 25

肾气通于耳 灵一七 51

肾脉搏坚而长 素一七 104

肾者胃之关也 素六一 326

肾汗出逢于风 素六一 327

肾俞五十七穴 素六一 327

肾足少阴之脉 灵一十 34

肾下则腰尻痛 灵四七 92

肾合三焦膀胱 灵四七 93

肾之脾谓之辟阴 素七 56

肾藏骨髓之气也 素一八 111

肾热病者颐先赤 素三二 189

肾肝并沉为石水 素四八 265

肾为阴中之太阴 灵四一 84

肾小则藏安难伤 灵四七 92

肾大则善病腰痛 灵四七 92

肾高则苦背膂痛 灵四七 92

肾不生则髓不能满 素三四 198

肾热者色黑而齿槁 素四四 248

肾动则冬病胀腰痛 素五十 274

肾脉急甚为骨癫疾 灵四 14

肾坚则不病腰背痛 灵四七 92

肾端正则和利难伤 灵四七 92

肾腧在十四焦之间 灵五一 101

肾风而不能食善惊 素四七 264

肾何以能聚水而生病 素六一 326

肾病少腹腰脊痛胻酸 素六五 359

肾盛怒而不止则伤志 灵八 25

肾和则耳能闻五音矣 灵一七 51

肾脆则善病消瘅易伤 灵四七 92

肾偏倾则苦腰尻痛也 灵四七 92

肾气盛则梦腰脊两解不属 灵四
三 86

肾气虚则使人梦见舟船溺人 素八
十 569

非道 灵四五 88

非针也 素二六 168

非癫也 素三六 208

非升降 素六八 399

非实风 灵七五 140

非常热也 素三四 197

非独肺也 素三八 214

非络脉也 素六三 344

非位何如 素六八 391

非天不生 素七十 452

非气化者 素七一 475

非时水冰 素七四 518

非其说也 灵一 4

非周痹也 灵二七 86

非能周也 灵二七 86

非国事也 灵四五 88

非生之具 灵六十 110

非则语余 灵七三 133

非其人勿教 素四 29

非其真勿授 素四 29

非其时则生 素二八 174

非其人勿传 灵七三 135

非其人勿言 灵七三② 133

非常则变矣 素九 66

非常而有也 素六九 415

非独主时也 素六六 363~364

非独针道焉 灵四五 88

非其位则邪 素六七 385、六八 391

非是者眚也 素七一 494

非阴阳之气 灵六七 125

非斋戒择吉日 素八 60

非斋戒不敢发 素六九 419

非斋戒不敢示 素七一 502

非常而变奈何 素九 66

非痈疽之谓也 素二八 177

非太过非不及 素七一 493

非调气而得者 素七四 540

非皮肉筋骨也 灵一 3

非面部之阅也 灵二九 71

非问天下之众 灵四十 82

非以私百姓也 灵四六 89

非勇怯之分也 灵五十 100

非勇怯之谓也 灵五十 100

非一日之教也 灵六十 110

非独十四络脉也 素五八 302

非夫子孰能通之 素七一 502

非司岁物何谓也 素七四 506~507

非不离贼风邪气 灵五八 108

非其时各传以与之 素三八 215

非一人之所尽行也 灵四二 84

非求人而人自犯之 灵四六 89

非邪气从外入于经也 素二七 169

非夫子孰能言至道欤 素六九 419

非上中下三品之谓也 素七四 545

非徒一阴一阳而已也 灵七二 130

非圣帝孰能穷其至理欤 素七一 457

非四时五行之以次行也 灵四一 84

非人力之所能度量而至也 灵一二 42

非独阴阳脉论气之逆顺也 灵二九 70

非能绝其命而倾其寿者也 灵六十 112

丨、

尚有坚脆 灵四六 89

尚疾于振埃 灵七五 137

尚疾于发蒙也 灵七五 137

丨一

明哉道 灵六十 112

明目者 灵七三 134

明乎哉道 灵七九 152

明乎哉论 素六六 369；灵三四 75

黄帝内经索引

明其正化 素七一 458

明知逆顺 素七四 533~534;灵一 1、三 9、三五 77

明知胜复 素七四 534

明知其原 灵一 3

明知终始 灵九 26

明堂广大 灵三七 78

明于日月 灵三八 81

明于阴阳 灵四二 84

明于经隧 灵七三 133

明于逆顺 灵七三 133

明于五输 灵七三 133

明于调气 灵七三 134

明乎哉问也 素六八 393、七四 503;灵一一 40、四五 88

明而未能彰 素七五 547

明堂者鼻也 灵四九 97

明通于四海 灵七三 133

明引比类从容 素七六 553

明乎若见苍天 灵一 3

明堂骨高以起 灵四九 97

明堂润泽以情 灵四九 97

明知九针之论 灵六一 112

明乎哉问天之道也 素六八 387

明日复居叶蛰之宫 灵七七 145

明日居阴洛四十五日 灵七七 145

明日居玄委四十六日 灵七七 145

明日居新洛四十五日 灵七七 145

明日居天留四十六日 灵七七 144~145

明日居天宫四十六日 灵七七 145

明日居仓门四十六日 灵七七 145

明日居仓果四十六日 灵七七 145

易 素一五 90

易治 素四八 265

易已 灵四九 97

易偏枯 素四八 264

易言也 灵三 8

易已也 灵五二 102

易去也 灵七十 126

易髓无空 素六十 324

易而无及 素六五 356

易而无损 素七四 534

易用难忘 素六六 368;灵一 1

易用之教 灵三八 79

易脱于气 灵三八 80

易损于血 灵三八 80

易恐以言 灵四七 91

易伤于邪 灵四七 91

易伤于寒 灵四七 91

易伤以忧 灵四七 91

易伤以邪 灵四七 92

易陈而难入 灵一 1

易俗移性不得脓 灵七五 139

味苦 灵六五 120

味咸 灵六五 120

味甘 灵六五 120

味辛 灵六五 120

味酸 灵六五 120

味归形 素五 32~33

八画

味伤形 素五 33

味乃咸 素七十 448

味主秋 灵四四 87

味过于咸 素三 22

味过于甘 素三 22

味过于苦 素三 22

味过于辛 素三 22

味厚则泄 素五 33

味有所藏 素九 67

味厚者为阴 素五 33

固不常在 素六九 414

固以阴贼 灵七二 131

固有五节 灵七五 137

固宜常制矣 素七十 455

固自然之物 灵三八 79

固比于勇士 灵五十 101

固不得住留 灵七一 130

固其常有合乎 灵一二 42

固不得循其道 灵一八 53

固不伤于四时之风 灵五十 100

固有小大高下坚脆端正偏倾者 灵
　　四七 91

呼吸精气 素一 6

呼吸气喘 素七四 526

呼吸定息 灵一五 49

呼吸微徐 灵五四 103

呼吸不已 灵六二 113

呼尽乃去 素二七 170

呼尽内针 素二七 170

呼吸少气而咳 素一九 120

呼吸定息脉五动 素一八 109

炅汗出 素五五 287

炅气从上 素三九 219

炅则气泄 素三九 221

炅则腠理开 素三九 222

炅至以病皆死 素七九 563

果杏 灵六五 120

果栗 灵六五 120

果枣 灵六五 120

果桃 灵六五 120

果李 灵六五 120

败必死也 素七 52

败疵者女子之病也 灵八一 156

鸣已汗出 素三六 209

鸣则肺热叶焦 素四四 247

呿不能欠 灵二 7

昌阳之脉令人腰痛 素四一 231

具言其状 素七六 550

岩谷震惊 素七一 489

昆仑 灵二 6

国有大灾也 灵七九 153

丿一

知其处 灵四 12

知其病 灵四② 12

知解结 灵七三 133

知之则强 素五 43

知病处也 素七 52～53

知病忌时 素七 53

知病从来 素一九 122

知病本始 素七七 557

知病存亡 灵一 2

知逆从也 素一六 94

知脉所分 素一七 101

知万物者 素二五 160

知标本者 素六五 356

知标与本 素七四 533

知迎知随 素六六 365；灵九 26

知其要者 素七四 508；灵一 3

知其藏也 素七四 514

知其散复 灵一 3、三 10

知其往来 灵一 1

知其邪正 灵一 3

知其度量 灵四八 95

知其寒温 灵七三 133

知其所苦 灵七三 133

知亦众多 素七六 552

知丑知善 素八十 570

知高知下 素八十 570

知坐知起 素八十 570

知行知止 素八十 570

知所不足 素八十 570

知守气也 灵三 8

知调者利 灵三三 74

知用此者 灵三八 79

知官九针 灵七三 133

知死生之期 素七② 53、一九
　　122～123

知阳者知阴 素七 52

知阴者知阳 素七 52

知其所在者 素二六 167

知其气所在 灵七三 133

知其往来者 灵三 9

知其邪正者 灵三 10

知其散复者 灵一九 55

知其走骨也 灵六三 115

知左不知右 素八十 570

知右不知左 素八十 570

知上不知下 素八十 570

知先不知后 素八十 570

知机之道者 灵一 1

知气之虚实 灵三 8

知气之所在 灵七三 134

知二则为神 灵四 12

知病之所生 灵五二 101

知病知不病 素八十 570

知病先后也 素五四 282

知补虚泻实 灵七三 133

知决而通之 灵七三 133

知治之大体也 素一二 82

知病之内外也 素五四 283

知此乃足以诊 素八十 570

知补泻之所在 灵五二 101

知内者按而纪之 素一七 103

知外者终而始之 素一七 103

知病之所在奈何 素一七 101

知病之所变奈何 素一七 101

知病乍在内奈何 素一七 101

知病乍在外奈何 素一七 101

知十二节之理者 素二五 160

知三则神且明矣 灵四 12

知六府之气街者 灵五二 101

知气之逆顺盛虚也 灵三 9

知气之可取之时 灵三 9

知论虚邪与正邪之风也 灵三 10

知诊三部九候之病脉处而治之 素
　　二六 167

物焦槁 素六九 404

物疎璺 素六九 412

物承化 素七一 469

物荣而下 素六九 409

物秀而实 素七十 427

物得以昌 素七十 437

物化充成 素七十 439

物以司成 素七十 440

物燥以坚 素七一 463

物乃生荣 素七一 464

物藏则不动 素四九 270

物极谓之变 素六六 361

物生其应也 素六八 389

物成于差夏 素七一 469

物化之常也 素七四 544

物盛满而上溢 素四九 271

物之极由乎变 素六八 398

和其运 素七一 457

和于术数 素一 2

和于阴阳 素一 7

和本曰和 素七 55

和柔相离 素一八 116

和其逆顺 素四四 249

和其中外 素七十 455

和而不争 素七一 466

和者平之 素七四 525

和以所宜 素七四 527

和气之方 灵九 26

和之者若响 素二五 162

和调于五脏 素四三 244

和喜怒者也 灵四七 91

和利得人心 灵四七 93

和喜怒而安居处 灵八 24

制则生化 素六八 391

制之小也 素七四 541

制之中也 素七四 541

制之大也 素七四 541

制其度量 灵一十 31

制小其服也 素七四 530

制大其服也 素七四 530

委中 素六一 332；灵二 6

委中者 灵四 14

委阳二穴 素五八 299~300

委和之纪 素七十 427

委而取之 灵二 6

委中以下至足小指傍各六俞 素五
九 305

钛角之人 灵六四 116

钛商之人 灵六四 117

钛商与上商 灵六五 120

钛商与上角 灵六五 120

季秋而死 素四八 268

季胁以下至髀枢长六寸 灵一
四 48

迭移其位者病 素六七 374

垂角去外 灵三七 79

丿丨

使秋气平 素二 10

使肺气清 素二 10

使志无怒 素二 9

使志安宁 素二 10

使气亟夺 素二 11

使气得泄 素二 9

使人薄厥 素三 17

使人偏枯 素三 17

使人喘鸣 素七 55

使人暴惊 素四八 267

使术不明 素八十 570

使逆则宛 灵二 5

使和则通 灵二 5

使神内藏 灵五 19

使之候外 灵二九 70

使之迎粮 灵二九 70

使之远听 灵二九 70

使道不长 灵五四 104

使音不彰 灵六九 125

使华英成秀 素二 9

使人手足寒 素四五 254

使百姓昭著 素六六 368

使上下合德 素七一 457

使百姓无病 灵二九 70

使道隧以长 灵五四 104

使志若伏若匿 素二 11

使人毫毛毕直 素一九 123

使人强上冥视 素三三 195

使精气无得出 灵九 28

使道闭塞而不通 素八 59

使人支胁胃中满 灵五九 108

使邪得出病乃已 灵七五 139

使之服以生铁洛为饮 素四六 258

使人卧不得安而喜梦 灵四三 85

使能者踵而传之后世 灵六十 111

使奇病不得以四时死也 素四
六 259

使人多涕唾而面浮肿气逆也 素三

八 216

侠溪 灵二 6

侠颈者 灵二八 69

侠髋为机 素六十 323

侠脐上行 素六十 319

侠胃脘内痈 素四十 224

侠胃脘各五 素五九 308

侠鸠尾之外 素五九 308

侠扶突各一 素五九 312

侠脊抵腰中 素六十 321

侠脐广三寸各三 素五九 308

侠膝之骨为连骸 素六十 323

侠鸠尾外各半寸至脐寸一 素五

　　九 316

侠脐下傍各五分至横骨寸一 素五

　　九 316

侠脊以下至尻尾二十一节十五间

　　各一 素五九 304

迫近以微 素一五 89、一九 121

迫迮以微 素六六 368

迫藏刺背 素五五 285

迫切而为沫 灵二七 66

迫咽则苦膈中 灵四七 91

卑监之纪 素七十 430

卑贱富贵 素八一 572

侧而取之 灵二四 63

侧下至小指之间 灵七六 142

丿丿

所治者 灵五二 102

所谓阴者 素七 52

所谓阳者 素七 52

所谓一也 素七 53

所谓从者 素一六 95、二八 176

所谓后者 素二十 134

所谓逆者 素二八 176

所谓明也 素三九 218

所谓痹者 素四三 241

所谓奇者 素四六 259

所谓揆者 素四六 259

所谓明矣 素六六 368

所谓本也 素六六 369、六八 388、

七四 506

所谓六二 素六八 395

所谓六三 素六八 395

所谓六四 素六八 396

所谓岁会 素六八 391

所谓步者 素六八 392～393

所谓初六 素六八 394

所谓复也 素七十 428

所谓时也 素七一 461

所谓气也 素七一 476

所谓泻之 素七一 502

所谓动气 素七四 514

所谓胜至 素七四 524

所胜则微 素九 66

所胜平之 素七四 507

所胜治之 素七四 507

所以然者 素一一 78

所从不同 素二九 179

所以得之 素七八 558

所以失之 素七八 558

所指不同 素一五 89

所上之处 素三十 182

所求不得 素四四 247

所愿不得 素四四 247

所治为主 素七四 541

所出为井 灵一 3

所溜为荥 灵一 3

所注为输 灵一 3

所行为经 灵一 3

所入为合 灵一 3

所言节者 灵一 3

所伤异类 灵六六 121

所取之处 灵七三 134

所受于天 灵七五 140

所谓阴阳者 素七 53

所谓五决者 素一十 74

所谓五藏者 素一一 77

所谓重实者 素二八 174

所谓气虚者 素二八 175

所谓偏虚者 素四九 269

所谓耳鸣者 素四九 269

所谓甚则厥 素四九 271

所谓三里者 素五四 283

所谓三阳者 素七九 562

所谓跗之者 素五四 283

所谓玄府者 素六一 327

所谓盛经者 素六一 330

所谓上下者 素六七 371

所谓二火也 素六八 392

所谓二阳者 素七九 562

所谓二阴者 灵九 29

所谓一纪也 素六八 396～397

所谓中根也 素七十 450

所谓天枢也 素七四 524

所谓易陈者 灵三 8

所谓交通者 灵一五 49

所谓勿刺者 灵二三 60

所谓经治者 灵四八 96

所谓有变者 灵七七 145

所不胜则甚 素九 66

所以视万物 素一七 99

所以温分肉 灵四七 90

所以御精神 灵四七 90

所以参天地 灵四七 91

所言不死者 素二十 136

所言五色者 灵五六 106

所过者不病 素六三 350

所属之类也 素八一 573

所谓求其至者 素九 65

所谓求其属也 素七四 544

所谓无胃气者 素一八 115

所谓逆四时者 素一九 128

所谓少针石者 素二八 177

八画

所谓深之细者 素四六 258

所谓五有余者 素四七 263

所谓五十营者 灵五 18

所谓浮为聋者 素四九 269

所谓甚则跃者 素四九 270

所谓食则呕者 素四九 271

所谓戊己分者 素六七 371

所谓精光之论 素六九 418

所谓药食宜也 素七一 478、479、
480、481

所谓正化日也 素七一 478、
479、480

所谓主气不足 素七一 502

所谓火燥热也 素七四 525

所谓寒热温凉 素七四 530

所谓谷气至者 灵九 28

所以正天之度 素九 60

所以小病必甚 素一三 83

所以分天地也 素六八 397

所以不十全者 素七八 558

所以察其目者 灵三 10

所以能决死生 灵十 31

所不胜薄之也 素九 65

所从不同奈何 素七四 532

所谓四时之胜也 素四 23

所谓生阳死阴者 素七 55

所谓无损不足者 素四七 259

所谓强上引背者 素四九 269

所谓入中为瘖者 素四九 269

所谓不可反侧者 素四九 270

所谓胸痛少气者 素四九 270

所谓少气善怒者 素四九 272

所谓恶闻食臭也 素四九 272

所谓咳则有血者 素四九 272

所谓同病异治也 素七十 445

所谓时兴六位也 素七一 477

所谓邪气化日也 素七一⑤ 478、
479、480、481

所谓虚则实之者 灵三 9

所谓平人者不病 灵九 26

所谓五十九刺者 灵二三 62

所以远死而近生 素一三 84

所以不能冻栗者 素三四 198

所以日二取之者 灵九 27

所以圣人春夏养阳 素二 13

所以制日月之行也 素九 61、二
六 165

所以纪化生之用也 素九 61

所以任物者谓之心 灵八 24

所谓得四时之胜者 素四 23

所谓得五行时之胜 素九 65

所谓脉不得胃气者 素一八 115

所谓言而可知者也 素三九 221

所谓甚则狂颠疾者 素四九 269

所谓呕咳上气喘者 素四九 271

所谓色色不能久立 素四九 272

所谓癫疝肤胀者 素四九 272

所谓上喘而为水者 素四九 270

所谓上走心为噫者 素四九 271

所谓面黑如地色者 素四九 272

所谓面南而命其位 素六七 371

所谓面北而命其位 素六七 371

所谓刺皮无伤肉者 素五一 275

所谓感邪两生病也 素七四 531

所谓天地之正纪也 素七四 537

所谓骨繇者摇故也 灵五 17

所谓气至而有效者 灵九 27

所谓胫肿而股不收者 素四九 270

所谓恐如人将捕之者 素四九 272

所谓甚则嗌干热中者 素四九 272

所谓治化而人应之也 素六九 403

所谓三刺而谷气出者 灵七 23

所以载生成之形类也 素六七 372

所以列应天之精气也 素六七 372

所以明善恶之殊贯也 素七四 545

所以人与天地相参也 灵一二 43

所以立经脉之长短也 灵一四 49

所以灌精濡空窍者也 灵二八 68

所以行血气而营阴阳 灵四七 90

所以藏精神魂魄者也 灵五二 101

所治天突与十椎及上纪 素五八 292

所以欲知天地之阴阳者 素六六 367

所谓欲独闭户牖而处者 素四九 271

所谓病至则欲乘高而歌 素四九 271

所谓五十动而不一代者 灵五 18

所谓腰脊痛不可以俯仰者 素四九 272

所谓五藏之气已绝于内者 灵三 10

所谓五藏之气已绝于外者 灵三 10

所以分春秋冬夏之气所在 素二六 165～166

所以立形定气两视寿夭者 灵六 21

所以奉生而周于性命者也 灵四七 90

所以藏精神血气魂魄者也 灵四七 91

所以化水谷而行津液者也 灵四七 91

所以受水谷而行化物者也 灵五二 101

所谓得后与气则快然如衰者 素四九 271

所以应天地阴阳四时五行也 灵五五 104

所以候血气之虚实有余不足 灵五五 104

所主左右上下身体有痈肿者 灵七八 149

所以候八风之虚邪以时至者也 素二六 165

所谓客孙脉则头痛鼻衄腹肿者 素四九 271

所以能年皆度百岁而动作不衰者

素二 4

所以欲知阴中之阴阳中之阳者何
　也 素四 25

径五寸 灵三二 73、三一 72

径胫上踝 灵一十 39

径路不通 灵八一 155

径一寸寸之少半 灵三一 73、三
　二 73

径二寸寸之大半 灵三一 73、三
　二 73

径八分分之少半 灵三一 73、三
　二 73

往闻其旨 素六九 402

往来小大 素六九 418

往复之作 素七一 466

往者为逆 灵一 1

往者为逆者 灵三 9

往来上下行 灵二四 63

往古人居禽兽之间 素一三 82

征应有吉凶矣 素六九 417

征四失论篇第七十八 素七八 558

征其下气而见可知也 素七一 493

征其脉小色不夺者 素一七 106

征其脉不夺其色夺者 素一七 106

征其脉与五色俱夺者 素一七 106

征其脉与五色俱不夺者 素一
　七 106

彼春之暖 素一七 101、七四 535

彼秋之忿 素一七 101、七四 535

质征之人 灵六四 116

质判之人 灵六四 116

质判与大宫同 灵六五 120

丿、

命其差 素七一 493

命曰平 素七四 507

命曰明 灵四 12

命曰神 灵四 12

命曰工 灵四 12

命门者 灵五二 102

命曰阴处 素六 48

命曰一阳 素六 50

命曰气淫 素九 65

命曰气迫 素九 65

命曰气立 素七十 451

命曰气海 灵五六 105

命曰圣王 素一三 84、七十 456

命曰平人 素一八 109、六二 340

命曰易治 素一九 128

命曰重实 素二六 165

命曰大惑 素二七 173

命曰不足 素五八 302

命曰微风 素六二 338

命曰缪刺 素六三 344

命曰岁立 素六八 393

命曰神机 素七十 451

黄帝内经索引

命曰天符 素七一 476

命曰关格 灵九 26

命曰合阴 灵一八 52

命曰营气 灵一八 53

命曰四海 灵三三 74

命曰乱气 灵四十 82

命曰众人 灵五九 110

命曰五逆 灵六一 112

命曰五裁 灵七八 150

命曰三实 灵七九 152

命曰旱乡 灵七九 152

命曰白骨 灵七九 152

命之曰人 素二五 159

命曰合玉机 素一五 89

命曰逆四时 素一九 128

命曰气交变 素六九 419

命曰治乱也 灵三四 75

命其病者也 素七四 503～504

命门者目也 灵五 17

命曰阴中之阳 素六 48～49

命曰阴胜其阳 灵六 20

命曰阴阳俱溢 灵九 27

命曰逆四时也 素一八 114

命曰反四时也 素一八 115

命曰白气微泄 素六二 336

命曰法天之常 灵一二 43

命曰维筋相交 灵一三 44

命曰孟秋痹也 灵一三 45

命曰季秋痹也 灵一三 46

命曰遇岁露焉 灵七九 152

命其位而方月可知也 素七一 500

金生辛 素五 40、六七 381

金匮者 素四六 258

金木者 素六六 363

金不及 素六九 413

金玉之域 素一二 80

金将胜火 素六一 330

金运统之 素六六 368

金运临酉 素六八 391

金运之岁 素六八 391

金主乙庚 素六七 370

金位之下 素六八 391

金气治之 素六八 389～390

金气承之 素六八 391

金曰审平 素七十 419～420

金曰从革 素七十 420

金曰坚成 素七十 420

金烁石流 素七十 448

金火合德 素七一② 472

金郁之发 素七一 490

金郁泄之 素七一 502

金乃有声 素七一 490

金政不平 素七四 513

金位之主 素七四 528

金燥受邪 素七四 530

金胜木也 灵一十 37

金者肺也 灵二三 61

金柜藏之 灵六四 115

金形之人 灵六四 117

金得火而缺 素二五 160

金发而清明 素七一 493

金木水火土也 素二二 141

金匮真言论篇第四 素四 22

金木水火土运行之数 素七一 458

受如持虚 素三 17

受盛之官 素八 58

受盛之府 灵二 8

受师不卒 素七八 558、八十 570

受传经脉 素七九 564

受气者清 灵四十 82

受谷一斗 灵三二 73

受谷者浊 灵四十 82

受以明为晦 素七八 560

受业未能明 素七九 562

受水而行之 灵一二 42

受谷而行之 灵一二 42

受气而扬之 灵一二 42

受血而营之 灵一二 42

受谷二斗四升 灵三二 73

受谷之多少奈何 灵三一 72

受气而营诸阳者也 灵六三 115

受五藏六府之精而藏之 素二 6

受谷九升三合八分合之一 灵三二 73

受水谷九斗二升一合合之大半 灵三二 73

舍于何藏 素三五 206

舍于血脉之中 素二七 171

舍于经络者也 灵七八 148

乳子而病热 素二八 176

乳子中风热 素二八 176

乳之下其动应衣 素一八 111

籴贱 灵七九 153

籴贵 灵七九 153

贪于取与 灵三八 80

贪而不仁 灵七二 130

忿怒伤肝 灵六六 124

念然下意 灵七二 131

丿乛

肺者 素八 58、九 67、四四 247

肺消 素三七 212

肺白 素五七 291

肺也 素四 25;灵一 3、四九 98

肺主鼻 素五 40

肺主秋 素二二 142

肺主皮 素二三 154;灵七八 150

肺主咳 灵七八 149

肺主涕 灵七八 149

肺色白 素二二 148;灵五六 106

肺病者 素三二③ 144、145、147;灵五六 106

肺欲收 素二二 145

肺欲辛 素一十 71

肺藏魄 素二三 153;灵七八 150

肺藏气　素六二　334；灵八　25

肺为咳　素二三　150

肺为涕　素二三　152

肺恶寒　素二三　151；灵七八　149

肺脉毛　素二三　154

肺疟者　素三六　208

肺痹者　素四三　241

肺之雍　素四八　264

肺胀者　灵三五　76

肺应皮　灵四七　93

肺合皮　灵四九　99

肺气衰　灵五四　104

肺气焦满　素二　13

肺气上从　素七十②　446、448

肺生皮毛　素五　40、六七　381～382

肺至悬绝　素七　53

肺朝百脉　素二一　139

肺之俞也　素二四　155

肺之官也　灵三七　79

肺之浊气　灵四十　82

肺热病者　素三二　187

肺咳之状　素三八　215

肺咳不已　素三八　216

肺布叶举　素三九　221

肺风之状　素四二　238

肺藏于右　素五二　275

肺将收杀　素六一　330

肺病端咳　素六五　358

肺病生焉　素七四　530～531

肺病禁苦　灵五六　106

肺金受邪　素六九　404

肺其畏热　素七十　424～425

肺合大肠　灵二　8、四七　93

肺心痛也　灵二四　63

肺心有邪　灵七一　130

肺主为哕　灵二八　69

肺为牝藏　灵四四　87

肺为之盖　灵二九　71

肺为之相　灵三六　78

肺注于肝　灵七六　142

肺之合皮也　素一十　70

肺见丙丁死　素一八　113

肺受气于肾　素一九　122

肺苦气上逆　素二二　142

肺移寒于肾　素三七　212

肺移热于肾　素三七　213

肺者太阴也　素六一　326

肺出于少商　灵二　4

肺小则少饮　灵四七　91

肺大则多饮　灵四七　91

肺气盛则梦哭　素一七　102

肺气盛则脉大　素四六　256

肺脉搏坚而长　素一七　103

肺主身之皮毛　素四四　246

肺者藏之盖也　素四六　256

肺为逆不得卧　素六一　327

肺手太阴之脉　灵一十　31

肺举则液上溢　灵三六　78

肺之肾谓之重阴　素七　56

肺之令人咳何也　素三八　214

八
画

肺即传而行之肝 素一九 123

肺消者饮一溲二 素三七 212

肺脉沉搏为肺疝 素四八 265

肺脉急甚为癫疾 灵四 13

肺动则秋病温疟 素五十 273

肺为阴中之少阴 灵四一 83～84

肺下则居贲迫肺 灵四七 91

肺腧在三焦之间 灵五一 101

肺热病者右颊先赤 素三二 189

肺热者色白而毛败 素四四 248

肺素有热气盛于身 素三五 206

肺喜乐无极则伤魄 灵八 25

肺高则上气肩息咳 灵四七 91

肺坚则不病咳上气 灵四七 91

肺端正则和利难伤 灵四七 91

肺偏倾则胸偏痛也 灵四七 91

肺气从太阴而行之 灵六二 113

肺和则鼻能知臭香矣 灵一七 51

肺脆则苦病消瘅易伤 灵四七 91

肺者五藏六府之盖也 灵七八 147

肺气虚则鼻塞不利少气 灵八 25

肺寒则外内合邪因而客之 素三
八 214

肺气盛则梦恐惧哭泣飞扬 灵四
三 86

胁痛 素四五 252

胁支满 素二二 146、六九 409

胁下痛 素二二 146

胁下空 灵四七 91、五十 100

胁满者 素三二 186

胁痛出食 素一九 123

胁痛目赤 素七十 447

胁下至胀 素五九 306

胁下痛胀 灵三五 77

胁腹胸背 素七一 492

胁急吐血 灵一三 47

胁支满肋痛 素六九 404

胁痛善太息 素七十 448

胁骨弱者肝脆 灵四七 92

胁下空则易受邪 灵四七 91

胁偏疎者肺偏倾也 灵四七 92

胁下与腰相引而痛 素二二 146

胁下满而痛引小腹 素三五 76

胁下与腰背相引而痛 素六九 410

胁骨偏举者肝偏倾也 灵四七 92

周痹者 灵二七 66

周有道理 素九 61;灵八一 155

周而复始 素九 64、六六 361、六
八 396

周天气者 素六六 367

周于五藏 灵七六 142

周流不休 灵八一 155

周痹第二十七 灵二七 66

周痹之在身也 灵二七 66

周身十六丈二尺 灵一五 49

肤胀者 灵五七 107

肤肉内充 素七十 427

肤白勿取 灵七 22

肤之厚薄 灵一二 43

肤胀口干 灵二三 60

肤革坚固 灵三八 80

肤胀何以候之 灵五七 107

肤胀鼓胀可刺邪 灵五七 107

鱼际者 灵二 4

鱼盐之地 素一二 80

鱼际络赤 灵一十 38

鱼者使人热中 素一二 80

鱼后一寸陷者中也 灵二 4

鱼络血者手阳明病 灵四 15

鱼上白肉有青血脉者 灵七四

　　135～136

服天气 素三 15

服之万全 素一四 86～87

服此药者 素四十 226

服有约乎 素七十 455

服寒而反热 素七四 544

服热而反寒 素七四 544

股也 灵四九 98

股里也 灵四九 98

股胫淫泺 灵二四 63

股胫足膝中痛 素七四 527

股骨上空在股阳 素六十 324

股际骨空在毛中动下 素六十 324

胀也 灵三五 76

胀皮肤 灵三五 76

胀取三阳 灵一 4

胀者焉生 灵三五 77

胀论第三十五 灵三五 76

胀论言无问虚实 灵三五 77

肥 灵五九 109

肥腠理 灵四七 90

肥而不泽者 灵六四 118

肥者令人内热 素四七 261

肿四支 素七 56

肿于上 素七一 472

肿尽乃止 灵一九 54

肿聚散亡 灵七五 139

肿上及胃脘 灵一九 55

饱则善变 灵二二 59

饱食则痛 灵六六 123

饱食则安 灵六六 123

饱食则益大 灵六六 123

饱则积不见 灵六六 123

胁中清 素一九 120

胁络季胁引少腹而痛胀 素六

　　十 319

肢胫者 灵七五 138

肢节得安矣 灵四七 91

狐疝遗溺闭癃 灵一十 37

狐疝瘄阴之属也 灵四九 99

忽忽眩冒而巅疾 素一九 118

备化之纪 素七十 423

昏愦脓疮 素七一 467

卒口僻 灵一三 45

卒锐之 灵七八 148

卒风暴起 素二七 169;灵四六 89

卒然逢之 素二七 170

卒然灾合 素六九 414

卒然而动 素六九 415

卒然病者 灵五八 108

卒然新会 灵七二 131

卒然自上 灵八十 153

卒然相惑 灵八十 154

卒持寸口 素七八 559

卒然而动者 素六九 415

卒然而病者 灵五八 108

卒然多卧者 灵八十 154

卒然喜怒不节 灵五八 108

卒然外中于寒 灵六六 123

卒然见非常处 灵八十 153～154

卒然遇烈风暴雨 灵五十 99

卒然如弓弩之发 灵六二 113

卒取其三里骨为干 灵一九 54

卒然多食饮则肠满 灵六六 123

卒然逢疾风暴雨而不病者 灵六

　六 122

疟 灵一十 36

疟者 素三五 205

疟气者 素三五 205

疟不发 素三五 205

疟不渴 素三六 211;灵二六 65

疟方欲寒 素三六 210

疟脉小实 素三六 210

疟脉满大 素三六② 210

疟亦同法 素七四 543

疟之始发也 素三五 200

疟之且发也 素三五 204

疟之发以时 灵七九 150

疟发身方热 素三六 209

疟脉缓大虚 素三六 210

疟论篇第三十五 素三五 200

疟发则汗出恶风 素三六 211

疟得有时而休者何也 素三五 203

疟先寒而后热者何也 素三五 203

疟气随经络沉以内抟 素三五

　203;灵七九 151

夜半甚 素二二 143

夜半慧 素二二 145

夜半静 素二二② 143、145

夜不瞑 灵一八 52

夜者卧 灵二八 67

夜卧早起 素二② 9、8

夜行于阴 素三五 201;灵七一

　127、八十 154

夜卧则惊 素四三 241

夜零白露 素七一 490

夜半为冬 灵四四 86

夜半为阴陇 灵一八 52

夜半而大会 灵一八 52

夜半人气入藏 灵四四 86

夜半则行于阳 灵二八 67

夜半后而为阴衰 灵一八 52

夜半而阴陇为重阴 灵一八 52

夜行于阴二十五周 灵七六 142

变则病 素六八 389

变化无穷 素八 59；灵七五 140

变化出焉 素八 58

变化相移 素一三 83

变化不藏 素七十 435

变化而赤 灵三十 72

变至则病 素九 66

变生得位 素六九 405

变者复之 素六九 414

变化之父母 素五 31、六六 361

变现于气口 素一一 78

变化之相薄 素六八 398

变化之渊源 素七一 457

变则邪气居之 素六八 398

变易者复之纪 素六九 418

变化而赤为血 灵八一 155

变化之病形何如 灵四 12

庚辛甚 素三二 186

庚辛不死 素二二 143

庚辛不愈 素二二 144

庚辛大汗 素三二 188

庚笃辛死 灵一十 37

庚辰庚戌岁 素七一 484

庚寅庚申岁 素七一 487

庚辛日自乘 灵六一 112

庚主右手之少阴 灵四一 83

庚子庚午太商下加阳明 素七
一 476

庚午同天符庚子同天符 素七
一 480

府者为阳 素四 25

府将坏矣 素一七 100

府精神明 素二一 139

府之小大 灵一二 42

府俞七十二穴 素五八 293

府藏之在中也 灵三七 79

疡痹呕逆 素七一 492

疡疮痤痛 素七四 513

疠者 素四二 237

疠风者 灵一九 54

京骨 灵二 6

京骨以下至地长一寸 灵一四 49

刻终大温 素七一 492

放而出之 灵一 1～2

废绳墨而起平木也 灵三八 79

八画

佛然肿 素四一 230
佛然至 素七四 512
佛之先兆 素七一 490
佛之兆也 素七一 490
佛忾贲响 灵六 21
佛乃发也 素七一 490
佛之先兆也 素七一③ 491、492
佛然不知其所病 灵三三 74

怯士者 灵五十 100
怯然少气 素七六 551
怯然少气者 素七六 551
怯士之得酒 灵五十 100
怯者着而为病也 素二一 138
性用有躁静 素七四 507
怵惕之志 灵四七 93

炎火行 素七一 492
炎暑至 素七一 467、七四 518
炎暑流行 素六九 404
炎暑施化 素七十 437
炎暑大行 素七一 463
炎暑间化 素七一 467
炎暑将起 素七一 472

炎火乃行 素六九 411
炎火乃流 素七一 466
炎烁且至 素七十 441
炎热从之 素七一 474
炎光赫烈则冰雪霜雹 素七十 433
炊之稻薪 素一四 86
炊以苇薪火 灵七一 127

治之 灵八一 156
治中央 素二九 180
治其关 素六十 322
治其外 素七四 543
治之者 灵一② 3

治其本 灵二五⑨ 64
治其标 灵二五② 64
治厥者 灵七五 139
治五藏者 素五 46
治节出焉 素八 58
治之要极 素一三 85

治之大则 素一三 85

治之奈何 素一四 88、一七 106、
　　三一 185、三三② 195、196、三
　　八 217、四十③ 223、226、四四
　　249、四六② 258、四七 259、七
　　十 445、七一 501、七四⑨ 507、
　　510、516、519、522、527、530、
　　540；灵二八 69、二九 70、四十
　　82、四四 87、五九 110、六六
　　124、七一 127

治之以兰 素四七 262

治之过失 素七六 550

治之不全 素七十 448、450

治之何如 素七四 525

治之何先 灵二九 70

治在下俞 素二一 141

治在经俞 素二八 177

治在风府 素六十 318

治在骨上 素六十 321

治主病者 素二八 174、四五⑦
　　253、254

治遗奈何 素三一 185

治其骸关 素六十 322

治其背内 素六十 322

治其王气 素七四 544

治其本也 灵二五 64

治反为逆 素六五 356

治反其本 素七四 530

治得为从 素六五 356

治以寒凉 素七十 445

治以温热 素七十 445

治以苦冷 素七四 516

治以苦寒 素七四 517

治以苦热 素七四② 511、522

治以苦温 素七四② 515

治以酸寒 素七四 522

治以酸温 素七四③ 517、519

治以辛凉 素七四 510

治以辛温 素七酒 523

治以辛寒 素七四③ 517、519

治以咸寒 素七四② 510

治以咸热 素七四② 519、523

治以咸冷 素七四② 511、517、522

治以甘温 素七四 517

治以甘清 素七四 519

治以甘热 素七四⑤ 511、516、519

治以平寒 素七四 517

治寒以热 素七十 454、七四 528

治热以寒 素七十 454、七四 528

治而善下 素七十 425

治温以清 素七十 454

治清以温 素七十 454

治诸胜复 素七四 523

治有缓急 素七四 529

治有轻重 素七四 529

治病之道 素七七 557

治数之道 素七八 559

治癫疾者 灵二二 58

治之无功矣 素一一 79

治之极于一 素一三 86

八画

治之以百药　素二四　156

治之以灸刺　素二四　155～156；灵
　　七八　149

治之以针石　素二四　156；灵七
　　八　149

治之以熨引　素二四　156；灵七
　　八　149

治之以马膏　灵一三　45

治之以甘药　灵七八　149

治之以砭石　灵八一　156

治不本四时　素一三　84

治此者奈何　素二八　174

治少阳之维　素六十　322

治诸经刺之　素六三　350

治保有多少　素七四　507

治七十二日　素七九　561

治内府奈何　灵四　14

治彼与治此　灵二九　70

治小与治大　灵二九　70

治国与治家　灵二九　70

治无失常经　灵五九　110

治半夏五合　灵七一　127

治病必求于本　素五　31

治在权衡相夺　素一五　90

治藏者治其俞　素三八　217

治府者治其合　素三八　217

治之以鸡矢醴　素四十　223

治之以胆募俞　素四七　262

治寒热深专者　素五五　285

治阳明中俞髎　素六十　322

治巨阳少阴荥　素六十　322

治上下者逆之　素七十　453～454

治皆如右方也　灵一三　48

治在燔针劫刺　灵一三⑫　44、45、
　　46、47

治此诸邪奈何　灵八十　155

治之以按摩醪药　素二四　156；灵
　　七八　149

治之各通其藏脉　素三一　185

治腐肿者刺腐上　素五五　286

治痹气小深者也　灵七　23

治在行水清阴气　灵一三　46

治在燔针劫刺之　灵一三　46

治人之五态奈何　灵七二　131

治以草苏草荄之枝　素一三　84

治之每切按之致死　素四十　224

治之取手太阴阳明　灵二二　59

治在阴阳十二官相使中　素四
　　七　262

治之取手阳明太阳太阴　灵二
　　二　59

治之取足太阴太阳阳明　灵二
　　二　59

治病者先刺其病所从生者也　灵
　　九　28

治之取手阳明太阳太阴舌下少阴
　　灵二二　59

治之取手太阳太阴阳明足太阴头
　　两颥　灵二二　59

注胸中　灵一十②　35、39

黄帝内经索引

注心中 灵一十 33

注小指 灵一六 50

注诸络 灵六二 114

注于脉 灵六三 114

注下赤白 素七一 460～461、七
　四 517

注下温疟 素七一 492

注泄鹜溏 素七四 513

注于太渊 灵二 4

注于太白 灵二 5

注于太冲 灵二 5

注于太溪 灵二 5

注于大陵 灵二 5

注于束骨 灵二 5

注于临泣 灵二 6

注于陷骨 灵二 6

注于中渚 灵二 6

注于后溪 灵二 7

注于昆仑 灵五 18

注于阳辅 灵五 18

注于下陵 灵五 18

注于少海 灵五 18

注于支沟 灵五 18

注于阳溪 灵五 18

注手阳明 灵一六 50

注大指间 灵一六 50

注目内眦 灵一六 50

注之于脉 灵七一 127

注足阳明 灵七六 142

注于伏膂之脉 素三五 201～202

注于伏冲之脉 灵七九 151

注少阴之大络 灵三八 80

注之则胃中竭 灵六三 114

注小指次指之间 灵七六 142

注于本节之后三间 灵二 7

注于膀胱而渗入焉 灵一八 53

泻曰 灵一 1

泻也 灵三 9

泻则虚 灵九② 27、28

泻之于内 素五 47～48

泻必用方 素二六 167

泻必用员 灵七三 134

泻足太阳 灵九 27

泻足少阴 灵二八④ 67、69

泻则盖虚 灵九 27

泻阳补阴 素二一 140

泻出其血 灵二四 62

泻虚补实 灵三五 77

泻其血络 灵四八 95

泻其有余 灵七一 127、灵七
　五 138

泻则不足 灵八一 155

泻阴则阳脱 灵九 26

泻之则热去 灵二三 61

泻头上五行 灵二四 62

泻欲端以正 灵七一 129

泻则合豕膏 灵八一 156

泻之则真气脱 素二七 172

泻于井荥分输 灵七 22

泻阳补阴经也 灵二一 57

八
画

泻三里与气街 灵五九 108

泻人迎天突喉中 灵五九 108

泻实者气盛乃内针 素六二 342

泻则怳然若有失也 灵三 9

泻足阳明而补足太阴 灵九 27

泻足厥阴而补足少阳 灵九 27

泻足太阴而补足阳明 灵九 27

泻足少阳而补足厥阴 灵九 26

泻足少阴而补足太阳 灵九 27

实则死 素二八 176

实则怒 灵八 25

实则胀 灵八 25

实则厥 灵一十 39

实而盈数 素一八 117

实则泻之 素二十 132

实则闭癃 灵二 7、一十 39

实则心痛 灵一十 39

实则龋聋 灵一十 39

实则狂巅 灵一十 39

实则挺长 灵一十 39

实则脊强 灵一十 40

实则必见 灵一十 40

实者有余 灵七五 138

实而滑则生 素二八 175

实而逆则死 素二八 175

实则腹皮痛 灵一十 40

实则身尽痛 灵一十 40

实则笑不休 灵八 25

实阴而虚阳 灵七二 131

实则能登高也 素三十 182

实则节弛肘废 灵一十 39

实则肠中切痛 灵一十 39

实者何道从来 素六二 340

实者外坚充满 素六二 340

实则顑室头背痛 灵一十 39

实则腹胀经溲不利 灵八 25

实则喘喝胸盈仰息 灵八 25

实其阴以补其不足者 灵二三 60

实者脉大如其故而益坚也 灵
　九 27

审清浊 素五 46

审短长 素一七 99

审其阴阳 素五 48

审其所在 灵七三 133

审平之纪 素七十 424

审察病机 素七四 538

审察卫气 灵四八 95

审察泽夭 灵四九 98

审于分部 素七七 557

审于终始 素七七 557

审于调气 灵七三 133

审于本末 灵七三 133

审于虚实 灵七三 134

审知阴阳 灵六 19

审知其道 灵三四 75

审视血脉者 灵一 2

审切循扪按 灵一二 43

审有余不足 灵七二 131

审其病藏以期之 素二七 173

审其虚实而调之 素六三 352

审按其道以予之 灵七十 126

审皮肤之寒温滑涩 灵七三 133

审守其输而调其虚实 灵三三 74

审其尺之缓急小大滑涩 灵七四 135

审察其形气有余不足而调之 灵六四 118

审扪循三部九候之盛虚而调之 素二七 172

审候见之在孙络盛坚而血者皆取之 素三五 204～205

宜食酸 素二二 148；灵五六 106

宜食苦 素二二 148；灵五六 106

宜食甘 素二二 148；灵五六 106

宜食辛 素二二 149；灵五六 106

宜食咸 素二二 148；灵五六 106

宜治其下俞 素二一 140

宜治其经络 素二一 141

宜石而泻之 素四六 257

宜以针开除去之 素四六 257

宜食麦羊肉杏薤 灵五六 106

宜食麻犬肉李韭 灵五六 106

宜食黄黍鸡肉桃葱 灵五六 106

宜食秔米饭牛肉枣葵 灵五六 106

宜食大豆黄卷猪肉栗藿 灵五六 106

泄 灵六十 111

泄之 素七四 522

泄泽 灵三十 72

泄甚 灵六十 111

泄注止 素一九 129

泄少气 灵七四 135

泄易已 灵七四 136

泄而脉大 素一九 128

泄利前后 素一九 129

泄风之状 素四二 240

泄注腹痛 素六九 410

泄注赤白 素七四 513

泄及便脓血 素一七 108

泄夺其有余 灵七五 139

泄而脱血脉实 素一八 114

泄而腹满甚者死 灵二三 61

泄之则精出而病独擅中 素四七 260

浅而博 素六五 356

浅刺之 灵九 28

浅深不得 素五十 273

浅深之状 灵二 4

浅则欲疾 灵五 18

浅而留之 灵九 29

浅而疾之 灵三八② 80、四十 82

浅内而疾发针 灵四 14、七 24

浅刺手大指间 灵二三 60

浅刺而疾发针 灵三八 80

法当死 素一九 124

法于阴阳 素一 2

法于往古 灵七三 134

法则天地 素一 8

法其所在 素一六 92

法天则地 素二六 164

法往古者 素二六 166

法式检押 灵三八 79

法阴阳奈何 素五 43

法当三岁死 素一九 124

法三月若六月 素一九 122

宗气泄也 素一八 111

宗气不下 灵七五 140

宗气归之 灵七五 141

宗筋弛纵 素四四 247～248

宗筋不成 灵六五 121

宗筋之所聚 素四五 250

宗气留于海 灵七五 140

宗脉之所聚也 灵二八 68

宗脉感则液道开 灵二八 68

宗精之水所以不出者 素八一 573

宗筋主束骨而利机关也 素四四 248～249

泣出 灵二八 69

泣而不行 素三九 218

泣涕者脑也 素八一 573

泣安能独来 素八一 574

泣下而不止 素八一 574

泣下水所由生 素八一 572～573

泣不止则液竭 灵二八 68

空积沉阴 素七一 491

空中之机 灵一 1

空外以张 灵五四 104

空中之机清净以微者 灵三 9

官针第七 灵七 22

官针最妙 灵七 22

官针奈何 灵七五 139

官五色奈何 灵四九 97

官能第七十三 灵七三 133

定之奈何 灵三三 74

定乃取之 灵八十 155

定其血气 素五 48

定其中外 素七四 545

定五度之事 素八十 570

泝泝然寒栗 素五十 273

泝然起毫毛 素五六 290

泽无阳焰 素七一 460

泽流万物 素七一 460

泌糟粕 灵一八 53

泌其津液 灵七一 127

卷肉缩筋 素五八 302

卷而切推 灵七五 140

宛陈则除之 灵一 1

宛陈则除之者 灵三 9

宝命全形论篇第二五 素二五 158

波陇不起 素二七 172

学之所始 灵一一 40

河以北至漳者为阳中之阴 灵一二 43

沫得寒则聚 灵二七 66

黄帝内经索引

、一

视喘息 素五 46

视其病 素六三 351

视其脉 素六三 351

视之无形 素二六 167

视之独澄 灵一 2

视之不见 灵一十 40、五八 108

视之盛者 灵二二 59

视其虚实 素三一 185、灵二七 66

视其虚络 素六二 336

视其五色 素三九 221

视其血络 素六二 337；灵六 20

视其大小 素八十 571

视其目色 灵一九 55

视主病也 灵二一 57

视其白黑 灵三八 80

视其外应 灵四七 94

视其血脉 灵七一 129

视其邪正 灵七二 131

视而可见 素三九 218

视而泻之 灵七五 140

视岁南北 素七四 507

视举目赤 灵二二 58

视耳好恶 灵二九 71

视目小大 灵二九 71

视色上下 灵四九 99

视气所行 灵六八 125

视前痛者 灵七三 133

视误故惑 灵八十 154

视气之剧易 灵一 3

视有余不足 灵五 17、二三 61

视蹠上盛者 灵二三 62

视唇舌好恶 灵二九 71

视其应动者 灵七五 140

视歧见两物 灵八十 153

视听八达之外 素一 7

视其经络浮沉 素二十 136

视其盛者出血 素四一 231

视其主病之脉 素三九 221

视而可见奈何 素三九 221

视深渊尚可测 素六八 386、七七 553

视有过者取之 灵二一 57

视痛小大深浅刺 素五五 286

视分尽热病已止 素五五 287

视背俞陷者灸之 素六十 324

视有血者尽取之 灵二十 56

视头动脉反盛者 灵二四 62

视之有过者泻之 灵二二 58

视人目窠上微痈 灵七四 135

视之毋有反其真 灵七五 139

视主病者则补之 灵二八② 69

视人五态乃治之 灵七二 131

视其所在迎之界 灵七五 139

视其部中有浮络者 素五六⑥

八画

289、290

视其手背脉血者去之　素六三　351

视其寒温盛衰而调之　灵一二　43

视足阳明及大络取之　灵七五　140

视有余不足而调之其输也　灵二
　　十　56

视其络脉与厥阴小络结而血者　灵
　　一九　55

视其虚脉而陷之于经络者取之　灵
　　七五　140

肩也　灵四九　98

肩背痛　素二二　147、六九　406

肩背热　灵七四　135

肩似拔　灵一十　34

肩不举　灵一三　44

肩髓内消　素一九　125

肩项身热　素一九　126

肩解二穴　素五八　299

肩解各一　素五九　310

肩贞二穴　素五八　300

肩贞各一　素五九　312

肩背督热　素七四　526

肩背肉满　灵六四　116

肩膊虚者　灵九　28

肩前臑痛　灵一十　32

肩不举颈　灵一三　47

肩背颈项痛　灵二十　56

肩项中不便　灵六十　111

肩上热若脉陷　灵四　15

肩背薄者肺脆　灵四七　92

肩解下三寸各一　素五九　310～311

肩至肘长一尺七寸　灵一四　49

肩贞下三寸分间各一　素五九　312

肩背臂臑及缺盆中痛　素七四　512

诛罚无过　素二七　173

诛其小过　灵八十　155

试言得失之意　素七八　558

房昴为纬　灵七六　142

一

屈不能伸　灵二　7

屈而得之　灵二　5

屈而取之　灵四　14

屈伸出入　灵七三　133

屈伸不便　素七一　491、七四　522

屈伸不利　素七四　527

屈伸不能　素一七　100

屈肘乃得之　灵二　6

屈臂而得　灵二　7

屈伸而索之　灵四　14

屈膝而得　灵二②　5

居止寒处　素三二　189

居非其位　素七四　525

居其头前　灵七五　140

居处相湿　素四四　248

居处于于　灵七二　130

居处安静 灵七二 130

居肠胃之外 素四十 224

居气为灼化 素七四 504

居叶蛰之宫 灵七七 145

居脐上为逆 素四十 224～225

居脐下为从 素四十 225

居叶蛰之宫四十六日 灵七七 144

弦绝者 素二五 158

弦甚曰病 素七四 536

弦甚曰今病 素一八 111

弦浮而不沉 素七九 562

弦急悬不绝 素七九 563

弦而沉急不鼓 素七九 563

弦多胃少曰肝病 素一八 110

肃杀行 素七十 448

肃杀而甚 素六九② 406、408

弛长为痿 素三 16

一丨

降已而升 素六八 398

降者谓天 素六八 398

一丿

始于温 素七四 535

始于清 素七四 535

始于一 素二十 130；灵一 1

始之有经 素一七 102

始正天纲 素六七 369

始生始长 素七一 490

始化始成 素七一 490

始乐后苦 素七七 555

始以自怨 素七八 559

始富后贫 素七七 555～556

始刺浅之 灵七 23

始于皮肤 灵六六 122

始于一刻 素六八② 394、395

始于七十六刻 素六八② 393、394

始于五十一刻 素六八② 394、396

始于二十六刻 素六八② 395、396

始于一而终于九 灵四五 88、七八 147

始于八十七刻六分 素六八③ 393、394、395

始于六十二刻六分 素六八③ 394、396

始于三十七刻六分 素六八③ 394、395、396

始于一十二刻六分 素六八③ 394、395、396

八画

一、

参见曰病　素七四　536

参伍不调者病　素二十　133

参以虚实　灵六六　122

参伍相合而调之　素二六　166

一 一

经绝　素七九　563

经络时踈　素四三　245

经渠　灵二　5

经络支节　素六二　342

经络虚　素二六　164

经络之数　灵五　18

经气也　素二七　172

经络厥绝　灵二八　67

经刺者　灵七　22

经络大通　灵七一　127

经水者　灵三三　74

经脉未盛　素一七　98

经隧也　灵六十②　112

经络不通　素二四　156

经脉者　灵一十　31、一二　42、四
　七　90

经脉常深　素六一　329

经脉傍绝　素七六　552

经有五风　素四　22

经脉之道　素七九　561

经刺勿摇　素一六　95

经脉第十　灵十　31

经之动脉　素二七　169

经脉虚空　灵二八　67

经筋之病　灵一三　47

经脉通利　灵四七　91

经巽之理　灵二七　67

经脉败漏　灵八一　155

经陷下者　灵七三　144

经络皆实　素二八　174

经满络虚　素二八　174

经络皆盛　素六四　354

经满气溢　素六四　354

经脉为纪　灵九　26

经气乃绝　素七　55

经脉为里　灵一七　51

经气太虚　素二七　172

经气已至　素二五　163、五四　283

经气有余　素二八　174

经脉十二　灵一　3、六二　113

经气不次　灵九　29

经脉为始　灵一十　31、四八　95

经气入藏　灵三七　78

经气归于肺　素二一　139

经气有余者 素二八 174

经气不为使 素七六 552

经虚络满者 素二八 174

经脉之海也 素四四 249

经别第十一 灵一一 40

经水第十二 灵一二 42

经筋第十三 灵一三 44

经满而血者 灵四四 87

经小而络大 灵七二 131

经络之相贯 灵四 11

经络之实虚 灵五 19

经脉十二者 灵一十 38、一二 42、三四② 75

经病者治其经 素二十 136

经络俱实何如 素二八 174

经虚络满何如 素二八 174

经之常色何如 素五七 291

经气结代者矣 灵七九 152

经言气之盛衰 素二七 169

经言盛者泻之 素七四 538

经言夏日伤暑 灵七九 150

经脉流行不止 素三九 218

经脉二十八会 灵六十 111

经脉留行不止 灵八一 155

经言阳虚则外寒 素六二 341

经输治骨髓五藏 灵二一 58

经言无刺熇熇之热 素三五 203

经络论篇第五十七 素五七 291

经脉之病皆有虚实 素六二 342

经脉者常不可见也 灵一十 38

经脉别论篇第二十一 素二一 138

经脉满则入舍于府藏也 素五六 291

经有常色而络无常变也 素五七 291

终始者 灵九 26

终为肃 素七一 496

终为凉 素七一 496

终之气 素七一⑥ 461、464、467、470、472、474

终地纪者 素六六 367

终身不殆 素七七 557

终于会厌 灵六九 126

终日北风 灵七九 152

终为注雨 素七一 496

终为蒸溽 素七一 496

终始不同 素七十 452

终始奈何 素七一 475

终始第九 灵九 26

终期之日 素九 64、六六 361

终于九焉 灵一 1、素二十 130

终而复始 素五 45、一五 91、六八 397;灵一六 50、一七 51、六二 114、七六 143～144、七七 145

终于五十刻 素六八③ 394、395、396

终日乃复言者 素一七 100

终日不得太息 灵二四 63

终于二十五刻 素六八③ 394、395、396

终于七十五刻 素六八③ 393、

八画

394、395

终于水下百刻 素六八③ 394、
395、396

终于八十七刻半 素六八③ 393、
394、395

终于六十二刻半 素六八③ 393、
394、395

终于三十七刻半 素六八③ 394、
395、396

终于一十二刻半 素六八③ 394、
395、396

贯五藏 素四三 245

贯舌中 灵一一 41

贯肝肺 灵一九 54

贯缺盆 灵一三 44

贯鬲络肺 素一八 111

贯脊属肾 素六十 320

贯脐中央 素六十 321

贯肾系舌本 素四七 259

贯隔络肝属胆 灵一十 36

贯脊属肾络膀胱 灵一十 34

细则气少 素一七 98

细而沉者 灵一四 49

细子受之 灵四八 95

细理者热 灵五九 109

细白布四丈 灵六 21

细子得受业 灵四八 95

细理者身热 灵五九 109

细子愿以受盟 灵四八 95

细子无以明其然也 灵一十 38

细子恐其散于后世 灵四八 95

承乃制 素六八 391

承化物生 素七十 429

承岁为岁直 素六六 365

承天而行之 素六九 415

孤为逆 素一五 90

孤藏以灌四傍者也 素一九
120～121

绌急则外引小络 素三九 219

亟刺阴阳 素七七 556

孟春始至 素七九 561

驹驹然未有聚 灵四九 99

九　画

一　一

春 灵七九 152

春者 素六四 353

春三月 素二 8

春日浮 素一七 103

春不死 素二二 144

春不愈 素二二 145

春不沉 素七四 536

春气正 素七一 469

春刺荥 灵四四 87

春青风 灵五十 99

春为痿厥 素二 11

春必病温 素三 21

春必温病 素五 35

春不病温 素四 24

春不鼽衄 素四 24、六一 330

春胜长夏 素四 23、九 64~65

春病在阴 素四 25

春伤于风 素五 35；灵七四 136

春刺夏分 素一六 92

春刺秋分 素一六 92

春刺冬分 素一六 93

春刺络脉 素六四 354

春刺肌肉 素六四 354

春刺筋骨 素六四 354

春夏秋冬 素一六 92、七四 535

春夏为从 素二八 174

春脉如弦 素一九 118

春得肺脉 素一九 128

春得秋脉 素二三 153

春秋则生 素二八 175

春秋冬夏 灵三四 75、七六 143

春无见血 素四一 227、228

春气以正 素七一 472

春气西行 素七一 494

春气常在 素七一 494

春气在毛 灵九 28

春令反行 素七一 464

春甲乙青 素七九 561

春取络脉 灵二一 58

春色苍色 灵四一 84

春生夏长 灵四四 86

春生瘅热 灵七四 136

春有死亡 灵七九 153

春不病颈项 素四 24

春夏而脉瘦 素一八 114

春脉者肝也 素一九 118

春亟治经络 素二八 177

春者木始治 素六二 329

春气始于左 素七一 494

春阴阳皆绝 素七九 566

春三月之病 素七九 566

春秋皆度百岁 素一 1

春胃微弦曰平 素一八 110

春以胃气为本 素一八 116

春夏先治其标 灵二九 70

春夏人迎微大 灵四八 96

春夏感而病生 灵六四③ 116、117

春脉太过与不及 素一九 118

春取络脉分肉何也 素六一
328~329

春有鸣条律畅之化 素六九 413

春有惨凄残贼之胜 素六九 413

春夏则阳气而阴气少 素四五 250

春取络脉诸荥大经分肉之间 灵

二 8

毒药攻邪 素二二 149

毒药无治 素二五 159

毒药所宜 素七六 550

毒药所主 素七七 557

毒之何如 素七一 501

毒药治其内 素一三 82

一丨

故曰 素四、五⑤、九、一七、一九、
二一、二六、四四、五十、六一、六
八③、六九②、七十⑤、七一②、七
四⑤、七七；灵一、四、九、一八、
五五②、六四、七三②、七四②、七
六、七八

故死 素一九 122

故静 灵三 10

故躁 灵三 10

故肿 灵三九 81

故安 灵四四 86

故加 灵四四 86

故癃 灵六三 114

故热 灵八一 157

故有子 素一 4

故风者 素三 18

故曰弦 素一九 118

故曰钩 素一九 119

故曰浮 素一九 119

故曰营 素一九 120

故曰死 素一九 127

故曰形 素二六 168

故曰神 素二六 168

故曰实 素六二 340

故曰虚 素六二 340

故曰关 灵一七 51

故曰格 灵一七 51

故死矣 素三一 186

故常在 素三五 203

故气泄 素三九 222

故不通 素四三 245

故寒也 素四三 245

故谓跃 素四九 270

故呕也 素四九 271

故善怒 素四九 272

故恐也 素四九 272

故寒慄 素六二 341

故内热 素六二 341

故外热 素六二 341

故中寒 素六二 341

故数欠 灵二八 67

故涎下 灵二八 68

故耳鸣 灵二八 68

故为哕 灵二八 67

故为唏 灵二八 67

故为噫 灵二八 68

故为嚏 灵二八 68

故为弹 灵二八 68

故神者 灵三二 73

故汗出 灵三六 78

故唾出 灵三六 78

故烦悗 灵三九 81

故坚焉 灵三九 82

故旦慧 灵四四 86

故甚也 灵四四 86

故好走 灵五四 104

故好趋 灵五四 104

故好步 灵五四 104

故好坐 灵五四 104

故好卧 灵五四 104

故洞心 灵六三 115

故变呕 灵六三 115

故凝涩 灵六四 119

故无音 灵六九 126

故自去 灵七五 140

故痛肿 灵八一 155

故能有子 素一 5

故能至完 素一四 86

故能长久 素八十 571；灵五
四 103

故美其食 素一 3

故合于道 素一 4

故五藏盛 素一 6

故发鬓白 素一 6

故不下也 素二 12

故不常在 素二七 171

故不用焉 素二九② 180、181

故不知人 素三一 186

故不得卧 素三三 197

故不为痹 素四三 245

故不能言 素四七 259

故不能射 灵三九 81

故不能大 灵五九 110

故不告子 素七六 553

故阳气者 素三 19

故阳道实 素二九 179

故阳之动 素七四 535

故背为阳 素四 25

故病在背 素四 27

故病在溪 素四 28

故病未已 素一三 85

故病有五 素一九 125

故病甚者 素一九 127

故病得休 素三五 205

故邪居之 素五 44

故邪从之 素一十 75～76

故天有精 素五 44

故生因春 素六 49

故其生五 素九 62～63

故其始也 素六六 365

故其行微 灵六二 113

故形藏四 素九 63

故心欲苦 素一十 71

故白当皮 素一十 72

故砭石者 素一二 80

故毒药者 素一二 81

故灸焫者 素一二 81

故九针者 素一二 81

故精自生 素一四 88

故知死时 素一七 101

故其气来 素一九 118

故神藏五 素二十 132

故言不死 素二十 136

故言善误 灵五四 104

故血易泻 素二六 164

故谓冥冥 素二六 167

故员与方 素二六 168

故养神者 素二六 168

故曰上工 素二六 167；灵五九 109

故曰病胀 素四九 271

故曰九针 素五四 284

故曰至阴 素六一 327

故曰实矣 素六二 340

故曰虚矣 素六二 341

故曰关格 灵一七 51

故曰呕胆 灵一九 55

故曰阳明 灵四一 83

故曰厥阴 灵四一 83

故曰阴阳 灵四九 98

故曰惑也 灵八十 154

故命曰泻 素二七 170

故命曰补 素二七 171

故命曰胀 灵三五 76

故命曰痈 灵八一 157

故命曰疽 灵八一 157

故从则生 素二八 175

故先受邪 素三三 195

故经言曰 素三五 204

故气上矣 素三九 221

故气缓矣 素三九 221

故气消矣 素三九 222

故气收矣 素三九 222

故气乱矣 素三九 222

故气耗矣 素三九 222

故气结矣 素三九 222

故为不仁 素四三 245

故为痹热 素四三 245

故为痛也 素四九 269

故为水也 素四九 270

故为胕肿 素六一 326

故为惊狂 素六二 339

故为虚焉 素六二 339

故为阳明 灵四一 83

故为消瘅 灵四六 90

故为一周 灵七六 142

故下经曰 素四四 248

故本病曰 素四四 247

故本腧者 灵七一 129

故善怒也 素四六 257

故善忘也 灵八十 154

故强上也 素四九 269

故耳鸣也 素四九 269

故腰痛也 素四九 271

故嗌干也 素四九 272

故一针皮 素五四 284

故取于合 素六一 330

故络病者 素六三 344

故非出入 素六八 399

故无妄动 素六九 415

故各有制 素七十 451

故大要曰 素七十 456、七四③ 534、535、539

故治病者 素七十 446、七四 505

故治不久 素八十 570

故反病也 素七四 525

故贵脱势 素七七 555

故伤败结 素七七 556

故伤左角 灵一三 44

故时疑殆 素七八 558

故谚言曰 素八一 573

故泣出也 素八一 573

故目眦盲 素八一 574

故将两藏 灵二 8

故用针者 灵七 23

故刺法曰 灵七 23

故刺痹者 灵二七 66

故刺阴者 灵四十 82

故补则实 灵九 27

故天为阳 灵一二 43、四一 83

故人一呼 灵一五 49

故昼不精 灵一八 52

故水谷者 灵一八 53

故气将持 灵二九 71

故肺病者 灵三七 79

故宜灸之 灵四八 96

故呼则出 灵五六 105

故谷不入 灵五六 105

故似鬼神 灵五八 108

故甘走肉 灵六三 115

故须不生 灵六五② 121

故问先师 灵六六 122

故皮肤痛 灵六六 122

故时切痛 灵六六 123

故针已出 灵六七 124

故独行也 灵六七 125

故重言也 灵六九 126

故目不暝 灵七一 127

故目闭也 灵八十 154

故知起时 灵七三 133

故拘挛也 灵七一 130

故阴主寒 灵七四 136

故可为解 灵七五 139

故行水者 灵七五 139

故有寒暑 灵七九 151

故肠胃大 灵八十 154

故多卧矣 灵八十 154

故少暝焉 灵八十 154

故身无奇病 素二 13

故病在五藏 素四 26

故病在舌本 素四 27

故病不可愈 素一四 87

故病异名也 素二九 179

故人亦应之 素四 24、六九 418

故人有三部 素二十 130

故人气在脉 素六四 354

九画

故藏于精者　素四　24

故藏而不泻　素一一　77

故善为脉者　素四　29

故善用针者　素五　46

故善调尺者　灵四　12

故冬不按跷　素四　24

故积阳为天　素五　31

故清阳为天　素五　32

故重阴必阳　素五　35

故寿命无穷　素五　44

故俱感于邪　素五　44

故邪风之至　素五　46

故邪气胜者　素一九　127

故邪之所在　灵二八　69

故邪中于项　灵八十　153

故天之邪气　素五　46

故天有宿度　素二七　169

故天宿失度　灵八一　155

故喜怒伤气　素五　34

故为痹厥也　素一十　73

故泻而不藏　素一一　77

故五气入鼻　素一一　78

故五十营备　灵一五　49～50

故东方之域　素一二　80

故能至坚也　素一四　86

故能知终始　灵五　17

故能徐入之　灵七三　133

故能明其事　灵七三　134

故春刺散俞　素一六　92

故春秋冬夏　素二一　139

故中恶风者　素一七　107

故中外皆寒　素三五　201

故以夜半死　素二十　135

故以日中死　素二十　135

故以立九野　灵七八　147

故饮食饱甚　素二一　138

故饮食不节　灵七五　138

故莫知其情　素二六　167

故不能久长　素二七　173

故不能冻栗　素三四　198

故不能久怒　灵五十　100

故不得卧也　素三四　199

故不失条理　素八十　571

故不嗜食也　灵八十　154

故曰滑则从　素二八　174

故曰疹成也　素四七　260

故曰反沉也　灵三　9

故曰补则实　灵九　28

故曰颇有阴　灵六七　124

故瘦留著也　素二八　178

故阳受风气　素二九　180

故阳中有阴　素六六　367

故喉主天气　素二九　180

故伤于风者　素二九　180

故可汗而已　素三一　184

故可苦已针　灵三七　79

故有所遗也　素三一②　185

故口苦舌干　素三三　197

故水在腹者　素三三　197

故水不行也　素八一　573

黄帝内经索引

故息有音也　素三四　199

故欲冷饮也　素三五　201

故命曰癉疟　素三五　206

故命曰缪刺　素六三　345

故命曰漏泄　灵一八　53

故命曰周痹　灵二七　66

故命曰夺精　灵二八　68

故命曰去爪　灵七五　138

故风无常府　素三五　202

故风寒在下　素六七　373

故风热参布　素七一　466

故风胜则动　素七一　499

故其作也晏　素三五　201

故其气上溢　素四七　261

故其本在肾　素六一　326

故其日作晏　灵七九　150

故虚实不同　素三五　202

故先寒栗也　素三五　204

故先热而渴　素三五　204

故按之痛止　素三九　219

故相引而痛　素三九　220

故痛而呕也　素三九　220

故卒然而痛　素三九②　218、219

故气不行矣　素三九　222

故气有往复　素六八　398

故气得上下　灵三二　73

故气乱于心　灵三四　75

故气在头者　灵五二　102

故时有病也　素四十　223

故骨痹不已　素四三　241

故循脉上下　素四三　245

故具此五者　素四三　246

故肺热叶焦　素四四　246

故肺为喘呼　素六一　327

故足不任身　素四四　248

故狂颠疾也　素四九　269

故心胁痛也　素四九　270

故变于色也　素四九　272

故知逆与从　素六五　356

故在天为气　素六六　362

故少阳之右　素六八　387

故少阳在泉　素七十　452

故高下相召　素六八　398

故无不出入　素六八　400

故岁运太过　素六九　417

故生而勿杀　素七十　426

故生化之别　素七十　451

故厥阴司天　素七十　448

故厥在于足　灵七五　140

故乘危而行　素七十　435

故消之削之　素七十　454

故阴凝于上　素七一　469

故阴阳上下　灵六二　113

故太阴雨化　素七一　499

故太阴主内　灵一八　52

故民病咳逆　素七一　490

故民病少气　素七一　492

故同者多之　素七一　461

故圣人遇之　素七一　466

故有余宜高　素七一　469

故知其要者 素七一 488

故至高之地 素七一 494

故酸先入肝 素七四 544

故脑渗为涕 素八一 573

故俱受于风 灵四 11

故还之于府 灵四 11

故茎叶枯槁 灵五 17

故泻者迎之 灵九 26

故刺肥人者 灵九 28

故卫气已平 灵一十 38

故卫气之行 灵七六 142

故旦占夕死 灵一十 38

故血之与气 灵一八 53

故后谷而入 灵一八 53

故上气不足 灵二八 69

故补足太阳 灵二八 68

故肠胃之中 灵三二 73

故三焦出气 灵三六 77

故无失数矣 灵三九 81～82

故足之阳者 灵四一 83

故数之可十 灵四一 84

故常为病也 灵四六 89

故相气不微 灵四九 98

故两军相当 灵六十 110

故动而不止 灵六二 113

故入而复出 灵六三 115

故须不生焉 灵六五 121

故独无腧焉 灵七一 129

故寒甚则热 灵七四 136

故圣人避风 灵七七 146

故为之治针 灵七八⑨ 147、148

故万民多病 灵七九 152

故目不瞑矣 灵八十 154

故半百而衰也 素一 3

故能形与神俱 素一 2

故能寿敝天地 素一 6～7

故能纵腹垂腴 灵五九 109

故阴阳四时者 素二 14

故阴阳不相移 灵九 27

故圣人传精神 素三 15

故病久则传化 素三 18

故病在头与腹 素四十 227

故阳畜积病死 素三 18～19

故阳强不能密 素三 21

故阳气尽则卧 灵八十 154

故春善病鼽衄 素四 23

故清阳出上窍 素五 32

故西北方阴也 素五 44

故东南方阳也 素五 44

故主明则下安 素八 59

故非其时则微 素九 66

故满而不能实 素一一 77～78

故曰实而不满 素一一 78

故曰月生而泻 素二六 165

故曰泻必用方 素二六 167

故曰方其来也 素二七 171

故曰候邪不审 素二七 172

故曰癫癎疝也 素四九 272

故曰用针之要 灵五 19

故曰上工平气 灵五 19

故导引按跷者　素一三　82

故为而弗服也　素一四　86

故为振寒寒慄　灵二八　68

故俱不能见也　素二六　167

故上下至头足　素二九　180

故弃衣欲走也　素三十　182

故腹满而嗌干　素三一　184

故烦满而囊缩　素三一　184

故月事不来也　素三三　197

故热而烦满也　素三四　197～198

故寒甚至骨也　素三四　198

故留经而不行　素三四　199

故作日益早也　素三五　202

故间日乃作也　素三五　202

故卫气应乃作　素三五　203

故或渴或不渴　素三五　205

故先热而后寒　素三五　206

故但热而不寒　素三五　206

故得之气厥也　素三七　214

故按之无益也　素三九　219

故喘动应手矣　素三九　220

故腹痛引阴股　素三九　220

故后泄腹痛矣　素三九　220

故环脐而痛也　素四十　225　四七　260

故非缓心和人　素四十　225

故循皮肤之中　素四三　245

故汗出而濡也　素四三　246

故足痿不用也　素四四　249

故胃脘为痛也　素四六　256

故夺其食即已　素四六　258

故令人口甘也　素四七　261

故肿腰脽痛也　素四九　268

故偏虚为跛也　素四九　269

故不可反侧也　素四九　270

故洒洒振寒也　素四九　270

故胸痛少气也　素四九　271

故惕然而惊也　素四九　271

故恶闻食臭也　素四九　272

故血见于鼻也　素四九　272

故在阳者主内　素五六　289

故皮者有分部　素五六　291

故取盛经分腠　素六一　330

故命曰神之微　素六二　335

故命曰味主合　灵四四　87

故气并则无血　素六二　339

故气主有所制　素七十　450

故气逆而上行　灵四　11

故气从太阴出　灵一六　50

故气至阳而起　灵一八　52

故快然而不痛　素六二　340

故物生谓之化　素六六　361

故五岁而右迁　素六六　367

故五藏六府者　灵三五　76

故六期而环会　素六六　367

故燥胜则地干　素六七　373

故太过者先天　素六九　403

故大则喜怒尔　素六九　416

故时至有盛衰　素六九　417

故右热而左温　素七十　443

九画

故左寒而右凉　素七十　443

故适寒凉者胀　素七十　443

故有胎孕不育　素七十　450

故民病心腹胀　素七一　490

故春气始于下　素七一　494

故邪气在上也　灵三　9

故邪入于阴经　灵四　11

故知一则为工　灵四　12

故诸刺络脉者　灵一十　38

故阴脉荣其藏　灵一七　51

故阴气积于下　灵二八　67

故肺气通于鼻　灵一七　51

故昼精而夜瞑　灵一八　52

故不得从其道　灵一八　53

故夺血者无汗　灵一八　53

故平人日再后　灵三二　73

故咳而泣出矣　灵三六　78

故在下者为阴　灵四一　83

故在上者为阳　灵四一　83

故善病寒热也　灵四六　90

故中寿而尽也　灵五四　104

故络绝则径通　灵六二　114

故苦入而走骨　灵六三　115

故针入而气出　灵六七　124

故数刺乃知也　灵六七　125

故其病新发者　灵七一　127

故其病稍益至　灵七九　151

故其岁民少病　灵七九　152

故论不知三虚　灵七九　152

故卒然多卧焉　灵八十　155

故真牙生而长极　素一②　4、5

故形坏而无子也　素一　5

故春气者病在头　素四　23

故同出而名异尔　素五　43

故能以生长收藏　素五　45

故治不法天之纪　素五　46

故善治者治皮毛　素五　46

故因其轻而扬之　素五　47

故先痛而后肿者　素五　34

故先寒而后热也　素三五　203

故先热而后寒也　素三五　203

故人卧血归于肝　素一十　73

故人绝水谷则死　素一八　115

故人一呼脉再动　灵六二　113

故实而不能满也　素一一　78

故圣人杂合以治　素一二　82

故圣人弗使已成　灵六十　111

故祝由不能已也　素一三　83

故真藏之气独见　素一九　127

故五藏各以其时　素一九　127

故五藏骨肉滑利　素二八　174

故五五二十五输　灵四四　87

故五五二十五人　灵七二　131

故其气来盛去衰　素一九　119

故其气来沉以搏　素一九　120

故其肉有不仁也　素四二　237

故其瘦而薄胃者　灵五三　103

故其形不小不大　灵五九　110

故其已成脓血者　灵六十　111

故令人有大病矣　素一九　124

黄帝内经索引

故令虚而生化也 素六七 373
故曰观于冥冥焉 素二六 166
故曰守其门户焉 素二六 167
故曰其来不可逢 素二七 172
故曰其往不可追 素二七 172
故曰三阴三阳也 素六六 365
故曰清气在下也 灵三 9
故曰有余者泻之 灵五 19
故曰刺不知顺逆 灵五 19
故犯贼风虚邪者 素二九 179
故为胃行其津液 素二九 181
故为诸阳主气也 素三一 183
故闻木音而惊者 素三十 181
故头项痛腰脊强 素三一 184
故胸胁痛而耳聋 素三一 184
故口燥舌干而渴 素三一 184
故邪中于头项者 素三五 202
故休数日乃作也 素三五 205
故宿昔而成积矣 素三九 220
故痛甚不可按也 素三九 219
故痛而闭不通矣 素三九 221
故手足为之热也 素四五 251
故呕咳上气喘也 素四九 271～272
故取络脉分肉间 素六一 329～330
故取俞以泻阴邪 素六一 330
故取井以下阴逆 素六一 330
故天元册曰天符 素六八 392
故因衰盛之变耳 素六八 399
故器者生化之宇 素六八 400
故太过者化先天 素七一 494

故太息以伸出之 灵二八 68
故岁宜咸辛宜酸 素七一 467
故民病寒客心痛 素七一 491
故质同而异等也 素七四 507
故事有五过四德 素七七 554
故见风则泣下也 素八一 574
故中阳则溜于经 灵四 11
故根死则叶枯矣 灵四 12
故生之来谓之精 灵八 24
故智者之养生也 灵八 24
故可日二取之也 灵九 27
故一刺则阳邪出 灵九 27
故以知谷气至也 灵九 28
故脉弗荣则筋急 灵一十 37
故海以北者为阴 灵一二 43
故骨围大则太过 灵一四 48
故独得行于经隧 灵一八 53
故血出而汁别焉 灵三九 81
故脱色而苍苍然 灵三九 81
故足之十二经脉 灵四一 83
故六六三十六输 灵四四 87
故远者司外揣内 灵四五 88
故石者绝而止之 灵五二 102
故阴阳俱静俱动 灵六二 113
故酸入而走筋矣 灵六三 114
故舌本干而善渴 灵六三 114
故咸入而走血矣 灵六三 115
故神动而气先行 灵六七 124
故神劳则魂魄散 灵八十 153
故神精乱而不转 灵八十 153

九
画

故宗气积于胸中 灵七一 127
故卫气应乃作也 灵七九 151
故天运当以日光明 素三 15～16
故以应天之阴阳也 素四 25
故能为万物之父母 素五 44
故邪不能伤其形体 素一二 81
故其民皆黑色疎理 素一二 80
故其病多痿厥寒热 素一二 82
故其面黑如漆柴者 灵一十 37
故其神不能先行也 灵六七 124
故毒药不能治其内 素一三 82
故可移精祝由而已 素一三 83
故曰少腹当有形也 素一七 105
故曰癫疝少腹肿也 素四九 272
故曰上走心为噫也 素四九 271
故曰病在阴之阴者 灵六 19
故曰刺阳明出血气 灵七八 150
故乃可诊有过之脉 素一七 98
故下部之天以候肝 素二十 131
故身热目疼而鼻干 素三一 184
故身寒如从水中出 素三四 198
故工不能治其已发 素三五 204
故先其时坚束其处 素三五 204
故卒然痛死不知人 素三九 220
故月事衰少不来也 素四十 223
故风者百病之长也 素四二 238
故阳明虚则宗筋纵 素四四 249
故人不能悬其病也 素四六 256
故肾为腰痛之病也 素四六 257
故令子发为颠疾也 素四七 263

故胻肿而股不收也 素四九 270
故欲独闭户牖而居 素四九 271
故使之弃衣而走也 素四九 271
故头痛鼻衄腹肿也 素四九 271
故目睄睄无所见也 素四九 272
故聚水而从其类也 素六一 326
故得六府与为表里 素六二 342
故刺不知四时之经 素六四 355
故治有取标而得者 素六五 356
故食岁谷以安其气 素七一 464
故从本者化生于本 素七四 533
故上胜而下俱病者 素七四 524
故上液之道开则泣 灵二八 68
故诊之或视息视意 素八十 571
故针陷脉则邪气出 灵一 2
故命曰浊气在中也 灵三 9
故暴病者取之太阳 灵五 17
故痿疾者取之阳阴 灵五 17
故骨繇者取之少阳 灵五 17
故气不荣则皮毛焦 灵一十 37
故气少血多则髯少 灵六四 118
故取之肓原以散之 灵一九 54
故取阴而汗出甚者 灵二一 58
故悲愁哀扰则心动 灵二八 68
故胃中空则宗脉虚 灵二八 68
故五藏六府之津液 灵三六 78
故辛入而与汗俱出 灵六三 115
故诸邪之在于心者 灵七一 129
故月满则海水西盛 灵七九 151
故人迎一盛病在少阳 素九 69

故色见青如草兹者死 素一十 71
故其民皆致理而赤色 素一二 81
故神去之而病不愈也 素一四 87
故针有悬布天下者五 素二五 160
故曰知其可取如发机 素二七 172
故曰下工不可不慎也 灵五 19
故曰病在阳者命曰风 灵六 20
故阴气从足上行至头 素二九 180
故阴阳合传而精明也 灵八十 153
故少气时热而汗出也 素三三 197
故为其病逆未可治也 素三五 204
故使人怢栗而不能食 素四二 236
故使肌肉愤膹而有疡 素四二 237
故使其鼻柱坏而色败 素四二 237
故阳气胜则足下热也 素四五 250
故水病下为胕肿大腹 素六一 327
故岁宜苦以燥之温之 素七一②
461、470
故民病胃脘当心而痛 素七一 491
故上胜则天气降而下 素七一 500
故别络结则跗上不动 灵三八 81
故邪在府则阳脉不和 灵一七 51
故五五二十五人之政 灵六四 115
故往来移行肠胃之间 灵六六 123
故圣人曰避虚邪之道 灵七七 145
故次日乃稸积而作焉 灵七九 151
故治所以异而病皆愈者 素一
二 82
故曰阳病者上行极而下 素二
九 180

故太阴为之行气于三阴 素二
九 181
故起居如故而息有音也 素三
四 199
故胁肋与少腹相引痛矣 素三
九 220
故天气甚寒不能胜之也 灵四 12
故骨不濡则肉不能著也 灵一
十 37
故阳病者腰反折不能俯 灵一
三 46
故阳病而阳脉小者为逆 灵六
二 113
故人生有两死而无两生 灵一
八 53
故人之鼻洞涕出不收者 灵六
九 126
故春取经血脉分肉之间 灵一
九 54
故刺之血未出而气先行 灵三
九 81
故圣人自治于未有形也 灵六
十 110
故每至于风府则腠理开 灵七
九 150
故诸逢其风而遇其雨者 灵七
九 152
故与万物浮沉于生长之门 素二
13~14
故开折气不足而生病也 灵五 17

故为病人平息以调之为法　素一八　109

故曰知机道者不可挂以发　素二七　172

故曰有其在标而求之于标　素六五　356

故热遍于身内热而溺赤也　素四五　251

故胆虚气上溢而口为之苦　素四七　262

故常以正月朔日平旦视之　素七一　475

故开折则仓廪无所输膈洞　灵五　17

故唇青舌卷卵缩则筋先死　灵一十　37

故平人不食饮七日而死者　灵三二　73

故五五二十五而竭其输矣　灵六十　112

故使耳目聪明而手足不便也　素五　44

故其耳目不聪明而手足便也　素五　44

故阴气胜则从五指至膝上寒　素四五　250

故曰得后与气则快然如衰也　素四九　271

故开折则肉节渎而暴病起矣　灵五　17

故匠人不能释尺寸而意短长　灵三八　79

故独取其经于掌后锐骨之端　灵七一　129

故大小月三百六十五日而成岁　素九　61

故曰刺不知三部九候病脉之处　素二七　173

故二十四步积盈百刻而成日也　素六八　393

故五藏各以治时感于寒则受病　素三八　215

故五十度而复大会于手太阴矣　灵一八　53

故上七节至于臀骨九寸八分分之七　灵一四　49

甚于秋　素二二　143

甚于冬　素二二　143

甚于春　素二二　144

甚于夏　素二二　144

甚则淋　素七一　464

甚则咳　素七四　526

甚则入肾　素一十　74、七四　521

甚则入肝　素一十　74、七四　522

甚则唾血　素三八　215

甚则咳涎　素三八　215

甚则反折　素四一　232

甚则遗溲　素四一　232

甚则身汗　素四二　240

甚则跗肿　素六九　412、七一　470

甚则心痛　素六九　412

甚则肃杀　素七十　437

甚则蚘蛕　素七四　513

甚则色焙　素七四　514

甚则呕吐　素七四　517

甚则入心　素七四　522

甚则为疝　素七四　527

甚则嗌干　灵一十　37

甚则不行　灵六四　119

甚则血溢　素七一　472

甚则血便　素七四　510

甚则入肺　素七四　520、521

甚则入脾　素七四　520

甚者传气　素一六　92

甚者直下　素一六　92

甚者独行　素六五　357

甚者复甚　素七十　435

甚者心痛　素七十　447

甚者大差　素七一　500

甚者制之　素七四　525

甚者从之　素七四　541

甚者深之　灵五九　109

甚者众之　灵五九　109

甚者为惑　灵八十　154

甚于戊己　素二二　145

甚于长夏　素二二　145

甚于迷惑　灵七五　138

甚盛则热　素四六　256

甚而摇落　素六九　403

甚而有血　素七四　526

甚纪五分　素七一　500

甚成息贲　灵一三　47

甚作极已　灵二二　58

甚为独行　灵二五　64

甚寒大热　灵四七　93

甚饥则梦取　素一七　102；灵四
　三　85

甚饱则梦予　素一七　102；灵四三
　85～86

甚则悲以恐　素四一　231

甚则胸中痛　素六九　404

甚则肌肉痿　素六九　405

甚则不能言　灵二六　64、二三　60

甚者兼其下　素七一　493

甚者深取之　灵二　8

甚者深刺之　灵一九　54

甚者为泄为痛　素三八　215

甚者在脐下营　素六十　321

甚者发之泄之　素七一　470

甚者泻之则闷　灵一十　38

甚则不可以转　素三八　215

甚则不可以动　素三八　215

甚则咽肿喉痹　素三八　215

甚则忽忽善怒　素六九　403

甚则喘咳逆气　素六九　406

甚则腹大胫肿　素六九　407

甚则屈不能伸　素六九　410

甚则腹满浮肿　素六九　412

甚则疮疡燔灼　素七十　448

甚则疮疡胕肿　素七四　512

九
画

甚则以苦发之 素七一 473

甚则以苦泻之 素七一 473

甚则心痛胁膜 素七一 490

甚则黄黑昏翳 素七一 491

甚则耳鸣眩转 素七一 491

甚则瞀闷懊憹 素七一 492

甚则水闭胕肿 素七一 499

甚则嗌干面尘 素七四 510

甚则胕肿血溢 素七四 526

甚则胁痛支满 素七四 526

甚则下白溺白 素七四 527

甚则心痛热格 素七四 518

甚则心痛否满 素七四 522

甚则胸胁支满 灵一十 35

甚则面微有尘 灵一十 36

甚血者虽无结 灵一十 38

甚则呕血及飧泄 素三九 221

甚则胕肿身后痈 素七十 447

甚则位易气交易 素七一 500

甚则喘不能久立 素七四 527

甚则交两手而瞀 灵一十 31

甚则欲上高而歌 灵一十 32

甚则雨水霜雹切寒 素七十 439

甚则舌卷卵上缩而终矣 素一六 96～97；灵九 30

甚取少阴阳明动者之经也 灵二二 59～60

草木敛 素六九 406

草木变 素七十 448

草木眚 素七十 446、448

草乃生 素七一 474

草乃萎 素七四 518

草生五色 素九 66

草生五味 素九 67

草干而死 素四八 267

草木晚荣 素六九 408、七十 427

草木不宁 素六九 403

草木再荣 素六九 408

草木茂荣 素六九 410

草木荣美 素七十 431

草本条茂 素七十 434

草木雕零 素七十 437

草木早荣 素七一 466

草木凝烟 素七一 470

草木黄落 素七一 470

草木苍干 素七一 490

草偃木零 素六九 412

草乃早荣 素七一 460、七四 509

草乃早秀 素七四 508

草乃遇寒 素七一 460

草乃生荣 素七一 464

草乃晚生 素七四 513

草树浮烟 素七一 490

草焦上首 素七四 513

草萎水涸 素七四 518

草萱不成 灵八一 155

草木毕落而堕 素四九 270

草与柳叶皆杀 素七九 566

草乃长乃化乃成 素七一 461

荣者 素四三 244

荣未交 素三二 193

荣气虚 素三四 198

荣卫通 素三九 222

荣血泣 素六二 340

荣泣卫除 素一四 87

荣卫散乱 素二七 173

荣卫俱虚 素三四 198~199

荣卫通利 素三九 221

荣卫稽留 素五八 301

荣卫之行 灵一八 52

荣卫已通 灵五四 103

荣卫稍衰 灵七五 141

荣在骶也 素三二 194

荣卫不散 素三九 222

荣卫不居 素五八 302

荣卫不行 素三一② 184、186、五
八 302

荣秀满盛 素七十 434

荣华颓落 灵五四 104

荣卫之行涩 素四三 245

荣卫不可复收 素一四 87

荣卫虚则不仁 素三四 198

荣卫血气之盛衰 素二六 168

荣卫之气亦令人痹乎 素四三 244

药气亦然 素四十 226

药以去之 素七十 455

药食宜也 素七一 482、483、484、
485、486、487、488

药熨奈何 灵六 21

药不能独治也 素四七 260

相傅之官 素八 58

相似同类 素三五 203

相去三寸 素五九 303

相去四寸 素六十 324

相火以位 素六六 367

相火主之 素六六 369

相火治之 素六八 389

相火之下 素六八 390

相应奈何 灵一二 42

相顺则治 灵三四 75

相逆则乱 灵三四 75

相之奈何 灵三九 81

相输之会 灵六二 114

相输如环 灵六二 114

相与毋故 灵七二 131

相与同类 灵七九 151

相倾移也 灵七五② 137、138

项五 灵二一 58

项似拔 素七四 509

项如拔 灵一十 34

项筋急 灵一三 44

项中一 灵二三 62

项先痛 灵二四 62

项上三椎 素三二 194

项中央二 素五九 313

项不可以顾 素四五 254

项中央一穴 素五八 298

项痛不可俯仰 灵二六 65

项痛而如刺以针 灵八一 156

项中大筋两旁各一 素五九

九
画

303～304

项中足太阳之前各一 素五九 312

项背腰尻腘踹脚皆痛 灵一十 34

项发以下至背骨长二寸半 灵一四 49

标本不得 素一三 85、一四 87

标本已得 素一三 84

标本俱病 素六一 327

标本相移 素六五 356

标而本之 素六五 357;灵二五 64

标在背腧也 灵五二② 102

标在两络命门 灵五二 102

标在窗笼之前 灵五二 102

标在腋内动也 灵五二 102

标在背腧与舌本也 灵五二 102

标在颜下合钳上也 灵五二 102

标在腋下下三寸也 灵五二 102

标在人迎颊挟颃颡也 灵五二 102

标在命门之上一寸也 灵五二 102

标本病传论篇第六十五 素六五 356

标在背腧与舌下两脉也 灵五二 102

标在耳后上角下外眦也 灵五二 102

南方者 素一二 81

南方赤色 素四 26

南方生热 素五 37、六七 377、六九 414

南方火也 素一九 119

南政之岁 素七四② 508

南风生于夏 素四 23

政恒其理 素七十 443

政无恒也 素七一 493

政令者气之章 素六九 418

政过则化气大举 素七十 443

政暴变则名木不荣 素七十 441

要而博 素七四 534

要与之期 灵一 1

要在终始 灵五② 17、18

要乎哉问 灵四二 84

要与之期者 灵三 9

柱骨之会各一 素五九 311

柱骨上陷者各一 素五九 310

荥输与合 灵四 14

荥输治外经 灵四 14

荥输所入为合 灵四 14

带脉不引 素四四 249

革金且耗 素七十 446

枯燥燔爇 素七四 521

封君败伤 素七七 555

贲响腹胀 灵一十 32、六六 122

巷聚邑居 灵八一 155

黄帝内经索引

一 丿

面焦 素一 5

面始焦 素一 5

面皆焦 素一 5

面中三 素五九 313

面不平 灵六四 117

面黑目白 素一十 77

面青目赤 素一十 76

面青目黑 素一十 77

面黄目青 素一十 76

面黄目赤 素一十 76

面黄目白 素一十 76

面赤目白 素一十 76

面赤目青 素一十 77

面赤目黄 素七四 514；灵一十 35

面赤而热 素四五 252

面肿曰风 素一八 114

面色时变 素六九 412

面目浮肿 素七一 464

面首四支 素七一 492

面如浮埃 素七四 521

面如漆柴 灵一十 35

面尘脱色 灵一十 37

面多少理 灵六四 118

面黄目黑者 素一十 76

面胕疕然壅 素三三 196

面疕然浮肿 素四二 239

面王以上者 灵四九 98

面王以下者 灵四九 98

面多肉以平 灵六四 118

面黑齿长而垢 素一六 96；灵九 30

面骨空各一 素五九 308

面色所指者也 灵四九 99

面热者足阳明病 灵四 15

面若肿起而烦心 灵二四 62

咸软 素二二 149

咸胜苦 素五 38、六七 379

咸伤血 素五 42、六七 385

咸生肾 素五 41、六七 383

咸泻之 素二二 145

咸入肾 素二三 150；灵七八 149

咸走血 素二三 152；灵六三② 114

咸走骨 灵七八 149

咸病寒中 素六九 410

咸先入肾 素七四 544

咸入于胃 灵六三 114

咸味涌泄为阴 素七四 540

厚则发热 素五 33

厚德清静 素七十 439

厚衣不能温 素三四 198

厚薄美恶皆有形 灵四七 94

奎壁角轸 素六七 371

耐火焫 灵五三 103

九画

一

皆盈 灵八一 155

皆死也 素一十 77

皆难治 素一八 115、一九 128

皆同命 素二三 153

皆为疝 素四八 265

皆哎咀 灵六 21

皆留之 灵二一 57

皆取之 灵二二 59

皆胜毒 灵五三 103

皆发屋 灵七九 153

皆得所愿 素一 3

皆有表里 素五 35

皆有所起 素五 35

皆有死期 素六五 360；灵四二 85

皆有常数 素七一 488

皆有虚实 素六二 334

皆有大数 灵一二 42

皆有所生 灵一九 54

皆有条理 灵七三 133

皆归始春 素九 65

皆归出春 素七九 566

皆不死也 素一十 76

皆自谓是 素一一 77

皆出于胃 素一一 78

皆愈何也 素一二 80

皆安其处 素一二 80

皆为变也 素二一 138

皆为伤中 素一六 94

皆为正也 灵一一 41

皆为不足 灵二八 69

皆当治之 素二八 174

皆生于谷 素三三 194

皆从内也 素四五 250

皆鬲偏枯 素四八 266

皆在气也 素四九 269

皆在于面 灵四 11

皆在于藏 灵七十 126

皆积水也 素六一 326

皆属于热 素七四 539

皆属于火 素七四 538、539

皆属于肝 素七四 538

皆属于肾 素七四 538

皆属于肺 素七四 538

皆属于脾 素七四 538

皆属于心 素七四 538

皆属于下 素七四 538

皆属于上 素七四 538～539

皆属于湿 素七四 539

皆属于风 素七四 539

皆属于寒 素七四 539

皆属于胃 灵二 6

皆伤精气 素七七 555

皆言十全 素七八 558

皆曰天符 素七一 476

皆随胜气 素七四 525

皆络脉也 灵一十 38

皆以受气 灵一八 52

皆久留之 灵一九 54

皆卒刺之 灵一九 54

皆注于海 灵三三 74

皆伤其枝 灵四六 89

皆见于外 灵四九 97

皆通乎天气 素三 14、九 62

皆视其所在 素四 25

皆死不治也 素一九 126

皆无气以生 素二九 180

皆何藏使然 素三四 199

皆富贵人也 素四十 225

皆属于带脉 素四四 249

皆藏之阴络 素六一 328

皆出于经隧 素六二 335

皆受术不通 素七七 557

皆在五腧也 灵一 3

皆泻其邪也 灵三 9

皆邪气居之 灵一十 38

皆何道从来 灵一八 52

皆何气使生 灵七十 126

皆调于三里 灵二十 56

皆不胜毒也 灵五三 103

皆不能胜苦 灵六三 115

皆生于女子 灵五七 107

皆人之大忌 灵六四 117

皆起于胞中 灵六五 121

皆机关之室 灵七一 130

皆从其物类始 素二八 174

皆伤寒之类也 素三一 183

皆可扪而得之 素三九 221

皆少阳之络也 素五六 289

皆少阴之络也 素五六 290

皆太阳之络也 素五六 290

皆太阴之络也 素五六 290

皆阳明之络也 素五六 289

皆心主之络也 素五六 290

皆热之左右也 素六一 332

皆生于五藏也 素六二 334

皆端满有别乡 灵四九 99

皆大盛以平定 灵五四 104

皆谓之虚邪贼风 素一 3

皆非其素所能也 素三十 182

皆如复气为法也 素七四 524～525

皆令人体重烦闷 素七六 550

皆不可取以小针 灵二四 63

皆生于风雨寒暑 灵二八 67、六
六 122

皆在于藏府之外 灵三五 76

皆在于心之包络 灵七一 129

皆藏于阴而象于地 素一一 77

皆沉细悬绝者为阴 素二十 135

皆络三百六十五节 素六二 342

皆观其极而乃发也 素七一 492

皆挟脊相去三寸所 灵五一 101

皆病人之所自知也 灵五八 108

九 画

皆病已衰而热有所藏 素三一 185

皆亦应其经脉之色也 素五七 291

皆生于风寒暑湿燥火 素七四 537~538

皆取之脾之大络脉也 灵一十 40

皆奇邪之走空窍者也 灵二八 69

皆上注于目而为之精 灵八十 153

皆有标本虚实所离之处 灵五二 101

皆如手少阴心主之脉行也 灵七一 129

皆因其气之虚实疾徐以取之 灵七一 129

按尺寸 素五 47

按其脉 灵四 12

按其处 灵五一 101

按其腹 灵五七 107

按而收之 素五 48

按而致之 素六二 336

按而引针 灵一 2

按而得之 灵四 12

按而弹之 灵七五 140

按之至骨 素一七 108

按之而坚 素一八 117

按之益坚 素一八 117

按之不得 素二六 168、四八 268；灵二四 62、六六 123

按之不下 素二八 177

按之不可 素三六 211

按之不鼓 素七四 533

按之则痛 素六二 340

按之应手 灵二 5

按之则坚 灵五七 107

按腹不坚 素三七 212

按摩勿释 素六二② 336、337

按循医事 素七七 553

按脉动静 素八十 571

按之不应手 素二八 177

按之坚大急 素四八 268

按之而不得 灵二十 56

按出其恶气 灵一九 54

按已刺按之 灵二六 65

按人迎于经 灵二六 65

按其手足上 灵七四 135

按其阳之来 灵七四 136

按之则血气散 素三九 219

按之则热气至 素三九 220

按其寸口人迎 灵六四 119

按之鼓甚而盛也 素七四 533

按绝其脉乃刺之 灵七 23

按之则气足以温之 素六二 340

按其所过之经以调之 灵一九 54

持于冬 素二二 143

持于春 素二二 143

持于夏 素二二 144

持于秋 素二二 145

持心也 灵三 10

持则安 灵四七 93

持其尺 灵七一 129

持重远行 素二一 138~139

持于庚辛 素二二② 145

持于壬癸 素二二 143

持于甲乙 素二二 143

持于丙丁 素二二 144

持于长夏 素二二 144

持于戊己 素二三 145

持于气交 素七一② 460、464

持针勿置 素六二 342

持针之道 灵一 2、七一 129

持针纵舍 灵七一 129

持雌失雄 素八十 570

持其脉口 灵五 18

持脉之大法 素一七 103

持其脉口人迎 灵九 26

持针纵舍奈何 灵七一 129

持气口人迎以视其脉 灵一九 55

挟咽 灵一十 33

挟脊 灵一三 47

挟脊内 灵一十 34

挟舌本 灵一十 35

挟乳里 灵一三 47

挟脊上项 灵一十 40

挟大肠者 灵四九 98

挟脊抵腰中 灵一十 34

挟绳而上者 灵四九 98

挟胃属肝络胆 灵一十 37

挟脊之有过者 灵一十 40

轻人 灵二九 70

轻虚以浮 素一九 119

轻重不得 灵七五 138

轻轻然而不坚 灵三五 76

指地 灵一一 41

指天 灵一一 41

指受血而能摄 素一十 73

丨一

九画

背俞 素六一 331

背三 灵二一 58

背也 灵四九 98

背为阳 素四 25

背俞也 泰五五 285

背曲肩随 素一七 100

背俞二穴 素五八 300

背俞中背 灵九 28

背延延然 灵六四 117

背者胸中之府 素一七 100

背腧第五十一 灵五一 101

背与心相控而痛 素五八 292

背三节五藏之傍 灵二十 56

背膺厚者肺端正 灵四七 92

背胸邪系阴阳左右 素五八 292

丨丨

临泣 灵二 6

临观八极 素六七 369、七九 561

临者何谓 素七一 476

临御之纪 素七一 502

临深决水 灵三八 79

临临然长大 灵七二 131

临事以适道术 素八一 572

临病人问所便 灵二九 70

临深决水奈何 灵三八 80

临朝即位之君而问焉 灵二九 71

韭酸 灵五六 105

韭英而死 素四八 267

丨、

尝之无味 素二六 167

尝富后贫 素七七 554

尝富大伤 素七七 556

省客者脉塞而鼓 素四八 267

省下之过与其德也 素六九 416

削斵材木 灵四六 89

丨一

是人者 素三四 198

是腰俞 素六三 349

是谓精 灵三十 72

是谓气 灵三十 72

是谓血 灵三十 72

是谓津 灵三十 72

是谓脉 灵三十 72

是谓形 灵七八 149

是谓内格 素二 14

是谓得道 素二 14、四 29

是谓得气 素七四 537;灵九 29

是谓圣度 素三 21

是谓非常 素九 66

是谓五邪 素二三 153;灵七五 139

是谓五味 灵七八 149

是谓五禁 素二三 152;灵六一 112

是谓五入 素二三 150

是谓五病 素二三 151

是谓五并 素二三 151

是谓五恶 素二三 151

是谓五液 素二三 152

是谓五发 素三三 152

是谓五主 素二三 154

是谓五乱 素二三 153

是谓五变 灵四四 87

是谓五官 灵四九 97

是谓坏府 素二五 159

是谓冥冥 素二五 162

是谓藏虚 素二六 165

是谓乱经 素二六 165

是谓重虚 素二八 174；灵九 28

是谓重实 素二八 174

是谓重方 素七四 530

是谓重竭 灵一 3

是谓重失 灵六四 115

是谓何疾 素三四 198

是谓大泻 素六二 342

是谓大惋 灵三四 75

是谓大道 灵四九 98

是谓追之 素六二 342

是谓妄行 素六五 356

是谓六元 素六六 369

是谓失道 素六九 402

是谓失常 素七七 557

是谓省下 素六九 416

是谓临视 素六九 416

是谓减化 素七十 430

是谓折收 素七十 432

是谓反阳 素七十 434

是谓启陈 素七十 436

是谓蕃茂 素七十 437

是谓收引 素七十 440

是谓广化 素七十 439

是谓封藏 素七十 442

是谓平气 素七十 427

是谓平人 灵九 26

是谓胜生 素七十 427

是谓胜长 素七十 429

是谓四畏 素七一 477

是谓四塞 素七四 536

是谓正岁 素七一 475

是谓灾也 素七一 475

是谓至治 素七一 477；灵六六 124、七二 131

是谓逆厥 灵一 3

是谓逆治 灵六十 111

是谓内温 灵一 2

是谓甚病 灵一 3

是谓伐身 灵九 29

是谓身宝 灵三四 75

是谓九宜 灵六一 112

是谓年忌 灵六四 117

是谓三部 灵六六 121

是谓三虚 灵七九 152

是谓逢时 灵七六 143

是有胃气 素一九 128

是厥气也 素二一 140

是为何病 素三四 198、四十 225、四七② 260

是为少气 素八十 569

是为妄行 素八十 570

是为骭厥 灵一十 32

是为臂厥 灵一十 33

是为踝厥 灵一十 34

是为骨厥 灵一十 35

是为阳厥 灵一十 36

是为五变 灵四四 87

是邪胜也 素三三 194；灵五 19

是以日作 素三五 201

是以反也 素七四 544

是以冲风 素八一 574

是病不愈 素四十 225

是何主也 素六一 327

是无实乎 素六二 339

是明道也 素六七 370、六九 402、

　七一 475；灵六十 111

是故五藏 灵八 25

是故膏人 灵五九 110

是督脉也 灵一六 50

是蛟蛕也 灵二四 63

是一逆也 灵六十③ 111、六一 113

是一夺也 灵六一 113

是二逆也 灵六十③ 111、六一 113

是二夺也 灵六一 113

是三逆也 灵六十③ 111、六一 113

是三夺也 灵六一 113

是四逆也 灵六十③ 111

是四夺也 灵六一 113

是五逆也 灵六十 110

是五夺也 灵六一 112

是故刚与刚 素七 55

是故多食咸 素一十 70～71

是故邪气者 素六四 354

是故刺急也 灵四 14

是故用针者 灵八 25

是气拒于内 素一四 88

是气之常也 灵四四 86

是不合其心 素四十 225

是人腹必急 素四七 261

是谓间气也 素七四 504

是谓至道也 素七六 553

是谓失气也 灵九 29

是谓五变也 灵四四 87

是谓五逆也 灵六十 111、六

　一 113

是谓五走也 灵七八 149

是谓四逆也 灵六一 113

是三阳并至 素七五 548

是肾不足也 素七六 551

是水道不行 素七六 551

是知不明也 素七六 552

是失吾过矣 素七六 553

是脉之主时 素七九 561

是精持之也 素八一 573

是火气燔目 素八一 574

是足阳明也 灵二 6

是太阳络也 灵二 6

是弧之府也 灵二 8

是明胃脉也 灵六二 113

是得天之露 灵七三 134

是以春伤于风 素三 21

是以头痛巅疾 素一十 74

是以天寒无刺 素二六 164

是以升降出入 素六八 400

是以察其动也　素六九　415
是以象之见也　素六九　416
是以地有高下　素七十　443
是以名曰诊轻　素七六　553
是以少气之厥　素八十　568
是以诊有大方　素八十　571
是以人有德也　素八一　572
是故阳因而上　素三　16
是故暮而收拒　素三　19
是故味过于酸　素三　22
是故谨和五味　素三　22
是膀胱不藏也　素一七　100
是故声合五音　素一七　102
是故持脉有道　素一七　103
是故寒热病者　素二十　135
是故天温日明　素二六　164
是故守经隧焉　素六二　335
是故百病之起　素七四　533
是故平气之道　素七四　530
是故平旦阴尽　灵七六　142
是故内有阴阳　灵六　19
是故日行一舍　灵七六②　142、143
是故夜行一舍　灵七六　142
是故一日一夜　灵七六　143
是故间者为迷　灵八十　154
是中气之湿也　素一七　99
是门户不要也　素一七　100
是阳气重并也　素二一　140
是阳明之逆也　素三四　199
是谓五劳所伤　素二三　154

是谓五脏所藏　素二三　153
是谓五藏之脉　素二三　154
是谓五藏之俞　素二四　155
是谓五形志也　素二四　156
是谓省遗过也　素六九　416
是谓治痈肿也　灵七　23
是谓天地之纪　灵一六　50
是谓阴阳之极　灵四五　88
是谓天忌日也　灵七八　149
是谓因冲而泻　灵七一　129
是谓因天之序　灵七一　129
是为足阴阳也　素二四　155
是水气之客也　素三四　199
是人多痹气也　素三四　198
是人者阴气虚　素三四　198
是人当肉烁也　素三四　198
是人当挛节也　素三四　198
是肝气予虚也　素四八　267
是肝所生病者　灵一十　37
是世主学尽矣　素七五　549
是肾气内著也　素七六　551
是肾气之逆也　素七六　551
是脾气之外绝　素七六　552
是动则病口苦　灵一十　36
是以志闭而少欲　素一　3
是以圣人陈阴阳　素三　20
是以春气在头也　素四　26
是以间日而作也　素三五　201
是以世人之语者　素七八　559
是以切阴不得阳　素八十　570

是以形弱气虚死　素八十　571

是以悲哀则泣下　素八一　572

是以目之水生也　素八一　573

是故天地之动静　素五　45

是故春气在经脉　素六四　353

是故治不能循理　素七八　559

是故厌小而疾薄　灵六九　126

是故上工之取气　灵七三　134

是故工之用针也　灵七三　134

是故房至毕为阳　灵七六　142

是谓真藏见皆死　素一八　113

是谓得时而调之　素二六　165

是谓邪气反胜者　素七一　477

是谓因形而生病　灵四六　90

是谓四时之序也　灵七四　136

是谓手之阴阳也　灵七八　150

是谓足之阴阳也　灵七八　150

是顺传所胜之次　素一九　122

是为手之阴阳也　素二四　155

是邪却而精胜也　素三三　194

是经气予不足也　素四八　267

是心精之予夺也　素四八　267

是肾气予不足也　素四八　267

是胃精予不足也　素四八　267

是胆气予不足也　素四八　267

是胞精予不足也　素四八　267

是肌气予不足也　素四八　268

是水气并阳明也　素七六　552

是动则病舌本强　灵一十　33

是动则病冲头痛　灵一十　34

是动则病手心热　灵一十　35

是主肺所生病者　灵一十　31

是主血所生病者　灵一十　32

是主脾所生病者　灵一十　33

是主心所生病者　灵一十　33

是主液所生病者　灵一十　34

是主筋所生病者　灵一十　34

是主肾所生病者　灵一十　35

是主脉所生病者　灵一十　35

是主气所生病者　灵一十　36

是主骨所生病者　灵一十　36

是非有余不足也　灵三四　75

是不应四时之气　灵四四　87

是以知病之在筋也　素四　26

是以知病之在脉也　素四　27

是以知病之在肉也　素四　27

是以知病之在骨也　素四　28

是以脉乱而无常也　素七六　552

是以春夏归阳为生　素八十

　　567～568

是以圣人持诊之道　素八十　570

是故冬至四十五日　素一七　101

是故工之所以异也　素二六　166

是故百病之始生也　素五六　290

是故圣人视其颜色　灵六五　121

是故虚邪之中人也　灵六六　122

是故三阳之离合也　素六　50

是故三阴之离合也　素六　51

是阴不足阳有余也　素二一　140

是寸脉急而尺缓也　素二八　174

是大肠气予不足也 素四八 268

是小肠气予不足也 素四八 268

是五月盛阳之阴也 素四九 270

是谓议灾与其德也 素六九 416

是谓五藏六府之腧 灵二 7

是六府之所与合者 灵二 8

是主津脉所生病者 灵一十 32

是动则病齿痛颈肿 灵一十 32

是动则病洒洒振寒 灵一十 32

是动则病饥不欲食 灵一十 35

是动则病嗌干心痛 灵一十 33

是动则病嗌痛颔肿 灵一十 34

是以嗜欲不能劳其目 素一 3~4

是以圣人为无为之事 素五 44

是以五藏六府之气味 素一一 78

是以脱肉身不去者死 素二十 134

是以夜行则喘出于肾 素二一 138

是以气多少逆皆为厥 素八十 568

是以水流而涕从之者 素八一 573

是以知病之在皮毛也 素四 28

是以知其何脉之动也 灵一十 38

是故风者百病之长也 素一九 123

是故气之所并为血虚 素六二 339

是故寅午戌岁气会同 素六八 397

是故血和则经脉流行 灵四七 91

是故瞳子黑眼法于阴 灵八十 153

是十二俞之予不足也 素四八 268

是则至数极而道不惑 素六六 368

是谓因适而为之真也 灵一二 43

是以因天时而调血气也 素二

六 164

是以涕泣俱出而横行也 素八
一 573

是故刺毫毛腠理无伤皮 素五
十 273

是故怵惕思虑者则伤神 灵八
24~25

是故太一入徙立于中宫 灵七
七 145

是动则病耳聋浑浑焞焞 灵一
十 36

是阳气有余而阴气不足 灵七
五 138

是谓五精之气并于藏也 灵七
八 149

是故圣人不治已病治未病 素
二 14

是故视其经脉之在于身也 灵一
四 49

是故五形之人二十五变者 灵六
四 117

是故谨候气之所在而刺之 灵七
六 143

是知阴盛则梦涉大水恐惧 素一
七 102

是以俱悲则神气传于心精 素八
一 573

是动则病腰痛不可以俯仰 灵一
十 37

是以肺气虚则使人梦见白物 素八

九画

十 569

是动则病肺胀满膨膨而喘咳 灵一
　　十 31

是必以藏气之所不胜时者甚 灵四
　　四 87

是故人之所以卧起之时有早晏者
　　灵七六 142

胃者 素一一 78；灵二 8、三五
　　76、四七 93、五六 105、六
　　十 112

胃疸 素一八 114

胃满 素七四 518

胃也 灵四九 98、六十 112

胃疝者 素三六 209

胃无气 素四九 272

胃气热 素六二 341

胃病者 灵四 15

胃脘痛 灵一十 33、三五 76

胃中寒 灵一十 38、二九② 70

胃中热 灵二九② 70

胃胀者 灵三五 76

胃气乃厚 素三 22

胃气不平 素二一 140

胃气不清 素七六 552

胃气逆上 灵八十 154

胃之大络 素一八 111

胃之募也 素二八 177

胃之清气 灵四十 82

胃者土也 素三十 181

胃脘隔也 素三三 197

胃脘五寸 素五九 314

胃咳之状 素三八 216

胃风之状 素四二 239

胃外鼓大 素四八 266

胃为之市 素五二 275

胃病胀满 素六五 359

胃鬲如寒 素七四 517

胃中有热 灵一十 38

胃中有寒 灵七四 136

胃中和温 灵六三 114

胃心痛也 灵二四 63

胃欲寒饮 灵二九 70

胃为之海 灵二九 71

胃纡曲屈 灵三一 72

胃柔则缓 灵六三 115

胃脘之阳也 素七 52

胃脉实则胀 素一七 105

胃脉在足也 素三三 197

胃脉沉鼓涩 素四八 266

胃中不和也 素三三 197

胃移热于胆 素三七 214

胃出于厉兑 灵二 6

胃合于三里 灵四 14

胃满则肠虚 灵三二 73

胃之五窍者 灵三五 76

胃之所终也 灵六三 115

胃缓则气逆 灵三六 78

胃为气逆哕 灵七八 149

胃热则消谷 灵八十 154

胃脉搏坚而长 素一七 104

胃者六府之海 素三四 199

胃者水谷之海 灵三三 74

胃脘当心而痛 素七四 517；灵
四 15

胃足阳明之脉 灵一十 32

胃中寒则胀满 灵一十 33

胃气逆则呕苦 灵一九 55

胃气上注于肺 灵二八 67、六
二 113

胃缓则廉泉开 灵二八 68

胃大一尺五寸 灵三二 73

胃而有石曰冬病 素一八 110

胃而有毛曰秋病 素一八 110

胃者五藏之本也 素一九 127

胃不和则卧不安 素三四 199

胃不和则精气竭 素四五 251

胃不实则诸脉虚 灵二八 68

胃中有热则虫动 灵二八 68

胃之所出气血者 灵六十 112

胃者平人之常气也 素一八 110

胃为气逆为哕为恐 素二三 150

胃为五藏六府之海 灵六二 113

胃下者下管约不利 灵四七 93

胃结者上管约不利也 灵四七 93

胃厚色黑大骨及肥者 灵五三 103

胃脘以下至横骨六寸半一 素五九
314～315

胃气不能与之俱至于手太阴 素一
九 127

骨痹 灵二一 57

骨轻 灵六四 117

骨痿者 素四四 248

骨节重 素五五 287

骨为干 灵一十 31

骨有属 灵五九 109

骨髓坚固 素三 20

骨髓酸痛 素五五 287

骨正筋柔 素三 22

骨肉相保 素一四 88

骨肉之际 灵七一 128

骨将惫矣 素一七 100

骨有度量 素五六 289

骨有大小 灵六 20

骨节有动 素六二 338

骨痿血便 素七一 464

骨寒热者 灵二一 57

骨厥亦然 灵二一 57

骨癫疾者 灵二二 58

骨痿体重 灵二二 60

骨病不食 灵二三 61

骨属屈伸 灵三十 72

骨之本也 灵四六 90

骨之属者 灵五九 109

骨高肉满 灵五四 104

骨廉陷下 灵七三 134

骨与气并 灵七五 141

骨者髓之府 素一七 100

骨枯而髓减 素四四 247

骨热病已止 素五五 287

骨重不可举 素五五 287

骨节变肉痛　素七一　501

骨小则夭矣　灵六　20

骨度第十四　灵一四　48

骨痛爪枯也　灵六四　118

骨伤则髓消　灵八一　155

骨病无多食苦　素二三　152

骨伤则内动肾　素五十　274

骨清取井经也　灵二二　59

骨属屈伸不利　灵三十　72

骨之精为瞳子　灵八十　153

骨髓不为燋枯　灵八一　157

骨空论篇第六十　素六十　318

骨繇者节缓而不收也　灵五　17

骨肉不相亲则肉软却　灵一十　37

骨空之所以受益而益脑髓者也　灵
　　五九　109

咳　素七四②　513、520；灵一十
　　31、六十　111

咳喘　素七一　472

咳而呕　素三八　216

咳而衄　素六九　409

咳而衄　灵二三　61

咳唾血　灵四　13

咳溲血　灵六十　111

咳嗽上气　素一十　74

咳则心痛　素三八　215

咳而遗失　素三八　216

咳而遗溺　素三八　216

咳而失气　素三八　216

咳而腹满　素三八　216

咳而汗出　素六三　348

咳而鼻渊　素七四　520

咳而血泄　素七四　521

咳呕胆汁　素三八　216

咳呕腹胀　灵六十　111

咳逆头痛　素七一　467

咳逆呕吐　素七一　467

咳喘目赤　素七一　472

咳喘有声　素七四　521

咳喘息鸣　素六九　404

咳引小腹　灵四　13

咳动肩背　灵二十　56

咳出青黄涕　素三三　196

咳则筋缩急　素四一　232

咳唾则有血　素七四　513；灵一
　　十　35

咳嗽烦闷者　素七六　551

咳而喘息有音　素三八　215

咳则两胁下痛　素三八　215

咳且溲血脱形　灵六十　111

咳者温衣饮食　素六三　348

咳逆甚而血溢　素六九　406

咳嚏衄衄鼻窒　素七十　446

咳论篇第三十八　素三八　214

咳则腰背相引而痛　素三八　215

咳不止而白血出者死　素七四　526

咳则右胁下痛阴阴引肩背　素三
　　八　215

虽病　灵七五　140

虽病甚　灵四九　97

虽勿诊 灵六十 112

虽平居 灵七九 151

虽有贼邪 素三 15

虽近衣絮 素三四 198

虽不中邪 素七七③ 554、555、556

虽不陷下 灵四六 90

虽平常殆 灵三七 79

虽方大怒 灵五十 100

虽遇贼风 灵七九 151

虽愈必死也 素三三 195

虽远可知也 素六七 372

虽有大风苛毒 素三 18

虽有大过且至 素二七 173

虽有无道之人 灵二九 70

虽有深忧大恐 灵四七 93

虽有贼风邪气 灵七九 152

虽然其病且已 素四十 223

虽脂不能大者 灵五九 110

虽不遇贼风邪气 灵五八 108

虽犯风雨卒寒大暑 灵四七 91

虽鬼臾区其上候而已 素六七 372

虽多出血而弗能虚也 灵三九 81

虽伯高犹不能明之也 灵六四 115

昭然独明 素二六 168

昭乎哉问 素六六 368

昭其气数 素七一 458

昭乎哉问也 素九 60、六六 361、
　六七 370、六九 402、七十 419、
　七一② 457、475

昭乎其如日醒 灵四二 84

昭昭之明不可蔽 灵四五 88

昭乎哉圣人之问也 素七十 456

思伤脾 素五 39、六七 381

思胜恐 素五 42、六七 385

思则气结 素三九 221

思想无穷 素四四 247

思虑而心虚 素一十 75

思则心有所存 素三九 222

咽喉也 灵四九 98

咽喉者 灵六九 126

咽主地气 素二九 180

咽为之使 素四七 262

咽肿上气 灵一十 35

咽门重十两 灵三一 72

咽喉小肠者 灵三五 76

畏火临 素七一② 470、472

畏火司令 素七一 474

畏火之气 素七一 475

畏星失色而兼其母 素六九 417

贵贱更立 素二十 129

贵贱贫富 素七七 557

贵贱何如 素八 58；灵三十 72

幽显既位 素六六 364

幽明何如 素七四 536

幽明之配 素七四 536

星辰者 素二六 165

星辰八正何候 素二六 165

星者人之七窍 灵七八 148

哕 灵二六 65

哕噫腹满 素七六 551

九
画

响之应声　灵四五　88

响之应声也　素六六　368

品物咸章　素六六　365

显明之右　素六八　389

骂詈妄行　素七九　565

昂至心为阴　灵七六　142

丿一

复留　灵二　5

复问　素八一　572

复从胃　灵一十　33

复下一度　素二四③　155

复以何术　素四十　223

复感于邪　素四三　241

复刺如法　素六三　348

复行一步　素六八⑤　389、390

复则埃都　素六九　410

复其不足　素七十　456

复之常也　素七四　525

复已而胜　素七四　525

复有少多　素七四　535

复见曰病　素七四　536

复知病名　素八十　571

复合阳明　灵一一　41

复合于目　灵七六　142

复出于项　灵一一　41

复出于胃　灵二八②　67、68

复出太阴　灵一六　50

复而锐之　灵一三　46

复杯则卧　灵七一　127

复反于一　灵七七　145

复刺之如法　素六三　348

复始于一刻　素六八　396

复布为复巾　灵六　21

复属于太阳　灵一一　40

复生如故也　灵七三　135

复以吸排针也　素二六　167

复热者邪气也　素三三　194

复则炎暑流火　素六九　408

复则收政严峻　素六九　410

复则寒雨暴至　素六九　411

复则大风暴发　素六九　412

复已而胜何如　素七四　525

复而反病何也　素七四　525

复从肝别贯膈　灵一十　37

复问所以三藏者　素七六　551

复从心系却上肺　灵一十　33

复从跗注大指间　灵一六　50

复至则不以天地异名　素七四　524

复下淔三寸为巨虚上廉　灵二　6

复下上廉三寸为巨虚下廉也　灵二　6

秋　灵七九　152

秋者　素六四　354

秋三月　素二　10

秋胜春　素四　23、九　65

黄帝内经索引

秋不死 素二二 143

秋不愈 素二二 144

秋不数 素七四 536

秋刺合 灵四四 87

秋凉风 灵五十 99

秋病疟 灵七九 150

秋冬养阴 素二 13

秋冬为逆 素二八 174

秋为痎疟 素二 9、三 21

秋伤于湿 素三 21、五 35；灵七

　四 136

秋伤于风 素三五 203

秋成风疟 素四 24

秋病在阳 素四 25

秋必痎疟 素五 35

秋必病疟 素三五 205

秋刺皮肤 素一六 92

秋刺春分 素一六 93

秋刺夏分 素一六 93

秋刺冬分 素一六 93

秋刺经脉 素六四 354

秋刺络脉 素六四 354

秋刺筋骨 素六四 355

秋应中衡 素一七 101

秋日下肤 素一七 103

秋脉如浮 素一九 119

秋得心脉 素一九 128

秋得夏脉 素二二 153

秋毫在目 素二五 160

秋无见血 素四一 228

秋气始至 素四九 272

秋气内夺 素四九 272

秋气东行 素七一 494

秋气劲切 素七十 437

秋取诸合 灵二 8

秋取经腧 灵一九 54

秋取气口 灵二一 58

秋收冬藏 灵四四 86

秋霜疾风 灵四六 89

秋生痎疟 灵七四 136

秋善病风疟 素四 23

秋不病风疟 素四 24

秋脉者肺也 素一九 119

秋亟治六府 素二八 177

秋者金始治 素六一 330

秋气在皮肤 素六四 353

秋气在分肉 灵九 28

秋气始于上 素七一 494

秋气始于右 素七一 494

秋三月之病 素七九 567

秋冬而脉浮大 素一八 114、一

　九 128

秋冬先治其本 灵二九 70

秋冬寸口微大 灵四八 96

秋冬感而病生 灵六四 116

秋胃微毛曰平 素一八 110

秋以胃气为本 素一八 116

秋取经俞何也 素六一 330

秋气者病在肩背 素四 23

秋脉太过与不及 素一九 119

九
画

秋气万物未有毕去 素四九 272

秋冬则阴气盛而阳气衰 素四
  五 250

重舌 灵九 28

重者 灵五九 108

重阳死 素一五 90

重阴死 素一五 90

重热则寒 素五 34

重寒则热 素五 33

重寒伤肺 灵六六 124

重阳必阴 素五 35；灵七四 136

重阳之人 灵六七 124

重逆则死 素三二 189

重虚出血 素五二 279

重感于邪 素七四 531

重竭必死 灵一 3

重阴必阳 灵七四 136

重竭则死矣 灵三 10

重虚病益甚 灵九 28

重感于邪则甚也 素六九 418

重不足则阴阳俱竭 灵五 19

重阳之人而神不先行者 灵六
  七 124

适其脉 素一一 78

适若昏 素二六 168

适寒温 灵四七 90

适而自护 素二七 171

适人必革 素六二 337

适气同异 素七一 461

适事为故 素七四 541

适其寒温 素七四 527

适其至所 素七四 529

适虽言快 灵九 27

适神不散 灵七一 129

适行至于血也 素三六 210

适大小为制也 素七四 541

适肥瘦出其血也 素三六 210

适气至所为故也 素七四 529

适嗜欲于世俗之间 素一 7

适其同异而多少之 素七一 473

钩而滑 素七九 563

钩甚曰今病 素一八 111

钩多胃少曰心病 素一八 110

秔米甘 灵五六 105

秔米饭牛肉枣葵皆甘 灵五六 106

钟鼓不为动 素三十 181

丿丨

便溲难 灵二六② 64、65

便此者 灵二九 71

便血一升 素七 56

便宜用药 素三六 210

便数憎风 素七四 521

便溲不时 素七四 527

便之奈何 灵二九② 70

便病人奈何 灵二九 70

便其相逆者奈何 灵二九 71

顺者 灵二九 70

顺长以盈 素七十 439

顺之奈何 灵二九 70

顺者得复 灵三三 74

顺者为工 灵四四 87

顺天之时 灵四四 87

顺则其病远 素六八 392

顺之则阳气固 素三 15

顺之则加其病 灵二九 70

顺气一日分为四时第四十四 灵四
　　四 86

鬼臾区曰 素六六⑧ 363、六 七 370

鬼臾区稽首再拜对曰 素六六 361

追而济之 灵一 1

追而济之者 灵三 9

追阴阳之变 素八十 570

侮反受邪 素六七 386

侮而受邪 素六七 386

泉涌河衍 素六九 405

侵而行之乃自费 灵七五 139

丿 丿

须眉堕 素五五 287

须其柔 灵八一 156

须其气并 素四十 226

须针而去 灵九 27

须自灭也 灵五一 101

须其火灭也 灵五一 101

须臾之得也 灵六十 110

须眉生而止针 素五五 287

须其气并而治之 素四十 226

待时而已 素三二 193

待其来复 素七十 456

待时而作也 素七一 489

待时而去也 素七四 536

待邪之至时而发针泻矣 素二
　　七 172

徇蒙招尤 素一十 74

律者调阴阳四时而合十二经脉 灵
　　七八 147

丿 、

食下 素一一 78

食少 素四七 263

食减 素七四 522

食则呕 素四五 253、七四② 508、

512；灵一十 33

食不下 灵四 13、一十 33

食不化 灵四 14、六六 122

食饮者 灵二九 71

食饮有节 素一 2

食饮不下 素四二 239、六九 410、
　七一 491、七四 508；灵四 15

食饮不化 素七四 527

食饮不节 灵六八 125

食饮衣服 灵二九 71

食气入胃 素二一 139

食不下者 素三三 197

食肉则复 素三一 185

食寒则泄 素四二 239

食则汗出 素四二 240

食减口爽 素七十 447

食以随之 素七十 455

食养尽之 素七十 455

食宜同法 素七一④ 468、470、
　473、475

食痹而吐 素七四 520

食已而督 素七四 526

食而过之 素七四 530

食晬时乃出 灵六八 125

食而支满腹大 素三六 209

食饮入而还出 灵四 13、六八 125

食间谷以避虚邪 素七一 473

食间谷以去其邪 素七一 464

食间谷以保其精 素七一 470

食岁谷以全其真 素七一③ 461、
　470、473

食饮不节起居不时者 素二九 179

俞度 素八十 569

俞在脊 素四 23

俞气化薄 素三 18

俞在颈项 素四 23

俞在胸胁 素四 23

俞在肩背 素四 23

俞在腰股 素四 23

剉菝葜草根各一升 灵八一 156

丿一

脉盛 素一九 128

脉细 素一九 129

脉大 素六二 337；灵六十② 111

脉满 灵二二 59

脉搏 灵六十 111

脉小 灵七四 136

脉急者 素一八 112；灵四 12

脉何如 素二八 176

脉虚者 素二八 175；灵九 27

脉实满 素二八 175

脉实大 素二八 176

脉不通 素四三 241；灵五四 104

脉不躁 灵二三 60

脉法曰 素六七 373

脉要曰 素七四 536

脉小者 灵四 12、七四 136

脉小甚 灵七四 136

脉缓者 灵四 12

脉大者 灵四 12

脉滑者 灵四 12

脉涩者 灵四 12

脉舍神 灵八 25

脉为营 灵一十 31

脉再动 灵一五 49

脉终矣 灵一五 49

脉微小 灵二三 60

脉代者 灵二三 60

脉其应 灵四七 93

脉偏绝 灵六一 113

脉偏痛 灵七五 141

脉盛躁 灵六一 113

脉洪大 灵六一 113

脉坚搏 灵六一 113

脉有阴阳 素七 52

脉有风气 素五三 281

脉有经纪 素五六 289

脉有盛衰 灵五五 104

脉以应月 素一三 83

脉乱气微 素一六 92

脉合阴阳 素一七 102

脉气少者 素一七 108

脉气流经 素二一 139

脉气有余 素八十 571

脉涩曰痹 素一八② 109、112

脉宗气也 素一八 111

脉滑曰风 素一八 112

脉从阴阳 素一八 112

脉从四时 素一九 127

脉逆阴阳 素一八 112

脉逆四时 素一九 128

脉弱以滑 素一九 127～127

脉之盛衰 素一九 127

脉之长短 灵五 18、一二 42

脉之上下 灵六四 117

脉之屈折 灵七一 128

脉实以坚 素一九 128

脉实血实 素五三 280

脉实大也 素二八 176

脉道不通 素一九 126；灵二八 67

脉急大坚 素二八 175

脉小坚急 素二八 176

脉小血多 素五三 280

脉小以疾 灵六十 111

脉小而疾 灵六十 111

脉浮而涩 素二八 175

脉浮而弦 素七六 551

脉浮则死 素二八 176

脉沉则生 素二八 176

脉搏大滑 素二八 176

脉悬小坚 素二八 176

脉道不利 素二九 180

脉道以通 灵一十 31

脉痹不已 素四三 241

脉至浮合　素四八　267

脉至如喘　素四八　266

脉至如数　素四八　266

脉至而搏　素四八　266

脉至而从　素七四② 533

脉盛血少　素五三　280

脉盛躁者　灵七四　135

脉虚血虚　素五三　280

脉热肉败　素五八　302

脉瘦气弱　素六一　330

脉引而痛　素六三　351

脉软而动　素七九　564

脉动无常　素八十　569

脉脱不具　素八十　570

脉事因格　素八十　571

脉口一盛　灵九② 26、27

脉口二盛　灵九② 26、27

脉口三盛　灵九② 26、27

脉口四盛　灵九　26

脉亦再动　灵一五　49

脉癫疾者　灵二二　59

脉急则引　灵四八　96

脉大以弱　灵四八　96

脉绝则溢　灵七七　145

脉淖泽者　灵七五　140

脉中之血　灵七五　140

脉短气绝死　素一五　90

脉孤为消气　素一五　90

脉与之上下　素一七　101

脉风成为疠　素一七　105

脉盛滑坚者　素一八　112

脉小弱以涩　素一八　112

脉小血多者　素五三　281

脉小而涩者　灵七四　136

脉悬绝则死　素八二　176

脉引冲头也　素三二　187

脉寒则缩卷　素三九　219

脉涩则血虚　素三九　220

脉至如散叶　素四八　267

脉至如省客　素四八　267

脉至如丸泥　素四八　267

脉至如横格　素四八　267

脉至如弦缕　素四八　267

脉至如交漆　素四八　267

脉至如涌泉　素四八　267

脉至如悬雍　素四八　268

脉至如偃刀　素四八　268

脉至如华者　素四八　268

脉不至若痦　素四八　265

脉大血少者　素五三　281

脉大小皆涩　灵二二　59

脉气不足死　素八十　571

脉气辈至也　灵二八　68

脉浅者勿刺　灵七　23

脉度第十七　灵一七　50

脉有所竭者　灵二八　68

脉出于气口　灵三七　78

脉血结于中　灵四八　96

脉之盛衰者　灵五五　104

脉结血不和　灵六四　119

黄帝内经索引

脉绝不至曰死 素一八 109

脉小实而坚者 素一八 112

脉滑浮而急者 素一八 112

脉得四时之顺 素一八 112

脉尺粗常热者 素一八 113

脉有逆从四时 素一八 114

脉无胃气亦死 素一八 115

脉不往来者死 素二十 136

脉亦为之变乎 素二一 138

脉气上虚尺虚 素二八 174

脉满而实何如 素二八 175

脉悬小者何如 素二八 176

脉不悬绝何如 素二八 176

脉至如火薪然 素四八 267

脉伤则内动心 素五十 274

脉从而病反者 素七四 533

脉之卒然动者 灵一十 38

脉之应于寸口 灵三五 76

脉之盛衰滑涩 灵七一 129

脉厚者小肠厚 灵四七 93

脉薄者小肠薄 灵四七 93

脉闭则结不通 灵七七 145

脉其四时动奈何 素一七 101

脉口热而尺寒也 素二八 174

脉大则不得偃卧 素四六 256

脉至如颓土之状 素四八 268

脉解篇第四十九 素四九 268

脉满起斜出尻脉 素五八 293

脉急血无所行也 素七六 552

脉口气内绝不至 灵三 10

脉口气外绝不至 灵三 10

脉口动喘而短者 灵二三 60

脉不荣则肌肉软 灵一十 37

脉不通则气因之 素三九 220

脉不通则血不流 灵一十 37

脉色青则寒且痛 灵一十 38

脉盛躁得汗静者 灵二三 61

脉行之逆顺奈何 灵三八 80

脉气盛而血虚者 灵三九 81

脉反四时及不间藏 素一八 112

脉与太阳合腨下间 素四一 230

脉来悬钩浮为常脉 素四八 266

脉至如丸滑不直手 素四八 268

脉口人迎应四时也 灵九 26

脉之见者皆络脉也 灵一十 38

脉度言经脉之长短 灵一四 48

脉缓者小肠大而长 灵四七 93

脉要精微论篇第十七 素一七 98

脉之所居深不见者刺之 灵七 23

脉动而实且疾者疾泻之 灵九 28

脉口人迎俱少而不称尺寸也 灵
　九 26

脉软者病将下 灵一九 55

脉之浮沉及人迎与寸口气小大等
　者 灵四九 97

急心 灵六四 117

急益劲 素一八 116

急则死 素二八 176

急泻之 灵五 19

急补之 灵五 19

急取之 灵二三 60

急刺之 灵二三 60

急斩之 灵八一 155

急治之 灵八一⑦ 156、157

急刺背俞 素三六② 210

急引阴卵 素六十 319

急者缓之 素七四② 523、541

急则俱死 素八一 573

急取诛之 灵一 2

急泻其邪 灵五 19

急治其阴 灵六 20

急治其阳 灵六 20

急灸胻少阴 素三六 210

急则气味厚 素七四 529

急者目不合 灵一三 45

急泻有余者 灵二三 61

急虚身中卒至 素一九 126

急食咸以软之 素二二 144

急食苦以泄之 素二二 142

急食苦以燥之 素二二 142

急食苦以坚之 素二二 145

急食甘以缓之 素二二 141、144

急食酸以收之 素二二 142、145

急食辛以润之 素二二 142

急食辛以散之 素二二 143

急取之以泻其邪而出其血 灵一十 38

胜复之作 素六七 373、六八 398、七一 464、七四 535

胜复之气 素七一 475、七四 543

胜复之动 素七四 525

胜复之变 素七四 534

胜复盛衰 素六九 418

胜复淫治 素七一 457

胜复更作 素七一 474

胜复正化 素七一 488

胜则水冰 素七十 447

胜与复同 素七一 476

胜之常也 素七四 525

胜尽而起 素七四 535

胜有微甚 素七四 535

胜和而和 素七四 535

胜虚而虚 素七四 535

胜至则复 素七四 525

胜至已病 素七四 535

胜肺伤脾 素七九 565

胜而无复也 素七四 526

独立守神 素一 6

独大者病 素二十 133

独疾者病 素二十 133

独迟者病 素二十 133

独热者病 素二十 133

独寒者病 素二十 133

独出独入 素二五 160

独来独往 素二五 162

独伤其阴 灵四 11

独调其尺 灵七四 135

独瞑独视 灵八十 153

独博独眩 灵八十 153

独陷下者病 素二十 133

独胜而止耳 素三四 198

独出其邪气 灵九 28

独出其邪气耳 灵七 23

独居分肉之间 灵二七 66

独见者病胜藏也 素一九 127

独胜则湿气内郁 素七四 518

独闭户塞牖而处 灵一十 32

独泻其络脉则强 灵七二 131

独治者不能生长也 素三四 198

胆者 素八 58；灵二 8、四七 93

胆也 灵四九 98

胆为怒 素二三 150～151；灵七
　八 149

胆病者 灵四 15

胆胀者 灵三五 76～77

胆咳之状 素三八 216

胆汁始灭 灵五四 104

胆移热于脑 素三七 214

胆出于窍阴 灵二 6

胆足少阳之脉 灵一十 36

胆液泄则口苦 灵一九 55

胆合入于阳陵泉 灵四 14

胆胃大小肠脾胞膀胱 素七六 549

胆胃大肠小肠膀胱三焦六府皆为
　阳 素四 25

胞痹者 素四三 242

胞气不足 素二八 177

胞脉闭也 素三三 197

胞移热于膀胱 素三七 213

胞之络脉绝也 素四七 259

胞络者系于肾 素四七 259

胞络绝则阳气内动 素四四 247

胞脉者属心而络于胞中 素三
　三 197

胫疫 灵三十 72

胫也 灵四九 98

胫转筋 灵一三 45

胫有大小 素四八 264

胫疫眩冒 灵三三 74

胫气有街 灵五二 102

胫纵而不任地也 素四四 246

胫寒则血脉凝涩 灵六六 123

胕肿者 素六一 326

胕肿身重 素七一 490

胕肿于上 素七四 518

胕肿骨痛阴痹 素七四 513

胕肿不能久立 素七四 527

胠胁痛 素六九 408

胠胁气并 素七四 517

胠胁不可反侧 素六九 406

盈实而滑 素一八 116

盈虚何如 素七一 500

盈虚更作 素七四 503

狭然不知其所病 灵三三 74

匍匐而前则惑 灵八十 153

、一

帝曰　素一③、四、五④、六②、九⑫、一
　一、一三⑥、一四⑧、一六、一七⑧、
　一九⑲、二十⑨、二一③、二二、二
　五④、二六⑥、二七④、二八㉓、二
　九④、三十⑥、三一⑦、三三⑪、三
　四⑥、三五⑮、三八⑤、三九⑤、四
　十⑯、四二、四三⑨、四四⑤、四五⑥、
　四六⑪、四七⑭、五一、五三、五四、
　五六②、五七③、五八③、六一⑨、六
　二③、六三②、六四③、六六⑨、六
　七⑮、六八㉜、六九⑯、七十⑱、七
　一⑳、七四⑬、七五⑤、七六⑤、七八、
　七九④、八一④;灵二七②、三五、三
　七、四七、七五②、七九②、

帝欲何问　素六二　334

帝问何急　灵五十　99

帝之所问　灵七一　128

帝瞿然而起　素一九　121

帝弗知邪入乎　灵七九　151

帝乃辟左右而起　素五八　302

帝捧手逡巡而却曰　素五八　292

音声能彰　素九　67

音声鼓响　灵六五　121

音气益彰　灵九　27

音主长夏　灵四四②　87

音嘶色脱　灵六十　111

音声之户也　灵六九　126

音声之扇也　灵六九　126

音声之机也　灵六九　126

音声之关也　灵六九　126

音者冬夏之分　灵七八　147

施于少阴　素七一　499

施于阳明　素七一　499

施于厥阴　素七一　499

施于太阳　素七一　499

施于太阴　素七一　499

度者　素四六　259

度水跌仆　素二一　138

度人脉度　素八十　569

度民君卿　素八十　570

度事上下　素八十　571

度百岁乃去　素一　2

度病之浅深也　素一五　89

疽发于中　素七一　467

疽疡痈肿　素七一　492

疽疡于中　素七四　518

疽疡咳喘　素七四　526

疽疡咳唾血　素七四　513

疢尽乃止　灵一九　54

庭者　灵四九　98

庭者颜也　灵四九　97

亲戚兄弟远近音声日闻于耳　素一
　四　87

亭亭淳淳乎　灵五二　101

丶 丨

闻难则恐 灵五十 100

闻木音而惊何也 素三十 181

闻其声而知其形 灵六五 121

闻木声则惕然而惊 素三十 181；
　灵一十 32

闻木音则惕然而惊者 素四九 271

恢刺者 灵七 23

恢筋急 灵七 23

恬惔虚无 素一 3

恬惔无为 灵六八 125

恍惚之数 素八 60

恍惚无穷 灵四五 88

恒者 素四六 259

闾里门户也 灵三五 76

恟作痛肿聚 灵二四 63

丶 丶

逆 素七四 533

逆也 素七四 533

逆春气 素二 13

逆夏气 素二 13

逆秋气 素二 13

逆冬气 素二 13

逆其根 素二 14

逆则死 素一五 90 ~ 91、二
　八② 175

逆者死 素一八 110

逆者病 素七一 477

逆而盛 素四六 256

逆在胃 灵一九 55

逆于生乐 素一 2

逆于肉理 素三 18

逆从阴阳 素一 8

逆从倒行 素一三 85

逆从得施 素六五 356

逆从以得 素八十 571

逆之则死 素二 14

逆之则乱 素二 14

逆之有咎 素五二 276

逆之从之 素七四 542

逆气象阳 素五 45 ~ 46

逆气里急 素六十 320

逆行一过 素一五 91

逆守而小 素六九 416

逆顺相反 灵九 27

逆其营卫 灵九 29

逆则面赤 素一六 96；灵九 30

逆则变生 素六八 389

逆则死矣 灵三 10

九画

逆而刺之 素二七 172

逆而从之 素七四 542

逆而夺之 灵一 1

逆者正治 素七四 541

逆者必败 灵三三 74

逆者为粗 灵四四 87

逆之则伤肝 素二 9

逆之则伤心 素二 9

逆之则伤肺 素二 10

逆之则伤肾 素二 11

逆寒暑之宜 素一三 83

逆其气则病 素四三 245

逆则阳气乱 素四五 251

逆则其病近 素六八 392

逆厥则必死 灵一 3

逆顺五体者 灵五 18

逆顺之常也 灵一六 50、三八 79

逆之则灾害生 素二 14

逆气环为咳嗽 素一六 92

逆从之变异也 素一九 120

逆者人迎甚盛 素四六 256

逆顺第五十五 灵五五 104

逆调论篇第三十四 素三四 197

逆顺肥瘦第三十八 灵三八 79

逆四时而生乱气奈何 素六四 354

客者 灵三 8

客胜从 素七四 526

客于肺 灵四三 86

客于肝 灵四三 86

客于脾 灵四三 86

客于肾 灵四三 86

客于胃 灵四三 86

客于胆 灵四三 86

客于项 灵四三 86

客于胫 灵四三 86

客于玄府 素六一 327

客于膀胱 灵四三 86

客于大肠 灵四三 86

客于小肠 灵四三 86

客于阴器 灵四三 86

客于股肱 灵四三 86

客于胞膑 灵四三 86

客气胜也 素七一 502

客主之气 素七四 526

客者除之 素七四 541

客主人各一 素五九 306

客胜则腰痛 素七四 527

客于脉外则血少 素三九 218

客于外分肉之间 灵二七 66

客胜则耳鸣掉眩 素七四 526

客胜则首面胕肿 素七四 526

客胜则丹胗外发 素七四 526

客胜则胸中不利 素七四 526

客胜则足痿下重 素七四 527

客胜则清气动下 素七四 527

客主之胜复奈何 素七四 526

客于脉中则气不通 素三九 218

客胜则鼽嚏颈项强 素七四 526

客胜则大关节不利 素七四 526

客胜则腰腹痛而反恶寒 素七

四 527

浊阴为地 素五 32

浊阴归地 素五 44~45

浊气在上 素五 32

浊气在中 灵一 2

浊气在阳 灵三四 75

浊气归心 素二一 139

浊气乃辟 灵六九 126

浊者为卫 灵一八 52

浊者注阳 灵四十 82

浊者有清 灵四十 82

浊而清者 灵四十 82

浊阴出下窍 素五 32

浊阴走五藏 素五 32

浊阴归六府 素五 32

浊气在中者 灵三 9

浊溜于肠胃 灵三 9

浊者其气涩 灵四十 82

浊涕下不止也 素三七 214

浊者下走于胃 灵四十 82

津脱者 灵三十 72

津液藏焉 素八 59

津液相成 素九 67

津液充郭 素一四 88

津液在脾 素四七 261

津液不化 灵九 29、三六 78

津液不下 灵六六 123

津液布扬 灵五四 103

津液涩渗 灵六六 123

津液内溢 灵七五 138

津液久留 灵七五 141

津液留之 灵七五 141

津液和调 灵八一 155

津液之府也 灵二 8

津液之道也 灵三五 76、七五 138

津液各走其道 灵三六 77

津液去皮节者则爪枯毛折 灵一
十 37

前谷 灵二 7

前阴者 素四五 250

前引髀 灵一三 44

前曰广明 素六 49

前以候前 素一七 107

前曲后居 素一八 116

前后不通 素一九 128~129

前后相应 素六五 356

前伤任脉 灵八一 156

前在于人迎 灵三三 74

前及胸痛息贲 灵一三 47

前者结于伏兔之上 灵一三 44

举足 灵四 14

举足浮 灵六四 116

举之前后 灵七 23

举足善高 灵六七 124

举不欲观于俗 素一 7

举膝分易见也 素五四 283

举节不用而痛 灵二一 57

举措不顾是非 灵七二 130

举痛论篇第三十九 素三九 218

举臂肩上陷者灸之 素六十 324

九
画

洒淅洒淅 素三六 207

洒淅动形 灵四 12、七三 134 七
　　五 140~141

洒淅喜惊 灵六六 122

洒陈于六府 素四三 244~245

洒洒然时惊 素七七 554

洒淅起于毫毛 素六二 335

将军之官 素八 58

将国有殃 灵七九 152~153

将天数然也 素一 4

将尽行之乎 灵四二 84

将言以杂合耶 素七八 558

将在分肉之间乎 灵二七 66

将必须八正虚邪 灵七九 151

将从上古合同于道 素一 8

将审察于物而心生之乎 灵三
　　八 79

养百姓 灵一 1

养之和之 素七十 456

养生之道也 素二 9

养长之道也 素二 9

养收之道也 素二 10

养藏之道也 素二 11

美其食 素一二 80

美肩背 灵六四 116

美股胫 灵六四 116

美眉者 灵六四 118

美须者阳明多血 灵六五 121

美眉者太阳多血 灵六五 121

首如裹 素三 16

首面也 灵四九 98

首风之状 素四二 239

首甲定运 素六七 370

首空上向 灵四九 99

首面与身形也 灵四 11

首面上于阙庭 灵四九 97

差同正法 素七四 536

差有数乎 素七一 493、七四 536

宣明大道 素六九 418

宣五谷味 灵三十 72

宣明五气篇第二十三 素二三 150

宦者独去何也 灵六五 121

宦者去其宗筋 灵六五 121

迷诊乱经 素七四 534

迷惑而不治 灵八 25

洪大以长 素一八 115

洪水乃从 素七一 489

浑束为一 灵四五 88

浑浑革至如涌泉 素一七 99

洁净府 素一四 88

洞者 灵四 14

济泌别汁 灵一八 53

姜韭之气熏之 灵六三 115

涎下 灵二八 69

窃内怪之 灵八十 153

黄帝内经索引

、一

神乎 灵一 1

神者 灵三 8

神藏五 素九 63

神乎神 素二六 168

神有余 素六二 335

神门绝 素七四② 514、522

神客者 灵三 8

神气乃浮 素三 16

神气乃平 素六二② 335、336

神气舍心 灵五四 103

神气皆去 灵五四 104

神气所使 灵六九 126

神明出焉 素八 58

神乃自生 素九 67

神之变也 素九 67

神之舍也 灵八十 153

神不使也 素一四 87

神不足者 素六二 335~336

神不慈也 素八一 574

神转不回 素一五 89、一九 121

神变而止 素一六 92

神无所归 素三九 222

神有所归 素三九 222

神有所恶 灵八十 152

神志俱悲 素八一 573

神客在门 灵一 1

神在秋毫 灵一 2

神属勿去 灵一 2

神归其室 灵三五 77

神与俱成 灵四二 84

神自得之 灵四二 84

神移乃复 灵八十 154

神明之府也 素五 31、六六 361

神明之类也 灵七五 137

神在天为风 素五 36、六六 362、
　六七 375

神不足则悲 素六二 335

神气乃得复 素六二 336

神明为之纪 素六七 370、六
　九 414

神去则机息 素七十 451

神去则死矣 灵七一 129

神归之则热 灵二七 66

神明为之纲纪 素五 45

神无营于众物 素二五 163

神有余有不足 素六二 334

神惮散而不藏 灵八 25

神荡惮而不收 灵八 25

神明相得者也 灵七五 135

神气之所生也 灵八十 153

神无营于众物者 素五四 283

神有余不足何如 素六二 335

神有余则笑不休 素六二 335

神用无方谓之圣 素六六 362

神门绝者死不治　素六九　407

神不慈则志不悲　素八一　574

神伤则恐惧自失　灵八　25

神气之所游行出入也　灵一　3

神伤则恐惧流淫而不止　灵八　25

语之以其善　灵二九　70

语子至道之要　素七五　549

扁骨有渗理腠　素六十　324

诵而未能解　素七五　547

说意而已　素七五　548

˥一

昼日则差　素四二　238

昼日行于阳　素三五　201；灵七
　一　127

昼日常行于阳　灵八十　154

昼日行于阳二十五周　灵七六　142

屋发折木　素七一　491

退行一步　素六八　389

˥丨

除陈气也　素四七　262

除此二十四岁　素七一　476

除此五者为顺矣　灵六十　111

除三百六十五节气　素五四　284

除其邪则乱气不生　素六四　354

眉本二穴　素五八　298

眉后各一　素五九　312

眉有毫毛　灵六四　118

˥丿

怒伤肝　素五　37、六七　376

怒胜思　素五　39、六七　381

怒则气上　素三九　221

怒则气逆　素三九　221

怒而多言　灵二六　65

怒则气上逆　灵四六　90

怒则肝气乘矣　素一九　124

怒不避勇士者　灵五十　100

怒则气盛而胸张　灵五十　100

一、

癸已癸亥 素七一 488

癸未癸丑岁 素七一 485

癸酉癸卯岁 素七一 481

癸主左手之少阴 灵四一 83

癸卯癸酉少征加下少阴 素七
一 476

癸已癸亥少征下加少阳 素七
一 476

癸卯癸酉其运热寒雨 素七一 462

癸已癸亥其运热寒雨 素七一 473

癸丑癸未其运热寒雨 素七一 468

柔则养筋 素三 18

柔痿苍干 素六九 408

柔脆焦首 素七十 441

柔叶呈阴 素七一 491

柔者易伤也 灵四六 89

柔脆草木焦槁 素六九 409

勇士者 灵五十 100

勇怯之理 素七七 557

勇者气行则已 素二一 138

勇而劳甚则肾汗出 素六一 327

垒发死 素四八 268

怠惰 灵四 13

ㄱㄱ

结阴者 素七 56

结阳者 素七 56

结而横 素一八 111

结虽久 灵一 4

结于茎 灵一十 39

结于踵 灵一三② 44、45

结于脐 灵一三 45、一九 54

结于角 灵一三② 46、47

结于腕 灵一三③ 46、47

结于踝 灵一三 44

结于腘 灵一三 44

结于鼻 灵一三 44

结于膝 灵一三 45

结于髀 灵一三 45

结于肋 灵一三 45

结于髃 灵一三 47

结于頄 灵一三 47

结于臂 灵一三 47

结于肘 灵一三 46

结腋下 灵一三 47

结于命门 素六 49;灵五 17

结于颊大 灵五 17

结于窗笼 灵五 17

结于太仓 灵五 17

结于廉泉　灵五　17

结于玉英　灵五　17

结于踹外　灵一三　44

结于枕骨　灵一三②　44、46

结于缺盆　灵一三　44

结于跗上　灵一三　45

结于肩髃　灵一三　44

结于鱼后　灵一三　47

结于锐骨　灵一三　47

结于胸中　灵一三　47

结于阴器　灵一三　45、46

结者散之　素七四　541

结肩前髃　灵一三　47

结络坚紧　灵七三　134

结于膝外廉　灵一三　44

结于外辅骨　灵一三　45

结于肘内廉　灵一三　47

结而不通者　灵六四　119

结于耳后完骨　灵一三　46

结于目眦为外维　灵一三　44

结于肘内锐骨之后　灵一三　46

结喉以下至缺盆中长四寸　灵一四　48

络头　灵一三　47

络外廉　素四一　232

络刺者　灵七　22

络肩髃　灵一十　39

络诸筋　灵一三　46

络阴器　灵一六　50

络心系　灵一九　54

络脉调匀　素一七　98

络脉十五　灵一　3

络脉先盛　灵一十　38

络有留血　素二六　165

络气不足　素二八②　174

络满经虚　素二八　174

络满色变　素七四　519

络血之中　素三九　220

络六府也　素四三　245

络之阴阳　素五七　291

络于膻中　灵五　17

络于横骨　灵六九　126

络肾属膀胱　灵一十　34

络脉治皮肤　灵二一　58

络阴器系于肝　素三九　220

络脉之所别处　灵二　4

络脉异所别也　灵一十　40

络于膝内辅骨　灵一三　45

络之别者为孙　灵一七　51

络脉之病人也微　素三四　199

络盛则入客于经　素五六⑥　289、290

络胸胁支心贯鬲　素五八　293

络脉三百六十五　素七八　558

络脉不得随经上下　素三四　199

络脉满则注于经脉　素五六　291

络之与孙脉俱输于经　素六二　339～340

络脉之渗灌诸节者也　灵三　10

络脉满则输入于大经脉　素六

二 340

绝汗乃出 素一六 95；灵一十 38

绝人长命 素二七② 173、七
　　十 456

绝于子孙 灵四八 95

绝不至曰死 素一八 111

绝皮致肌肉 灵七 23

绝皮乃绝汗 灵九 29

绝汗则终矣 灵九 29

绝系一日半死 素一六 95

绝肤而病去者 素六一 330

绕篡后 素六十 320

绕毛际 灵一十 36

绕肩胛 灵一十 34、一三 47

绕髀入毛际 灵一一 41

绕肩胛引颈而痛 灵一三 46

骄恣从欲 灵二九 70

十　画

一一

素肾气胜 素三四 198

素刺其肿上 灵一九 54

素天之气经于亢氐昴毕 素六
　　七 371

一丨

起于春 素二二 143

起于夏 素二二 143

起于秋 素二二 144

起于冬 素二二 145

起毫毛 素三二 188；灵七九 153

起居有常 素一 2

起居无节 素一 2

起居如惊 素三 16

起居衰矣 素五 43

起居不节 灵六六 123

起则熏肺 素七 55

起于度量 素八 60

起于甲乙 素二二 143

起于丙丁 素二二 143

起于长夏 素二二 144

起于戊已 素二二 144

起于庚辛 素二二 145

起于壬癸 素二二 145

起于气街 素六十 319

起于中焦 灵一十 31

起于中指 灵一三 47

起于胃口 灵一十 32

起于心中 灵一十 33

起于胸中 灵一十 35

起于肾下 灵六二 114

起而忘之 素一六 93

起如发机 素二五 163

起所有余 素八十 570

起恶日光 灵四 13

起步内中 灵六 21

起居之过度 素七八 559

起于目内眦 灵一十 34

起于目锐眦 灵一十 36

起于五指间 灵一十 38

起于中三指 灵一三 45

起于中极之下 素六十 319

起于小指之下 灵一十 34、一
三 45

起于小指次指 灵一三 44

起于小指之端 灵一十 34

起于小指之上 灵一三 46

起于大指之端 灵一十 33

起于大指之上 灵一三② 46、47

起于腕上分间 灵一十 38

起于足小指上 灵一三 44

起于然骨之后 灵一七 51

起则目无所见 灵四 14

起于上而终于下 素七一 475

起于鼻之交頞中 灵一十 32

起于小指之内侧 灵一三 47

起毫毛而发腠理 灵七五 141

起于大指丛毛之际 灵一十 36

起于大指次指之端 灵一十 31、一
三 47

起于大指之端内侧 灵一三 45

起于小指次指之端 灵一十 35、一
三 46

起于少腹以下骨中央 素六十 320

起脐以下至小腹䐜䐜然 灵四 14

真藏也 素七 52

真头痛 灵二四 63

真藏见 素一九③ 125、126

真气者 素二七 172；灵七五 140

真心痛 灵二四 63

真气从之 素一 3

真气已失 素二七 173

真气上逆 素三三 197

真气得安 素三五 204

真气得居 灵七一 129

真邪相薄 素六九 402

真邪相搏 灵五 19

真邪相攻 灵二八 67、三五 77、五
四 104

真气稽留 灵五 17

真气坚固 灵七一 129

真气乃存 灵七三 134

真肝脉至 素一九 126

真心脉至 素一九 126

真肺脉至 素一九 126

真肾脉至 素一九 126

真脾脉至 素一九 126

真藏脉见 素一九 125

真藏来见 素一九 125

真虚痛心 素二一 141

真邪不别 素二六 165

真邪俱往 灵七八 148

真不可复 素二七 173

真不可定 灵三五 77

真藏坏决 素七六 552

真色以致 灵四九 97

真藏虽不见 素一九 126

真气不能周 灵二七 66

真气乃相得 素六二 337

真气之所过 灵七一 130

真藏脉见者胜死 素二十 134~135

恶风寒 素三二 188

恶见人 素三六 207

恶清饮 灵二六 65

恶眉者 灵六四 118

恶气不发 素二 12

恶气乃起 灵五七 107

恶者可见 素一九 121

恶人与火 素三十 181、四九 271

恶血归之 素四一 230

恶血留内 素六三 347；灵四 11

恶血在内 灵二十 56

恶风少气 素四六 258

恶所不胜 素七一 500

恶寒鼓慄 素七四 521

恶寒发热 素七四 543

恶得无虚 灵一 1

恶知其原 灵一 1

恶得无实 灵一 1

恶于针石者 素一一 78~79

恶风而振寒 素三三 195

恶知其原者 灵三 8

恶血在于内 灵二四 63

恶有乱者乎 灵四十 82

恶者何如可见 素一九 121

恶寒发热如疟 素七四 509

恶有不听者乎 灵二九 70

恶有不下者乎 灵三五 77

恶则邪气留止 灵四六 90

恶血当泻不泻 灵五七 107

恶可以度量刺乎 灵一二 43

恶血在内而不去 灵五八 108

莫贵于人 素二五 158

莫贵于此 灵一八 53

莫知之也 素二五 160

莫知其妙 素六九 417

莫知其形 素二五 162~163；灵七
三 134

莫知其情 素二五 128；灵四 11、
七三 132

十
画

莫知其纪 灵一七 51、六二 114

莫见其形 素二六 167

莫不恶死而乐生 灵二九 70

莫知其情而见邪形也 素二六 167

恐胜喜 素五 38、六七 379

恐伤肾 素五 42、六七 385

恐惧者 灵八 25

恐则气下 素三九 221

恐则精却 素三九 222

恐内伤脾 素四十 226

恐不能言 灵五十 100

恐人将捕之 灵四 15、一九 55

恐则脾气乘矣 素一九 124

恐惧而不解则伤精 灵八 25

索之于经 素二六 168

索皮于肺 灵二三 60

索脉于心 灵二三 60

索肉于脾 灵二三 61

索筋于肝 灵二三 61

索血于心 灵二三 61

索骨于肾 灵二三 61

索其结络脉 素二十 137

索气于胃络 灵二三 61

鬲中 素七四 527

鬲肠不便 素三七 213

鬲塞不通 素四二 239

鬲盲之上 素五二 275

鬲咽不通 素七四③ 508、512、
517~518

鬲与脾肾之处 素一六 95

根于中者 素七十 451

根于外者 素七十 451

根结第五 灵五 17

根荄少汁 灵七五 139

根摇而叶落 灵四六 89

根于外者亦五 素七十 451

埃雾朦郁 素六九 407

埃冒云雨 素七十 448

埃昏郊野 素七一 461

埃昏黄黑 素七一 489

埃昏骤雨则振拉摧拨 素七十 435

桎之为人 灵六四 117

桎羽与众羽 灵六五 120

盐者胜血 素一二 80

格中而呕 素七四 527

配于四海 素七八 560

桂心一斤 灵六 21

栗咸 灵五六 105

桃辛 灵五六 105

一 丿

夏 灵七九 152

夏者 素六四 354

夏三月 素二 9

夏胜秋 素四 23、九 65

夏不愈 素二二 143

夏不死 素二二 144

夏不弦 素七四 536

夏早食 素六五 358;灵四二 85

夏早晡 灵四二 85

夏晏食 素六五 359;灵四二 85

夏晏晡 素六五 359

夏下晡 素六五 360;灵四二 85

夏日中 素六五 358;灵四二 85

夏日出 素六五 358;灵四二 85

夏日昳 素六五 359;灵四二 85

夏刺输 灵四四 87

夏阳风 灵五十 99

夏为寒变 素二 9

夏伤于暑 素三 21、五 35;灵七
　四 136

夏病在阳 素四 25

夏生飧泄 素五 35

夏刺络俞 素一六 92

夏刺春分 素一六 93

夏刺秋分 素一六 93

夏刺冬分 素一六 93

夏刺经脉 素六四 354

夏刺肌肉 素六四 354

夏刺筋骨 素六四 354

夏应中矩 素一七 101

夏日在肤 素一七 103

夏脉如钩 素一九 118

夏得肾脉 素一九 128

夏得冬脉 素二三 153

夏无见血 素四一 227

夏气北行 素七一 494

夏取分腠 灵二一 58

夏脉者心也 素一九 119

夏亟治经俞 素二八 177

夏伤于大暑 素三五 203

夏者火始治 素六一 330

夏气在孙络 素六四 353

夏气在皮肤 灵九 28

夏气始于中 素七一 494

夏气始于前 素七一 494

夏三月之病 素七九 567

夏气者病在藏 素四 23

夏暑汗不出者 素四 24

夏至四十五日 素一七 101

夏胃微钩曰平 素一八 110

夏以胃气为本 素一八 116

夏取盛经孙络 灵一九 54

夏生后泄肠澼 灵七四 136

夏脉太过与不及 素一九 119

夏取盛经分腠何也 素六一 330

夏有炳明光显之化 素六九 413

夏有惨凄凝冽之胜 素六九 413

夏有光显郁蒸之令 素六九 413

夏中炎烁燔燎之变 素六九 413

夏取诸腧孙络肌肉皮肤之上 灵
　二 8

唇黄 灵三七 79

唇漯漯然 灵二六 64

唇临临然 灵三八 80

唇口不荣 灵六五② 121

唇厚人中长 灵二九 71

唇坚者脾坚 灵四七 92

唇反者肉先死 灵一十 37

唇至齿长九分 灵三一 72

唇下纵者脾下 灵四七 92

唇舌者肌肉之本也 灵一十 37

唇大而不坚者脾脆 灵四七 92

唇上下好者脾端正 灵四七 92

唇偏举者脾偏倾也 灵四七 92

唇色青黄赤白黑者 灵五九 109

破䐃脱肉 素一九 126；灵八 25

破而散之 灵七五 140

原野昏霿 素七一 469

原独不应五时 灵四四 87

顾如有见者 素四一 227

一

热也 素五三 281

热伤气 素五② 34、38、六七 374

热生火 素五 37、六七 377、六
九 414

热生寒 灵七四 136

热病也 素三二② 193

热气盛 素三五 201

热不甚 素三六 207

热化二 素七一② 478、481

热化七 素七一④ 479、480

热加燥 素七一 472

热淫同 素七四 516

热在髓 灵二三 61

热极生寒 素五 32

热气生清 素五 32

热气在中 素三九 222

热气主之 素六六 369

热气治之 素六八 388

热气妄行 素七十 447

热气下临 素七十 448

热气大行 素七四 520

热气大来 素七四 530

热气淳盛 灵八一 157

热胜则肿 素五 34、七一 499

热胜其寒 灵七五 141

热伤皮毛 素五 41、六七 383

热盛于身 素三十 182

热盛于中 素四五 251

热病已愈 素三一 185

热病气穴 素三二 193

热病三日 灵二三 60

热病数惊 灵二三 61

热病体重 灵二三 61

热病脉静 灵六一 113

热止汗出 素三六 207

热去汗出 素三六 207

热去汗稀 灵七五 137

热去乃止 灵七五 140

热多寒少 素三六 208

热间善惊 素三六 208～209

热甚生烦 素四一 232

热甚则寒 灵七四 136

热熏分腠 素六一 330

热不得还 素六二 342

热毒不生 素七十 452

热而行之 素七十 454

热后而暴 素七一 464

热无犯热 素七一 477

热反胜之 素七四⑥ 516、517

热反上行 素七四 519

热淫于内 素七四 510

热淫所胜 素七四③ 509、512

热者寒之 素七四② 523、541

热者耐寒 灵五九 109

热司于地 素七四 516

热化于天 素七四 517

热客于胃 素七四 518

热因寒用 素七四 542

热则疾之 灵一十 31、32、33、34、
35、36、37、二三 62

热则筋纵 灵一三 45

热则痛解 灵二七 66

热行乃止 灵一九 54

热无灼灼 灵二九 71

热于怀炭 灵七五 138

热甚则恶火 素三十 181

热虽甚不死 素三一 183

热争则喘咳 素三二 188

热多汗出甚 素三六 207

热多则淖泽 素五七 291

热则肠中鸣 素三六 209

热则消肌肤 灵四六 90

热见七日死 素四八 266

热俞在气穴 素五八 301

热气熏胸中 素六二 341

热气留于胃 灵八十 154

热病生于上 素七一 472

热病行于下 素七一 474

热病先身涩 灵二三 60

热至则身热 素七一 501

热上皮肤痛 素七四 513

热而痉者死 灵二三 61

热不已者死 灵二三② 61

热胜则肉腐 灵八一② 157

热胜则腐肉 灵八一 155

热中及热病者 素二十 135

热争则卒心痛 素三二 187

热病先胸胁痛 素三二 189

热病七日八日 灵二三③ 60

热病第二十三 灵二三 60

热病已得汗出 灵二三 60

热病嗌干多饮 灵二三 61

热病面青脑痛 灵二三 61

热病身重骨痛 灵二三 61

热病不知所痛 灵二三 61

热病挟脐急痛 灵二三 61

热病而汗且出 灵二三 61

热甚而强食之 素三一 185

热气留于小肠 素三九 221

热厥之为热也 素四五 250

热俞五十九穴 素五八 297

热则筋纵不收 灵一三 48

热则肉著于针 灵三九 82

热而腹满者死 灵二三 61

热论篇第三十一 素三一 183

热争则狂言及惊 素三二 186

热争则项痛而强 素三二 188

热病从部所起者 素三二 189

热病先身重骨痛 素三二 192

热病先眩冒而热 素三二 192

热病始手臂痛者 素三二 190

热病始于头首者 素三二 192

热病始于足胫者 素三二 192

热气至则痛止矣 素三九 220

热厥何如而然也 素四五 251

热多则筋弛骨消 素五六 290

热曛昏火夏化同 素七一 476

热则筋弛纵不收 灵一三 48

热则滋雨而在上 灵七五 139

热之而寒者取之阳 素七四 543~544

热厥取足太阴少阳 灵二一 57

热病不可刺者有九 灵二三 61

热气因于针则针热 灵三九 82

热病先肤痛窒鼻充面 灵二三 60

热争则腰痛不可用俯仰 素三二 187

热病头痛颞颥目瘈脉痛 灵二三 61

热病已得汗而脉尚躁盛 灵二三 61

热病者脉尚盛躁而不得汗者 灵二三 61

致津液 素二二 142

致针骨所 灵七 23

致邪失正 灵三五 77

致气以温之 灵六四 119

致津液通气也 素七四 528

致气则生为痈疡 灵一 3

致气则生为痈疽也 灵二一 57

振寒者 灵二八 69

振埃者 灵七五② 137

振栗谵妄 素七一 464

振慄谵妄 素七四 520

振寒洒洒 灵二一 57

振拉飘扬则苍干散落 素七十 432

损有余 灵二一 57

损益相从 素七十 419

损者温之 素七四 541

损其有余 灵二三 60

损不足而益有余 灵一 2~3

一

虑无所定 素三九 222

丨丨

紧则为痛痹 灵四八 96　　紧则灸刺且饮药 灵四八 96
紧痛则取之分肉 灵四八 96　　紧则先刺而后灸之 灵四八 96

丨丶

贼风数至 素二 12、一三 83　　唏者 灵二八 69
贼风邪气 灵七九 151　　唏然时寒 灵二二 59
贼风第五十八 灵五八 107　　眩冒巅疾 素六九 403
贼风邪气之中人也 灵七九 151　　眩已汗出 灵二四 64
哭泣悲哀 素七六 549　　罢极之本 素九 68
哭不悲也 素八一 574　　眠而有见 素一六 94
哭泣而泪不出者 素八一 572　　圆面 灵六四 116

丿一

积不痛 灵五二 102　　积寒留舍 素五八 302
积于上 灵五九 108　　积于胁下 灵四 11
积精全神 素一 7　　积于胸中 灵五六 105
积阴为地 素五 31　　积于下者 灵五九 108

积聚乃伤 灵四六 90

积聚以留 灵六八 125

积神于心 灵四九 99

积之始生 灵六六② 123

积而从之 灵七三 134

积传为一周 素六 51

积并则为惊 素七五 548

积于腹中者 灵五九 108

积为导引服药 素四七 260

积阴之所聚也 素六一 327

积水者至阴也 素八一 573

积微之所生也 灵六十 110

积筋之所终也 灵六三 114

积气余而盈闰矣 素九 61

乘肩髃 灵一十 39

乘之名也 素一九 125

乘其至也 素七四 530

乘年之虚 素七四 531

乘年之衰 灵七九 152

乘车来者 灵九 29

乘金则止水增 素七十 448

乘秋则肺先受邪 素三八 215

乘春则肝先受之 素三八 215

乘夏则心先受之 素三八 215

乘冬则肾先受之 素三八 215

乘至阴则脾先受之 素三八 215

缺盆 素六一 331

缺盆各一 素五九 306

缺盆之中 灵二 7

缺盆中痛 灵一十 31

缺盆中肿痛 灵一十 36

缺盆中纽痛 灵一三 44

缺盆为之道 灵二九 71

缺盆外骨空各一 素五九 308

缺盆以下至髑骭长九寸 灵 一
   四 48

缺盆骨上切之坚痛如筋者灸之 素
   六十 325

眚于一 素七十 435

眚于三 素七十一 428

眚于七 素七十 433

眚于九 素七十 430

铍针者 灵一 2

铍石所取 灵七五 138

丿丨

候反温 素七一 464

候此者 灵七九 152

候之奈何 素二七 172；灵五五
   104、七九② 152、七一 130

候之于颜 灵二二 58

候吸引针 素二七 171

候气奈何 素二七 171

候呼引针 素二七 170

候呼内针 素六二 342

候乃大温 素七一 466

候也奈何 素七一 475

候见其外 灵二九 71

候病所在 灵五九 109

候之手阳明太阳 灵二二 58

候虚实之所在者 灵五二 101

候气而刺之奈何 灵七六 142～143

候在足太阳之外大络 灵四 15

候五藏六府之小大焉 灵二九 71

候之足太阳阳明太阴手太阳 灵二
二 58

候亦同法 素九 64

倮虫耗 素七十 449

倮虫静 素七十 449

倮虫育 素七十② 449、450

倮虫不成 素七十 449

倮虫不育 素七十 450

倮虫不滋 素七四 517

倮虫不荣 素七四 520

俱视独见 素二六 168

俱往俱来 灵四八 96

俱还入于胃 灵二八 67

俱受者水气之所留也 素六一 327

衃血 灵二六 65

衃以留止 灵五七 107

峻伤人者也 灵七九 153

衄而不止 灵六十 111

衄而不止衃 灵二六 65

俯首静伏 灵三四 75

俯仰不便 灵七五 138

俯而视之 灵八十 153

息短不属 灵二二 60

息而成积 灵六六 122

倾移之过 灵四二 84

倾侧宛伏 灵七五 138

倚而热 灵二三 60

ノ ノ

徐炊 灵七一 127

徐入徐出 灵三四 75

徐而安静 灵七三 135

徐疾所在 灵七三 133

徐疾之意 灵七三 134

徐者为病持 素七一 489

徐而疾则实 灵一 1

徐疾之意也 灵三 8

徐而疾则实者　素五四 281；灵三 9

徐出针而疾按之　素五四 281

徐往徐来以去之　灵七十 126

徐往徐来致其神　灵七五 139

徒㽱　灵一九 54

丿丶

脊中痛　素一九 120

脊反折　灵一三 44

脊以代头　素四三 242

脊椎法也　素五九 314

脊强反折　素六十 320

脊骨下空　素六十 323

脊痛腰似折　灵一十 34

脊痛不能正立　素四二 239

脊股内后廉痛　灵一十 35

脊脉痛而少气不欲言　素一九 120

颂得从容之道　素七九 564

豹文刺者　灵七 24

丿一

留二呼　灵一二 43

留三呼　灵一二 43

留四呼　灵一二 43

留五呼　灵一二 43

留七呼　灵一二 43

留十呼　灵一二 43

留连肉腠　素三 18

留瘦不移　素二十 137

留于四藏　素二一 139

留于节腠　素五八 302

留于本末　灵一十 38

留于下焦　灵三六 78

留淫日深　素二五 158

留而不去　素五六② 290、六三④

　344；灵六 21、六六⑥ 122、七

五 141

留而补之　灵七三 133

留为大痹　素六四 355

留者攻之　素七四 541

留薄归阳　素七七 556

留即为胀　灵四 15

留久痹也　灵一十 38

留著于脉　灵六六 122

留则痛成　灵六八 125

留则先后　灵八一 155

留守有多少　素六九 417

留针反为寒　灵九 29

留针反为热　灵九 29

留两骨之会　灵七一 129

留于阴也久　灵八十 154

留针阴气隆至 素五四 282

留之发为痹也 灵一十 38

留于阳则阳气满 灵八十 154

留于阴则阴气盛 灵八十 154

留于脉而不去者也 灵七十 126

藏会 素五五 285

藏度 素八十 569

藏心 灵六五 120

藏肾 灵六五 120

藏脾 灵六五 120

藏肺 灵六五 119

藏肝 灵六五 119

藏气者 素一九 127

藏气伏 素六九 405

藏主冬 灵四四 87

藏之长也 素四四 247

藏之所宜 灵二 8

藏象何如 素九 67

藏有要害 素五二 275

藏气不用 素六九 411

藏气不政 素六九 412

藏气举事 素六九 410

藏气乃复 素七十 438~439

藏寒生满病 素一二 81

藏真散于肝 素一八 110

藏真通于心 素一八 110

藏真濡于脾 素一八 110

藏真高于肺 素一八 111

藏真下于肾 素一八 111

藏有所伤及 素四六 256

藏俞五十穴 素五八 293

藏府之盖也 灵二九 71

藏府之内乎 灵三五 76

藏府之郭也 灵三五 76

藏安且良矣 灵二九 71

藏伤故死矣 灵八一 155

藏独主其病者 灵四四 87

藏先病而形乃应者 灵六 20

藏伤则病起于阴也 灵六六 122

藏气法时论篇第二十二 素二二 141

藏府之在胸胁腹里之内也 灵三五 76

藏府各因其经而受气于阳明 素二九 181

胸中痛 素二二 146

胸中热 素六三 346

胸胁满 素三二 192;灵二三 61

胸腹大 素六九 410

胸腹满 素七一 470、七四 514

胸中气满 素一九④ 125、126

胸中不利 素七十 448

胸中不便 素七四② 518、521

胸中蓄积 灵四六 90

胸胁支满 素六三 345

胸胁暴痛 素六九 410

胸痛引背 素六九 407

胸嗌不利 素七一 467

胸膈不利 素七四 522

胸若将裂 灵二二 59

胸气有街 灵五二 102

胸满引背 灵六十 111

胸喉中事也 素一七 107

胸俞十二穴 素五八 300

胸满不得息 灵二一 57、二二 59

胸中多气者死 素二十 133

胸胁胃脘不安 素七四 514

胸胁好者肝坚 灵四七 92

胸满呕逆飧泄 灵一十 37

胸围四尺五寸 灵一四 48

胸胁痛而不得息 素五八 293

胸中大腧在杼骨之端 灵五一 101

胸胁肋髀膝外至胫绝骨外踝前及
　诸节皆痛 灵一十 36

逢虚风 素二六 167

逢而泻之 素二七 173

逢寒则虫 素四三 246

逢热则纵 素四三 246

逢月之空 灵七九 152

逢年之盛 灵七九 152

逢大热而渴 素四四 248

逢风而如炙如火者 素三四 198

逢风寒如炙如火者何也 素 三
　四 198

脑髓烁 素三五 206

脑髓消 灵三十 72

脑尽痛 灵二四 63

脑髓涕唾 素七六 549

脑者阴也 素八一 573

脑为之不满 灵二八 69

脑为髓之海 灵三三 74

脑髓之虚实 灵三十 72

脑逆故令头痛 素四七 261

脑转则引目系急 灵八十 153

脑髓骨脉胆女子胞 素一一 77

脓已成 灵六十② 110

脓不泻 灵八一 156

脓疮咳呕 素七一 467

脓积寒炅 素七七 556

脓血之聚者 灵六十 110

脓血之成也 灵六十 110

脓不泻则烂筋 灵八一 155

脂者 灵五九② 109

脂人者 灵五九 110

脂者其肉坚 灵五九 109

脐也 灵四九 98

脐一穴 素五八 300

脐下反动 素七四 518

脐以上皮热 灵二九 70

脐以下皮寒 灵二九 70

脐下三寸关元也 灵二一 57

脐下关元三寸灸之 素六十 325

脆者坚之 素七四 523

脆者皮弛 灵四六 89

脆者易伤 灵四六 89

脆道更行去其乡 灵七五 139

骱骨外三里也 灵二 6

、一

病益 灵一 2

病至 灵二二 58

病矣 灵五十 100

病泄 灵六一 113

病静 灵七八 150

病在脾 素四 23、二二 144

病在心 素四 23、二二 143

病在肝 素四 23、二二 142

病在肺 素四 23、二二 144、七九 565

病在肾 素四 23、二二 145、七九 565

病在内 素一八 112

病在血 素六二 343；灵七八 149

病在气 素六二 343；灵七八 149

病在肉 素六二 343；灵七八 150

病在下 素七十 454

病在上 素七十 454；灵七 22

病在府 灵四九 97

病在皮 灵五九 109

病为本 素一四 87

病 在 外 素一九⑤ 118、119、120、121

病 在 中 素一九⑥ 118、119、120、121

病在阳 素三五 205

病在筋 素五五 286～287、六二

343；灵五九 109、七八 149

病在骨 素五五 287、六二② 343；灵五九 109、七八 149

病在脉 素六二 342；灵七 22

病不已 素一六⑤ 93、94

病不愈 素一六⑥ 92、93、94

病难已 素一八 112；灵四九 97

病难治 灵七一 129

病易已 素一八 112

病乃死 素一九 122

病风者 素二十 135

病水者 素二十 135

病深者 素二五 159、七七 554

病热者 素四十 227

病善言 素四八 267

病大风 素五五 287

病已止 素五五 287、六三 348；灵二六 65

病立已 素六三 348

病暴仆 素七一 464

病益甚 灵一 3、四九 97

病气衰 灵四四 86

病日进 灵四九② 97、七一 129

病日损 灵四九 97

病尚在 灵七一 129

病温也 灵七四 135

病喜怒 灵七八 150

病安从来 素一 3

病在鬲中 素一十 75

病在络脉 素二十 134

病在太阴 素四七 263

病在皮中 素五一 275

病在肌肤 素五五 287

病在肌肉 灵五九 109

病在少腹 素五五 286

病在肢胁 素七四 518

病在土脾 素七九 565

病在中者 灵七 22

病在藏者 灵四四 87

病在血气 灵五九 109

病在胸中 灵七四 136

病必不治 素一一 79

病形已成 素一三 85

病形何如 素一七② 105；灵五九 109

病形以成 素六二② 341、342

病不能愈 素一六 92

病不能移 素七七 556

病之变化 素一七 105

病之且死 素一九 121

病之新故 素一九 127

病之始终 素五六 289

病之所生 素六四 355

病之所舍 灵二 8

病之常也 素七一④ 498、499

病之益甚 灵四九 97

病之在藏 灵四九 97

病之生时 灵六十 110

病名心疝 素一七 105

病名为何 素三三 194、四十 223、四七 261

病名血枯 素四十 223

病名伏梁 素四十 225

病名曰厥 素四七 263

病名曰何 素四七 263

病名曰癃 素一九 124

病名曰疝 素五五 286

病肺脉来 素一八 116

病心脉来 素一八 116

病肝脉来 素一八 116

病脾脉来 素一八 117

病肾脉来 素一八 117

病热脉静 素一九 128

病热少愈 素三一 185

病生于筋 素二四 156；灵七八 149

病生于肉 素二四 156；灵七八 149

病生于脉 素二四 155；灵七八 149

病生于本 素七四 530

病生在肾 素四七 264

病生皮腠 素七一 473

病生肢胁 素七四 522

病久可治 素二八 176

病久入深 素四三 245

病日已矣 素三一 185

病虽未发 素三二 189

病而留者 素三三 194

病以时作 素三五 203

病极则复 素三五 204

病主安在 素四六 257

病新发者 素六三 345

病反暴痛 素六九 406

病反其本 素七四 530

病去而瘠 素七十 456

病可与期 素七一 492～493；灵
　　七六 143

病本于脾 素七四 512

病本于肾 素七四 513

病本于肝 素七 514

病本于心 素七四 514

病本于肺 素七四② 512、513

病冲头痛 素七四 509

病已愠愠 素七四 535

病起疾风 素七五 548

病伤五藏 素七五 549

病从内生 素七七 554

病从外来 灵四九 98

病深无气 素七七 554

病有所并 素七七 554

病有浮沉 素五十 273

病有标本 素六五 356

病有久新 素七十 455

病有盛衰 素七四 529

病有远近 素七四 529

病出于肾 素七九 565

病气有余 灵五② 19

病气不足 灵五② 19

病九日者 灵六 20

病一月者 灵六 20

病气不泻 灵七 22

病弗能移 灵七 22

病深针浅 灵七 22

病小针大 灵七 22

病大针小 灵七 22

病未去也 灵九② 27

病必衰去 灵九 27

病无所安 灵二一 57

病者溲血 灵二三 60

病注下血 灵二四 63

病色不见 灵四九 97

病虽小愈 灵四九 98

病人如何 灵五十 100

病不起也 灵七二 131

病且出也 灵七四 135

病难已也 灵七四 136

病恶埃烟 灵七五 137

病之逆从也 素五 32

病之形能也 素五 43

病之始起也 素五 47

病之六变者 灵四 14

病之所以成 灵一一 40

病之所以起 灵一一 40

病不许治者 素一一 79

病不知所痛 素六二 343

病不可已者 灵二四 63

病成名曰逆 素一四 87

病温虚甚死 素一五 90

病进而色弊 素一七 99

病名曰关格 素一七 101

病名曰肝痹 素一九 123

病名曰脾风 素一九 123

病名曰疝瘕 素一九 124

病名曰风厥 素三三 195

病名曰风水 素三三 196

病名曰骨痹 素三四 198

病名曰伏梁 素四十 224、四
七 260

病名曰阳厥 素四六 257

病名曰酒风 素四六 258

病名曰息积 素四七 260

病名曰厥逆 素四七 261

病名曰胆瘅 素四七 262

病名阴阳交 素三三 194

病名为胎病 素四七 263

病在中脉虚 素一八 114

病在一藏也 素七六 551

病在诸阳脉 素五五 287

病在分肉间 灵七 22

病在手少阳 灵九 26

病在手太阳 灵九 26、四八 96

病在手阳明 灵九 26、四八 96

病在足少阳 灵九 26、四八 96

病在足太阳 灵九 26、四八 96

病在足阳明 灵九 26、四八 96

病在足厥阴 灵九 26、四八 96

病在足少阴 灵九 26、四八 96

病在足太阴 灵九 26、四八 96

病在于三阴 灵七六 143

病入舍于肺 素一九 123

病善怒不治 素二三 153

病生于不仁 素二四 156、灵七
八 149

病生于咽嗌 素二四 156

病生于内者 灵四九 98

病生于咽喝 灵七八 149

病久不可治 素二八 176

病日衰已矣 素三一 185

病本于胃也 素三三 197

病至则善呕 素三六 208

病有少腹盛 素四十 224

病有持痈者 灵七五 138～139

病发而有余 素六五 357;灵 二
五 64

病发而不足 素六五 357;灵二
五 64

病鹜溏腹满 素六九 410

病形有微甚 素七一 476

病痹胗疮疡 素七四 520

病愈多出血 素七六 552

病合于阳者 素七九 566

病各有所宜 灵一 2

病而形肉脱 灵六 21

病而不得卧者 灵八十 154

病为大脓者 灵七 22

病先起阴者 灵九 28

病先起阳者 灵九 28～29
病先起于阳 灵二三 60
病先发于心 灵四二 85
病先发于肺 灵四二 85
病先发于肝 灵四二 85
病先发于脾 灵四二 85
病先发于胃 灵四二 85
病先发于肾 灵四二 85
病必衰去矣 灵九 28
病痛者阴也 灵九 28
病实则肘挛 灵一十 39
病始手臂者 灵二一 58
病始头首者 灵二一 58
病始足胫者 灵二一 58
病变于色者 灵四四 87
病变于音者 灵四四 87
病间者浅之 灵五九 109
病与脉相逆 灵六一 112
病风折树木 灵七七 145
病循臂而下 灵七九 150
病成而变何谓 素一七 105
病在阳之脉也 素一七 108
病在中脉实坚 素一九 128
病在少腹有积 素五五 286
病在鬲中头痛 素七四 522
病在阳之阳者 灵六 19
病在阳之阴者 灵六 20
病在阴之阳者 灵六 20
病在上者阳也 灵九 28
病在下者阴也 灵九 28

病在分腠之间 灵二三 60
病反能者何也 素三十 182
病热当何禁之 素三一 185
病久而不去者 素四三 241
病气胜阳遭阴 素四三 245
病胁下满气逆 素四七 260
病偏虚为跛者 素四九 269
病初发岁一发 素五五 287
病风且寒且热 素五五 287
病生之变何如 素六七 385～386
病反谵妄狂越 素六九 404
病反腹满肠鸣 素六九 407
病之中外何如 素七四 545、543
病痹气暴发者 灵七 22
病本第二十五 灵二五 64
病传第四十二 灵四二 84
病先发于膀胱 灵四二 85
病时间时甚者 灵四四 87
病在外脉涩坚者 素一八 114～115
病在阴者命曰痹 灵六 20
病在经络痼痹者 灵七 22
病在五藏固居者 灵七 22
病在上者下取之 灵九 28
病在下者高取之 灵九 28
病在头者取之足 灵九 28
病在足者取之腘 灵九 28
病随五味所宜也 素二二 149
病甚则弃衣而走 素三十 182
病甚则言不可快 素四二 238
病甚为五十九刺 素三二 192

病腹胀烦不嗜食　素五十 273～274

病腹满溏泄肠鸣　素六九 405

病起筋炅病已止　素五五 287

病有形而不痛者　灵六 20

病生于头者头重　灵九 28

病至则恶人与火　灵一十 32

病小愈而卒死者　灵四九 98

病则为淋露寒热　灵七七 146

病目而不得视者　灵八十 154

病在外脉不实坚者　素一九 128

病在中而不实不坚　素七十 454

病在皮肤无常处者　灵七 22

病甚者为五十九刺　素三二 190

病至则先闻腥臊臭　素四十 223

病能论篇第四十六　素四六 256

病有在毫毛腠理者　素五十 273

病痹气痛而不去者　灵七 22

病筋脉相引而急　素一九 124

病热而有所痛者何也　素四十
　226～227

病寒热疮疡痹胕痈痤　素六九 409

病水肿不能通关节者　灵七 22

病在此者主痫瘛及痉　灵一三 46

病所远而中道气味之者　素七
　四 529

病一日则巨阳与少阳俱病　素 三
　一 185

病在胃及以饮食不节得病者　灵四
　四 87

疾心　灵六四 116

疾虽久　灵一 4

疾泻之　灵三八② 80

疾如风雨　素五 46

疾走恐惧　素二一 139

疾泻无怠　素五八 302

疾出其针　素六二 337

疾按其痏　灵四 14、九 28

疾浅针深　灵七 22

疾必为害　灵七 22

疾吹其火　灵五一 101

疾而徐出　灵七三 134

疾于彻衣　灵七五 138

疾于解惑　灵七五 138

疾则气减　灵八一 155

疾不可知也　素五四 282

疾而徐则虚　灵一 1

疾而相逢也　灵六七 124

疾高而内者　灵一 4

疾高而外者　灵一 4

疾发如狂者　灵二二 59

疾出以去盛血　素二七 172

疾而徐则虚者　素五四 281；灵
　三 9

疾出针而徐按之　素五四 281

疾按之应手如痛　素六三 350

疾发针而浅内之　灵四 14

疾毒言语轻人者　灵七三 135

疾行则鸣濯濯如囊裹浆　素三
　七 212

高摇之　灵一十 40

高为本 灵四九 99

高梁之变 素三 17

高骨乃坏 素三 20

高下之宜 素一四 86

高下之理 素七十② 443、445

高下所至 灵二 4

高下无度 灵四八 95

高者抑之 素六九 414、七四 527

高者气寒 素七十 443

高下不相慕 素一 3

高而远则小 素六九 416

高者其气寿 素七十 446

高下有度乎 灵四 10

高下以坐等 灵一三 45

高不可为盖 灵四五 88

高耳者肾高 灵四七 92

高不及其地者 灵六 21

痈者 灵八一 157

痈不知所 素二八 177

痈肿少气 素三七 212

痈肿筋挛 素三七 212

痈发若变 素五五 287

痈发六府 素七七 557

痈疽注下 素七一 460

痈疽疮疡 素七一 501

痈疽痤痔 素七四 520

痈上皮热 灵六八 125

痈发于嗌中 灵八一 156

痈成则下管约 灵六八 125

痈疽第八十一 灵八一 155

痈疽不得顷时回 素二八 177

痈发四日五日逞焫之 灵八一 156

衰盛不同 素七十 419

衰盛多少 素七一 476

衰者补之 素七四 523

衰乃止耳 素七四 525

衰之以属 素七四 545

衰则危矣 灵六 20

衰则气复反入 素三五 206

衰其太半而止 素七一 501

畜羊 灵六五 120

畜彘 灵六五 120

畜牛 灵六五 120

畜鸡 灵六五 120

畜犬 灵六五 120

离其法也 素五四 282

离绝菀结 素七七 556

离之可百 灵四一 84

离而入阴 灵七一 128

离则腠理发泄 灵一十 37

离合真邪论篇第二十七 素二七 169

部有三候 素二十 130

部骨陷者 灵四九 97

部各有三候 素二十 130

颅颡者 灵六九 126

颅颡不开 灵六九 126

挛腰痛 素四五 253

效之信 灵一 3

旁纳太阳之脉 灵一十 31

疽者 灵八一 157

丶 丨

恌有加 灵七四 136
恌息面赤 灵三三 74
恌而善忘 灵四七 91

恌生胻寒 灵六六 123
阅于面者 灵二九 71
悔怒不起 灵四七 91

丶 丿

烦心 灵一十 33
烦悗 灵二一 57、二三 60
烦则喘喝 素三 16
烦劳则张 素三 16
烦心出黄 素一九 123～124
烦心颜青 素三二 187
烦心心痛 素七四 518；灵一十
　35、二三 62
烦心胸满 灵一十 31
烦心头痛 灵二四 63
烦心短气 灵三五 76
烦闷善呕 素三二 187

烦燥衄嚏 素七四 520
烦而不能食 素三三 196；灵 二
　二 59
烦满喘而呕 素四三 241
烦则心下鼓 素四三 241
烦心胸中热 素七四 513
烦满不为汗解 素三三 195
烦冤足痿清厥 素六九 412
烦心者死不可治 灵八一 156
烟垢著 灵七九 151
烟垢落 灵七九 151
烟埃朦郁 素七十 439

丶 丶

涩则心痛 素一七 98～99
涩则死也 素二八 175
涩则逆也 素二八 174

涩于小便 素四三 242
涩甚曰病 素七四 536
涩甚为痔 灵四 13

黄帝内经索引

涩甚为呕血 灵四 13

涩甚为溢饮 灵四 13

涩甚为肠澼 灵四 13

涩甚为大痈 灵四 14

涩则病积溲血 素六四 353

涩者多血少气 灵四 14

涩者阳气有余也 素一七 108

涩而身有热者死 素二八 175

涩则病少腹积气 素六四 353

涩则病积时善惊 素六四 353

涩则病积心腹时满 素六四 353

涩则病积善时巅疾 素六四 353

涩则病积时筋急目痛 素六四 353

流水不冰 素六九 411、七 十
447、448、七一④ 464、474、七
四② 511

流于无极 素六九 411

流于气交 素七一 463

流衍之纪 素七十 442

流散无穷 素七一 488、七四 508；
灵一 3

流散于外 素七四 518

流行气交 素七一 469、491

流淫于中 灵九 27

流溢于中 灵一六 50

流溢无极 灵四五 88

流溢于大络 素六三 344

流于肠中则虫寒 灵六八 125

浮刺者 灵七 23

浮而缓 灵六六 123

浮大而短 素一八 115

浮合如数 素四八 267

浮鼓肌中 素四八 267

浮游生灭 素七一 490

浮为血瘕 素七九 565～566

浮而取之 灵二三 60

浮而大者 灵四九 97

浮泽为外 灵四九 99

浮沉深浅 灵五九 109

浮沉之势也 灵六七 125

浮肿者治其经 素三八 217

浮而散者为眴仆 素一七 107

海滨傍水 素一二 80

海论第三十三 灵三三 74

海有东西南北 灵三三 74

海之所行云气者 灵六十 112

资以所生 素七四 537

资其岁胜 素七一 473

资其化源 素七一 464、474

凉乃行 素七一 464

凉乃至 素七一 467

凉而行之 素七十 454

凉雨并起 素七一 466

凉雨时至 素六九 408

凉雨时降 素七十 427

消者瞿瞿 素八 59

消脑留项 灵八一 156

消则脉虚空 素六二 341

消瘅虚实何如 素二八 176

消谷则虫上下作 灵三六 78

酒者 灵五十 100

酒入于胃 素四五 251

酒亦入胃 灵一八 53

酒气与谷气相薄 素四五 251

酒者熟谷之液也 灵一八 53

益有余 素四七 259

益不足 灵二一 57

益其岁气 素七一 470

益其不足 灵二三 60

涕泣出也 素八一 574

涕泣俱出矣 素五 43

涕所从出也 素八一 572

涕不从之何也 素八一 573

窍阴者 灵二 6

窍泻无度 素七四 521

凄沧数至 素七十② 447、448

涌水者 素三七 212

涌泉者 灵二 5

宕而不起 灵五七 107

宕而不起者 灵七四 135

害于言 素三三 196

害则败乱 素六八 391

害中而去 灵一 3

容之则心伤 灵七一 129

容色见上下左右 素一五 89

浆粥入胃 素一九 129

凌犯有逆顺 素六九 417

窈窈冥冥 素七八 560

涂以豕膏 灵八一 156

、一

诸遗者 素三一 185

诸汗者 素三二 189

诸小者 灵四 14

诸方者 灵四二 83

诸当汗者 素三二 189

诸治热病 素三二 189

诸水病者 素三三 197

诸痹不已 素四三 243

诸经皆然 素五六② 289

诸同正岁 素七一 474

诸气在泉 素七四 510

诸气膹郁 素七四 538

诸阴之反 素七四 533

诸阴皆清 灵四十 82

诸病有声 素七四 539

诸病水液 素七四 539

诸阳皆然 素七四 533

诸阳气浮 素四九 271

诸阳之会 灵四 11

诸阳皆浊 灵四十 82

诸不应者 素七四 508

诸风掉眩 素七四 538

诸寒收引 素七四 538

诸湿肿满 素七四 538

诸热瞀瘛 素七四 538

诸痛痒疮 素七四 538

诸厥固泄 素七四 538

诸痿喘呕 素七四 538

诸禁鼓栗 素七四 539

诸痉项强 素七四 539

诸逆冲上 素七四 539

诸胀腹大 素七四 539

诸躁狂越 素七四 539

诸暴强直 素七四 539

诸转反戾 素七四 539

诸呕吐酸 素七四 539

诸过者切之 素一七 108

诸阳之属也 素三一 183

诸有水气者 素三三 197

诸上见厥阴 素六七 371

诸急者多寒 灵四 14

诸分肉本输 灵二二 59

诸所谓风者 灵七九 153

诸真藏脉见者 素一九 126

诸疟而脉不见 素三六 210

诸分且寒且热 素五五 287

诸病皆有逆顺 灵六十 111

诸病以次相传 素六五 360；灵四
　二 85

诸阴阳过痈者 灵七五 139

诸脉者皆属于目 素一十 72

诸髓者皆属于脑 素一十 72

诸筋者皆属于节 素一十 72

诸血者皆属于心 素一十 72

诸气者皆属于肺 素一十 72

诸痈肿筋挛骨痛 素一七 105

诸阴之井无出血 素三六 211

诸水皆生于肾乎 素六一 326

诸分尽热病已止 素五五 287

诸乘所不成之运 素七十 450

诸浮不躁者皆在阳 素一七 107

诸细而沉者皆在阴 素一七
　107～108

诸病胕肿疼酸惊骇 素七四 539

诸脉之浮而常见者 灵一十 38

诸脉虚则筋脉懈惰 灵二八 68

诸原安合以致六输 灵四四 87

诸经实者病三日已 灵一九 55

诸寒之而热者取之阴 素七四 543

诸阳经脉皆多纡屈者 灵四七 93

诸络脉皆不能经大节之间 灵一
　十 38

诸痈疽之发于节而相应者 灵八
　一 156

请言形 素二六 168

请言神 素二六 168

请授道 素七五 547

请遂言之 素八 58、九 60、七
　一② 458、494

请遂闻之 素九 63

请陈其方 素九 66

请陈其道 素七一 457～458

请言真要 素六六 368

请言其应 素六八 389

请言其制 素七四 541

请言其道 灵一 1

请言其方 灵四七 91、六六 122

请言其故 灵四七 93、八一 155

请言终始 灵九 26

请言气街 灵五二 102

请言振埃 灵七五 137

请言解论 灵七五 139

请起受解 素七五 549

请闻其解 素七五 548

请闻短期 素七九 566

请问不知 素七六 550

请问其故 灵八 24

请问短期 素七九 566

请卒言之 灵一一 40

请道其方 灵二八 67、七五 139

请尽言之 灵三一 72、五六 105

请其正道 灵七三 133

请问此五者 素一七 101

请藏之金匮 素五八 292；灵 七
九 152

请著之玉版 素六六 369；灵三四
75、六十 112

请遂言之也 素六九 402

请言发蒙耳 灵七五 137

请言其次也 灵二 4

请言其所施 灵七 22

请言道之至数 素一五 89

请闻其所谓也 素六六 364

请闻其事解也 素七八 558

请闻命于是也 灵四八 95

请问其所谓也 素七一 489

请论以此匠人 灵四六 89

请听圣王之道 灵七三 133

请天师而问之曰 素六七 370

请问其所以然者 素八一 572

请藏之灵兰之室 素七一 502；灵
四五 88、七五 138

请从其本引其末 灵七十 126

请夫子发蒙解惑焉 素九 63

请言其与天运转大也 素一七 101

请言身形之应九野也 灵七八 149

请问有毙愚仆漏之问 素八一 572

请问其离合出入奈何 灵一一 40

请问人哭泣而泪不出者 素八
一 573

请问脉之缓急大小滑涩之病形何
如 灵四 13

调之血 素六二 342

调之络 素六二 343

调之卫 素六二 343

调之筋 素六二 343

调之骨 素六二 343

调其化 素七一 457

调其内 素七四 543

调虚实 灵一十 31

调于四时 素一 7

调食和药 素二一 141

调之中府 素二七 173

调之分肉 素六二 343

黄帝内经索引

调之正味 素七一 457

调之阴阳 素八十 569

调之奈何 灵四 12、三三 74

调其逆从 素三一 185

调其虚实 素四四 249；灵五 19、
　四八 95、七一 127

调其阴阳 素六十 318

调其血气 灵一 1

调气之方 素七四 545

调阴与阳 灵五 19

调此二者奈何 素五 43

调左手太阳上 灵六五 120

调左手阳明上 灵六五 120

调左足太阳下 灵六五 120

调右手太阳上 灵六五 120

调右手太阳下 灵六五 120

调右足少阳下 灵六五② 120

调右足太阳下 灵六五② 120

调右足阳明下 灵六五② 120

调其气使其平也 素七四 540

调经论篇第六十二 素六二 334

调气在于终始一者 灵三 10

调其脉之缓急大小滑涩 灵四 12

冥冥之期 素二六 168

冥冥不知气之微密也 灵三 9

被服章 素一 7

被发缓形 素二 9

谁可扪循之而而后答乎 灵二
　九 71

フ一

弱而能言 素一 1

弱甚曰今病 素一八 110

弱而乍数乍疎 素一九 126

弱多胃少曰脾病 素一八 110

フ丨

陷谷者 灵二 6

陷下者 灵四八 96

陷脉为瘘 素三 18

陷者中也 素三二 194；灵二②
　5、6

陷者之中 灵二 5

陷下者也 素五四 283

陷中者也 灵二 5

陷者之中也 灵二 5

陷下则灸之 灵一十 31、32、33、
　34、35、36、37、四八 96

陷下则徒灸之 灵四八 96

一、

能言 灵二六 64

能有子乎 素一 6

能生子也 素一 6

能化糟粕 素九 69

能合脉色 素一十 75

能知其情 素二一 138

能行此术 素七七 557

能别左右 灵四九 98

能使其民 灵六十 110

能杀生人 灵六十② 111

能冬不能夏 素五 43

能夏不能冬 素五 43

能被而服之 灵四二 84

能合而调之 灵七三 133

能知七损八益 素五 43

能存八动之变 素二五 160

能毒者以厚药 素七十 454

能得病之高下 灵五二 101

能达虚实之数者 素二五 160

能参合而行之者 灵四 12

能知六经标本者 灵五二 101

能春夏不能秋冬 灵六四② 116

能秋冬不能春夏 灵六四③ 116、117

能知虚石之坚软者 灵五二 101

能别阴阳十二经者 灵五二 101

能经天地阴阳之化者 素二五 160

能知解结契绍于门户 灵五二 101

通谷 灵二 5

通气也 素二二 142

通腠理 灵八一 155

通于夏气 素九 67

通于秋气 素九 67

通于冬气 素九 68

通于春气 素九 68

通于土气 素九 69

通于五藏 素六四 354

通于无穷 素六九 418；灵七三 134

通决死生 素二十 130

通调水道 素二一 140

通调营卫 灵五四 104

通而取之 素二七 170

通因通用 素七四 542

通合道理 素七六 549

通其营输 灵四八 96

通于无穷者 素二六 166

通神明之理 素六九 419

通天第七十二 灵七二 130

通于九针六十篇 灵四八 95

通于人气之变化者 素六九 403

通髯极须者少阳多血 灵六五 121

通评虚实论篇第二十八 素二八 173

难已 素三六 207；灵七四 136
难治 素四十 224
难入者 灵三 8
难已也 灵五二 102
难开以言 灵四七 91

难使以忧 灵四七 93
难著于人也 灵三 8
难伤于邪也 灵四七 92
难易之治奈何 灵六 20

フフ

验于来今 灵七二 134

验于来今者 素二六 166

十一画

一一

理者粗理 灵四六 89
理色脉而通神明 素一三 83

理血气而调诸逆顺 灵七三 135

一丨

黄疸 素一八 114
黄者 灵四 12
黄帝曰 素一、三、五、八、一九④、
二八、七七、七八、七九②；灵一、
四⑳、五②、六⑬、一二③、一四、一
五、一六、一七、一八⑨、二七⑤、
二八⑭、二九⑬、三十、三二、三
三⑦、三四⑦、三五⑨、三七⑤、三

八⑫、三九④、四十⑥、四一④、四
二⑤、四三②、四四⑨、四五④、四
六⑬、四七④、四八④、四九⑪、五
十⑧、五二、五三④、五四⑤、五
五②、五六③、五七②、五八③、五
九⑬、六十⑬、六一⑦、六二⑥、六
三④、六四⑦、六五④、六六⑤、六
七⑦、六八②、六九、七十、七一⑨、

十
一
画

七二⑤、七三、七五㉑、七六、七八、七九⑩、八十、八一④

黄当肉 素一十 72

黄为脾 灵四九 99

黄黍辛 灵五六 105

黄在脾 灵七四 136

黄疸也 灵七四 136

黄帝问曰 素四、六、七、八、九、一一、一二、一三、一四、一五、一六、一七、一 八、一九、二十、二一、二二、二五、二六、二七、二八、二九、三十、三一、三三、三四、三五、三七、三八、三九、四十、四二、四三、四四、四五、四六、四七、五十、五一、五二、五三、五四、五六、五七、五八、六十、六一、六二、六三、六五、六六、六八、六九、七十、七一⑧、七四、

黄帝燕坐 素七六 549、七九 561

黄帝不应 素七九 566

黄帝答曰 素八十 567

黄帝闲居 灵二八 67

黄当脾甘 素一十 72

黄疸暴痛 素二八 178

黄气乃损 素六九 412

黄黑埃昏 素七一 469

黄黑郁若 素七一 491

黄反见黑 素七四 509

黄疸肠澼 灵一十 35

黄色宜甘 灵五六 105

黄赤为风 灵四九 99

黄赤为热 素三九 221、灵四九 97

黄脉之至也 素一十 76

黄帝坐明堂 素六七 399、七五 547

黄帝在明堂 素七八 558、八一 571

黄帝亲祝曰 灵四八 95

黄起水乃睧 素七十 447

黄如蟹腹者生 素一十 72

黄如枳实者死 素一十 71

黄而膏润为脓 灵四九 99

黄赤者多热气 灵六五 121

黄色不可名者 灵七四 136

黄欲如罗裹雄黄 素一七 99

黄帝问于岐伯曰 灵一、二、四④、八、一一、一二、一八、一九、二七、三三、三五、三六、三七、三八、四七、五一、五四、五七、六一、六六、六七、七十、七一②、七三、七四、七五、七六、七九、八十

黄帝问于少师曰 灵六、六九、七二、七九

黄帝问于少俞曰 灵四六、五十、五三、六三

黄帝问于伯高曰 灵六②、一四、三一、五五、五九②、七一②

黄色小理者脾小 灵四七 92

黄色薄皮弱肉者 灵五十 100

黄帝乃左握其手 灵四八 95

黄帝乃择吉日良兆 素八 60

黄帝乃与俱入斋室 灵四八 95

黄黍鸡肉桃葱皆辛 素二二 149；
　灵五六 106

黄帝避席遵循而却曰 灵六四 115

营舍意 灵八 26

营气者 灵七一 127

营气不从 素三 18

营气不行 灵六十 110

营气乃满 灵一十 38

营气之道 灵一六 50

营气顺脉 灵三四 75

营气循脉 灵三五 76

营之居也 素九 69

营其所行 灵一十 31、四八 95

营安从生 灵一八 52

营在脉中 灵一八 52

营周不休 灵一八 52

营卫相随 灵三四 75

营卫留止 灵三五 77

营卫之行 灵五四 103

营卫之道 灵五六 105

营卫大通 灵五六 105

营复阴阳 灵四七 91

营之生病也 灵六 21

营气第十六 灵一六 50

营气濡然者 灵五九 109

营出于中焦 灵一八 53

营卫之行也 灵六二 114

营卫者精气也 灵一八 53

营卫之行奈何 灵五六 105

营卫生会第十八 灵一八 52

营其逆顺出入之会 灵一 1

营卫之气不时受之 灵六三 115

营卫寒痹之为病奈何 灵六 21

营卫魂魄之所常营也 灵八十 153

营卫稽留于经脉之中 灵八一 157

著于脊 灵一三 45

著之玉版 素一五 89、一九 121

著之骨髓 素二十 129

著之竹帛 灵六十 111

著于骨髓 素二五 158

著针勿斥 素六二 336

著痹不去 灵一九 54

著痹不移 灵六一 113

著而不去 灵六六 123

著至教疑于二皇 素七五 547

著至教论篇第七十五 素七五 547

焉至而出 灵七一 128

焉至而止 灵七一 128

焉至而徐 灵七一 128

焉至而疾 灵七一 128

焉至而入 灵七一 128

救其已败 素二六 167

救而不胜 灵七三 134

救其已成者 素二六 167

萧瑟肃杀则炎赫沸腾 素七十 428

菀陈则除之者 素五四 281

副阴阳 灵四七 91
基墙高以方 灵五四 104

桴鼓相应 素七四 538

一 丿

盛于暑 素七四 535
盛于寒 素七四 535
盛怒者 灵八 25
盛泻之 灵一九 54
盛虚之变 素九 64
盛虚之时 素二六 165
盛则泻之 素四五 253；灵一十⑫ 31、32、33、34、35、36、37、二一 56、四八②96、七二 131
盛则为热 灵四八 96
盛衰何如 素六八 391
盛衰之时 素六八 387
盛衰之节 素七四 543
盛者责之 素七四 539
盛者夺之 素七四 545
盛者泻之 灵一七 51、七二 131、八十 155
盛喘数绝者 素一八 111
盛而紧曰胀 素一八 112
盛衰之时也 素六八 387
盛坚横以赤 灵三九 81
盛则徒泻之 灵四八 96

盛络皆当取之 灵五 18
盛躁喘数者为阳 素二十 135
盛者心之所表也 素四九 270
盛而血者疾诛之 灵一七 51
盛则胀满寒中食不化 灵四八 96
盛者人迎大一倍于寸口 灵一十② 36
盛者人迎大再倍于寸口 灵一十 34
盛者人迎大三倍于寸口 灵一十 32、33
盛者寸口大一倍于人迎 灵一十 35、37
盛者寸口大再倍于人迎 灵一十② 33、35
盛者寸口大三倍于人迎 灵一十 31、33
聋瞑呕吐 素七一 466
聋瞑血溢 素七一 467
聋而痛者 灵二六 65
聋而不痛者 灵二六 65

一丿

推其皮 灵七三 134

推之可百 素六 48、六七 370

推之可万 素六 48、六七 370；灵
　　四一 84

推之大之 素八 60

推之则前 素二七② 172、173

推之则移 灵五七 107

推余于终 素九 62

推而外之 素一七 108

推而内之 素一七 108

推而上之 素一七 108

推而下之 素一七 108；灵七
　　三 133

推而按之 素二七 170

推而休之 灵六四 119

推而扬之 灵七三 134

推而行之 灵七三 134

推阖其门 素二七 171

辅上为腘 素六十 323

辅之裹之 素八一 573

辅骨之后 灵二 5

辅骨之前 灵二 6

辅骨之下 灵二 5

辅针导气 灵七一 129

辅骨上横骨下为楗 素六十 323

掖痈大热 素二八 177

掖下三寸 素五九 306

排阳得针 灵一 2

排藏府而郭胸胁 灵三五 76

掉振鼓栗 素七十 447

辄反其气 灵一 3

接手以呼 灵三四 75

捷疾辞语者 灵七三 134

丨一

虚者 素五三 281、六七 372

虚为从 素一五 90

虚则泄 素一七 105

盛则狂 素四十 226

虚则寒 灵七五 141

虚邪者 素二六 167

虚补之 灵一九 54

虚邪朝夕 素一三 83

虚邪之风 灵七九 152

虚静为保 素一七 103

虚则补之 素二十 132、四五 253、
　　七十 454；灵一十 31、32、33、
　　34、35、36、37；二一 57、四八②
　　96、五一 101、七二 131
虚则可治 素二八 176
虚则实之 灵一 1
虚则遗溺 灵二 7
虚则欠㰦 灵一十 38
虚则不收 灵一十 39
虚则鼽衄 灵一十 39
虚则痿躄 灵一十 39
虚则鼓胀 灵一十 39
虚则腰痛 灵一十 39
虚则暴痒 灵一十 39
虚则痒搔 灵一十 40
虚则头重 灵一十 40
虚则必下 灵一十 40
虚则下溜 灵二八 68
虚则为寒 灵四八 96
虚者实之 素二五 162
虚者补之 素七四 538；灵七二
　　131、七五 140、八十 155
虚者责之 素七四 539
虚者生胕 灵一十 39
虚者不足 灵七五 138
虚实呿吟 素二五 160
虚实之应 素二六 168
虚实之要 素五四 282、六二 340；
　　灵一 1

虚实之道 素五四 281
虚实之理 灵四二 84
虚实何如 素二八② 174、176
虚实更作 素三五 200
虚实乃止 灵四八 95
虚不当刺 素三三 196
虚满呕变 素四五 253
虚满而咳 素四五 254
虚引其经 素七七 554
虚而泻之 灵五 19、九 28
虚而细者 灵七一 129
虚与实邻 灵七三 133
虚张为经 灵七六 142
虚实之所起 素九 64；灵七 23
虚实之所生 素二七 169
虚实不相倾 灵九 27
虚泄为夺血 素一五 90
虚则胸腹大 素二二 146
虚则胸中痛 素二二 148
虚则生脉痿 素四四 246
虚则不能言 灵一十 39
虚则为头强 灵一十 39
虚则徒补之 灵四八 96
虚者无气也 灵三 9
虚满而喘咳 灵三五 76
虚则腹满肠鸣 素二二 147
虚则寒栗不复 灵一十 32
虚则齿寒痹隔 灵一十 39
虚而相并者也 素二三 151
虚邪因而入客 素二七 169

虚邪之中身也 灵四 12

虚邪之中人也 灵七五 140

虚满前闭谵言 素四五 253

虚者何道从去 素六二 340

虚者引而起之 灵五二 102

虚者聂辟气不足 素六二 340

虚者饮药以补之 灵一七 51

虚而徐者则补之 灵九 28

虚则足不收胫枯 灵一十 39

虚则百节尽皆纵 灵一十 39

虚则营卫留于下 灵八十 154

虚风之贼伤人也 灵七五 140

虚邪偏客于身半 灵七五 141

虚则目𥅿𥅿无所见 素二二 146

虚则少气不能报息 素二二 147

虚故腰背痛而胫痠 灵三六 78

虚实得调其气存也 灵七五 139

虚邪之入于身也深 灵七五 141

虚经之属于阴者阴脱 灵三九 81

虚者寸口反小于人迎也 灵一十⑤ 33、35、37

虚者人迎反小于寸口也 灵一十⑧ 32、33、34、36

虚者则寸口反小于人迎也 灵一十 31

虚者脉大如其故而不坚也 灵九 27

虚则热中出糜少气溺色变 灵四八 96

虚邪入客于骨而不发于外 灵七九 152

虚邪客于经络而为暴痹者也 灵七八 147～148

颅至项尺二寸 灵一四 48

丨、

常化也 素七一 500

常求其要 素一三 83

常毒治病 素七十 455

常营无已 灵一六 50

常食方食 灵一九 54

常与之居 灵二二 58

常先身生 灵三十 72

常候阙中 灵四九 98

常若有得 灵七二 130

常先取之 灵七三 133

常不得蔽 灵七五 138

常留于阳 灵八十 154

常苦寒热 灵八一 156

常如折腰状 素四一 229

常不可单衣 素四二 240

常如是无已 素六八 396；灵七六 143、七七 143

常如是毋已 灵七六 143

常从臂胻始 灵四 11
常大会于风府 灵七九 150
常以冬至之日 灵七九 152
常并居于胃中 灵一八 53
常以不病调病人 素一八 109
常以四时长四藏 素二九 180
常然并脉循分肉 灵三五 77

常从足少阴之分间 灵七一 127
常从足少阴注于肾 灵七六 142
常随四时之气血而入客也 素六
　四 354
常与营俱行于阳二十五度 灵一
　八 53

丨一

唯言死日 素七七 556～557
唯圣人从之 素二 13
唯言尽泻三阳之气 灵三 10
唯有因鬼神之事乎 灵五八 108
悬命于天 素二五 159
悬雍垂者 灵六九 126
悬涩者曰死 素二八 176
悬去枣华而死 素四八 267
悬雍者浮揣切之益大 素四八 268
唾血血泄 素七四 512
唾吐清液 素七四 521
唾出若涕 素三三 195
唾出清水 素七四 522

婴儿者 灵三八 80
婴儿病 灵七四 136
婴筋之后 灵二一 57
眦青 灵三七 79
眦裂而目扬 灵五十 100
眦急不能卒视 灵一三 47
眼寒 素四二 237
眼小 灵六十 111
累累如连珠 素一八 115
啮齿耳青 灵二三 61
崇高则阴气治之 素七十 445
野者人之节解皮肤之间也 灵七
　八 148

丿一

移皆有次 素一九 122
移光定位 素二六 165、六八 387

移气于不足 素六二 336
移精变气论篇第十三 素一三 82

ノ丨

偏风 灵四 13

偏枯 灵二三 60

偏枯痿厥 素二八 178

偏害阴阳 素七五 548

偏塞闭不通 素二八 178

偶刺者 灵七 23

偶之不去 素七四 530

偶之制也 素七四② 529

假者何如 素七一 502

假者反之 素七十 445、七一 470

偃木飞沙 素七四 520

偃刀者浮之小急 素四八 268

ノ丿

得之寒 素五五 286

得气也 灵二三 61

得其形 灵六四 117

得之外疾 素一十 75

得之寒湿 素一十 76

得之忧饥 灵二二 59

得之大恐 灵二二 59

得之立已 灵二六 65

得之留止 灵七三 134

得之伤寒 素五三 280

得之伤暑 素五三 280

得病之情 素一二 82

得病所始 灵六 19

得神者昌 素一三 86

得守者生 素一七 100

得强则生 素一七 100

得一之情 素一七 102

得失之意 素二二 141

得其病处 素四六 259

得后与气 素七四 508

得位而甚 素七四 535

得标之病 素七四 530

得标之方 素七四 530

得顺者生 灵三三 74

得逆者败 灵三三 74

得而泄之 灵六四 115

得寒乃生 灵六六 123

得邪所在 灵七三 133

得三实者 灵七九 152

得时之和 灵七九 152

得阴而内薄 素三五 201

得之湿地也 素四四 248

得阳不得阴 素八十 570

得气穴为定 灵一九 54

得藏而有名 灵四四 86

得神者生也 灵五四 103

得酸则缩绻 灵六三 114

得其人弗教 灵六四 115

得其人乃言 灵七三 133

得其人乃传 灵七三② 133、134

得热则上从之 素三三 195

得之冬中于风 素三五 206

得之举重伤腰 素四一 230

得之风雨寒暑 素六二 340

得之饮食居处 素六二 340

得之有所脱血 素五三 280

得之有所大喜 灵二二 59

得炅则痛立止 素三九 219

得以四时死也 素四六 259

得其相生之脉 灵四 12

得之醉而使内也 素一十 76

得其时则梦燔灼 素八十 569

得尽天地之寿矣 灵一五 50

得之沐浴清水而卧 素一十 76

得其时则梦见兵战 素八十 569

得其时则梦伏水中 素八十 569

得其时则梦筑垣盖屋 素八十 569

得后与气则快然如衰 灵一十 33

得之疾使四支汗出当风 素一
十 76

得其时则梦伏树下不敢起 素 八
十 569

丿、

欲呕 灵二六 65

欲治之 灵七八 149

欲如运枢 素三 16

欲知其要 素一三② 83

欲知坚固 灵二九 71

欲知其始 素一十 73

欲知背俞 素二四 155

欲呕身热 素三二 187

欲得清水 素三六 209

欲其壮也 素五四 283

欲闻其状 素八一 572

欲端以正 灵七一 129

欲微以留 灵七三 134

欲细而长 灵八一 156

欲端以正也 素五四 283

欲通天之纪 素七一 457

欲深而留之 灵二 8

欲闭户牖而处 素三六 208

欲知其高下者 灵四六 90

欲瞻病人目制其神 素五四 283

欲以微针通其经脉 灵一 1

欲知寸口太过与不及 素一八 111

欲知皮部以经脉为纪者 素 五
六 289

悉哉问也 素九 66、六九 413

悉言以对 素七六 550

悉乎哉问也 素八 58、一七 106、
六八② 396、401、六九 408、七

十② 420、454、七一② 475、七
四② 544；灵六四 115

斜络于颧 灵一十 34

斜下肩交十椎下 素五八 293

丿㇇

脱形 灵六十 111

脱则不复 素二七 172

脱其五味 灵九 29

脱气则仆 灵三九 81

脱形身热 灵六十 111

脱血而脉实 素一九 128

象似日月 素一 8

象一阳也 素二一 141

象见高下 素六九 418

象三阳而浮也 素二一 141

象大浮也太阴藏搏 素二一 141

脚跳坚 灵一三 45

脚下痛 素六九② 405、412

脚下至少腹满 素四八 264

逸者行之 素七四 541

脘下空窍 素七九 565

脬腴一 灵一 4

猪咸 灵五六 105

猛疽不治 灵八一 156

十一画

、一

孰知其原 素八 59

孰知其要 素八 59

孰者为良 素八 59、六九 417

孰少孰多 素九 66；灵五 17

孰能穷之 灵五二 101

孰能道之也 灵三八 81

孰能穷其道焉 素五八 292

孰能明万物之精 灵六五 121

庶物以茂 素六九 411

庶类以蕃 素七十 432

庶类番鲜 素七一 472

庶右手足当踝而弹之 素二十 134

毫针者 灵一 2

毫毛摇 灵七五 141

毫毛美而粗者三焦膀胱直 灵四
七 94

痔疟发 素七四 519

痔疟狂癫疾 灵一十 34

商丘 灵二 5

商阳 灵二 7

痓 素四五 254

章五中之情 素八十 570

痒者阳也 灵九 28

麻酸 灵五六 105

、丨

惊 素一十 76

惊者死 素四五 254

惊而夺精 素二一 138

惊则气乱 素三九 221

惊瘛咳衄 素七四 521

惊骇筋挛 素七四 522

惊者平之 素七四 541

惊则咳甚也 素三三 197

惊则心无所倚 素三九 222

惊已心气痿者死 素四七 264

惟真人也 素六八 401

惟五兵者焉 灵六十 110

惟其移精变气 素一三 82

惟贤人上配天以养头 素五 45

惋惋日暮 素七五 549

惋则恶人 素三十 182

惋则冲阴 素八一 574

惕惕如人将捕之 素一六 93

惨令已行 素七一 470

阖门而刺之者 灵六十 112

、、

清化四 素七⑤ 478、482、484、485

清化九 素七一⑥ 480、483、484、
486、487

清气在下 素五 32;灵一 2

清气乃用 素七十 432

清气在阴 灵三四 75

清气大至 素七十 437

清气大举 素七四 521

清气大来 素七四 530

清阳上天 素五 44

清毒不生 素七十 453

清先而劲 素七一 464

清热之气 素七一 464

黄帝内经索引

清发于中 素七四 518

清复内余 素七四 526

清反胜之 素七四② 516、517

清者温之 素七四 523

清者注阴 灵四十 82

清者有浊 灵四十 82

清静而微 灵一 1

清则补之 灵二二 59

清浊相干 灵三四 75、四十 82

清浊不同 灵四十 82

清而浊者 灵四十 82

清湿喜怒 灵六六 122

清湿袭虚 灵六六 122

清阳发腠理 素五 32

清阳实四肢 素五 32

清厥意不乐 素二二 148、六
　九 405

清病生于下 素七一 472

清气在下者 灵三 9

清取足阳明 灵二二 59

清浊不相干 灵三四 75

清浊相干者 灵四十 82

清者其气滑 灵四十 82

清湿则伤下 灵六六 122

清静光明者也 素二 12

清净则志意治 素三 15

清净则生化治 素七四 536

清浊别之奈何 灵四十 82

清者上注于肺 灵四十 82

清静则肉腠闭拒 素三 18

粗大者 素一七 107

粗守形 灵一 1

粗守关 灵一 1

粗乃败之 素三 19

粗工凶凶 素一三 85

粗工嘻嘻 素七四 534

粗工治之 素七七 556

粗工勿察 灵九 29

粗之暗乎 灵一 1

粗之暗者 灵三 9

粗之所易 灵一一 40

粗之所败 灵三五 77

粗守形者 灵三 8

粗守关者 灵三 8

粗理者寒 灵五九 109

粗工下砭石 素七六 552

粗理者心大 灵四七 92

粗理者肺大 灵四七 92

粗理者肝大 灵四七 92

粗理者脾大 灵四七 92

粗理者肾大 灵四七 92

粗之所不见 灵七三 134

粗理而皮不致者 灵四六 89

粗理而肉不坚者 灵四六 90

粗理薄皮者三焦膀胱薄 灵四
　七 94

深刺之 灵九② 28

深取之 灵九 28

深中骨 灵七五 141

深浅在志 素二五 163

十一画

深则欲留　灵五　18

深居静处　灵九　29

深而不见　灵一十　38

深三寸半　灵三一　72

深而留之　灵三八③　80、四十　82

深浅在志者　素五四　283

深内之至骨　灵七　24

深不可为下　灵四五　88

深则毛发立　灵六六　122

深浅其候等也　素五四　283

深内而久留之　灵四　14、九　29

深则邪气从之入　灵三　9

深者刺无伤脉肉为故　素五五　287

淫气病肺　素二一　138

淫气害脾　素二一　138

淫气伤心　素二一　138

淫气于筋　素二一　139

淫气喘息　素四三　243

淫气忧思　素四三　243

淫气遗溺　素四三　243

淫气乏竭　素四三　243

淫气肌绝　素四三　243

淫精于脉　素二一　139

淫邪乃起　素二六　165

淫邪泮衍　灵四二　84

淫泺胫酸　素六十　322

淫而夺形身热　灵六一　113

淫邪流溢于身　灵七八　148

淫邪不能惑其心　素一　4

淫邪发梦第四十三　灵四三　85

淫传绝败而不可治者　灵四二　84

液门　灵二　6

液者　灵二八　68

液脱者　灵三十　72

液竭则精不灌　灵二八　68

液道开故泣涕出焉　灵二八　68

渗诸阳　灵三八　80

渗三阴　灵三八　80

渗之泄之　素七一　467

渗而俱下　灵一八　53

渗诸络而温肌肉　灵三八　81

寅者　灵四一　83

寅太阳也　素四九　268

寅申之岁　素六六　369

寅申之上　素六七　370

寅申之纪也　素七一　465

盖封涂　灵六　21

盖其外门　灵七三　134

盖南面而待也　素六八　387

盖有太阴之人　灵七二　130

盖无虚故邪不能独伤人　灵六
　六　122

淖泽则黄赤　素五七　291

淖泽注于骨　灵三十　72

淖则刚柔不和　素七　55

渐多之　素六三　348

渐少之　素六三　348

渐者上侠颐也　素六十　322

淡入胃　灵七八　149

淡味渗泄为阳　素七四　540

渍酒中 灵六 21

渍之发之 素七一 468

渍形以为汗 素五 48

涸泽生鱼 素六九 405

涸流之纪 素七十 434

宿属有胜负 素六九 417

宿三十六分 灵一五 49

密意守气勿失也 灵三 9

密理厚皮者三焦膀胱厚 灵四七 94

淳德全道 素一 7

淳风乃治 素七一 463

淋闭之病生矣 素七一 501

渎者皮肉宛膲而弱也 灵五 17

淅淅身时寒热 灵二六 65

减则病也 灵四七 93

、一

谓之久病 素一八 112

谓之新病 素一八 112

谓之解㑊 素一八 113

谓之脱血 素一八 113

谓之多汗 素一八 113

谓之后泄 素一八 113

谓之热中 素一八 113

谓之难治 素一九 128

谓之难已 素一九 128

谓之可治 素一九② 127

谓之易已 素一九 127

谓之益甚 素一九 128

谓之天子 素二五 160

谓之食亦 素三七 214

谓之无病 素五七 291

谓之寒热 素五七 291

谓之导气 灵三四 75

谓之同精 灵三四 75

谓之良工 灵三五 77、四九 98

谓之夭命 灵三五 77

谓之不病 灵七五 140

谓五行之治 素六六 365

谓之自己也 灵七五 140

谋虑出焉 素八 58

谋伐有过 灵七三 131

谝谛好自贵 灵七二 130

十一画

一一

敢问其方 素二五 160

敢问更相反 素一一 77

敢问约之奈何 灵四八 95

敢问今日正阳 灵四八 95

敢问九针焉生　灵七八　147

弹而怒之　素二七　170

弹之不应者死　素二十　134

弹之应小指之上　灵一三　46

↱丨

随随然　灵七二　132

随应而动　素二五　162

随分而痛　素二八　177

随腹直上　素三九　220

随而调之　素六二　342

随气盛衰　素六三　348

随气所在　素六七　373、七一　499

随其攸利　素七四②　537

随脉以上　灵二七　66

随脉以下　灵二七　66

随手而起　灵五七　107

随之者若影　素二五　162

随变而调气　灵五九　109

随日之长短　灵七六　143

随之意若妄之　灵一　2

随四时而行也　素五七　291

随其逆顺而久留之　灵四　14

随神往来者谓之魂　灵八　24

随运归从而生其病也　素七一　500

隐白者　灵二　5

隐曲不利　素四二　239、七四　519

↱丿

颇在肺　素四七　263

颇关在肺　素四六　257

颇得其意　灵四五　88

婉然从物　灵七二　130～131

↱、

颈膺如格　素四七　262

颈肿喉痹　灵一十　32

颈多汗恶风　素四二　239

颈脉动喘疾咳　素一八　113

颈侧之动脉人迎 灵二一 57
颈筋急则为筋瘘颈肿 灵一三 46

颈颔肩臑肘臂外后廉痛 灵一
　十 34

绵绵其去如弦绝 素一七 99
绵绵乎属不满日 素八十 568

维厥 灵四 13
维筋急 灵一三 44

十二画

一丨

散也 素七四 507
散舌下 灵一十 33
散头上 灵一十 40
散之肾 灵一一 40
散之脾 灵一一 41
散于腹 灵一十 40
散于面 灵一一 41
散于肓 灵一九 54
散贯贲 灵一三 47
散胸中 灵一三 47
散为痛 灵四九 97
散而泻之 素五 48
散精于肝 素二一 139
散于胸腹 素四三 245

散于肠胃 素六三 344
散于三焦 灵一六 50
散者收之 素七四② 541
散阴颇阳 素八十 569
散气可收 灵九 29
散落心包 灵一十 35
散之太阳 灵一一 41
散之可千 灵四一 84
散不相得 灵八十 154
散入于鱼际 灵一十 38
散于胸中也 灵一一 41
散于分肉之间 素四二 237
散之上肝贯心 灵一一 41
散脉令人腰痛而热 素四一 232

十二画

喜伤心 素五 38、六七 379
喜胜忧 素五 41、六七 383
喜乐者 灵八 25
喜怒不节 素五 35、灵六六 122
喜怒不时 灵七五 138
喜怒不适 灵六八 125
喜乐出焉 素八 58
喜则气缓 素三九 221
喜则气下 素六二 340
喜悲数欠 素七十 447
喜惊妄言 灵九 29
喜溺心烦 灵九 30
喜笑不休 灵一十 35
喜温而恶寒 素六二 339
喜则气和志达 素三九 221
喜怒而不欲食 灵二六 65
喜忘若怒善恐者 灵二二 59
喜怒不节则伤藏 灵六六 122
喜怒不节则阴气上逆 素六二 340
喜见日月光火气乃快然 素三
　六 207
期而相失 素一七 101
期一月死 素一九 125

期一岁死 素一九 125
期六月死 素一九 125
期于左右 素六七 373
期之奈何 素六七 373
期有近远 素六八 400
期在孟春 素七九 566
期在草干 素七九 566～567
期在濈水 素七九 567
期在石水 素七九 567
期在盛水 素七九 567
博者大也 素四六 258
博哉圣帝之论 灵五二 101～102
朝则为春 灵四四 86
朝则人气始生 灵四四 86
敬之者昌 素六六 368、灵九 26
斯皆见矣 素六六 368
森木苍干 素七四 521～522
堤闭塞不通 素七九 565
葵甘 灵五六 105
葱辛 灵五六 105
募原之间 灵六六 122
趋翔不能 灵七五 138
惑何以解之 灵七五 138

一 丿

厥也 素四九 269
厥逆 素七十 448

厥心痛 素七四 520；灵二四 63
厥痹者 灵二一 57

426

厥头痛 灵二四⑥ 62

厥逆者 灵四九 98

厥气上行 素五 35、七四② 521、
522、七七 555

厥气留薄 素二一 141

厥气上逆 素六二 341

厥阴之表 素六 50

厥阴之厥 素四五 253

厥阴之上 素六六 369、六八 387

厥阴之右 素六八 387

厥阴司天 素七十 447、七四④
503、508、511、526

厥阴在泉 素七十 453、七四②
508、526

厥阴之复 素七四② 520、522

厥阴之胜 素七四② 517、519

厥阴之客 素七四 528

厥阴之主 素七四 537

厥阴厥逆 素四五 253

厥阴主之 素六七 370

厥阴治之 素六八 387

厥阴风化 素七一 499

厥阴何也 素七四 529

厥阴在中 灵九 28

厥阴为合 素六 51;灵五 17

厥阴终者 素一六 96;灵九 30

厥在胸中 素一十 74

厥逆上冲 素三五 206

厥逆上泄 素三九 220

厥逆上出 素三九 220

厥则暴死 素六二 340

厥则寒矣 灵三八 81

厥热病也 灵二三 61

厥则腹满死 素五 43

厥则他痹发 灵二七 66

厥成为巅疾 素一七 105

厥阴之治也 素二一 141

厥阴之脉者 素三九 220

厥阴与少阳 素二二 146

厥阴者辰也 素四九 272

厥喘虚气逆 素二一 140

厥气上则恐 素四三 241

厥气上及腹 灵二一 57

厥气客于心 灵四三 86

厥气生足悗 灵六六 123

厥逆鬲不通 素七十 446

厥逆为病也 灵二二 59

厥逆腹胀满 灵二二 59

厥胸满面肿 灵二六 64

厥乃成积也 灵六六 123

厥逆连藏则死 素三十 182

厥逆从下上散 灵二八 68

厥气客于阴股 素三九 220

厥或令人腹满 素四五 251

厥阴所谓癫疝 素四九 272

厥阴所谓终也 素六六 369

厥阴之政奈何 素七一 473

厥阴根于大敦 灵五 17

厥阴一盛而躁 灵九 26

厥阴者肝脉也 灵一十 37

十二画

厥阴多血少气 灵七八 150

厥则目无所见 素八一 574

厥病第二十四 灵二四 62

厥而腹向向然 灵二六 64

厥阴根起于大敦 素六 51

厥阴常多血少气 素二四 154

厥阴常多气少血 灵六五 121

厥阴有余病阴痹 素六四 352

厥阴所至为和平 素七一 494~495

厥阴所至为风生 素七一 495~496

厥阴所至为毛化 素七一 496

厥阴所至为生化 素七一 497

厥阴所至为里急 素七一 498

厥阴所至为支痛 素七一 498

厥阴所至为软戾 素七一 498

厥阴司天为风化 素七四 504

厥阴之至其脉弦 素七四 531

厥论篇第四十五 素四五 250

厥之寒热者何也 素四五 250

厥气上逆则霍乱 灵一十 39

厥阴之脉令人腰痛 素四一 228

厥阴毛中急脉各一 素五九 316

厥阴在泉而酸化先 素七四 506

厥挟脊而痛者至顶 灵二六 64

厥气走喉而不能言 灵二六 64

厥阴在上则少阳在下 素六七 371

厥阴所至为生为风摇 素七一 495

厥阴所至为飘怒大凉 素七一 497

厥阴所至为胁痛呕泄 素七一
498~499

厥阴脉循阴器而络于肝 素三
一 184

厥阴所至为风府为璺启 素七
一 495

厥阴所至为挠动为迎随 素七
一 497

厥阴少角少阳清热胜复同 素七
一 473

厥阴少徵少阳寒雨胜复同 素七
一 473

厥阴少宫少阳风清胜复同 素七
一 473

厥阴少商少阳热寒胜复同 素七
一 474

厥阴少羽少阳雨风胜复同 素七
一 474

一、

颊痛 灵一十 36

颊筋有寒 灵一三 45

颊上者鬲上也 素三二 194

颊下逆颧为大瘕 素三二 194

一 →

蛰复藏 素七一 472

蛰虫将去 素一七 103

蛰虫周密 素一七 103

蛰虫早藏 素六九 412、七十 429

蛰虫早附 素六九 410、七十 448

蛰虫来见 素六九 411、七 一②
　464、474、七四 513~514

蛰虫数见 素七十 448

蛰虫乃见 素七十 447、七一 464

蛰虫出见 素七一 474

蛰虫不去 素七四 512

蛰虫不藏 素七十 434、七四 509

揆度者 素一五 89、四六 258

揆度事也 素一五 90

揆度奇恒 素一五 89、一九 121

揆度阴阳 素七七 557

揆度以为常也 素二一 140

提挈天地 素一 6

揔统坤元 素六六 364

援物比类 素七六 552

揩摩分间 灵一 2

揄申而从之 灵四 15

揭唇者脾高 灵四七 92

揣之应手而动 灵六六 123

丨 一

断交一 素五九 316

丨 丨

悲胜怒 素五 37、六七 376

悲则气消 素三九 221、六二 341

悲哀太甚 素四四 247

悲以喜恐 灵二四 64

悲则心系急 素三九 221

悲则肺气乘矣 素一九 124

悲者取之厥阴 灵五 18

悲哀气并则为泣 灵三六 77

丨 、

掌中热 灵一十② 31、35

掌中热痛 灵一十 33

掌中热者 灵七四 135

掌中寒者 灵七四 135

掌受血而能握 素一十 73

掌束骨下灸之 素六十 325

掌中中指本节之内间也 灵二 5

掌后两骨之间方下者也 灵二 5

掌与腋肘与脚项与脊以调之 灵七
　五 139

赏而勿罚 素二 9

一 丿

喘咳 素六九 407

喘而坚 素一十 75

喘而浮 素一十 76

喘而虚 素一十 76

喘咳者 素七六 552

喘喘连属 素一八 116

喘息不便 素一九② 125

喘息恶风 素四二 240

喘息气逆 素四七 262

喘息鼻张 灵三七 79

喘息暴疾 灵五四 104

喘出于肝 素二一 138

喘出于肺 素二一 138

喘咳身垂 素二二 148

喘咳身热 素四五 254

喘咳逆气 素二二 147

喘咳血泄 素七六 552

喘呕寒热 素七十 448

喘且复热 灵二三 60

喘甚者死 灵二三 60

喘喝坐伏 灵七五 137

喘鸣肩息者 素二八② 176

喘而两胠满 素四八 264

喘息而支肤 素六三 346

喘息喝喝然 灵二六 65

喘不能久立 素七四 509；灵一
　九 54

喘呼逆息者 灵五九 108

喘粗为之俯仰 素五 43

喘喘累累如钩 素一八 117

喘出于肾与骨 素二一 138

黑者 灵四 12

黑当骨 素一十 72

黑为肾 灵四九 99

黑在肾 灵七四 136

黑当肾咸 素一十 72

黑气乃辱 素六九 410

黑起水变 素七十 448

黑色宜咸 灵五六 105

黑如炲者死 素一十 71

黑脉之至也 素一十 76

黑色出于庭 灵四九 98

黑色不病乎 灵五十 100

黑如乌羽者生 素一十 72

黑欲如重漆色 素一七 99

黑色小理者肾小 灵四七 92

黑色而皮厚肉坚 灵五十 100

黑色者多血少气 灵六五 121

遇化已老 素七十 429

遇月之空 素七四 531

遇月之满 灵七九 152

遇痛不动 灵五十② 100

遇岁之虚 灵七三 134

遇春霜烈风 灵四六 89

遇贼风则其入深 灵七九 151

喉痹 灵一十 32

喉咙者 灵六九 126

喉中央二 素五九 314

喉痹目赤 素七一 467

喉痹舌卷 灵二三 62

喉咽干燥 素七九 565

喉痹不能言 灵二六 64

喉中介介如梗状 素三八 215

暑反至 素七一 473

暑以蒸之 素六七 373

暑雨数至 素六九 412

暑令乃薄 素七十 429

暑无出汗 灵二九 71

暑则气淖泽 素二七 169

暑胜则地热 素六七 373

暑当与汗皆出 素三一 186

暑则皮肤缓而腠理开 灵七九 151

遗师其咎 素七八 559

遗溺则补之 灵二 7

最其下也 素七九 561

最后刺极深之 灵七 23

睏癃肿胀 素七一 501

喝喝而喘 灵一十 35

跗属以下至地长三寸 灵一四 48

丿一

筋挛 素一六 92

筋度 素八十 569

筋痛 灵一三 47

筋骨坚 素一 4

筋生心 素五 36、六七 375

筋痿者 素四四 248

筋为刚 灵一十 314

筋其应 灵四七 93

筋髓枯 灵八一 157

筋骨劲强 素一 5；灵四七 91

筋骨隆盛 素一 5

筋骨解堕 素一 6

十二画

筋骨肌肉 素二九 180

筋骨繇复 素六九 410

筋骨并辟 素六九 412

筋骨内变 素七四 513

筋骨以消 素七五 549

筋骨髓枯 灵五 19

筋骨为阴 灵六 19

筋不能动 素一 5~6

筋脉和同 素三 20

筋脉横解 素三 20

筋脉沮弛 素三 22

筋脉骨肉 素四四 249

筋脉不利 素七十 447

筋脉不通 灵七八 149

筋脉乃应 灵六 20

筋将惫矣 素一七 100

筋痹不已 素四三 241

筋急而见 素四七 260~261

筋挛节痛 素五五 287

筋有结络 素五六 289

筋络拘强 素七一 469

筋肉拘苛 素七四 519

筋癫疾者 灵二二 58

筋蹩目浸 灵二三 61

筋骨之强弱 灵五三 103

筋屈不得伸 灵七五 141

筋烂则伤骨 灵八一 155

筋病无多食酸 素二三 152

筋伤则内动肝 素五十 274

筋痿不能久立 素七十 447

筋骨掉眩清厥 素七四 520

筋者聚于阴气 灵一十 37

筋部无阴无阳 灵五九 109

筋之精为黑眼 灵八十 153

筋骨良肉皆无余 灵八一 157

筋急则引舌与卵 灵一十 37

筋急则口目为㖞 灵一三 48

筋骨肌肉无气以生 素二九 181

筋膜干则筋急而挛 素四四 246

筋脉懈惰则行阴用力 灵二八 68

稀按其痏 灵九 28

稀而疏之 灵七三 133

稀发针而深之 灵七 23

稀毫毛者三焦膀胱结也 灵四
　七 94

锐面小头 灵六四 116

锐发下各一 素五九 306

锐坚如乌之喙 素一八 117

稍以益大 灵五七 107

稍内益深 灵六八 125

稍深以留 灵七三 133

稍摇而深之 灵七 23

智乱不甚 灵二三 60

智虑褊浅 灵四八 95

智者有余 素五 43

智者察同 素五 43

智虑去身者 灵八 24

锋针者 灵一 2

锋其末 灵七八② 148

锋利身薄 灵一 2

锋如黍粟之锐 灵一 2

短肌 素三 22

短气 灵二二 60

短刺者 灵七 23

短则气病 素一七 98

短针无取 素二五 159

短气不乐 灵二四 64

短虫多则梦聚众 素一七 102

犊鼻二穴 素五八 298

答曰 素八十 568

掣痛 灵七四 136

丿丨

傍五 素五九 303

傍各一 素五九 306

傍取之 素七十 454；灵五九 108

傍入二 灵七 23

傍内四 灵七 23

傍针刺者 灵七 23

傍入而浮之 灵七 23

焦绝善怒赫 素四二 238

集于膝下而聚于膝上 素四五 250

丿丿

循理 素一六 92

循臂 灵一三 47

循咽 灵六二 113

循喉咙 灵一十② 32、35、一一 41

循喉咽 灵五六 105

循鱼际 灵一十 31

循颊车 灵一十 32

循发际 灵一十 32

循京骨 灵一十 34

循胁里 灵一十 36

循耳后 灵一三 44

循耳前 灵一三② 46、47

循腹里 灵一三 45

循眼系 灵六二 113

循牙车 灵六二 113

循膂而下 素三五 201

循脉之分 素四三 243

循脉往来 素五八 302

循俞而入 素四三 243

循肩髆内 素六十 321；灵一十 34

循法守度 素七六 552

循上及下 素七六 552

循经守数 素七七 553

循经受业　素七八　558

循求其理　素七七　557

循尺滑涩　素八十　571

循臂上廉　灵一十　32

循胫骨后　灵一十　33

循咽下膈　灵一十　34

循胸出胁　灵一十　35

循手表腕　灵一十　35

循属三焦　灵一十　35

循足跗上　灵一十　36

循指上廉　灵一十　31

循指上行　灵一三　47

循脊下尻　灵一六　50

循脊入骶　灵一六　50

循掘决冲　灵三八　79

循之累累然　素四一　228

循明则声章　灵三　10

循胫骨外廉　灵一十　39

循胫骨内廉　灵六二　114

循胸过季胁　灵一十　36

循胸里属胆　灵一一　41

循臂内后廉　灵一十　33

循内踝之后　灵一十　34

循臑外上肩　灵一十　35

循喉咙之后　灵一十　37

循脊内挟膂　灵一三　45

循阴股内廉　灵三八　80、六二　114

循腹右上行　灵六五　121

循腹里上关元　素六十　319

循手外侧上腕　灵一十　34

循中指出其端　灵一十　35

循阴股入毛中　灵一十　37

循经入于心中　灵一十　38

循膂当心入散　灵一一　40

循臂阴入腋下　灵一三　46

循掘决冲奈何　灵三八　80

循牙车以下者　灵四九　98

循项下足太阳　灵七六　142

循臂内上骨下廉　灵一十　31

循指内侧白肉际　灵一十　33

循经以上系于心　灵一十　39

循足心注足少阴　灵一六　50

循太阴之分而行　灵一八　53

循毫毛而入腠理　灵四六　88

循循然不可以俯仰　素四一　227

循脉而上至目内眦　素四二　236

循小指之内出其端　灵一十　33

循小指次指出其端　灵一十　35

循颈行手少阳之前　灵一十　36

循胫出走太阳之前　灵一三　46

循手少阴出腋下臂　灵一六　50

循心主脉出腋下臂　灵一六　50

循背下至小指之端　灵七六　142

循大指歧骨内出其端　灵一十　36

循下焦而渗入膀胱焉　灵一八　53

循髀外从后廉下合入腘中　灵一十　34

循膺乳气街股伏兔骭外廉足跗上皆痛　灵一十　32

御五位　素六六　361

丿、

释之也 灵二二 59

释邪攻正 素二七 173

丿一

脾也 素四 25；灵一 4、四九 98

脾黄 素五七 291

脾主口 素五 39

脾主肉 素二三 154

脾主吞 灵七八 149

脾主涎 灵七八 149

脾主肌 灵七八 150

脾生肉 素五 39、六七 379～380

脾胃者 素八 58

脾欲甘 素一十 71

脾苦湿 素二二 142

脾欲缓 素二二 144

脾色黄 素二二 148；灵五六 106

脾病者 素二二② 144、147；灵三
  七 79、五六 106

脾恶湿 素二三 151；灵七八 149

脾藏意 素二三 153；灵七八 150

脾藏肉 素六二 334

脾藏营 灵八 25

脾为吞 素二三 150

脾为涎 素二三 152

脾脉代 素二三 154

脾疟者 素三六 209

脾痹者 素四三 242

脾气热 素四四 247

脾气虚 灵五四 104

脾合胃 灵二 8、四七 92

脾胀者 灵三五 76

脾应肉 灵四七 93

脾合肉 灵四九 99

脾有邪 灵七一 130

脾气乃绝 素三 22

脾气不濡 素三 22

脾气散精 素二一 140

脾气上从 素七十 447

脾气不守 素七六 552

脾至悬绝 素七 53

脾传之肾 素一九 124

脾主长夏 素二二 142

脾者土也 素二九 180

脾胃脉也 素二九 179

脾胃之间 灵四六 90

脾热病者 素三二 187

脾咳之状 素三八 215

十二画

脾咳不已　素三八　216

脾风之状　素四二　239

脾脉外鼓　素四八　265

脾为之使　素五二　275

脾为之卫　灵三六　78

脾土受邪　素六九②　403、409

脾其畏风　素七十　423

脾病生焉　素七四　531

脾之大络　灵一十　40

脾之官也　灵三七　79

脾心痛也　灵二四　63

脾为牝藏　灵四四　87

脾病禁酸　灵五六　106

脾之合肉也　素一十　70

脾见甲乙死　素一八　113

脾脉者土也　素一九　120

脾受气于肺　素一九　122

脾移寒于肝　素三七　212

脾移热于肝　素三七　213

脾出于隐白　灵二　5

脾气通于口　灵一七　51

脾者主为卫　灵二九　71

脾小则藏安　灵四七　92

脾脉搏坚而长　素一七　104

脾不主时何也　素二九　180

脾主身之肌肉　素四四　246

脾病身病体重　素六五　358

脾足太阴之脉　灵一十　33

脾藏肌肉之气也　素一八　110

脾热病者鼻先赤　素三二　189

脾者土也而恶木　素四十　226

脾为之行其精气　素四七　261

脾为阴中之至阴　灵四一　84

脾脉急甚为瘈疭　灵四　13

脾坚则藏安难伤　灵四七　92

脾复注于肾为周　灵七六　142

脾与胃以膜相连耳　素二九　181

脾气虚则四肢不用　灵八　25

脾大则苦凑胁而痛　灵四七　92

脾下则下加于大肠　灵四七　92

脾端正则和利难伤　灵七四　92

脾腧在十一焦之间　灵五一　101

脾病而四支不用何也　素二九　180

脾热者色黄而肉蠕动　素四四　248

脾气虚则梦饮食不足　素八十　569

脾愁忧而不解则伤意　灵八　25

脾和则口能知五谷矣　灵一七　51

脾高则胗引季胁而痛　灵四七　92

脾脆则善病消瘅易伤　灵四七　92

脾偏倾则善满善胀也　灵四七　91

脾藏者常著胃土之精也　素二
　　九　180

脾主为胃行其津液者也　素四
　　五　251

脾胃大肠小肠三膀胱者　素九　68

脾动则七十二日四季之月　素五
　　十　273

脾气盛则梦歌乐身体重 不举　灵
　　四三　86

然谷　灵二　5

黄帝内经索引

然所合 素六七 370

然不冻栗 素三四 198

然天地者 素六六 363

然调其气 素七一 502

然后调之 素四七 259

然皮有部 灵五九 109

然不能陷 灵八一 157

然其要一也 素六 48

然其卒发者 素一九 124

然则中为阴 素六 50

然则脾善恶 素一九 121

然后知病脉 素二十 134

然后泻有余 素二四 155

然后视其病 灵七五 140

然真邪以合 素二七 172

然六气往复 素七四 537

然从容得之 素七六 551

然后臂薄者 灵四六 90

然愿闻其道 灵六十 111

然其须不去 灵六五 121

然其须不生 灵六五 121

然有卒病者 灵七九 151

然脾脉独何主 素一九 120

然而不形于外 素二六 166

然致有风气也 素四二 238

然必从其经气 素六四 354

然必因其开也 灵七九 151

然而五味所资 素七十 451

然有余不足也 素七四 506

然骨之下者也 灵二 5

然非胀之舍也 灵三五 76

然后厥气在下 灵三五 77

然犹不免于病 灵四七 91

然不免于病者 灵四七 93

然尚讽诵弗置 灵四八 95

然其分别阴阳 灵五二 101

然而不形见于外 素二六 166

然何以明其应乎 素七一 475

然未得其要道也 灵四五 88

然余愿杂之毫毛 灵四五 88

然有其独尽天寿 灵四七 91

然非余之所问也 灵四七 93

然此一夫之论也 灵七九 152

然夫子数言形与神 素二六 168

然骨之前血脉出血 素六三 347

然而众子哀其不终 素六九 402

然而其面不衣何也 灵四 11

然后常以平旦为纪 灵七六 143

然五谷与胃为大海也 灵三十 72

然后乃可明逆顺之行也 灵三 八 81

然后乃可以言死生之逆顺 素六 七 374

然余愿闻夫子溢志尽言其处 素五 八 292

腘挛 灵一三 44

腘如结 素七四 509;灵一十 34

腘中央 灵二 6

腘筋急 灵一三 44

腘肉坚 灵五九 109

腘上为关 素六十 323

腘肉不坚 灵五九 109

腘然未偻 灵七二 131

腘腨股膝不便 素六九 412

腘肉不坚而无分理 灵四六 89

腋肿 灵一十 35

腋支 灵一三 44

腋下肿 灵一十 36

腋下痛 灵一三 46

腋下三寸 灵二 7

腋下动脉 灵二一 57

腋内动脉 灵二 7

腋后廉痛 灵一三 46

腋以下至季胁长一尺二寸 灵一
　四 48

飧泄 素四 24；灵一九 54、七
　四 136

飧泄食不化 素二二 147

飧泄取三阴 灵一 4

腕骨 灵二 7

腕骨之下也 灵二 5

腕至中指本节长四寸 灵一四 49

腓二 灵二一 58

腓者腨也 灵二一 58

腘肉破 灵六一 113

腊干嗌燥 灵七五 138

丶一

痛者 素四三 245

痛引肩 素四一 229

痛引膺 素四一 231～232

痛留顶 素七四 518

痛未已 灵二四 63

痛上寒 灵二六 65

痛上热 灵二六 65

痛病必下 素一六 92

痛于心腹 素六九 412

痛于肌肉 素六六 122

痛有休止 灵二四 63

痛虽已止 灵二七 66

痛解则厥 灵二七 66

痛甚为挛 灵四九 99

痛可移者 灵五二 102

痛走胸膺背 素三二 188

痛引脊内廉 素四一 228

痛上怫然肿 素四一 230

痛上拂拂然 素四一 231

痛虽不随针 灵九② 27、28

痛则神归之 灵二七 66

痛从上下者 灵二七 66

痛从下上者 灵二七 66

痛如小锤居其中 素四一 229

痛上漯漯然汗出 素四一 230

痛及拇指治其腘 素六十 322

痛而外连于缓筋 灵六六 123

痛急下利之病生矣 素七一 501

痛如以锥针刺其心 灵二四 63

痛在于左而右脉病者 素六二 343

痛而以手按之不得者阴也 灵九 28

痫瘛筋挛 素四八② 264

痞坚腹满 素七一 491

痞逆寒厥拘急 素七一 469

痟瘦而形肉脱者 灵一二 43

敦阜之纪 素七十 439

`丶丨`

愠愠然 素一九 119

愦愦欲吐 素七四 517

阔数之度 灵二 4

愉愉然 灵七二 132

愤瞋肩息 灵七五 137

`丶丿`

焠刺者 灵七 22、一三 48

焠针药熨 素六二 343

焰阳午泽 素七一 492

`丶丶`

寒热 素一十 76;灵二十 56、七四 135、八一 156

寒也 素五三 281

寒中 灵二十 56

寒则厥 素五 43

寒则死 素二八 176

寒则生 素二八 176

寒胜热 素五② 41、38、六七② 379、383

寒伤形 素五 34;灵六 20

寒伤血 素五 42、六七 385

寒生水 素五 41、六七 383、六九 415

寒生热 灵七四 136

寒热也 素一七 107;灵七四 135

寒热发 素七一 464

寒热痔 灵二三 61

寒不甚 素三六 207

寒不去 素七一 474

寒甚热 素三六 208

寒气至 素五五 287

寒气行 素七一 460

寒独留 素六二 341

寒客至 素七十 447

寒乃复 素七十 447

寒乃来 素七一 467

寒乃始 素七一② 460、472

寒乃去 素七一② 466、469

寒露下 素七一 470

寒交暑 素七一 472

寒始肃 素七一 474

寒大举 素七一 470

寒化一 素七一⑥ 480～481、483、
　　484、485、487

寒化六 素七一③ 478、479、482

寒雨化 素七一 464

寒雨降 素七一 464

寒汗出 灵二三 60

寒暑也 灵七五 139

寒薄为皶 素三 17

寒气从之 素三 18

寒气生浊 素五 32

寒气暴上 素二八 175

寒气稽留 素三九 219

寒气多也 素四三 245

寒气熏满 素六二 341

寒气主之 素六六 369

寒气治之 素六八 387

寒气流行 素六九 406

寒气早至 素六九 406

寒气下临 素七十 447

寒气及体 素七一② 470、474

寒气数举 素七一 472～473

寒气时至 素七一② 472

寒气大来 素七四 531

寒气逆上 灵三五 77

寒极生热 素五 32

寒极反热 素七四 521

寒胜则浮 素五 34、七一 499

寒暑伤形 素五 34

寒暑过度 素五 35

寒暑弛张 素六六 364

寒暑相临 素六七 371

寒暑六入 素六七 373

塞暑迎随 素六九 402

寒暑之令 素七一 502

寒暑之胜 灵七四 136

寒热之交 素一五 90

寒热更作 素七一 472

寒热更至 素七四 510

寒热互至 素七一 472

寒热内贼 素七一 501

寒热咳喘 素七四 512

寒热温凉 素七四 545

寒热胕肿 素七十 446

寒热如疟 素七十 447

寒热燥湿 素七十 452

寒热少气 灵六 21

寒热气也 灵一十 38

寒热夺形 灵六一 113

寒热淋露 灵七三 133
寒生于内 素三五 201
寒生春气 素七四 511
寒栗鼓颔 素三五 200
寒为不足 素三五 203
寒从背起 素三六 206
寒则气收 素三九 221
寒以坚之 素六七 373
寒湿相遘 素六八 398
寒湿之气 素七一 460
寒雨害物 素六九 409
寒雨数至 素七一② 469、474
寒中肠鸣 素六九 410
寒乃大行 素六九 409
寒乃时至 素七一 466
寒乃随之 素七一 469
寒司物化 素七十 442
寒毒不生 素七十② 452
寒清数举 素七十 429
寒清时举 素七十 447
寒临太虚 素七一 460
寒政大举 素七一 460
寒敷于上 素七一 460
寒来不杀 素七一 466
寒积于下 素七一 469
寒风以至 素七一 461
寒风晓暮 素七一 470
寒水胜火 素七一 469
寒水受邪 素七四 531
寒厥入胃 素七一 472、七四 519

寒无犯寒 素七一② 477、500
寒清于中 素七四 512
寒司于地 素七四 517
寒化于天 素七四 517
寒迫下焦 素七四 518
寒已而热 素七四 520
寒复内余 素七四 527
寒病复始 素七四 534
寒因热用 素七四 542
寒者热之 素七四② 523、541
寒淫于内 素七四 511
寒淫所胜 素七四③ 510、514、516
寒反胜之 素七四③ 516、517
寒入下焦 素七四 519
寒入于中 灵七三 134
寒温之意 素八十 571
寒温中适 灵二九 71
寒温不次 灵四六 90
寒温不时 灵五八 108、六八 125
寒温不和 灵七九 152
寒厥到膝 素八十 568
寒暖相移 灵五 17
寒则留之 灵一十⑫ 31、32、33、
  34、35、36、37、二三 62
寒无凄怆 灵二九 71
寒无沧沧 灵二九 71
寒过于膝 灵七三 134
寒痹益温 灵七五 139
寒胜其热 灵七五 141
寒与热争 灵七三 133、七八 147

十二画

寒则血凝泣 素二七 169

寒则腠理闭 素三九 222

寒则久留针 素六三 350

寒则真气去 灵七五 141

寒甚久乃热 素三六 207

寒多则凝泣 素五七 291

寒胜则地裂 素六七 373

寒热皮肤痛 素七四 509

寒热在颈者 灵一三 46

寒热第七十 灵七十 126

寒暑之异也 素七四 536

寒暑彰其兆 素六七 370、六
九 414

寒湿之起也 灵四九 98

寒与热争者 灵六四 119

寒与热相博 灵七五 141

寒气化为热 灵八一 155

寒气客于胃 灵二八 68

寒气客于厌 灵六九 126

寒风湿之病也 素二八 178

寒从中生者何 素三四 198

寒热相移者何 素三七 212

寒气上及少腹 素三九 220

寒气客于肠胃 素三九 220

寒气客于肠外 灵五七 107

寒气客于冲脉 素三九 219

寒气客于脉中 素三九 220

寒气客于五藏 素三九 220

寒气客于小肠 素三九 220

寒气客于皮肤 灵二八 67～68

寒气客于子门 灵五七 107

寒厥之为寒也 素四五 250

寒温气多少也 素五四 282

寒则泣不能流 素六二 339

寒则反折筋急 灵一三 47～48

寒则地冻水冰 灵七五 139

寒湿之中人也 素六二 340

寒暑燥湿风火 素六六 366、六
七 374

寒雾结为霜雪 素七一 491

寒痹之为病也 灵六 21

寒甚为皮不仁 灵四九 99

寒去则内外皆热 素三五 200

寒气入经而稽迟 素三九 218

寒气客则脉不通 素三九 220

寒气胜者为痛痹 素四三 240～241

寒厥何失而然也 素四五 250

寒热独并于肾也 素四八 268

寒热病第二十一 灵二一 56

寒多则筋挛骨痛 素五六 290

寒湿之伤人奈何 素六二 340

寒至则坚否腹满 素七一 501

寒复灸巾以熨之 灵六 21

寒中之属则便热 灵二九 70

寒留于分肉之间 灵三六 78

寒气藏于骨髓之中 素三五 206

寒气客于经脉之中 素三九 219

寒气客于肠胃之间 素三九 219

寒邪客于侠脊之脉 素三九 219

寒邪客于厥阴之脉 素三九 220

442

寒府在附膝外解营　素六十　319

寒气霜雪冰冬化同　素七一　476

寒气客于皮肤之间　灵五七　107

寒热凌犯而争于中　素七一　472

寒热身痛面色微黄　灵七四　136

寒暑温凉盛衰之用　素七四　535

寒温和则六府化谷　灵四七　91

寒气客于脉外则脉寒　素三九　219

寒气积于胸中而不泻　素六二　341

寒则皮肤急而腠理闭　灵七九　151

寒热瘰疬在于颈腋者　灵七十　126

寒气客于小肠膜原之间　素三
　　九　220

寒热俞在两骸厌中二穴　素五
　　八　301

寒暑燥湿风火临御之化　素七
　　一　458

寒湿推于气交而为疾也　素七
　　一　470

寒厥取足阳明少阳于足　灵二
　　一　57

寒气客于背俞之脉则脉泣　素三
　　九　220

寒邪客于经络之中血泣　灵八
　　一　155

善　素九、一三②、一四、一九⑥、二
　　六、二七、三十②、三一、三三、三
　　四、三五④、三八、三九、四十③、
　　四二、四三、四四、四五、四六③、
　　四七、五六、五七、五八、六二⑥、

六四、六六、六七、六八⑥、六
　　九④、七十④、七一⑭、七四㉔、七
　　五；灵一八、二七⑤、二九⑤、三
　　三、三四、三五②、三七、四四、四
　　七、五十、五九②、六二、六六、七
　　一②、七五⑨、七九②、八十

善哉　素八　60；灵四②　11、12、四
　　九　98、七五　137

善悲　素四一　227～228、四二　238

善恐　素四一　229

善胀　素四三　242

善怒　素六九　410

善忘　素七十　447

善眠　素七一　464

善呕　灵一九　54

善惊　灵二三　61

善衄　灵二三　61

善瘛　灵二四　63

善哕　灵三五　76

善乎　灵四九　98

善诊者　素五　46

善呕沫　素四五　254

善呕衄　灵四　13

善大息　素六九　410、七四　510

善暴痛　素七一　490

善暴死　素七一②　467、492

善厥逆　素七一　491

善太息　素七四　522；灵四　15、一
　　十　36、三五　77

善注泄　素七四　518

善泪出 灵四 13

善骂詈 灵二二 59

善病痹 灵四六 90

善乎方 灵六十 112

善乎哉 灵六五 121

善为吏 灵六四 117

善噫善欠 素七 54

善噫善呕 素一六 96

善噫嗌干 素七四 514

善惊妄言 素一六 95

善惊谵妄 素七四 518

善溺心烦 素一六 96

善言古者 素三九 218、六九 418

善言人者 素三九 218

善言始者 素六六 368

善言近者 素六六 368

善言天者 素六九 418

善言气者 素六九 418～419

善言应者 素六九 419

善为时雨 素七一 489

善为脉者 素七七 555

善暴僵仆 素七一 491

善伸数欠 素七四 508

善忘善悲 素七四 522

善调脉者 灵四 12

善哉问也 灵一二 42

善乎哉问 灵四六 89

善乎哉论 灵七九 152

善见鬼神 灵二二 59

善病消瘅 灵四六 89

善病寒热 灵四六 90

善胁下痛 灵四七 91

善附人也 灵六四 116

善欺绐人 灵六四 117

善行水者 灵七五 139

善穿地者 灵七五 139

善用针者 灵七五 139

善瘈脚下痛 素二二 147

善食而瘦人 素三七 214

善惊衄呕血 素四五 254

善悲惊不乐 素六三 347

善悲时眩仆 素七四 514

善乎哉问也 灵二八 67、四八 95

善痿厥足痹 灵六四 118

善胀心满善气 素七 54

善者不可得见 素一九 121

善饥而不能食 素三六 209

善言化言变者 素六九 419

善呻数欠颜黑 灵一十 32

善恐如人将捕之 素二二 146

善怒者名曰煎厥 素四九 272

善笑而不发于外者 灵二二 59

善病胸痹喉痹逆气 灵四七 91

善候八正所在之处 灵七八 149

湿伤肉 素五 39、六七 381

湿生土 素五 39、六七 379、六
　九 415

湿性燥 素六九 409

湿化五 素七一④ 478、479、
　480、482

湿令行 素七一 461

湿气降 素七一 469

湿大化 素七一 470

湿热不攘 素三 16

湿居下也 素五三 280

湿气及体 素六一 330

湿气主之 素六六 369

湿气在中 素六七 373

湿气治之 素六八 388

湿气变物 素六九 407、七十 447

湿气乃用 素七十 439

湿气下临 素七十 448

湿气大来 素七四 531

湿以润之 素六七 373

湿乃大行 素六九 412

湿毒不生 素七十 452

湿化不流 素七一 470

湿化于天 素七四 517

湿化乃后 素七一 492

湿化乃布 素七一 460

湿化乃敷 素七一 463

湿化乃行 素七一② 472、474

湿寒合德 素七一 469

湿蒸相薄 素七一 469

湿淫于内 素七四 511

湿淫所胜 素七四③ 509、513、515

湿变乃举 素七四 521

湿司于地 素七四 516

湿客下焦 素七四 527

湿中之也 灵四 10

湿雨下归 灵五 17

湿胜则濡泻 素五 34、七一 499

湿若中水也 素一七 106

湿胜则地泥 素六七 373

湿上甚而热 素七四 515

湿令乃化乃成 素七一 492

湿气胜者为著痹也 素四三 241

滑则生 素二八 175

滑大则生 素二八 176

滑而不实也 素二一 141

滑大者曰生 素二八 176

滑者阳气盛 灵四 14

滑甚为善渴 灵四 13

滑甚为癃㿉 灵四 14

滑甚为溃疝 灵四 13

滑甚为癀癃 灵四 13

滑则病狐疝风 素六四 352～353

滑则病肺风疝 素六四 353

滑则病脾风疝 素六四 353

滑则病心风疝 素六四 353

滑则病肾风疝 素六四 353

滑则病肝风疝 素六四 353

滑者阴气有余也 素一七 108

滑甚为息贲上气 灵四 13

道 灵四二 84

道者 素二 14

道也 素一四 87

道生智 素五 36、六六 362、六七 375

道德稍衰 素一四 86

道在于一 素一五 89、一九 121

道无鬼神 素二五 162

道之所生 素六七 371

道之大者 素七八 560

道甚明察 素八十 571

道之所生也 素八一 572

温衣 素一四 88

温血也 素二七 172

温疟者 素三五 206

温之以气 素五 47

温而行之 素七十 454

温病乃作 素七一 460

温病乃起 素七一 466

温凉何如 素七一 477

温者清之 素七四 523

温则泻之 灵二二 59

温气不行 灵六六 123

温疟汗不出 素三六 212；灵一
九 54

温则消而去之 素六二 339

渴止不满 素三一 185

渴欲冷饮 素三五 200

渴引水浆 素七四 521

渴而妄冒 素六九 407

渴而欲饮 素七四② 514、520；灵
一十 33

渴而日作 灵二六 65

渴而间日作 素三六 212

渴则阳气内伐 素四四 248

窘急 灵四 15

窘乎哉 素八 59；灵三八 81、四
五 88

窘乎哉问也 素五八 292；灵四
七 91

窘乎其如夜暝 灵四二 84

游溢精气 素二一 139

游针之居 素五八 301

游行天地之间 素一 7

割臂歃血 灵四八 95

割臂歃血之盟也 灵四八 95

溲便变 素七四 527

溲便为之变 灵二八 69

窗笼者 灵五二 102

窗笼者耳中也 灵五 17

溃溃乎若坏都 素三 17

凑理以密 素三 22

遂合岁首 素七九 566

湖以北者为阴中之阴 灵一二 43

富贵大乐 灵六四 117

尊则谦谦 灵七二 131

フ 一

属胃 灵一一 41

属脊 灵一三 45

属口 灵二一 57

属膀胱 灵二 8

属目系 灵一十 39

属于膀胱 灵一一 40

属于心 灵一一 41

属目外眦 灵一三② 46、47

属于肺 灵一一 41

属于府者也 灵四 14

属于脊 灵一九 54

强其内守 素七十 445

属意病者 灵一 2

强者泻之 素七四 523

属意勿去 灵四九 99

强立股膝内肿厥 灵一十 33

属骨连筋 灵四 11

˥ 丨

隔者当泻 素三 19

隔肠不通 素七四 520

隔塞闭绝 素二八 178

˥ 丶

登高而歌 素三十 182

˥ ˥

缓则生 素二八 176

缓甚为善呕 灵四 13

缓于事 灵四七 93

缓甚为痿厥 灵四 13

缓者多热 灵四 14

缓甚为折脊 灵四 14

缓带披发 灵一十 35

缓筋而厚皮 灵七二 131

缓则虫动 灵六三 115

缓而滑曰热中 素一八 112

缓则气味薄 素七四 529

缓节柔筋而心和调者 灵七三 135

缓甚为狂笑 灵四 13

缬短为拘 素三 16

缓甚为多汗 灵四 13

十三画

一一

魂之居也　素九　68

魂魄飞扬　灵八　24

魂魄不散　灵九　29、四七　91

魂魄毕具　灵五四　103

魂伤则狂妄不精　灵八　25

一丨

鼓颔　灵二一　57

鼓之如鼓　素七四　539

鼓与响焉　灵四五　88

鼓响之应　灵四五　88

鼓胀何如　灵五七　107

鼓一阳曰钩　素七　54

鼓一阴曰毛　素七　54

鼓阳胜急曰弦　素七　54～55

鼓阳至而绝曰石　素七　55

禁当风　素二二　143

禁脉之言　灵一十　31

禁温食热衣　素二二　143

禁芳草石药　素四十　225

禁寒饮食寒衣　素二二　144

禁之则逆其志　灵二九　70

禁服第四十八　灵四八　95

禁其不可刺也　灵六一　112

禁温食饱食湿地濡衣　素二二　144

禁犯焠煓热食温炙衣　素二二　145

蒸津液　灵一八　53

蒸热相薄　素七一　470

榆荚落而死　素四八　267

蒙愚以惑　素七七　554

剽其通　灵七五　139

一丿

感于寒　素七一　470

感而疟　素七四　513

感于寒湿　素七一　469

感寒则咳　素七四　526

感而病生 灵六四 116

感则病行 灵六四 117

感则害人五藏 素五 46

感则害于六府 素五 46

感则害皮肉筋脉 素五 46

感于寒湿则善痹 灵六四 118

一、

雷公曰 素七五④ 547、548、549、
　七六④ 550、551、七九① 562、
　564、566、八一 573；灵一十③
　31、38、四八③ 95、96、四九⑨
　97、98

雷动于下 素七一 460

雷殷气交 素七一 489

雷公对曰 素七五 547、七八 558、
　七九 561

雷公待坐 素七八 558

雷公复问 素七九 566

雷公请问 素八十 567

雷公请曰 素八一 571

雷气通于心 素五 45

雷公再拜曰 灵四八 95、四九 97

雷公致斋七日 素七九 561

雷公避席再拜曰 素七七 554

雷公问于黄帝曰 灵一十 31、四八
　95、四九 97、七三 134

雷公再拜而起曰 灵四八 95

雾露之所聚也 素一二 81

一→

输刺者 灵七③ 22、23、24

输于肠胃 灵三六 77

输于诸络 灵五九 109

输于四末 灵五九 109

输精于皮毛 素二一 139

搏而绝 素一九 126

搏于筋 灵七五 141

搏于肉 灵七五 141

搏脉痹躄 素一五 90

搏于脉中 灵七五 141

搏而勿浮 素六 50

搏而勿沉 素六 51

搏阴则为瘖 素二三 153

搏阳则为巅疾 素二三 152～153

搏于皮肤之间 灵七五 138

摇体劳苦 素二一 139

摇大其道 素六二 342

摇则宗脉感 灵二八 68

摇足而得之 灵二② 5、6

搐积不行 灵五九 108

一

督脉者 素六十 320

督脉也 灵二 7

督脉为病 素六十 320

督脉之别 灵一十 40

督脉生病治督脉 素六十 321

督脉任脉各四尺五寸 灵一七 51

督脉气所发者二十八穴 素五
九 313

一

嗌肿 素四五 254

嗌燥 素七四 520

嗌干 素七四 512;灵二六 64

嗌中肿 素六三 349

嗌干善怒 素四二 238

嗌干善噫 素四三 241

嗌干善渴 素七十 447

嗌干黄瘅 素七一 472

嗌干及痛 灵一十 35

嗌燥耳聋 素六九 404

嗌痛颔肿 素七四 510

嗌塞而咳 素七四 518

嗌络焦槁 素七四 521

嗌肿喉痹 素七四 509;灵一十 36

嗌中吩吩然 灵四 15

嗌干面尘色恶 素七一 490

嗌干面尘腰痛 素七四 513

跷脉者 灵一七 51

跷前卒大 素二一 140

跷脉有阴阳 灵一七 52

跷足骱独陷者 素五四 283

跷脉从足至目 灵一七 51

跷脉安起安止 灵一七 51

愚不敢治 素七六 552

愚医治之 素七七 555

愚心自得 素七八 560

愚者佩之 素二 14

愚者察异 素五 43

愚者不足 素五 43

愚者遭其已成也 灵六十 110

黄帝内经索引

愚智贤不肖不惧于物　素一 4

跟空　灵六四 118

跟肿痛　灵一三 44

跟骨之上　灵二② 5、6

置其血于瓠壶之中　灵二二 58

置龟于器下而按其上　灵七三 135

署曰天元纪　素六六 369

署曰气穴所在　素五八 302

署曰六元正纪　素七一 502

睹其应　灵一 3

睹其色　灵一 3、三 10

睹其位而知其所在矣　素七一 475

嗜欲不同　素九 67

嗜欲无穷　素一四 87

蜀椒一升　灵六 21

暖取足少阴　灵二二 59

丿一

歃血而受　素二十 129

歃血传方　灵四八 95

愁忧者　灵八 25

愁忧恐惧则伤心　灵四 11

筩其身　灵七八 148

筩其身而卵其锋　灵七八 148

简而不匮　素六六 368

丿丨

鼠瘘寒热　素六十 319

鼠瘘之本　灵七十 126

丿丿

微有热　灵四 14

微有寒　灵四 14

微动四极　素一四 88

微妙在脉　素一七 102

微则为咳　素三八 215

微霜始下　素四九 272

微针所及　素五八 302

微者复微　素七十 435

微者小差 素七一 500

微者随之 素七四 525

微者逆之 素七四 541

微者调之 素七四 545

微见而隐 素七一 491

微纪七分 素七一 500

微缓为洞 灵四 14

微泻其气 灵四 14

微而浮之 灵九 29

微于毫厘 灵三八 81

微按其痏 灵六八 125

微以久留 灵七八 148

微者当其气 素七一 493

微急为肥气 灵四 13

微急为膈中 灵四 13

微滑为遗溺 灵四 13

微滑为骨痿 灵四 14

微大为疝气 灵四 13

微大为石水 灵四 14

微缓为伏梁 灵四 13

微缓为痿瘘 灵四 13

微缓为风痿 灵四 13

微涩为血溢 灵四 13

微涩为鼠瘘 灵四 13

微涩为内瘻 灵四 13

微小为消瘅 灵四⑤ 13、14

微见三十日死 素四八 267

微见九十日死 素四八 267

微急为肺寒热 灵四 13

微内而徐端之 灵七一 129

微旋而徐推之 灵七三 134

微以久留之而养 灵一 2

微缓为水瘕痹也 灵四 13

微急为心痛引背 灵四 13

微急为沉厥奔豚 灵四 14

微大为心痹引背 灵四 13

微大为肝痹阴缩 灵四 13

微滑为心疝引脐 灵四 13

微滑为上下出血 灵四 13

微涩为瘈挛筋痹 灵四 13

微涩为不月沉痔 灵四 14

微内针而久留之 灵七 23

微大为肺痹引胸背 灵四 13

微肿先见于月下也 素三三 197

微滑为虫毒蚘蝎腹热 灵四 13

丿、

愈在夏 素二二 142~143

愈在秋 素二二 144

愈在冬 素二二 144

愈在春 素二二 145

愈在丙丁 素二二 143

愈在长夏 素二二 143

愈在戊己 素二二 143

愈在庚辛 素二二 144

愈在壬癸 素二二 144～145

愈在甲乙 素二二 145

遥大其穴 灵七三 134

丿乛

腹胀 素一九 128；灵六十 111

腹满 灵二六 65、三五 76

腹大 灵二六 65、五七 107

腹痛 灵二六 65

腹为阴 素四④ 24、25

腹胀闭 素一六 96

腹中热 素一九 123；灵七四 135

腹中鸣 素三三 196、七四 513

腹中痛 素三六 209

腹中寒 灵七四 135

腹内痛 素一九 126

腹暴满 素二八 177

腹满泄 素三二 187

腹善满 素四二 239

腹大满 素七四 512

腹䐜胀 灵四 15

腹气满 灵四 15

腹筋急 灵一三 45

腹筋起 灵五七 107

腹乃大 灵五七 107

腹满䐜胀 素一十 74

腹满心痛 素四五 253

腹满仰息 素七四 513

腹满食减 素七四 519

腹大胫肿 素二二 147～148

腹减如故 素三一 185

腹中鸣者 素三三 197

腹中恺恺 素三六 208

腹中满胀 素六三 347

腹中暴痛 素七一 492

腹中常鸣 灵一九 54

腹中榖榖 灵二六 64

腹脉法也 素五九② 315、316

腹胀善噫 素七四 508；灵一十 33

腹胀而泄 素七四 522

腹胀闭塞 灵九 30

腹胀腰痛 灵二十 56

腹胀烦悗 灵二一 58

腹胀胸满 灵二四 63

腹胀便血 灵六十 111

腹向向然 灵二六 65

腹痛下淫 灵四二 85

腹痛渴甚 灵六十 111

腹气有街 灵五二 102

腹色不变 灵五七 107

腹鸣而满 灵六十 111

腹满不得卧 素四五 252

腹满痛溏泻 素七四 518

腹满食不化 灵二六 65

腹里大脓血 灵四 13

腹胀啬啬然 灵二六 65

腹胀身皆大 灵五七 107

腹胀闭不得息 素一六 96；灵
　　九 30

腹胀泾溲不利 素四五 253

腹中有积横痛 素一八 112

腹痛多卧身热 素三二 186

腹痛中满暴胀 灵五二 102

腹大嗌干肿上 素七一 472

腹中论篇第四十 素四十 223

腹中有形而泄之 素四七 260

腹中寒热去而止 素五五 285

腹者至阴之所居 素三三 197

腹痛不得大小便 素五五 286

腹满身䐜愤胕肿 素七一 469

腹满引背央央然 灵三五 76

腹热善渴涎出者 灵二四 63

腰痛 素四一 233；灵二六 65

腰折 灵二三 61

腰椎痛 素七一③ 470、472、491

腰似折 素七四 509

腰脊强 灵二六 64

腰脊者 灵七五 138

腰髀痛 灵三五 76

腰腹热 灵七四 135

腰足清也 素一七 108

腰脊俱痛 素三五 200

腰脊为应 灵二四 62

腰脊乃强 灵六六 122

腰痛上寒 素四一 233

腰股痛发 素六九 412

腰腹时痛 素七四 527

腰椎重强 素七四 518

腰椎反痛 素七四 522

腰以上热 灵七四 135

腰以下热 灵七四 135

腰者肾之府 素一七 100

腰脊痛宛转 素三六 209

腰脊头项痛 素七四 513

腰不可以行 素四五 254

腰以上为天 灵一二 43、四一 83

腰以下为地 灵一二 43、四一 83

腰痛足清头痛 素一十 76

腰不可以俯仰 素四五 254

腰脊控睾而痛 灵四 15

腰围四尺二寸 灵一四 48

腰以上者为阳 灵四一 83

腰以下者为阴 灵四一 83

腰中如张弓弩弦 素四一 228

腰痛引少腹控眇 素四一 233

腰痛不可以转摇 素六十 319

腰尻下窍应冬至 灵七八 149

腰脊痛而身有痹也 素一七 108

腰下如有横木居其中 素四一 232

腰脊不可以俯仰屈伸 灵八 25

腰痛侠脊而痛至头几几然 素四
　一 232

腠理闭 素五 43；灵七五 139

腠理开 素二六 167、三五② 201、
　206；灵三十 72、七五② 139、
　139、141、七九② 151、152

腠理疎 灵四六② 89

腠理郄 灵七九 151

腠理开发 素三五 203

腠理乃发 素三五 202；灵七
　九 151

腠理发泄 素三五 206；灵三十 72

腠理闭塞 素六二 341、六四 354；
　灵七五 138

腠理始疎 灵五四 104

腠理不开 灵七九 151

腠理致密矣 灵四七 91

腠理之疎密 灵五三 103

腠理毫毛其应 灵四七 93

腠理闭而不通 灵五八 108

腠理开则邪气入 素三五 201；灵
　七九 150

腠理开则洒然寒 素四二 236

解溪 灵二 6

解㑊 灵七四 135

解惑者 灵七五 137

解而未能别 素七五 547

解脉令人腰痛 素四一 229

解精微论篇第八十一 素八一 571

解脉令人腰痛如引带 素四一 229

触五藏 素四 23

触遇而作 素六九 414

腨如别 素七四 509

腨下陷脉灸之 素六十 325

、 一

新病也 素一七② 106

新病复起 素一三 85、七四 543

新沐中风 素四二 238

新内勿刺 灵九 29

新刺勿内 灵九 29

新怒勿刺 灵九 29

新劳勿刺 灵九 29

新故相乱 灵二八 67

新饮而液渗于络 灵三九 81

新产及大血之后 灵六一 113

痹 素四三 243

痹或痛 素四三 245

痹聚在肺 素四三 243

痹聚在心 素四三 243

痹聚在肾 素四三 243

痹聚在肝 素四三 243
痹聚在脾 素四三 243
痹之安生 素四三 240
痹而不仁 素四四 248
痹在于骨则重 素四三 246
痹论篇第四十三 素四三 240
痹之高下有处乎 灵四六 90
意善忘 灵二四 62
意淫于外 素四四 247
意伤则悗乱 灵八 25
意恐惧气不足 素三六 208
意之所存谓之志 灵八 24
意者天之为人生风乎 灵四六 89
瘅疟者 素三五 206
瘅疟何如 素三五 206

瘅热消灭 灵七五 139
瘅成为消中 素一七 10
瘅热焦渴则坚干不得出 素三
　九 221
痿厥者 灵二 8
痿躄为挛 素七七 556
痿厥嗜卧 灵一十 35
痿厥心悗 灵二八 69
痿论篇第四十四 素四四 246
痿厥为四末束悗 灵二六 65
廉颐 灵六四 117
廉泉也 素三六 211
廉泉一 灵二三 62
廉泉玉英者 灵三五 76
痱之为病也 灵二三 60

丶丨

慎传也 素六九 419、七一 502
慎守勿失 素二五 163
慎无出血 灵七 24
慎之慎之 灵四八 95、六四 115
慎守勿失者 素五四 283

阙上者 灵四九 98
阙中者 灵四九 98
阙庭必张 灵三七 78
阙庭不张 灵三七 79
阙者眉间也 灵四九 97

丶丶

数唾 灵四 15
数便 素三六 208
数之始 素七一 475

数所在 灵七七 145
数之可十 素六 48、六七 370
数之可千 素六 48、六七 370

数者为阳 素七 53

数栗而寒 素五 43

数日乃热 素三二 187

数犯此者 素三 14

数问其情 素一三 86

数则烦心 素一七 98

数甚曰病 素七四 536

数其至也 灵五 18

数中风寒 灵五四 104

数刺乃知 灵六七 125

数脉并注 灵七一 128

数石其输 灵八一 157

数动一代者 素一七 108

数谋虑不决 素四七 262

数之可数者 素七一 458

数怒者易解 灵六七 124

数饮而出不得 素四三 242

数之可得者也 素六七 370

数刺其俞而药之 素六十 326

数髓空在面侠鼻 素六十 323

数发针而浅之出血 灵七 23

溜于鱼际 灵二 4

溜于劳宫 灵二 5

溜于行间 灵二 5

溜于大都 灵二 5

溜于然谷 灵二 5

溜于通谷 灵二 5

溜于侠溪 灵二 6

溜于内庭 灵二 6

溜于液门 灵二 6

溜于前谷 灵二 7

溜于京骨 灵五 18

溜于丘墟 灵五 18

溜于冲阳 灵五 18

溜于合谷 灵五 18

溜于阳谷 灵五 18

溜于阳池 灵五 18

溜于本节之前二间 灵二 7

满十日 素一九 124

满则咳 素四九 272

满于心 灵二八 68

满脉去形 素五 35、七七 555

满者泄之 素二五 162

满则泄之 灵一 1

满而补之 灵五 19

满于胸中 灵五十 101

满而泄之者 素五四 281

满而不能实 素一一 78

满则泄之者 灵三 9

满则痛而不可按也 素三九 219

溺色黄 灵一十 33

溺色变 素七四 512；灵一十 31

溺孔之端也 素六十 320

溺黄赤安卧者 素一八 114

溢则水 灵四 15

溢阴为内关 灵九 26

溢阳为外格 灵九 26、四八 96

溢饮者渴暴多饮 素一七 104

溪谷属骨 素五 35

溪谷之会 素五八 302

十三画

溪谷三百六十五穴会 素五八 302

溏泄食不化 素六九 407

溏泄瘕水闭 素七四 512

溏瘕泄水闭黄疸 灵一十 33

溽蒸化 素七一 470

溽暑至 素七一 472

溽暑湿热相薄 素七一 474

塞咽 灵八一 156

塞因塞用 素七四 542

寝汗出憎风 素二二 148、六九 407

粳米牛肉枣葵皆甘 素二二 148

溶溶未有定处也 素二七 172

漠乎其无形 灵四二 84

、一

谨道如法 素三 22、七四 545

谨熟阴阳 素七 53

谨候其时 素九 65、六八 393、七一 492；灵七六 143

谨候气宜 素七四 506

谨察间甚 素六五 357

谨奉天道 素六六 368；灵九 26

谨守其气 素七十 456

谨守病机 素七四 539

谨守此治 素七七 557

谨守勿内 灵九 29

谨按四维 素七四 535

谨闻命矣 素八一 572

谨度病端 灵六 19

谨而调之也 灵八 25

谨详察间甚 灵二五 64

谨诊其阴阳 灵七二 131

谨察五藏六府 素四 29

谨候虚风而避之 灵七七 145

谨察阴阳所在而调之 素七四 507

谬言为道 素七八 558

一一

辟除其邪 素六四 354

辟辟如弹石 素一八 117

辟左右而问于歧伯曰 灵二八 67

群下通使 素八一 572

十四画

一 一

静悍 灵六四 117

静则多言 素三 16

静则神藏 素四三 242

静者为阴 素七 53

静意视义 素二五 162

静以久留 素二七② 170

静以待时 素七十 456

静以徐往 灵一 2、七八 148

静而守位 素六六 367

静之期也 素六八 399

静顺之纪 素七十 425

静志观病人 素五四 283

一 丨

酸收 素二二 149

酸伤筋 素五 37、六七 377

酸生肝 素五 36、六七 375

酸胜甘 素五 40、六七 381

酸泻之 素三二 143

酸入肝 素二三 150;灵七八 149

酸走筋 素二三 152;灵六三 114、
　七八 149

酸入于胃 灵六三 114

酸苦涌泄为阴 素五 33、七四 540

聚者坚也 素四六 258

聚气可布 灵九 29

聚于阴器 灵一三② 46

聚未成也 灵四九 99

聚沫则为痛 灵三六 78

聚散而不端 灵四九 99

聚水而生病也 素六一 326

聚则排分肉而分裂也 灵二七 66

暮则甚 素四二 238

暮世之治病也则不然 素一三 84

墙基卑 灵六 21

墙下无基 灵三七 79

蔓将槁 素七十 441

蔓草焦黄 素七一 492

赫曦之纪 素七十 437

蔽者耳门也 灵四九 97

一 丿

愿闻三阴 素六 50

愿闻三实 灵七九 152

愿闻三虚 灵七九 152

愿闻其说 素一一 77、三三② 194、196～197、三五 203、四十 225、四二 236

愿闻其道 素二五 162、三五 200、五六 289、七十 452、七四 540；灵三四 75、三六 77、五四 103

愿闻其情 素一九 128；灵一 1

愿闻其方 素二十 129、五四 283～284；灵六 19、六七 124、六九 125、七一 127

愿闻其事 素二二 141

愿闻其故 素三十 181、三一 183、三四 199、六二 340；灵四 14、二七 66、三五 76、三九 81、四四 87、四六② 88、89、四七② 91、93、五十 100、五九 109、六十 110、六三 114、六五 121、七五 137

愿闻其状 素三一 183、三八 214

愿闻其解 素五一 274、七六 550；灵二 4

愿闻其处 素六一 330

愿闻其岁 素六八 393

愿闻其候 素七十 420

愿闻其会 灵一八 52、六六 122

愿闻其数 灵四四 87

愿闻其时 灵四六 90

愿闻要道 素一三 85

愿闻刺要 素五十 273

愿闻禁数 素五二 275

愿闻缪刺 素六三 344

愿闻脉度 灵一七 50

愿闻此痛 灵二七 66

愿闻众痹 灵二七 66

愿闻口传 灵二八 67

愿闻胀形 灵三五 76

愿闻五官 灵三七 79

愿闻五变 灵四四 87

愿闻为工 灵四八 96

愿闻逆顺 灵六十 111

愿卒闻之 素二二 141、二六② 164、168、三三 195、五八 292、六八 397、七十 446、七一 489、七四 508；灵四 12、一二 42、四五 88、四九 98、六十 112、六四 115、六八 125、七一 128、七五④ 137、138

愿尽闻之 素六二 334、六六 368、七一 494；灵五十 99、五三 103

愿言其始 素六九 402

愿得口问 灵二八 67

愿闻何谓气 素九 63

愿闻其用也 素六八 397、七一 499

愿闻其时也 素六九 413

愿闻其道也 素七四② 503、525

愿闻其所出 灵三七 78

愿闻其所病 灵四七 94

愿闻胀之舍 灵三五 76

愿闻何谓远 素七一 477

愿闻所在也 素七一 500

愿尽闻其道 灵一十 31

愿尽闻其方 灵七一 128

愿为下材者 灵四八 95

愿卒闻其道 灵六六 122

愿略闻其意 灵七二 130

愿闻五实五虚 素一九 128

愿闻法往古者 素二六 166

愿闻其异状也 素二九 179

愿闻其步何如 素六八 392

愿闻其用何如 素六八 398

愿闻其所始也 素六七 370

愿闻其所谓也 素七一 476

愿闻其约奈何 素七四 529

愿闻虚实之要 素五三 279

愿闻九针之解 素五四 281

愿闻孙络溪谷 素五八 301

愿闻缪刺奈何 素六三 345

愿闻同化何如 素七一 476

愿闻上合昭昭 素七四 503

愿闻病机何如 素七四 538

愿闻六府之病 灵四 15

愿闻六府之候 灵二九 71

愿闻六府之应 灵四七 93

愿闻众人之度 灵一四 48

愿闻周痹何如 灵二七 66

愿闻人之不食 灵三二 73

愿闻人之始生 灵五四 103

愿闻人之肢节 灵七一 127

愿闻应之奈何 灵三三 74

愿闻自然奈何 灵三八 79

愿闻病之变化 灵四二 84

愿闻四时之气 灵四四 86

愿闻五藏之俞 灵五一 101

愿闻官能奈何 灵七三 134

愿闻卫气之行 灵七六 141

愿闻其岁候何如 素六八 396

愿闻其行何谓也 素七一 494

愿闻其故何谓也 素七一 501

愿闻天地之至数 素二十 129~130

愿闻刺浅深之分 素五一 274

愿闻溪谷之会也 素五八 302

愿闻何以生之乎 素六七 372

愿闻无病者何如 素七一 501

愿闻营卫之所行 灵一八 52

愿闻三焦之所出 灵一八 53

愿闻中焦之所出 灵一八 53

愿闻下焦之所出 灵一八 53

愿闻人气之清浊 灵四十 82

十四画

愿闻谷气有五味 灵五六 105

愿夫子推而次之 素六六 368、七
　一 458

愿夫子保于无穷 素六九 402

愿得受树天之度 素七五 547

愿尽闻其所由然 灵六六 123

愿尽闻痈疽之形 灵八一 155

愿闻十二藏之相使 素八 58

愿闻气数何以合之 素九 62

愿闻人之五藏卒痛 素三九 218

愿闻其诊及其病能 素四二 238

愿闻其五使当安出 灵三七 18

愿闻其不可刺之时 灵六一 112

愿闻平气何如而名 素七十 419

愿闻淫邪泮衍奈何 灵四三 85

愿闻二十五人之形 灵六四 115

愿闻勇怯之所然 灵五十 100

愿闻怯士之所由然 灵五十 100

愿卒闻经脉之始生 灵一十 31

愿夫子溢志尽言其事 素六八 387

愿闻同地化者何谓也 素七一 476

愿闻阴阳之三也何谓 素七四 528

愿闻人之有不可病者 灵四七 93

愿闻身形应九野奈何 灵七八 149

愿闻三阴三阳之离合也 素六 49

愿闻十二经脉之终奈何 素一
　六 95

愿闻五运之主时也何如 素六
　六 363

愿闻五藏六府所出之处 灵一 3

愿闻其奇邪而不在经者 灵三
　九 81

愿闻人之白黑肥瘦小长 灵三八
　79 ~ 80

愿闻岁之所以皆同病者 灵七
　九 152

愿闻六经脉之厥状病能也 素四
　五 251

愿闻天道六六之节盛衰何也 素六
　八 387

愿闻地理之应六节气位何如 素六
　八 389

愿闻其与三阴三阳之候何合之 素
　六 361

一

雌雄表里 素七七 557

丨一

踈砭之 灵八一 156

踈瀹五藏 素一四 88

踈气令调 素七四 543

踈其血气 素七四 539

踈取之上 灵九④ 27

踈而取之上 灵九② 27

踈腠理者三焦膀胱缓 灵四七 94

疏五过论篇第七十七 素七七 553

噉美炙肉 灵一三 45

骺骨也 灵二二 58

丿一

熏肝 灵一九 54

熏肤 灵三十 72

熏于育膜 素四三 245

熏于五藏 灵八一 155

熏肝肺十余日而死矣 灵八一 154

锃针者 灵一 2

丿丨

魄离 灵五四 104

魄之处也 素九 67

魄汗未尽 素三 18

魄汗未藏 素七 55

魄汗不尽 素二八 177

魄汗不藏 素七四 527

魄伤则狂 灵八 25

魄门亦为五藏使 素一一 77

鼻者 灵三七 79

鼻渊者 素三七 214

鼻槁腊 灵二一 56

鼻隧以长 灵二九 71

鼻孔在外 灵二九 71

鼻闻焦臭 灵三五 76

鼻柱中央起 灵二九 71

鼻空外廉项上各二 素五九 311

蛾伤人者也 灵七九 153

ㄅ一

膀胱者 素八 59；灵二 8

膀胱咳状 素三八 216

膀胱病者 灵四 15

膀胱胀者 灵三五 76

膀胱漏泄 灵二九 71

膀胱子处也 灵四九 98

膀胱不利为癃 素二三 150

膀胱病小便闭 素六五 359

膀胱出于至阴 灵二 5

膀胱移热于小肠 素三七 213

膀胱足太阳之脉 灵一十 34

膀胱之胞薄以懦 灵六三 114

膀胱不约为遗溺 灵七八 149

膀胱合入于委中央 灵四 14

膈咽不通 灵四 15

膈塞不通 灵一九 55

膈有上下 灵七三 131

膈洞者取之太阴 灵五 17

膈腧在七焦之间 灵五一 101

膜愤胪胀 素七一 492

膜胀则肠外汁沫迫聚不得散 灵六
    六 123

膜原之下 素三九 219

腠皮充肌 灵四六 90

丶一

膏 灵五九 109

膏者 灵五九 109

膏之原 灵一 4

膏其急者 灵一三 45

膏者多气 灵五九 109

膏者其肉淖 灵五九 109

膏粱菽藿之味 灵五 18

竭绝而失生 灵八 25

竭则咽路焦 灵六三 114

竭为取三升 灵八一 156

裹大脓血 素四十 224

裹撷筋骨血气之精而与脉并为系
    灵八十 153

瘦人者 灵三八 80

瘦而无泽者 灵六四 118

瘖门一穴 素五八 300

瘖乎其无声 灵四二 84

端络经脉 素五 35

端直以长 素一九 118

瘈疭骨痛 素七一 492

膂骨以下至尾骶二十一节长三尺 灵一四 49

癫疝 灵一三 45

旗帜相望 灵六十 110

丶丨

慢泄天宝 素六九 402

慢之者亡 素六六 368；灵九 26

慓悍滑疾 灵三二 73

丶丿

熇熇高高 灵六七 124

熇熇暍暍然 素三六 207

丶丶

精少 素一 6

精乃亡 素三 20

精归化 素五 33

精食气 素五 33

精舍志 灵八 25

精脱者 灵三十 72

精神不散 素一 8

精神不进 素一四 87

精神不专 素七八 558

精神内守 素一 3

精神内伤 素七七 555

精神乃治 素三 21

精神乃央 素三 22

精神乃居 灵三二 73

精神去目 素八一 574

精神魂魄 灵八十 154

精气溢泻 素一 5

精气乃绝 素三 21

精气乃光 灵五 19

精气弛坏 素一四 87

精气衰也 素一九 127

精气溢下 素四五 251

精气并居 素四七 263

精气不伤 素六二 342

精气不转 素六四 355

精气自伏 素六二 337

精气竭绝 素七七 555

精气之分 灵九 29

精绝辟积 素三 16

精则养神 素三 17

精化为气 素五 33

精不足者 素五 47

精之处也 素九 68

精孤于内 素一四 88

精以时服 素一四 88

精液乃少 素七一 492

精华日脱 素七七 555

精时自下 灵八 25

精无俾也 素三三 194

精无从去 素六二 342

精神将夺矣 素一七 100

精气夺则虚 素二八 174

精气乃得存 素六二 342

精气并于脾 灵八十 154

精有所之寄 素四六 256

精之窠为眼 灵八十 153

精散则视歧 灵八十 153

精成而脑髓生 灵一十 31

精神之所舍也 灵七一 129

精气并肝则忧 灵七八 149

精气并于心则喜 素二三 151

精伤则骨痠痿厥 灵八 25

精专者行于经隧 灵一六 50

精泄则病甚而恇 灵二一 58

精泄则病益甚而恇 灵一 3

精不灌则目无所见矣 灵二八 68

精胜则当能食而不复热 素三三 194

精气竭则不营其四支也 素四五 251

察五色 素一七 98

察以心 素七九 562

察其目 灵一 3、三 10

察其以 灵一九 55

察其色 灵七一 129

察色按脉 素五 46

察之有纪 素一七 102

察其府藏 素二十 134

察其病形 素三六 210

察其寒热 灵四八 96、七三 133

察其浮沉 灵四九 99

察其泽夭 灵四九 99

察其散抟 灵四九 99

察其所痛 灵六六 124、七三 133

察其沉浮 灵六八 125

察本与标 素七四 534

察后与先 灵一 1

察后与先者 素五四 282

察近而知远 素六五 356

察其形气色泽 素一九 127

察观病人之态 灵八 25

察色以言其时 灵四九 98

察九候独小者病 素二十 133

察其所当取之处 灵二二 58

察阴阳而兼诸方 灵七三 135

察后与先若亡若存者 灵三 9

察其气之已下与常存也 灵三 9

察其左右上下相失及相减者 素二
　七 173

察其肉之坚脆大小滑涩寒温燥湿
　灵七一 129

漏风之状 素四二 240

漏水皆尽 灵一五 49

漏水下百刻 灵一五 49

寡于畏也 素六七 386

漳以南者为阳 灵一二 43

漂以南至江者为阳中之太阳 灵一
　二 43

、一

肇基化元 素六六 364

谭而不治 灵七二 131

一、

瞀郁注下 素七一 501

瞀热以酸 素七四 527

一一

缪刺其处 素一四 88

缪通五藏 素七九 564

缪传引上齿 素六三 351

缪刺然骨之前 素六三 349

缪刺论篇第六十三 素六三 344

缪刺之于手足爪甲上 素六三 351

缩跰则脉绌急 素三九 219

十四画

十五画

一

横骨者 灵六九 126

横连募原 灵七九 151

横连募原也 素三五 202

横云不起雨 素七一 491

横入髀厌中 灵一十 36

横骨长六寸半 灵一四 48

横屈受水谷三斗五升 灵三二 73

横骨上廉以下至内辅之上廉长一
　　尺八寸 灵一四 48

颇痛 灵二六② 65

颇齿诸腧分肉皆满 灵二二 58

蕃蔽见外 灵三七 78

蕃蔽不见 灵三七 79

蕃者颊侧也 灵四九 97

飘扬而甚 素六九 410

飘骤高深 素七一 489

黅谷乃减 素六九 411

黅天之气经于心尾己分 素六七
　　370～371

慧然在前 素二六 168

慧然独悟 素二六 168

醉以入房 素一 2；灵六六 124

赞所不胜 素七一 467

赞其运气 素七一 474

敷和之纪 素七十 420

聪耳者 灵七三 134

｜

暴仆 灵二二 59

暴言难 灵二六 64

暴热至 素七十 447

暴雨数起 素二 12

暴怒伤阴 素五 34、七七 555

暴喜伤阳 素五 34、七七 555

暴气象雷 素五 45

暴痛筋缓 素二八 177

暴厥而聋 素二八 178

暴挛痿痹 素六九 410

暴虐无德 素七十 435

暴烈其政 素七十 438

暴过不生 素七一 467

暴瘖心痛 素七四 520

暴瘖气鞕 灵二一 57

暴注下迫 素七四 539

暴热消烁 素七四 518

暴者夺之 素七四 525

暴乐暴苦 素七七 555

暴聋气蒙 灵二一 57

暴挛痫眩 灵二一 57

暴瘅内逆 灵二一 57

暴上气而喘 素四三 241

暴振溧癃闭 素七一 464

暴者为病甚 素七一 489

暴死不知人也 灵七二 131

暴厥者不知与人言 素四八 266

骱内热 素四五 253

骱急挛 素四五 253

骱寒且酸 素三二 188

骱痠痛甚 素三六 211

骱不可以运 素四五 252

骱骨空在辅骨之上端 素六十 324

踝上横二穴 素五八 300

踝上各一行 素六十 323

踝上各一行行六者 素六一 327

骸下为辅 素六十 323

骷骨有余 灵二九 71

影之似形 灵四五 88

颙颙然 灵七二 132

ノ

膝痛 素六十 322

膝也 灵四九 98

膝中痛 灵二六 64

膝膑也 灵四九 98

膝下三寸 灵二 6

膝膑肿痛 灵一十 32

膝以下者 灵四九 98

膝者筋之府 素一七 100

膝解为骸关 素六十 323

膝不可屈伸 灵一三 44

膝内辅骨痛 灵一三 45

膝痛不可屈伸 素六十 322

膝下三寸分间灸之 素六十 325

膝以下至外踝长一尺六寸 灵一四 48

膝以下至足小指次指各六俞 素五九 306

膝腘以下至跗属长一尺六寸 灵一四 48

德泽下流 素六六 368；灵二九 70

德者福之 素六九 416

德流四政 素七十 423

十五画

德施周普 素七十 422
德化之常也 素七一② 496、497
德化者气之祥 素六九 418
德流气薄而生者也 灵八 24
稽留淫泆 灵九 27

稽留而不去 灵六六 122
稻米者完 素一四 86
稻薪者坚 素一四 86
僵仆呕血善衄 素四五 254
稽积留止 灵四六 90

、

瘛疭 灵二三 61
瘛疭而狂 灵二三 61
熟知其道 素七八 560
熟谷之液也 灵五十 100
摩之切之 素四六 258
摩之浴之 素七四 541

额颅发际傍各三 素五九 307
澄彻清冷 素七四 539
颜色变化 灵五十 100
瘜肉乃生 灵五七 107
谵妄心痛 素六九 406

一

熨而通之 灵二七 66

戮死 灵六四 117

十六画

一

薄则通 素五 33
薄之劫之 素七四 541
薄为肠澼 素七五 548

薄唇轻言 灵三八 80
薄泽为风 灵四九 98
薄脉少血 灵五四 104

薄为阴之阳 素五 33

薄为阳之阴 素五 33

薄脾则烦不能食 素三三 197

颠疾 灵四 13

颠倒无常 灵七五 138

霍乱 素二八 178

薤苦 灵五六 105

丨

踵坚 灵六四 118

踵下痛 灵六四 118

噫者 灵二八 69

噫嘻应手 素六十 318

黔首共余食 素二五 160

踰垣上屋 素三十 182

器散则分之 素六八 400

踹如裂 灵一十 34

曈曈曦然 灵七二 132

丿

骺嚏 素七十 447

骺衄 灵一十② 32

骺衄饮发 素七一 472

骺衄嚏呕 素七四 512

骺骨下各一 素五九② 310、312

骺衄嚏欠呕 素七一 464

骺衄渴嚏欠 素七一 467

骺嚏血便注下 素六九 411

衡络绝 素四一 230

衡居为二痛出血 素四一 230

衡络之脉令人腰痛 素四一 230

膨膨而喘咳 素七四 512

赞刺者 灵七 23

膲理薄 灵七九 151

翕不得息 灵七五 137

、

凝涩者 灵六四 119

凝惨而甚 素六九 409

凝溧且至 素七四 518

凝而留止 灵七五 140

凝泣则青黑 素五七 291

凝则脉不通 素六二 341

凝结日以易甚 灵七五 141

凝于脉者为泣 素一十 73

凝于足者为厥 素一十 73

凝则胃中汁注之 灵六三 114

凝血蕴里而不散 灵六六 123

凝惨凛冽则暴雨霖霪 素七十 430

壅遏营气 灵三十 72

壅则邪从之 素五十 273

壅遏而不得行 灵八一 157

懈怠安卧 灵三三 74

懈惰不能动 灵二二 60

癃 灵二三 62

癃痔遗溺嗌干 素六十 321

辩列星辰 素一 8

廪于肠胃 素五六 290

燔针劫刺其下及与急者 素六
二 343

燠热内作 素七四 520

幝 灵二八 69

丶

避之有时 素一 3

避者得无殆 灵四六 89

避虚邪以安其正 素七一 461

颃大者钳耳也 灵五 17

十七画

一

藏因冬 素六 49

藏于胃 素四七 261

藏德不止 素二 12

藏精于肝 素四 25

藏精于心 素四 26

藏精于脾 素四 27

藏精于肺 素四 27

藏精于肾 素四 28

藏之心意 素四 29

藏之藏府 素一九 121

藏之肝肺 素二十 129

藏之金匮 素五八 302、六六 369

黄帝内经索引

藏于肠胃　素九 67
藏于心肺　素九 67、一一 78
藏气反布　素七十 429
藏令不举　素七十 434
藏政以布　素七十 442
藏而勿害　素七十 425
藏而勿抑　素七十 426
藏精而起亟也　素三 19
藏于皮肤之内　素三五 201
藏于血脉之中　灵五八 108
藏精气而不泻也　素一一 77
藏于胃以养五藏气　素一一 78

藏于腠理皮肤之中　素三五 203
霜复降　素七一 472
霜乃积　素七一 470
霜乃降　素七一 474
霜不时降　素六九 407、七十　　447
霜乃早降　素七一 470
戴眼反折瘛疭　灵九 29
戴眼者太阳已绝　素二十 137
霞捆朝阳　素七一 490

丨

髀枢中　素五九 306
髀前肿　灵一三 45
髀箭大跛　素四八 264
髀不可举　素六三 350
髀不可以回　素七四 509
髀不可以曲　灵一十 34
髀枢以下至膝中长一尺九寸　灵一

四 48
嚏　灵二六 65
嚏者　灵二八 69
嚏而已　灵二六 65
嚏衄衃鼻窒　素七十 448
瞳子高者太阳不足　素二十 137

丿

膻中者　素八 58；灵三五 76

膻中者为气之海　灵三三 74

燥之 素七四 522

燥胜风 素五 37、六七 377

燥胜寒 素五 42、六七 385

燥生金 素五 40、六七 381、六
　九 415

燥化四 素七一[②] 478、485

燥化九 素七一[③] 479、480、481

燥将去 素七一 472

燥令行 素七一 472

燥胜则干 素五 34、七一 499

燥气主之 素六六 369

燥气治之 素六八 387

燥气流行 素六九 406

燥气下临 素七十 446～447

燥气以行 素七一 490

燥以干之 素六七 373

燥热在上 素六七 373

燥热相临 素六八 398

燥热交合 素七一 464

燥乃大行 素六九 408

燥烁以行 素六九 411

燥政乃辟 素七十 439

燥行其政 素七十 440

燥毒不生 素七十 453

燥湿更胜 素七十 474

燥湿寒暑 素八一 572

燥极而泽 素七一[②] 464

燥淫于内 素七四 511

燥淫所胜 素七四[③] 510、513、516

燥者润之 素七四 523

燥者濡之 素七四 541

燥司于地 素七四 517

燥之胜也 素七四 530

燥化于天 素七四 517

燥化乃见 素七四 517

燥清烟露秋化同 素七一 476

膺俞 素六一 331

膺乳也 灵四九 98

膺前热 灵七四 135

膺腧中膺 灵九 28

膺俞十二穴 素五八 300

膺背肩甲间痛 素二二 146、六
　九 404

膺中骨间各一 素五九 308

膺中骨陷中各一 素五九 314

膺中陷骨间灸之 素六十 325

膺喉首头应夏至 灵七八 149

膺腹好相得者肝端正 灵四七 92

膺背肩甲间及两臂内痛 素六
　九 409

濡筋骨 灵四七 90

濡泻血溢 素七一 460

濡泄寒疡流水 素六九 412

麋衔五分 素四六 258

蹇膝伸不屈治其楗 素六十 322

濯濯有音 灵六六 123

臂也 灵四九 98

臂恶寒补之 灵二一 57

臂下者 灵四九 98

臂中独热者 灵七四 135

臂多青脉 素一八 113

臂骨空在臂阳 素六十 324

臂外廉痛 素六三 345

臂太阴可汗出 灵二一 58

臂肘挛急 灵一十 35

臂手孙络之居也 灵六六 123

臂太阴也 灵二一 57

臂阳明有人頄遍齿者 灵二一 57

臂内廉痛 灵二三 62

十八画

醪酒主治 素一五 89

髑骺短而小 灵五十 100

髑骺直下不举者心端正 灵四七 92

髑骺长者心下坚 灵四七 92

髑骺短举者心下 灵四七 92

髑骺倚一方者心偏倾也 灵四七 92

髑骺弱小以薄者心脆 灵四七 92

髑骺以下至天枢长八寸 灵一四 48

髑骨 素六一 332

髑骨之会各一 素五九 311

鬓其左角之发方一寸燔治 素六

三 352
蹠跛 素二八 178

丿

臑似折 灵一十 34
臑臂内前廉痛厥 灵一十 31
臑臂内后廉痛厥 灵一十 33

丶

癖而内著 灵五七 107

十九画

一

藿咸 灵五十六 104

丨

巅上一 灵二三 62
巅疾为狂 素七九 565
巅上一灸之 素六十 326
髋髀如别 素六九 410
曝干之 灵六 21

二十画

|

躁厥者 灵九 29
躁则消亡 素四三 242

躁不散数 灵二三 60
蠕蠕然者不病 素二十 134

丿

鳞虫育 素七十 449
鳞虫静 素七十 450
鳞虫耗 素七十 450

鳞见于陆 素六九 405、七四 521
鳞虫不成 素七十 449

、

譩譆在背下侠脊傍三寸所 素六
十 318

灌诸精 灵三八 80

乛

譬于堕溺 素一九 126
譬以鸿飞 素七六 552
譬犹剌也 灵一 4

譬犹渴而穿井 素二 14
譬如天之无形 素七六 552
譬如人之兄弟 素八一 573

二十一画

一

霈露以行　素七一　467

霈雾数起　素七一　490

蹩蹩然不坚　灵五七　107

丨

髓空　素六一　332

髓者以脑为主　素四七　261

髓生肝　素五　41、六七　384

髓热者死　灵二三　61

髓海不足　灵三三　74

髓海有余　灵三三　74

髓者骨之充也　素八一　573

髓液皆减而下　灵三六　77

髓伤则销烁胻酸　素五十　274

髓空在脑后三分　素六十　323

、

癫疾者　灵二二　59

癫疾何如　素二八　176

癫疾之脉　素二八　176

癫疾厥狂　素二八　178～179

癫疾始生　灵二二　58

癫疾毛发去　灵二三　61

癫狂第二十二　灵二二　58

癫疾始作先反僵　灵二二　58

癫疾始作而引口啼呼喘悸者　灵二
　二　58

二十二画

一

囊满而弗约　灵四八　95　　　　　囊纵少腹微下　素三一　185

丿

镵针者　灵一　2　　　　　　　镵石针艾治其外也　素一四　87

二十三画

一

颧赤　灵三七　79　　　　　　　颧与颜黑　灵三七　79
颧者　灵四九　98　　　　　　　颧后为胁痛　素三二　194
颧骨者　灵四六　90　　　　　　颧大则骨大　灵四六　90
颧后者　灵四九　98　　　　　　颧小则骨小　灵四六　90